内镜超声学（第 2 版）
Endosonography

注　意

　　在这个领域中，专业知识和最佳实践是在不断变化的。随着新的研究和临床经验在不断拓展我们的知识，在研究方法、专业实践或治疗方面做出某种改变也许是必需的。

　　在评价和应用本书提供的任何信息、方法、化合物或实验时，执业医师和研究人员必须始终依靠他（她）们自己的经验和知识。在应用这些信息或方法时，他（她）们必须注意自己和他人的安全，包括他（她）们所属组织负有的专业责任。

　　至于本书提供的任何药物或药剂，建议读者核对：（1）有关操作过程的最新信息，或（2）每种产品生产厂商的最新产品信息，已确认推荐的剂量或处方、方法、服用时间和禁忌证。确定诊断、决定患者的最佳服药剂量和最佳治疗方式以及采取适当的安全预防措施是经治医师的责任，这有赖于他（她）们的个人经验和对每一位患者的了解。

　　在法律允许的范围内，出版商、作者、著者或编者对于与本书所包含的任何方法、产品、指示或观点相关而引起的任何人身损伤或财产损失，均不承担任何责任。

出版者

内镜超声学（第2版）

Endosonography

原　著　Robert H. Hawes

Paul Fockens

Shyam Varadarajulu

(associate editor)

主　译　李　文

副主译　张庆瑜　周德俊　王树森

北京大学医学出版社

NEIJING CHAOSHENGXUE

图书在版编目（CIP）数据

内镜超声学（第2版）/（美）霍伊斯（Hawes, R.H.），
（荷）福根斯（Fockens，P.）原著；李文等译.—北京：
北京大学医学出版社，2013.9
　　书名原文：Endosonography，second edition
　　ISBN 978-7-5659-0635-0

　　Ⅰ.①内… Ⅱ.①霍… ②福…③李… Ⅲ.①内窥镜检－
超声波诊断 Ⅳ.①R445.1
　　中国版本图书馆CIP数据核字（2013）第193890号

北京市版权局著作权合同登记号：图字：01-2013-1902

Endosonography 2nd
Robert H. Hawes, Paul Fockens; associate editor, Shyam Varadarajulu
ISBN-13:978-1-4377-0805-9
ISBN-10:1-4377-0805-6
Copyright © 2011 by Saunders, an imprint of Elsevier Inc. All rights reserved.

Authorized Simplified Chinese translation from English language edition published by the Proprietor.

Elsevier(Singapore) Pte Ltd.
3 Killiney Road, #08-01 Winsland House I, Singapore 239519
Tel: (65)6349-0200, Fax: (65)6733-1817
First Published 2013
2013 年初版

Simplified Chinese translation Copyright © 2013 by Elsevier(Singapore) Pte Ltd and Peking University Medical Press.
All right reserved.

Published in China by Peking University Medical Press under special agreement with Elsevier(Singapore) Pte.Ltd. This edition is authorized for sale in China only, excluding Hong Kong SAR and Taiwan. Unauthorized export of this edition is a violation of the Copyright Act. Violation of this Law is subject to Civil and Criminal Penalties.

本书简体中文版由北京大学医学出版社与 Elsevier(Singapore) Pte Ltd. 在中国境内（不包括香港特别行政区及台湾）协议出版。本版仅限在中国境内（不包括香港特别行政区及台湾）出版及标价销售。未经许可之出口，是为违反著作权法，将受法律之制裁。

内镜超声学（第2版）

主　　译：李　文
出版发行：北京大学医学出版社（电话：010-82802230）
地　　址：（100191）北京市海淀区学院路38号　北京大学医学部院内
网　　址：http://www.pumpress.com.cn
E-mail：booksale@bjmu.edu.cn
印　　刷：北京圣彩虹制版印刷技术有限公司
经　　销：新华书店
责任编辑：赵　爽　　责任校对：金彤文　　责任印制：张京生
开　　本：889mm×1168mm　1/16　　印张：21.5　　字数：619千字
版　　次：2013年9月第1版　2013年9月第1次印刷
书　　号：ISBN 978-7-5659-0635-0
定　　价：260.00元

版权所有，违者必究

（凡属质量问题请与本社发行部联系退换）

谨以此书献给天津市人民医院建院 10 周年

主译简介

　　李文，女，天津市人民医院肝胆外科及内镜中心主任，主任医师，教授，研究生导师，国际知名消化内镜专家，中华医学会消化内镜学会 ERCP 学组副组长、EUS 学组委员，天津市生物工程学会常务理事，天津市消化内镜分会副主任委员、ERCP 及 EUS 学组组长，《中华消化内镜杂志》《中国实用内科杂志》等杂志编委，曾以高级访问学者身份于美国加利福尼亚大学戴维斯医疗中心、日本北里大学东病院研修消化内镜学及 EUS 诊疗。

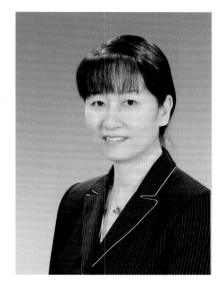

　　1985 年毕业于天津医学院（天津医科大学前身），长期从事消化内镜及普外科临床、科研、教学、预防及管理工作，精于消化道内镜及内镜超声的诊治技术，尤其擅长消化内镜对肝、胆、胰系统及消化道疾病的治疗。系亚太消化内镜学会特约培训专家，多年来致力于内镜诊疗的培训和推广工作。曾多次在国际学术大会上进行治疗性内镜技术操作演示。在国内外杂志发表学术论文数十篇，参与多部专著的编写，并获多项天津市科研成果奖。

副主译简介

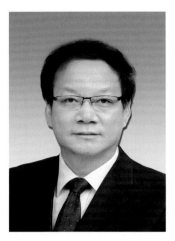

张庆瑜，教授，博士研究生导师。天津医科大学总医院科研处处长，中华医学会消化内镜分会 ERCP 全国学组委员，中国医药生物技术协会委员，生物医学工程学会青年工作委员会副主任委员。现任《中华临床医师杂志》《世界胃肠病杂志》《中国生物医学工程》等杂志编委。1985 年毕业于天津医学院（天津医科大学前身），擅长内镜诊断、内镜下食管静脉曲张硬化和套扎治疗、食管狭窄的支架扩撑、黏膜下肿物切除术等，同时在肝、肾囊肿介入治疗中进行了开拓性的工作和研究。其中"急性脑创伤后迟发性神经元死亡分子机制的研究及其治疗方法"研究获得天津市科技进步二等奖；"Human B-defensin 2 在胃肠相关疾病中的研究及临床意义"获得天津市科技进步三等奖；"小檗碱对环氧合酶 -2 抑制作用的基础和临床研究"的工作获得天津市科技进步二等奖。已经发表国内外学术论文 68 篇，其中被 SCI 收录的论文 13 篇。

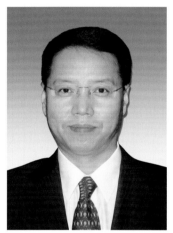

周德俊，外科学博士，天津肿瘤医院内镜科主任。1986 年毕业天津医科大学，1999 年获天津医科大学医学博士学位，1999—2009 年在加拿大西安大略大学、多伦多大学进行博士后研究及学习，从事器官移植及显微外科研究工作。具有普外科工作的丰富经验。2009 年至今任天津医科大学附属肿瘤医院内镜诊疗科主任。中国抗癌协会肿瘤内镜学专业委员会副主委委员，天津市消化内镜学会委员，美国显微外科学会会员。熟练掌握消化道、呼吸道病变的内镜诊断和治疗以及显微外科技术，擅长消化道及呼吸道早期肿瘤的诊断和治疗、中晚期肿瘤的姑息治疗（扩张、支架治疗等），特别是早期上下消化道早癌、黏膜下肿物内镜下微创治疗。发表医学论文 20 余篇，其中 SCI 论文、中华系列论文数篇，参与《腹部肿瘤学》编写工作。

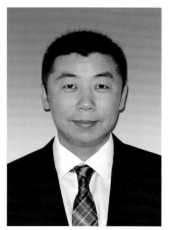

王树森，外科学博士，现任天津市人民医院外科副教授。2006 年获华中科技大学外科学博士学位。2007—2013 年 赴美工作，先后在伊利诺伊大学芝加哥分校、西北大学任博士后、助理教授，长期从事细胞移植治疗糖尿病相关临床、科研工作。在 *Diabetes*、*J Immunol*、*Biomaterials*、*Transplantation*、*Cell Transplant* 等 SCI 杂志上发表多篇论文，参编《移植学前沿》《移植学》等专著。

译校者名单

主　译：李　文
副主译：张庆瑜　　周德俊　　王树森

译校者名单（按姓氏汉语拼音排序）

陈　青	天津市第一中心医院
邓全军	武警后勤学院附属医院
郭　蓉	天津医科大学总医院
贾文亮	天津医科大学总医院
李红洲	天津市人民医院
李会晨	天津市人民医院
李　熳	天津医科大学第二医院
李舒媛	天津市人民医院
李素丽	天津医科大学总医院
李　文	天津市人民医院
陆　伟	天津市第二人民医院
宁向红	天津医科大学总医院
钱晶瑶	天津市大港油田总医院
宋　弢	天津市人民医院
王春妍	天津市第二人民医院
王树森	天津市人民医院
谢立群	武警后勤学院附属医院
张国梁	天津市第一中心医院
张宁宁	天津市第二人民医院
张庆怀	天津市人民医院
张庆瑜	天津医科大学总医院
张姝翌	天津市人民医院
张锡朋	天津市人民医院
张志广	天津医科大学第二医院
赵建业	武警后勤学院附属医院
郑艳敏	武警后勤学院附属医院
周德俊	天津医科大学附属肿瘤医院
周　芳	天津医科大学总医院
周　杨	天津市第一中心医院

统　筹　王云亭
策　划　黄大海

中文版序

进入 21 世纪以来，内镜学得到了长足的进展。内镜技术的发展使我们对消化系统疾病的认识、诊断及治疗都发生了革命性的改变。内镜学已经从简单的诊断学方法，发展为精细诊断 + 微创治疗的综合性学科体系。

近年来值得关注的是内镜超声学的兴起。对于许多临床疾病，内镜超声诊疗具有明显的优势。以胰腺疾病为例，内镜超声引导下胰腺肿物细针穿刺活检术显著提高了胰腺肿物的诊断率，而且对于胰腺假性囊肿，除了可以准确诊断，在内镜超声指导下还可以直接进行囊液抽取、囊肿引流等治疗。毋庸置疑，内镜超声学的发展为许多疾病提供了更好的诊疗方案，大力推动了微创医学的发展。由世界著名内镜学专家 Robert H. Hawes 教授主编的《内镜超声学》，旨在为学习内镜超声学的医生提供一个较为全面的参考资料。在此论著第二版问世不久，由我国著名消化内镜学专家，天津市人民医院内镜中心主任李文教授牵头，组织了天津市内镜学领域的多位专家学者，经过数月辛苦工作，将《内镜超声学（第 2 版）》翻译成中文推荐给国内的同行，此举无疑对推动我国内镜超声学的发展具有十分重要的意义。全书共 25 章，详细介绍了内镜超声学的基础、操作技巧以及临床各个学科的应用。本书译文忠实原著，书中文字翻译精炼、准确，并配有高像素的插图，结合优秀的操作视频，相信一定会成为内镜超声学从业医生的经典参考书。

在此，我对本书原作者 Robert H. Hawes 教授和 Paul Fockens 教授以及李文教授为主译的翻译团队的辛勤工作表达深深的敬意！同时希望广大临床内镜医生能从书中受益，努力提高自身的技术水平，更好地为患者服务。

2013 年 7 月 11 日于天津市人民医院

译者前言

内镜学自 20 世纪以来发展至今天，已经不再是简单的诊断方法，内镜下治疗已成为内镜学领域中的重要组成部分。近年来内镜超声学的飞速发展，无疑为内镜学的发展提供了进一步"开疆扩土"的机会。相比经典的肿瘤诊断方法例如 CT、MRI、PET 等检查方法，内镜超声可以尽可能接近病灶，并在超声指导下对胰、肝等部位的病灶进行穿刺病理学活检，极具诊断价值。目前内镜超声学在日本、欧洲以及美国已经发展成熟，并已成为消化科医生的常规培训项目，在我国，对于内镜超声学的开展已经呈现爆发态势，在多个医学中心已经得到一定的应用，少数已达到国际先进水平，但对于大多数医院来讲技术还有待进一步普及和提高。

由 Robert H. Hawes 教授主编的著作《内镜超声学》为学习内镜超声的医生提供了非常全面的参考资料，一直以来深受广大从业者的好评。近年来高新数字化技术在内镜超声学中的广泛应用的同时也孕育了《内镜超声学（第 2 版）》的问世。值此时机，我们非常荣幸受中华国际医学交流基金会《海外优秀医学专著引进项目》编辑部和北京大学医学出版社的委托，将《内镜超声学（第 2 版）》翻译成中文，更好地为我国内镜超声医生提供培训所需的高质量教材。为此我们组织了天津市多家医院的相关专业领域的专家，经过了数月的共同努力，《内镜超声学（第 2 版）》（中文版）终于面世。本书共分为 25 个章节，详细介绍了内镜超声学的原理、规范化操作，技巧心得以及各个临床学科的应用情况等。内容详尽，图文并茂，并且提供了相应操作视频，具有很高的教学水平，也是很好的临床实际工作参考书。

在我们的翻译工作进行的过程中，全体工作人员都付出了辛勤的劳动。作为医生，我们本身都肩负着繁重的临床工作，只能占用宝贵的休息时间来完成此书的翻译工作。同时我们的工作也得到天津市人民医院各级领导的大力支持，尤其是全国知名的普通外科专家江涛教授在阅读后，欣然为本书作序。我们得到天津市南开医院院长、著名普外科专家王西墨教授的悉心关照。天津市人民医院内镜中心全体医护人员给予无私的支持和帮助。本书各位编辑老师为本书的出版也付出了艰苦的努力。在此一并表示最诚挚的谢意！

由于译者的经验、水平有限，且时间仓促，虽然我们对所有稿件进行了反复的审校，但难免存在不当之处。恳请广大读者不吝赐教，提出您的宝贵意见。

2013 年 7 月

原著者名单

M. Victoria Alvarez-Sánchez, MD
Consultant Gastroenterologist
Department of Gastroenterology
Complejo Hospitalario de Pontevedra
Pontevedra, Spain

Mohammad Al-Haddad, MD
Assistant Professor of Clinical Medicine
Division of Gastroenterology and Hepatology
Director, Endoscopic Ultrasound Fellowship Program
Indiana University Medical Center
Indianapolis, Indiana

Jouke T. Annema, MD, PhD
Chest Physician
Department of Pulmonology
Leiden University Medical Center
Leiden, Netherlands

William R. Brugge
Professor of Medicine
Harvard Medical School
Massachusetts General Hospital
Boston, Massachusetts

John DeWitt, MD
Associate Professor of Medicine
Division of Gastroenterology
Indiana University Medical Center
Indianapolis, Indiana

Mohamad A. Eloubeidi, MD, MHS, FACP, FACG
Associate Professor of Medicine
American University of Beirut Medical Center
Beirut, Lebanon

Douglas O. Faigel, MD
Associate Professor of Medicine
Director of Endoscopy
Department of Gastroenterology
Oregon Health & Science University
Portland, Oregon

Steve Halligan, MD, FRCP, FRCR
Professor of Gastrointestinal Radiology
Department of Specialist Radiology
University College Hospital
London, United Kingdom

Gavin C. Harewood, MD, MSc
Consultant in Gastroenterology
Bon Secours Hospital
Dublin, Ireland

Joo Ha Hwang, MD, PhD
Acting Assistant Professor of Medicine
Division of Gastroenterology
University of Washington
Seattle, Washington

Darshana Jhala, MD, BMus
Associate Professor of Pathology
Department of Pathology and Laboratory Medicine
University of Pennsylvania
Philadelphia, Pennsylvania

Nirag Jhala, MD, MIAC
Professor of Pathology
Director of Cytopathology
Perelman Center for Advanced Medicine
University of Pennsylvania
Philadelphia, Pennsylvania

Eun Young (Ann) Kim, MD, PhD
Associate Professor of Internal Medicine
Division of Gastroenterology
Catholic University of Daegu School of Medicine
Daegu, Republic of Korea

Michael B. Kimmey, MD
Consultant in Gastroenterology
Tacoma Digestive Disease Center
Tacoma, Washington

Christine Lefort
Consultant in Gastroenterology
Hôspital Privé Jean Mermoz
Lyons, France

Anne Marie Lennon, MD, PhD, MRCPI
Director
Pancreatic Cyst Clinic
Department of Gastroenterology and Hepatology
Johns Hopkins Medical Institutions
Baltimore, Maryland

Michael J. Levy, MD
Professor of Medicine
Division of Gastroenterology and Hepatology
Mayo Clinic
Rochester, Minnesota

Costas Markoglou, MD
Consultant Gastroenterologist
Second Department of Gastroenterology
Evangelismos Hospital
Athens, Greece

John Meenan, MD, PhD, FRCPI, FRCP
Consultant Gastroenterologist
Department of Gastroenterology
Guy's and St Thomas' Hospital
London, United Kingdom

Faris Murad, MD
Assistant Professor of Medicine
Division of Gastroenterology and Hepatology
Department of Internal Medicine
Washington University
St. Louis, Missouri

Bertrand Napoléon, MD
Consultant in Gastroenterology
Department of Gastroenterology
Clinique Sainte Anne Lumière
Lyons, France

Sarto C. Paquin, MD, FRCP(C)
Assistant Professor of Medicine
Department of Medicine
Division of Gastroenterology
Centre Hospitalier de l'Université de Montréal
Montréal, Canada

Ian D. Penman, MD, FRCP, (ED)
Consultant Gastroenterologist
Gastrointestinal Unit
Western General Hospital
Edinburgh, United Kingdom

Shajan Peter, MD
Assistant Professor of Medicine
University of Alabama at Birmingham
Birmingham, Alabama

Klaus F. Rabe, MD, PhD
Professor of Medicine
Chairman and Head of Department of Pulmonology
Leiden University Medical Centre
Leiden, Netherlands

Joseph Romagnuolo, MD, FRCPC, MScEpid
Associate Professor of Medicine
Division of Gastroenterology and Hepatology
Medical University of South Carolina
Charleston, South Carolina

Thomas Rösch, MD
Professor of Medicine
Department of Interdisciplinary Endoscopy
Hamburg Eppendorf University Hospital
Hamburg, Germany

Anand V. Sahai, MD, MScEpid, FRCPC
Associate Professor of Medicine
Department of Gastroenterology
Centre Hospitalier de l'Université de Montréal
Hôpital St Luc
Montreal, Canada

Michael K. Sanders, MD
Assistant Professor of Medicine
Division of Gastroenterolgy
School of Medicine
University of Pittsburg
Pittsburg, Pennsylvania

Thomas J. Savides, MD
Professor of Clinical Medicine
University of California, San Diego
UCSD Thornton Medical Center
Division of Gastroenterology
La Jolla, California

Hans Seifert, MD
Professor of Medicine
Department of Internal Medicine
Oldenburg Municipal Hospital
Oldenburg, Germany

Mark Topazian, MD
Associate Professor of Medicine
Division of Gastroenterology and Hepatology
Mayo Clinic
Rochester, Minnesota

Charles Vu, MB, FRACP, FAMS
Consultant Gastroenterologist
Department of Gastroenterology
Tan Tock Seng Hospital
Singapore

原著前言

　　我们非常荣幸地推出了第二版《内镜超声学》。第一版的《内镜超声学》是我们热忱以待的一项工程（尽管有些天真，并没有意识到组织这样一版教材需要做多少工作），因为我们意识到需要为那些希望学习内镜超声 EUS 的人们提供一个较为全面的参考资料。当时，EUS 在日本、欧洲以及美国已经发展成熟，并已成为消化科医生的常规培训项目。为了解决当时的学习需要，我们力邀内镜超声专家撰写了相关章节，这些章节全面覆盖了 EUS 学科范围内的所有临床相关主题，同时也推出了"如何做"章节以及包含有配套文字和视频的 DVD 光盘，用以教授 EUS 的实际运用技术。第一版《内镜超声学》自推出以后广受好评，我们对作者以及 Elsevier 出版社深表感谢，他们的辛勤工作推动了 EUS 的向前发展。

　　医学是一门不断发展的学科。随着时代的进步，消化道内镜学取得了长足的进展，EUS 也同样如此。我们注意到了 EUS 的发展，特别是在亚洲（尤其是中国和印度）、欧洲以及中东这些区域，对于 EUS 的兴趣呈现爆发态势。很显然，现在是时候推出第二版的《内镜超声学》了。现在我们更明智地认为，如果需要投入精力到第二版的编写工作中，我们希望确保能够做出重大的改进，而非简单的"改头换面"。现在的出版格局已经发生了改变，越来越多的人（不论老幼）经历了数字化变革并且习惯于使用高新数字化技术。因此我们需要分析目前这一代 EUS 学员的需求，并力求这个版本能在相当长一段时间内与大众需求保持一致。当我们与 Elsevier 出版社讨论这些想法时，惊喜地发现他们也有着同样的见解。现将第二版的改进罗列如下：

　　1．在线版本：内镜超声领域在不断进步，EUS 的格局也随着时间的推移发生了巨大转变。因此，发布出的信息有时会变得过时或是不相称。为了克服这个问题，第二版的《内镜超声学》具备了一个在线组件，第二版的所有章节都将每季度在线更新，这将确保读者在任何时候都能了解到最新的信息。

　　2．来自编辑的频繁邮件更新：当读者在网站注册电子版教科书后，我们的编辑团队将不时地发送电子邮件给读者，以提供有关超声内镜的最新文献更新。编辑们将定期评阅最新的文献，以求让读者能了解这些文章如何影响超声内镜的具体实践。因此，我们强烈建议所有的第二版读者都能进行在线注册。

　　3．介入超声内镜：第二版对 EUS 进行了更全面覆盖，其中包括对已有章节的重大修改以及对新章节的引进，特别是介入超声内镜领域。所有的程序技术都以循序渐进的方式详细地陈述给读者，并附带有包含叙述旁白的视频。

4．"如何做"部分：对于初学者来说，EUS 依然是个挑战。因此我们对"如何做"部分进行了修订，并且整合了文本、插图及含旁白视频三者之间更为明晰的关联。这些部分为学习 EUS 操作提供了更好的教学系统。

5．视频组件：第二版的视频将专门呈列于内镜超声专家咨询网站（Endosonography Expert Consult website）。这将使视频能够得以频繁更新，并能解决 DVD 光盘的丢失或损坏问题。

6．更多对于肺医学以及细胞病理学的关注：我们认识到 EUS 在肺医学领域中的快速发展，并邀请了世界著名的肺科疾病 EUS 专家 Jouke Annema来扩大这一章节，力求涵盖支气管内超声，并在该章节的构建过程中特别注意面向肺科医生以及胸外科医生的事宜。Jouke Annema 完美地完成了这个任务，我们同时相信《内镜超声学》现在可以作为肺科医生在实践中学习和运用 EUS 的宝贵资源。同样的，细胞病理学章节也由对 EUS 感兴趣的病理学家进行了适当的修订。我们希望这能为内镜超声专家与细胞病理学家的紧密协作提供指导，这两者的合作是建立成功的 EUS 实践的关键。

也许第二版中最显著的进步是 Shyam Varadarajulu 作为副主编的加盟。Shyam 为这项工程带来了不断攀升的传奇般的能量与热情，同时也伴随着智慧和远见。他的见解塑造了第二版的组织结构，他同时也工作在所有章节编辑的第一线。在为读者进行的 9 次定期更新的组织中他也起到了至关重要的作用。也许并非不可能，但如果没有 Shyam，我们将很难呈上相同质量的第二版《内镜超声学》。我们对他的贡献致以由衷的感谢。

我们仍将会坚定不移地致力于通过教育及培训来推进 EUS。我们认为第二版的《内镜超声学》能够为出色地掌握 EUS 提供关键支持，同时，高质量内镜超声更为广泛的应用将最终提高世界各地的患者护理水平。我们诚挚地希望《内镜超声学》能够为您掌握 EUS 这一学科提供重要的帮助。

Robert H. Hawes
Paul Fockens

目　录

第一篇

EUS 基础

第1章 超声的原理

Joo Ha Hwang · Michael B. Kimmey

（宁向红　张庆瑜　译）

内容要点
· 超声是以振动形式通过介质（如组织）传播的机械能。
· 超声通过吸收、反射、折射和散射与组织相互作用，产生一个代表组织结构的图像。
· 基于超声原理分析并认识成像。

概述

超声原理的认识对于内镜工作者如何获取和准确分析超声图像是非常必要的。这一章将介绍超声物理特性基本原理和超声仪器，之后，演示这些原理是如何应用于超声成像和多普勒超声，对常见的超声内镜伪像进行分析。这些超声内镜原理的知识有助于超声内镜医师对于超声图像获取以及其局限性的理解。

超声的基本物理特性

声波是一种以振动的形式，在空气、水、组织等介质中传播的机械能[1]。人耳可听见的声音频率在 20 ～ 20 000Hz。超声的频谱在 20 000Hz 以上。医学诊断用超声频率在 1 000 000 ～ 50 000 000Hz（1MHz ～ 50MHz）。超声的传播是由于分子离开其原位置的位移并振荡沿超声波传播方向产生的位移和振动。

超声波可以用声波的共同属性来描叙。图 1.1 是正弦曲线。X 轴代表时间或距离，Y 轴代表压力振幅。图 1.1 周期介绍了波的基本性质。

波长、频率和波速

波长是在传播介质中振动一个周期所传播的距离（图 1.1）。波长（λ）依赖于在介质传播中振荡的频率（f）和速度（c）。波长、频率、波速的关系见公式 1.1

$$c = f\lambda \tag{1.1}$$

频率（f）：是指单位时间内质点振动的次数。通常在超声中每秒循环数或 Hz 表示（1 循环周期 / 秒 =1Hz）。周期（τ）是频率的倒数，代表一个完整的循环波所需的时间。周期与时间的关系见公式 1.2

$$f = \frac{1}{\tau} \tag{1.2}$$

波的传播速度是由弹性介质的特性决定的，主要与介质的密度和压缩系数有关。

密度、压缩性和体积弹性模量

介质单位体积的质量叫做这种介质的密度（ρ）（单位用 kg/m³ 表示）。压缩系数（K）是介质的一种属性，反映介质体积压缩与压强之间的关系。例如空气有很高的压缩系数（很小的压强变化就会导致体积的大部分变化），然而骨的压缩系数相对较低（很大的压强变化引起较少的体积变化）。最后，体积弹性模量是压缩系数的倒数，表达了作用于介质的压强与介质体积变化成反比，反映了介质的刚性程度。

介质的声波速度（c）可用密度（ρ）和压缩系数（K），或体积弹性模量（β）表示。公式 1.3 表明三个物理属性间的关系。

$$c = \frac{1}{\sqrt{K\rho}} = \frac{\sqrt{\beta}}{\sqrt{\rho}} \tag{1.3}$$

密度，压缩系数，体积弹性模量三者之间是相互联系的，通常情况下，随着密度的增加，压缩系数减少而体积弹性模量增加。然而，与密度相比压缩系数和体积弹性模量的变化更快，在公

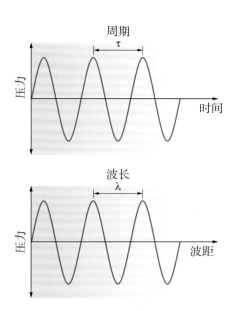

图 1.1　时间和距离为坐标轴的正弦曲线。完成一个周期的时间用周期（τ）表示。完成一个周期的距离用波长（λ）表示。

式 1.3 中起主导性作用。

　　不同介质中的声速可以通过方程求得。例如，水在 30℃时，其密度为 996kg/m³，体积弹性模量为 2.27×10^9 N/m²[2]。将这些值代入公式 1.3 得到声波在水中的传播速度为 1509m/s。密度和体积弹性模量值已有大量文献报道[2]。相关组织特性概要见表 1.1。声速与发散的频率无关（例如，在同一介质中不同频率的声波具有相同的波速）[3]

超声在组织中的作用

　　通过发送短脉冲，超声能量进入组织并接收组织反射信号形成组织的超声图像。超声波发射

表 1.1

组织的物理特性

组织或流体	密度（kg/m³）	体积弹性模量（$\times 10^9$N/m²）	声速（m/s）
水（30℃）	996	2.27	1 509
血液	1 050 ～ 1 075	2.65	1 590
胰（猪）	1 040 ～ 1 050	2.63	1 591
肝	1 050 ～ 1 070	2.62	1 578
骨皮质	1 063 ～ 2 017	28.13	3 760

Adapted from Duck FA. Physical Properties of Tissue. London：Academic Press；1990.

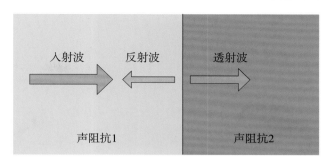

图 1.2　超声波垂直入射两种声阻抗不同的界面（z）

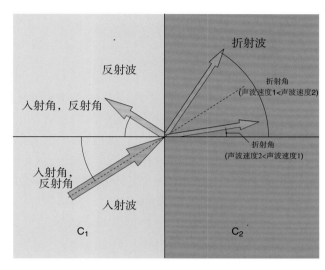

图 1.3　在不同介质中入射波声速不同时折射和反射是不同的。反射波的角度与入射波的角度是相同的。折射波的角度与在两种介质中波的传播速度有关，可通过斯涅尔定律求得（见正文）。

到人体内，在体内遇到组织界面时会发生反射、折射、散射和吸收，反射信号被换能器接收形成代表组织的图像。

反射

　　在声阻抗不同的两种介质的界面上，当界面的直径大于一个波长时，超声波发生镜面反射。在这里重点介绍声阻抗的概念，声阻抗（Z）是指声音在介质中传播的阻力，用介质密度（ρ）和声速（c）的乘积表示。

$$Z = \rho c \qquad (1.4)$$

　　除非遇到与声音传播介质的声阻抗不同的界面，否则声音将继续在同种介质中传播。当遇到声阻抗不同的界面时一部分超声波返回换能器，另一部分超声波穿过界面进入第二种介质，继续向前传播。最简单的反射和透射发生在超声波垂直（90°）入射界面时，见图 1.2。在这种情况下，

被反射的入射波百分比如下：

$$反射波百分比 = \left(\frac{Z_2 - Z_1}{Z_2 + Z_1}\right)^2 \times 100 \quad (1.5)$$

透射的入射波的百分比：

$$透射波百分比 = 100 - 反射波百分比 \quad (1.6)$$

折射

当入射波非垂直入射界面时因发生折射使透射波传播方向偏离入射波方向（图1.3）。通透波的角度可由斯涅尔（Snell）定律求得：

$$\frac{\sin\phi_1}{\sin\phi_2} = \frac{c_1}{c_2} \quad (1.7)$$

折射波的角度由入射波的波速 c_1 和透射波的波速 c_2 决定。根据在两种介质中声波的速度不同有三种可能：（1）如果 $c_1 > c_2$，折射角大于入射角（$\varphi_1 > \varphi_2$）；（2）如果 $c_1 = c_2$，折射角与入射角角度相同，波将继续沿原方向传播；（3）如果 $c_1 < c_2$，折射角小于入射角（$\varphi_1 < \varphi_2$）。在后面的章节中我们将讨论因折射所形成的超声成像。

散射

散射，也称为非镜像反射，声波遇到组织中远小于波长的成分和阻抗值不同的传播介质并相互作用后形成[4]。人体内的散射源包括单个细胞、脂肪小滴、胶原蛋白。当超声波碰到体内的散射源时仅小部分发生散射，信号由换能器接收（图1.4）。换能器所接收的信号通常是一个散射源经过多次散射形成的。散射常发生在非均匀介质，如肝、胰和脾等各种组织。含脂肪或胶原蛋白多的组织散射程度相对较高。这就是脂肪瘤和胃肠道的黏膜下层在超声成像中出现高回声（亮度较高）的原因[4]。

在组织内发生的多次非镜面反射在换能器上形成该组织的光斑图像或特征性回声[4]。因为散斑来源于多次反射并不能代表一个结构的实际位置，随着换能器位置的改变散斑也将随之移动。随着深度增加，声谱中杂音增多，这是回波在返回换能器过程中经过非镜像反射体的复杂反射造成的。

吸收

通过介质传播的超声能量可被吸收而产热。

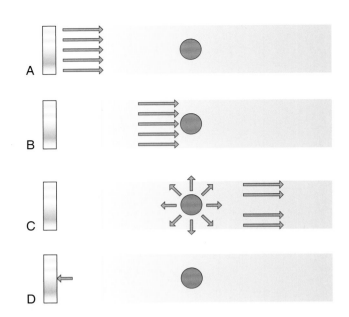

图1.4　单次散射传播的超声波信号遇到界面小于波长的粒子发生散射。由换能器负责发送和接收的信号。I b 是返回到换能器的反向散射强度。A，换能器发送的超声波信号向散射体传播。B，脉冲到达散射体。C，入射波声强向不同方向发生散射。D，换能器仅接收到一小部分入射波散射的能量。

超声能量的吸收取决于组织特性和高频率依赖性。高频会引起更多的组织振动吸收更多的超声能量，产生更多的热量。

声强

声强是描述超声信号强度的参数，是指单位截面积的平均声功率。超声波穿过组织因波的散射和能量的吸收强度减弱。衰减系数（a）是通过实验得到的与频率相关的函数，它随频率增加而增加。超声的脉冲频率既影响脉冲的穿透深度也会影响分辨率[1]。一般情况下，随着频率的增加和超声波强度的衰减，会使得脉冲穿透深度减少，轴向分辨率提高。有关分辨将在本章节介绍。

声强降低与深度的关系可用指数函数表示，公式如下：

$$I_x = I_0 e^{-2ax} \quad (1.8)$$

I_0 指超声脉冲的初始强度，I_x 是在衰减系数 a（Np/cm）的组织中传播距离 x 后超声脉冲的强度。衰减系数随着频率增加而增加，而强度随着频率的增加呈指数下降。超声脉冲回波必须达到足够的强度才能被超声波换能器检测到，因此本公式

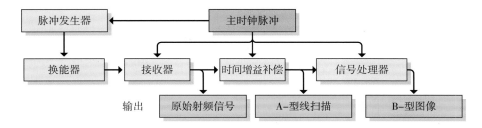

图 1.5 超声仪原理。 整个系统是一个主时钟脉冲同步装置。脉冲发生器向换能器发送一个电信号产生一个超声波脉冲。换能器接收背向反射信号。主接收器接收并放大反射信号。接收器输出原始射频（RF）信号。信号经过时间增益补偿（TGC），随后输出 A 模式扫描图像。信号经时间增益补偿（TGC）后进一步解调和注册产生 B 模式图像。

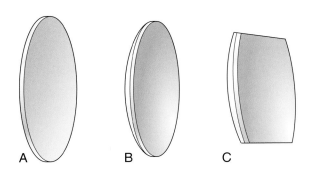

图 1.6 单元换能器的基本配置。 A，偏平圆盘；B，球形弯盘；C，截断的球形弯盘

可部分地解释对成像深度的限制问题。

超声仪的基本构成

换能器是超声仪的关键组件，是一种能量转换器件。超声换能器将电能转换为机械能，从而产生能够传输的超声波脉冲。反射回来的超声能量又通过换能器将机械信号转换成电信号，然后通过实时图像处理器的数字化处理形成组织的声像图（图 1.5）。

换能器

超声波换能器通常由压电晶片制成，主要用来产生和接收声波信号。压电晶片由按一定方向排列的极性晶体组成，将晶体置于电场中晶体形状发生变化[3]。因此，如果对材料施加特定频率的交变电场，材料将类似于音频扬声器随此频率发生机械振动。当压电材料受压而变形（例如反射的超声波），检测电压将显示与所施加的压力相符的振幅比例。电压的大小又可以通过 B- 模式所成像的亮度表示出来（B 型成像将在后面章节讲解）。

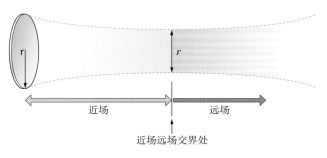

图 1.7 单元素无焦点的磁盘换能器。 在非衰减介质中，非聚焦换能器当超声波束的直径等于换能器的半径（R）时有自聚焦效应。光束束腰的位置位于近 / 远场交界处

单元素换能器

单元素换能器是超声换能器的最基本形式，由于它呈几何对称因此易于理解。为了了解超声换能器的基本原理我们将对单元素磁盘换能器进行详细讲解。单元素换能器的形状和尺寸各异，可以是聚焦也可以是非聚焦。图 1.6 给出了单元磁盘换能器的示意图。

图 1.7 示在非衰减介质中由圆盘换能器发出的波束宽度。波束宽度是一个非常重要的概念，这个参数可用来确定横向分辨率（横向分辨率将在成像原理部分解释）。超声场中有两个截然不同的区域，分别称为近场和远场。圆盘的位置是近场与远场的分界，这个分界点是圆盘换能器自然焦点的位置，此时焦点直径等于换能器直径的一半（或者等于半径），在这种情况下换能器的距离可通过以下公式求得：

$$D = \frac{r^2}{\lambda} \quad (1.9)$$

其中 D 是近场 / 远场转换距离或焦距，r 是换能器的半径，λ 是超声波在传播介质中的波长。由公式 1.9 可知在频率保持不变的情况下随着换能器

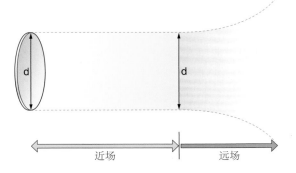

图 1.8　单元素无焦点的磁盘换能器。在衰减介质中，非聚焦换能器的波束宽度在到达近场 / 远场转换前大至等于换能器的直径，然后在远场中迅速发散。

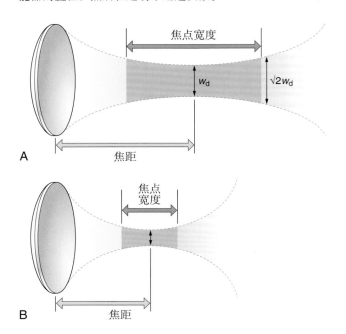

图 1.9　聚焦效应。聚焦通过降低聚焦区束腰范围（蓝色区域表示）提高横向分辨率，w_d 表示光束在束腰点或焦点的直径，聚焦深度通常等于 $\sqrt{2}w_d$。聚焦程度影响焦距和焦点深度，此图对聚焦程度不同直径相同的两个换能器进行了比较。A 换能器聚焦程度较弱，而 B 中显示的换能器有强聚焦程度。焦点处光束直径最小聚焦最强，此处的横向分辨率最高。超出焦点之后光束迅速发散使得聚焦深度减小。高聚焦换能器焦距很短（即此点接近换能器）。

半径的减小焦距将缩短。此外在半径保持不变时，随着波长的增加（即频率增加）焦距也会减小。然而衰减介质（如组织）中见不到自聚焦效应，在近场中波束宽度与换能器的直径相近（图 1.8）。然后在远场中迅速发散。

聚焦　一个单元素换能器可以通过有凹曲率（球形弯曲）的换能器或在平的圆盘换能器中放置透镜而达到聚焦的目的。聚焦能提高横向分辨率，

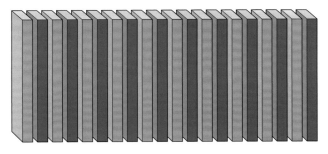

图 1.10　线性阵列换能器的配置。该配置由单独受控的几个矩形元件构成。每个独立元件被激发的次序和时间决定了阵列的波束类型。

在焦距处（换能器距光束最窄处的距离）形成一个狭窄光束。聚焦程度将影响焦点的深度（在焦点上所形成图像的范围）和焦距。聚焦程度较低，焦距长，焦点深度增加。相反高度聚焦时，焦距变短，焦点深度变浅（图 1.9）。

阵列　单元素换能器可用在多种配置不同的换能器上。线形阵列配置在临床上应用最为广泛。线形阵列由多个电子控制的相同晶体组成（图1.10）。根据成像法则，这些晶体可按顺序依次单独或成组地被激发。这种配置的单个换能器晶体可根据激发的时间实现不同深度的电子聚焦。

处理器

图 1.5 中方框图表示超声成像各元件，其中主要部件包括：超声换能器、处理器和显示器。处理器中电子元器件主要用来控制换能器激发刺激、放大接收信号、时间增益补偿（TGC）并负责将输出信号传递到显示器。

传输 / 接收

前面我们已经讲到，超声波换能器能发送并接收脉冲信号。在脉冲传输和检测到脉冲信号之间通常有一时间间隔，它表示反射发生的界面或非镜像发射器与换能器的距离。从换能器到界面的距离（或深度）见公式 1.10

$$D = \frac{v \times t}{2} \qquad (1.10)$$

其中 D 表示到换能器的距离，v 表示超声在组织的传播速度（假设大多数处理器均接收速度为 1540 m/s 的超声波），t 是传输和接收脉冲之间的时间。脉冲之间的距离用 v 和 t 的乘积除以 2 表示（因为从到达反射体再返回到接收器脉冲传播

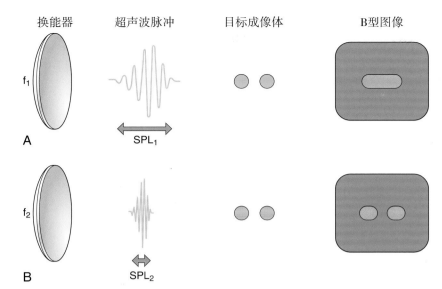

换能器　　超声波脉冲　　目标成像体　　B 型图像

图 1.11　纵向分辨率的概念。纵向分辨率由空间脉冲宽度（SPL）决定。图中比较了脉冲长度相同而频率不同（$f_1 < f_2$）的两种不同超声脉冲的纵向分辨率，同样在频率相同而脉冲长度不同比较其纵向分辨率。在图 A 中成像目标体之间的距离小于空间脉冲长度（SPL）的一半，因不能够被分辨为两个离散的目标而生成 B 型图像。在图 B 中成像目标体之间的距离大于空间脉冲长度（SPL）的一半，可以被分辨为两个离散目标。

了实际距离的 2 倍）。此外，接收到的信号强度显示其与反射发生界面阻抗的不匹配程度。

系统增益补偿和时间增益补偿

操作者通过两种方式调整输出的放大信号。一种是均匀地增加换能器所接收回波的总振幅来提高该系统的总增益，这种方法可以改善对弱回声的检测，然而却是以牺牲整体分辨率为前提的。

时间增益补偿主要用于对随路程增加而减弱的回声强度进行补偿。从公式 1.8 可知随距离的增加超声波的强度呈指数降低，因此从远离换能器的界面反射的回波强度显著降低。超声处理器的时间增益补偿功能可以选择性地扩增深层结构的回声。现在的超声内镜处理器允许操作者根据深度改变增益。

信号处理器

经时间增益补偿后对信号进行其他处理。信号处理器执行超声处理器不同的信号处理法则并保持其专有信息。在一般情况下，采用多种射频（RF）信号的解调形式来产生射频包络信号并用于产生 B 型图像。此外处理还包括阈抑制以去除操作者指定的阈值下的信号。处理器可应用边缘检测、峰值检测、差异等其他方法提高图像质量[1]。

成像原理

到目前为止我们已经介绍了超声的基本物理原理和超声仪，接下来将介绍一下超声成像。

分辨率

在超声成像中要考虑三个不同方面的分辨率：轴向、横向和仰角或方位角分辨率。

纵向分辨率

纵向分辨率是指沿超声波束轴方向上可被超声成像系统区别的两个目标点的最小分辨距离。轴向分辨率由超声频率和空间脉冲宽度（SPL）决定[5]。空间脉冲波宽度可由公式（1.11）求得：

$$SPL = \frac{c}{f} \times n \qquad (1.11)$$

其中，c 表示在组织中传播的声波速度，f 代表所发送超声波脉冲的中心频率，n 为每次脉冲的周期数（通常为 4 ~ 7 个周期）。纵向分辨率的最大值为 SPL/2，由公式可知在假设脉冲循环周期数一定的情况下增加频率可以提高横向分辨率。为进一步解释纵向分辨率，在图 1.11 中给出两个中心频率和空间脉冲宽度不同的两个超声脉冲。纵向分辨率是胃肠壁分层结构成像的最重要特性。

横向分辨率

横向分辨率是指与超声束垂直的平面上两个点能被分辨的最小间距。横向分辨率与超声束的宽度有关。超声束的宽度与换能器的大小、形状、频率和焦点成函数关系。对横向分辨率的解释见

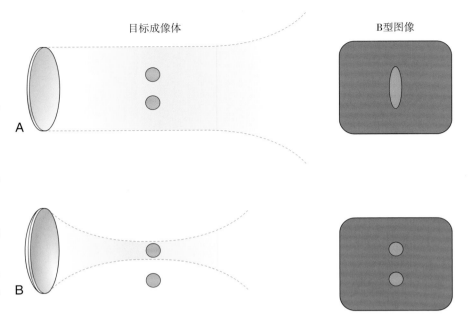

图 1.12 横向分辨率的概念。横向分辨率与超声宽度有关。此图对具有相同孔径的非聚焦换能器（A）与聚焦换能器（B）的横向分辨率进行了比较。A 中非聚焦换能器不能区分两个成像目标体，结果两个目标体被当作一个目标体在 B 型图像中显示。B 中聚焦换能器的波束宽度很窄能够分辨两个目标体。如果成像目标体在焦点之外，加宽的光束宽度将无法识别这两个目标体，结果形成与 A 中相似的 B 型图像。

图 1.12。

仰角分辨率

仰角分辨率或方位角分辨率显示与实际深度有关的二维图像。影响横向分辨率的因素同样影响仰角分辨率。对于聚焦的圆盘换能器（奥林巴斯 GF-UM 系列）因其是圆形对称结构所以横向分辨率与仰角分辨率是一致的。相对来说线性阵列换能器仰角分辨率是由沿平面成像的波束宽度特点决定的。

A 型超声扫描

A 型模式扫描或振幅模式扫描是经过先前讲过的发送 / 接收过程，即超声波发送脉冲之后回波的射频线沿着一个固定的轴线返回形成的。接收的信号经换能器放大产生 A 型模式信号（图 1.13）。临床医生已很少用 A 型扫描模式，但它却是其他所有扫描模式包括 B 型扫描模式的基础。此外射频信号分析已成为先进的成像技术领域的一个重要研究方面。

B 型图像

B 型模式扫描也叫做灰度模式扫描，通过换能器机械或电子运动实现信号的附加处理。A、B 型图像都是由 A 型信号经过一定处理得到的（见图 1.13）。B 型图像中与 A 模式线扫描相对应的线型都是经数字化射频信号解调产生射频信号的包

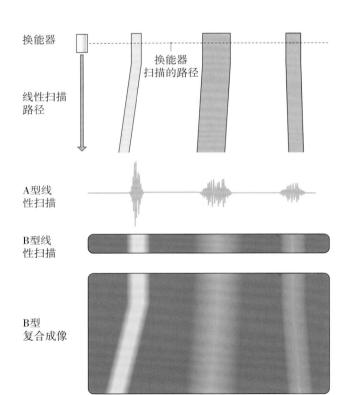

图 1.13 A 型线性扫描模式、B 型线性扫描模式和所形成的图像。换能器输出经由组织的线性扫描图像。换能器接收的信号经放大后得到 A 型线扫描。A 型信号经解调和其他信号处理后得到 B 型线扫描。多次线性扫描和多个转换路径形成 B 型图像，此过程即可以通过换能器的机械扫描也可以经线性阵列换能器的电子转换。

络线。在 B 模式图像中，用解调信号的振幅形成的亮点表示组织的相应位置。沿换能器输出的轴向信号经机械的或电子的转换形成 A 型图像，随后 A 型图像经过处理得到复合的 B 型图像。超声内镜成像系统产生的就是 B 型图像。

多普勒效应

在超声仪中应用多普勒效应以检测与换能器之间的相对运动的物体。在生物学应用中所反射的物体是血管中运动的红细胞。超声内镜中应用多普勒超声来确定血管中的血流量。超声多普勒效应的基本原理是与换能器相对运动的物体发射回来与换能器所发射频率不同的超声波，称为多普勒频移。物体相对于换能器的运动速度决定了频率的变化量。

多普勒频移公式如下：

$$f_D = \frac{2vf_t \cos\theta}{c} \tag{1.12}$$

式中 f_D 表示振动频率的变化，即频移。c 表示振动源（红细胞）的运动速度。F_t 表示发射频率。θ 表示物体与源声束方向相对运动的角度（见图 1.14）。c 表示在介质中的传播速度（1 540m/s）。从公式可知当血管与换能器垂直，即 θ 角为 90°时将检测不到多普勒频移。这是因为当 θ 角为 90°时，$\cos 90°$ 等于 0，代入公式 1.12 可得 f_D 为 0。因此用换能器检测血管的血流运动时不能与之垂直，相反当声束与血流方向平行时将得到最大的频移（$\cos 0° = 1$，$\cos 180° = -1$）。

多普勒诊断仪可分为：连续波多普勒、脉冲波多普勒、彩色多普勒、能量多普勒。

连续波多普勒

连续波多普勒是配置最简单的一种，探头内有两个换能器，一个发射超声，一个接收回声信号。发射换能器以固定频率连续发出超声，接受换能器则连续地接收反射信号。发送和接收的信号叠加，得到一个含有相当于多普勒频移的差频波形。连续波多普勒没法辨别形成多普勒频移的运动信号的深度信息。

脉冲波多普勒

脉冲波多普勒可以得到产生多普勒频移的运动体位置的深度信息。脉冲波多普勒只有一个换能器发射和接收超声信号，其所用的波长要长于成像波长。运用电门控制计算发射与接受脉冲的间隔使操作者可以在超声传播轴线的任意位置找出一个特定位点。脉冲波多普勒通常以音频信号形式输出。脉冲波多普勒与 B 型成像结合称为多普勒扫描，可使操作者在 B 型图像上确定特殊位点。

彩色多普勒

彩色多普勒能直观显示运动或血流并以彩色形式将其组合，叠加显示在 B 型灰阶图像上。彩色多普勒的原理与脉冲波多普勒类似。在二维声像图上叠加彩色实时血流显像。通常，红色表示迎向探头的血流方向，蓝色表示离向探头的血流方向。在检测区域利用一个点来估计频移得到运动方向和速度信息。红色或蓝色影反映血流的相对速度。与在 B 型图像中相同，所有的静止物体用灰阶表示。彩色多普勒的好处在于能够获得血流的流向和流速信息。局限是血流与换能器要有一定的角度。

能量多普勒

在所有多普勒中能量多普勒是检测血流的最敏感方法。同样，能量多普勒的原理与脉冲波多普勒和彩色多普勒相似，只是在处理多普勒信号时不像彩色多普勒用频移描述多普勒信号，能量多普勒的信号是用能量总积分表示。能量多普勒主要检测多普勒信号的强度，不涉及运动物的速度和方向。在不需要测定血流运动方向和速度时这种方法是检测血流最敏感的方法。

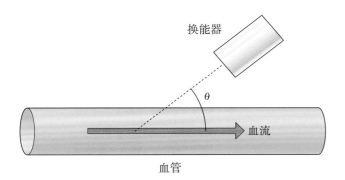

图 1.14　多普勒测量示意图。θ 角决定多普勒的信号强度，当 θ 为 90°时将检测不到多普勒信号。

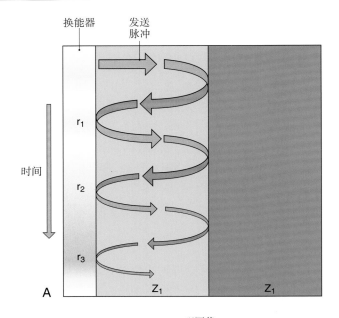

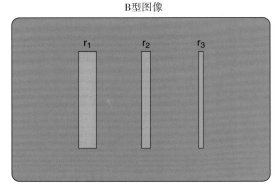

图 1.15 在两种声阻抗相差很大的界面，超声脉冲发生强烈反射产生混响伪像（如在水气界面）。A，解释脉冲波怎样在两种声阻抗相差很大的界面发生反射。反射信号被换能器接收后又被重新反射回介质。根据成像深度此过程将重复数次。此后信号逐渐减弱。B，与 A 图中描述的混响相对应的 B 型图像。反射信号距离相等（$r1$、$r2$ 和 $r3$）。

伪像

图像与实际的组织不一致形成伪像。了解超声波的原理可以用来解释伪像，辨别和了解伪像的成像基础对于正确解释超声影像是非常重要的。下面我们介绍几种常见的超声伪像。

混响

混响反射是一个单发射脉冲在所经过的路径上遇到强回声界面时发生多次发射而成。超声波在探头和界面之间来回反射，此过程不断重复直到信号减弱换能器不能检测或完成线型扫描（图1.15）。线扫描的成像时间取决于成像的深度。混

响的形态呈等距离多条回声，回声强度依距离递减。机械放射状扫描的超声探头形成的伪像（图1.16）是一种特殊的伪像称为环形伪像[6]。反射通常来自换能器的壳体。混响伪像也发生在水 - 气界面，如气泡（图 1.17）。

镜面反射

声束遇到积水肠管内的水 - 气界面会发生全反射和镜面伪像。因声阻抗严重失配，发射的超声波脉冲将反射出水 - 气界面，这些反射波被换能器接收形成与水 - 气界面相反的虚实两种图像

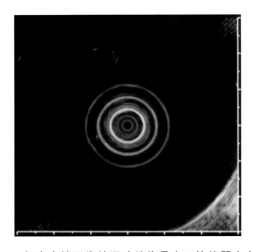

图 1.16 超声内镜图像的混响伪像是由于换能器本身多次反射信号形成的。同心环间间隔相等，随着与换能器距离的增加，同心环的强度减小。

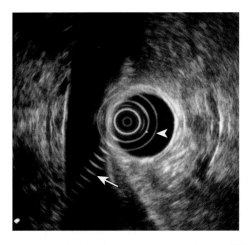

图 1.17 超声内镜图像的混响伪像（↑）由水中的气泡经多次反射形成。这种伪像的强度减小的幅度小于由换能器本身产生的伪像减小的幅度（▲），这是因为水 - 气界面的声阻抗不匹配要远大于换能器本身，因此产生更强的反射信号。

（图1.18 和图1.19）。这种伪像易识别，如减少气体量，或增加肠腔中的水量，均可消除这种镜面伪像。

声影

声影是反射伪影的一种，超声束投射到强回声物质时产生的。当遇到这种强回声界面绝大多数超声波将被反射，超声束不能到达这些物质的后方，在其后方出现无回声区，产生阴影效应，有助于胰腺钙化（图1.20）和胆囊结石（图1.21）

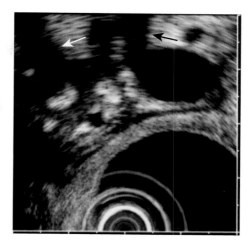

图1.20　胰腺钙化产生的阴影（↑）。

的诊断。

在两种声学速度不同的组织边界因折射关系也可出现声影，常见于球形结构如肿瘤或囊肿。如我们前面所讲述，当超声波到达两种声学速度不同的组织界面，入射角超过临界角时，声发生折射从而形成折射后的声影暗区，在这暗区内所有本应显象的声结构出现欠缺（图1.22）[8]。

透射传输

超声束通过充满液体的结构，在其后方的回声强度大于邻近组织的回声，如囊肿。这是因为

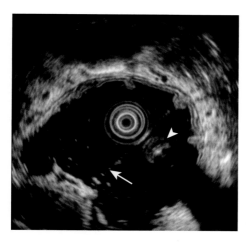

图1.18　反射或镜面伪像。换能器产生的镜面伪像（▲）和由胃腔内水 - 气界面的超声信号（↑）反射产生的胃壁的镜面伪像。

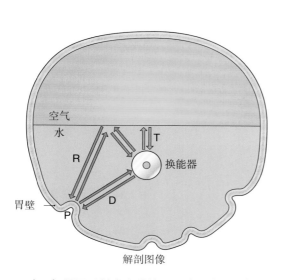

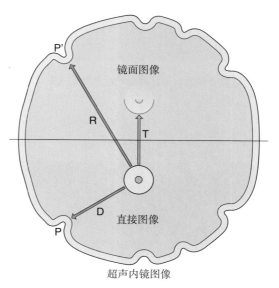

图1.19　水 - 气界面反射产生的镜面伪像。水和气体的声阻抗相差很大，超声波遇到水 - 气界面时将发生全反射。左图描述了水 - 气界面胃壁的超声成像。超声波沿 D 途径得到胃壁 P 点的直接图像，由于水 - 气界面反射的存在 P 点的超声束沿 R 途径传播。再经 T 途径形成换能器的图像。右图是超声图像产生的示意图。超声处理器根据发射超声波的方向和接收反射波的时间记录图像的位置。换能器应准确记录经 D 途径反射的 P 点信息，然而因镜面伪像的存在，经 R 途径的信号被错误地记录为 P′ 点的信息，此外，经 T 途径的反射信号在镜面图像中形成伪影。

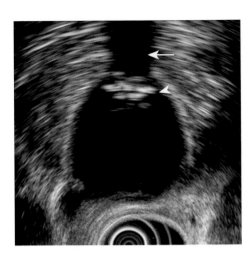

图 1.21　胆结石（▲）阴影（↑）。

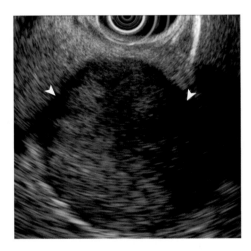

图 1.22　在正常组织和肿瘤组织界面折射产生的声影（▲）。

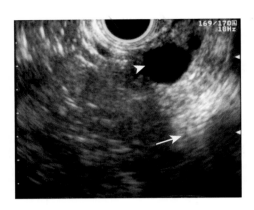

图 1.23　无回声的囊性病变（▲），囊性结构后方的组织结构回声强度大于与换能器距离相近的其他组织的回声称为透射传输。

超声在经由这些病变时声衰减很小，换能器接收到较强的反射信号，由此可用来检测囊肿和血管病变（图 1.23）。

切线扫描

若要检测断层的厚度，换能器要垂直于断层进行扫描，如果不垂直测量，数值将偏大[9]。在胃肠道壁的分层图像和胃肠道肿瘤的分期评估中厚度的正确测量非常重要。用辐向扫描的方法可以识别这种伪像，因为在整个图像中胃肠道分层不均匀这种伪像可以清晰的看到（图 1.24）。当用于胃肠壁肿瘤进行分期时，切线扫描可过高评估肿瘤分期。内镜检查时操纵探头的方向使成像平面与断层垂直可避免伪像的干扰。

旁瓣伪像

旁瓣是偏离轴线的超声波的二次反射形成的

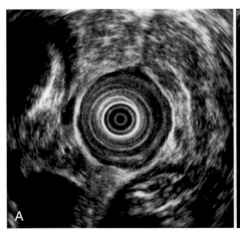
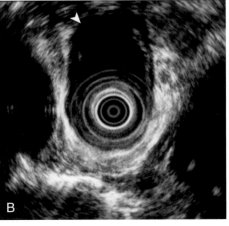

图 1.24　切线成像的伪像。A，贲门失弛缓患者肥厚的食管下括约肌的正常成像。B，此食管下括约肌的切线成像（注意在图像采集过程中球形结构未膨胀）。胃肠道的分层结构被扭曲形成的环形厚度不一致，得到的图像不能反映正常的胃肠道壁结构，其管壁异常增厚也不能正确反映肿瘤的外形（▲）。

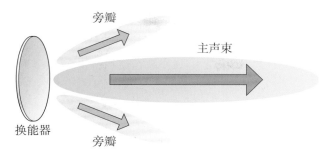

图 1.25 旁瓣伪像由偏离轴线的主波的二次反射形成。虽然旁瓣的超声波强度很小，但换能器仍可以检测到足够强度的组织的反射信号形成旁瓣伪像。假定任何方向的回波均为沿换能器声束的轴向传播，所接收到的就是旁瓣伪像。

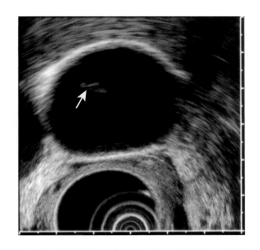

图 1.26 胆囊旁瓣伪像（↑），变换换能器的位置可以消除旁瓣伪像。

（图 1.25）[3]。虽然旁瓣的超声波强度较主轴传播的超声波强度略有减小，但却可以形成旁瓣伪像。通常情况下，主轴反射的强度大于旁瓣反射强度，旁瓣反射被掩盖而不易识别。但在低回声结构成像时，旁瓣反射强度足以被换能器接收产生检测信号，然后经处理器处理形成旁瓣伪像[10]。当主瓣声束处于低回声区如囊肿或胆囊时旁瓣的信号才能明显反映出来并有可能被认为是胆囊内的泥沙样物或胆囊内的实体物[6]。图 1.26 为胆囊旁瓣伪像的示意图，改变换能器的位置可以消除旁瓣伪像。

小结

本章我们综述了超声波的基本物理原理及超声仪器的结构并依据超声波基本原理展示并分析了各种常见的超声伪像。这些原理使我们对超声波的实用范围、局限性及超声图像形成有了进一步了解。了解这些原理也有助于内镜工作者获取准确、高品质的图像。

参考文献

1. Hedrick WR, Hykes DL, Starchman DE. *Ultrasound Physics and Instrumentation*. 3rd ed. St. Louis: Mosby; 1995.
2. Duck FA. *Physical Properties of Tissue*. London: Academic Press; 1990.
3. Christensen DA. *Ultrasonic Bioinstrumentation*. New York: John Wiley; 1988.
4. Shung KK, Thieme GA. *Ultrasonic Scattering in Biological Tissues*. Boca Raton, FL: CRC Press; 2000.
5. Harris RA, Follett DH, Halliwell M, et al. Ultimate limits in ultrasonic imaging resolution. *Ultrasound Med Biol*. 1991;17:547–558.
6. Kimmey MB. Basic principles and fundamentals of endoscopic ultrasound imaging. In: Gress F, Bhattacharya I, eds. *Endoscopic Ultrasonography*. Malden: Blackwell Science; 2001:4–14.
7. Grech P. Mirror-image artifact with endoscopic ultrasonography and reappraisal of the fluid-air interface. *Gastrointest Endosc*. 1993;39:700–703.
8. Steel R, Poepping TL, Thompson RS, et al. Origins of the edge shadowing artifact in medical ultrasound imaging. *Ultrasound Med Biol*. 2004; 30:1153–1162.
9. Kimmey MB, Martin RW. Fundamentals of endosonography. *Gastrointest Endosc Clin N Am*. 1992;2:557–573.
10. Laing FC, Kurtz AB. The importance of ultrasonic side-lobe artifacts. *Radiology*. 1982;145:763–768.

第2章 设 备

John Meenan · Charles Vu

（郭 蓉 张庆瑜 译）

内容要点

- 不是每个环扫超声内镜和线阵超声内镜都具备内镜和处理器之间的兼容性。
- 应根据诊疗需要选择设备，而不是根据意愿或希望提供的诊疗类型进行选择。
- 用于介入性超声内镜的穿刺针操作方法有所不同。多尝试一些方法是非常重要的，目的是确定一种最适宜的操作方法。
- 保存与编辑视频是超声内镜操作的重要一部分。

概述

提供一套超声内镜（EUS）服务保障是为了使该设备图像满足检查的需求以及确保检查质量。而且，购买超声内镜与维护都是很昂贵的。正因为如此，一定要给予专注和客观分析这套设备的发展前景。它并不仅仅是内镜逆行胰胆管造影（ERCP）的一个附属设备。

在超声内镜设备安装之前，超声内镜医生必须明白他要做什么以及哪里真正需要。尽管超声内镜主要生产商的产品大多是相同的，但是规格上微小的差别在某些疾病的检查中仍然有很大的影响。

超声内镜设备的安装

人们希望，多数参与安装超声内镜设备的人员都是来自于已经在这方面得到过培训的人员。如此这样的设备就不会出现意外或侥幸运转，或者只是安装在重要的机构中。通过对细节的思考和关注来建立并维护这种新的超声内镜设施。

在全世界建立超声内镜服务保障有一些适用的前提。唯一需要回答的重要问题是："需要超声内镜的真正意义是什么？"不能把个人的要求和当地规定混淆。

超声内镜的标准适应证范围很广泛，从食管癌的分期到确定胰胆管疾病。因此，需要回答一些问题：如果一个从事食管上段及胃部手术的外科医生，他想从超声内镜中了解什么——肿瘤分期的单纯描述或假定的淋巴结分期以及淋巴结的活检结果？对于可能的胆总管结石患者有多少做了磁共振？一年内能真正见到多少成熟的胰腺假性囊肿？在复杂的胆或者胰管引流方面是否有可用的配套设备允许人们去尝试并面对失败？超声内镜的医生应该就这些问题和同事们进行讨论，和一些资深的内科医生交谈，找出一些可用于参考的数据，而不是凭空猜想。和胸科的医生交流也是很重要的，因为通过共享超声平台计划引进的支气管超声内镜，这样一来可以减少很多资金消耗。同样的，也可以和肛门内镜以及更广泛的显像装置共享超声平台。

这些参数可以反映出一些现象，比如超声内镜从业人员可能会遇到的如关键的异常情况以及相关的资金问题。现已经发表了很多关于超声内镜合理性花费方面的文章，但是这些工作的成果可能不适用于其他单位或地区。操作者应该自己进行计算。他们也需要和同行、当地的专业人士讨论如何才能得到最大的回报。确定的编码技术可以改变可能的适用范围。这些参数也可以帮助我们决定要购买什么型号的设备。

谁去操作超声内镜？在很多国家，操作超声内镜的责任落到了胃肠病学家的身上，但是外科医生以及放射科医生也行此操作。由于没有特定的专业背景，所以不具备熟练程度方面的任何优势。在英国，的确有一些中心形成了护士主导的超声内镜服务。超声机器放在房间内不会自动运行的，而需要一些放射学专家的参与。

传播知识是任何一种服务的核心。当然，宣传任何新兴服务的好处并且获得一些检测参数也是可能的，但是我们必须谨慎且明智。谈论到超声内镜优势的同时不要忘了它的缺陷。使用案例分析来强调这一问题是很好的方法。CT 的缺点大部分都被忽略了，而新兴的超声内镜却没有。即使在最佳时期，胰腺癌的分期诊断也会有 1/5 的误差。CT 可能也会有同样突出的弱点，但这未对此做出保护性的说明。

建立超声内镜服务系统不仅仅涉及病例的数量、效益的增长，还涉及个人意愿。可供使用的设施、内镜工作人员、当地细胞病理诊断技术以及和内科医生的交流互动对于付出所有努力后最终的成功或者失败有很大的影响。

内镜室员工的培训是减少运行成本的关键。比如，送回维修的费用是很昂贵的并且还可能会中断服务。员工的培训也可确保程序的优化。在具备很好的团队合作条件下，进行简单的细针穿刺活检（FNA）是很容易的。这项技术的培训责任就落到了操作者身上，其中的一些操作培训必须在购买设备的同时由生产商进行。重要的是要对护士和技术人员进行超声内镜的培训。

超声内镜操作者应熟悉内镜室所需的空间以及布局。然而，当使用不同生产厂家的设备时，必须确保有足够的空间为 FNA 标本的采集做充分的准备。本章节后面会谈到设备问题，但是对于一个独立的机构通常优选节省空间的处理器。

超声内镜服务从其他机构的外科部门吸引了很多病例。超声内镜人员的角色是什么呢？仅仅是执行一个程序并得出结果，或者是在管理方面提供一些建议吗？回答这些问题很重要，因为给出的建议可以使患者困惑以及不安，也许会激怒相关的医生。如果超声内镜只是提供一种建议，那么就必须在首次咨询时看病人并且定时对检查结果进行回顾。通常，对于不太常见的病变比如皮下病变的推荐处理是没有什么争议的，但是推荐对于像胰腺假性囊肿或者上皮高度发育不良处理意见可能会不同。必须小心对待。

必须从开始就抓住细胞病理检查这一难题，特别是因为所有的 EUS 都需要细针穿刺活检（FNA）。"只能看不能碰"的日子已经结束了。良好的样品准备有助于获得良好的细胞病理学结果，但是文献表明如果有细胞学方面的技术人员参与

（不必是细胞病理专家）那么结果会更好。细胞学技术员的角色是制备高质量的标本以及对细胞结构进行评价，所以超声内镜医生应明白什么时候终止操作过程。这些技术员并不能够立即做出诊断，匆忙地做出诊断没有任何好处反而适得其反。

超声内镜医师应该和当地的病理科沟通，看他们有些什么经验、可以提供什么，以及使用他们的设施是否更可行或者成本是否更合理。因为有黏液存在，肠内 FNA 和其他形式的细胞学检查不同，因此，经过一个学习实践过程（大约有 60 个病例）病理学家就不会将每个人都诊断为患有高分化黏液分泌肿瘤。如果技术人员不能进行此项操作，超声内镜医生应该成为技术人员而学习制片和在实验室里样品保存的最佳方式（比如，在固定液中，在缓冲盐中）。

超声内镜医师和员工无论多么能干多么优秀，不良的管理也会对超声内镜服务产生负面影响。超声内镜医师的责任不只是操作超声内镜检查这一机械的程序。

沟通不足也会影响此项检查的结果。申请医生必须明白超声内镜医生需要知道些什么：吞咽困难的程度，病灶的大小及确切位置，CT 及其他影像检查不容易发现的东西，抗凝剂以及抗血小板药物的使用情况，最重要的是，是否要做 FNA。比如，当和申请医生交谈时内镜医师必须向其解释这些关键点，以及相关的风险如肿瘤种植。另外，医生在写报告时必须做到精确，写出病灶具体大小、数量、位置。不幸的是，至今还没有完善的报告系统能够广泛用于 EUS，所以不得不采用通用报告系统中的最适用的模板。内镜医生必须在第一时间用邮件或者传真将病理结果通知申请医生。如果有一项结果对时间尤其敏感，内镜医生应该打电话或者发短信通知申请医生。再者，如果是对已进行了其他检查的病人，在和他谈论检查结果及其意义时必须非常小心。

EUS 检查程序的安排会受到一些因素的影响，比如可用镜头的多少、技术水平、熟练程度，以及镇静剂的应用类型。一般来讲，一次包含有 FNA 的 EUS 可以安排在 30 分钟内，60～90 分钟可以使一个应用了咪达唑仑和麻醉剂的病人清醒。超声内镜医师在对助手进行培训时，程序少一些比较好。教学的时间和质量胜过病例的数量。调整程序时，应该给出可能用到的内镜指标，制

订合适的计划表。对于患有癌症的患者做完 ERCP 后再做 EUS 时不需要调整位置，而当怀疑患者有胆总管结石时这种方法很浪费时间。

设备

超声内镜设备因其电子的精密性令人印象深刻，但是与内镜检查不同。它很昂贵，功能也不是很齐全，并且很小很精致也很容易损坏。

购买设备之前通常要对当地的需求进行长时间的考察以便能够有效利用有限的资金。通常有讽刺意义的是，这个项目或是被一些不懂内镜规格的人所决定，或是被那些能看到需求并能够实现这种需求但不参与该项服务的人来决定。

EUS 设备没有好坏之分。主要生产厂家生产的产品都是相同的。然而，用来满足特定的临床需要时却有好坏之分。来自于同一生产厂家的设备运行起来是完全可行的，但是来自两个不同厂家的设备混合起来用时是不能工作的。

概况

超声内镜大体上分为两类：环扫（或者"扇形"）和线阵（或者"凸阵式"）。每一类又分为电子的和机械的（现在很大程度上被取代了）两类。根据特殊的临床需要设计有特殊的探针，用这些特制的工具检查皮下肿块和胰胆管疾病（微型探针），食管和邻近胃的癌症（Olympus 细长探针和 Hitachi 负载型探针），结肠邻近直肠处（Olympus 结肠超声内镜）和肛管的病变。

电子超声内镜和中层及上层标准的超声波处理器连接使 EUS 增加了多普勒及流动影像的维度、三维效果、组织弹性成像、造影剂的使用，使主流超声未来的发展变得更加立体。同时还有大多都被忽视了的变亮的按钮。主要功能是寻求保持高质量的图像以及操纵内镜的感觉。

放射超声内镜以与内镜轴向成适当角度提供外周影像。这和胃肠道中普受赞誉的影像类似，使得这种形式吸引了很多的实习者和超声内镜工作者。

线阵 EUS 检查结果更类似于经腹超声。因为它的图像是在一维空间，视图是有局限性的，并且定位比较困难。当标志物变模糊时很容易找不到方向。在大多数临床医生当中，加之对经腹超声接触较少这种困难感觉很普遍，线阵 EUS 对于很多操作者来讲只作为介入工具。对于超出 EUS

狭窄适应证的患者行此检查感觉很不适合。其结果，线阵 EUS 作为一个孤立的综合模式被低估了。然而，EUS 毅然地沿着线阵内镜的方向在发展。没有人证明线阵 EUS 比放射 EUS 更难学，所以不要因为其他人的偏见而退缩。

环扫超声内镜

主要的三大生产厂家（Olympus，Pentax-Hitachi，Fujinon）均生产 360°视野范围的电子环扫内镜，操作视野从普通的超声平台转到生产商的线阵内镜视野。内镜的操作方法不同。有一些更加灵活。因此，在设备的试用阶段，超声内镜医生必须关注镜头穿过十二指肠降部遇到阻力时的处理方式。因为镜头很先进并不意味着很容易使用。

超声内镜医生应该仔细观察镜头的形状因为可能会误导远处尖端直径的测量值；一些镜头紧靠尖端后面会有一个大的突起不能通过狭窄的管道。此外，每一个生产厂家都有不同的控制远端水充式球囊的方式。Olympus 内镜有两个按钮，而 Fujinon 的有单独的注射管道，有按钮控制水从肠腔流向球囊。在实践操作中，这种设计上的差别会让使用时的难易程度也有一点不同。

Olympus 有两种电子环扫镜头（OlympusGF-UE160；图 2.1A 使用扫描频率为 5MHz、6MHz、7.5MHz，和 10MHz）和两种机械的镜头：老式的 GF-UM130（扫描频率 7.5MHz 和 12MHz 或者 7.5MHz 和 20MHz）；和新型的 GF-UM160（扫描频率 5MHz、7.5MHz 和 20MHz；因为马达在镜干，不在镜头顶端所以模式简单；见图 2.1）。所有的视野都是倾斜的，所以不能依赖超声内镜来完全替代普通胃镜。气囊的充满和排空都通过高效地吸和吹双控按钮来完成。而且，所有的这些内镜都有一个小附属管道能够获取支气管镜样大小的黏膜活检样品；有一个抬钳器将钳子输送到视野所在位置。

在电子时代还在继续出售机械型内镜，需要解释的是，这些镜头提供的图像和电子型报道的图像一样清晰，并且通常情况下价格更便宜一些。然而，机械内镜不支持多普勒图像而且直到现在还需要单独的超声处理器才能被线阵内镜使用。缺点其在引入双型 EU-ME1 处理器后得以解决（见后述）。

尽管机械内镜很笨重并且有很长的临床应用

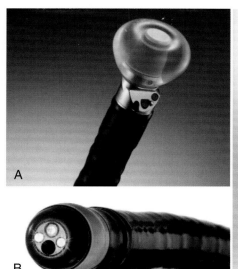

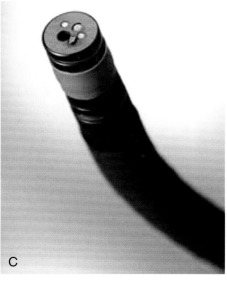

图2.1 环扫超声内镜。A，Olympus GF-UE160.（Olympus America Inc，Center valley，CA，）；B，Pentax-Hitachi EG-367OURK.（Pentax Medical Company，Montvale，NJ）；C，Fujinon EG-53OUR.（Fujinon Inc，Wayne，NJ）

史，但是对于驱动轴和裸露的油浴双重需求可能成为其最根本的弱点。在实践中，这些镜头的机械特性使其不易被损坏。然而，必须定期保养，在放置或是移走气囊时不要挤压或者移动油浴。在有很多实习医生的地方这个问题很重要。有泡沫产生并且由此导致超声图像的散射质量退化是需要更换油浴的信号；一年之内应该更换 1～2 次。

Olympus 镜头有两种型号。比较普遍的是 100 系列，在很多国家使用，有彩色的 CCD 芯片，而 200 系列（主要是在日本和英国使用较多）有白色和黑色两种芯片可以允许窄带成像。

Pentax 是第一家向市场出售电子环扫超声内镜仪的公司。最初的镜头超声视野不完整（270°；Pentax-Hitachi EG-3630UR）。目前，这种镜头已经被扫描频率为 5MHz、7.5MHz 和 10MHz 的 360°完整视野的镜头取代了（Pentax-Hitachi EG-367OURK；见图 2.1B）。内镜检查镜头，是一种前视镜头（140°），因为不能完全反转抵消了它使用的优势。此外，这种镜头检查结果不能替代标准胃镜对于完全腔内检查的结果。它有一个活检通道可允许标准大小的黏膜活检钳通过。

Fujinon 生产细长的（11.5mm）以及最灵活的电子环扫超声内镜（EG-530UR；频率 5MHz、7.5MHz、10MHz 和 12MHz，见图 2.1C）这种镜头可以进行腔内检查，也可以进行 360°超声扫描。

线阵超声内镜

出现于 1991 年的 PentaxFG-32 内镜，数年来一直都是标准的线阵超声内镜。EUS 的换能器到远端扫描镜头之间是稍稍弯曲的，形状上类似于经腹超声使用的器械，可进行 120°的超声扫描。通过增大通道的孔径及设置抬钳器，扩大了视野范围。活检通道的大小范围从 2.0mm 到 3.8mm（光纤模式：FG-34UX[通道 2mm] 以及 FG-38UX[通道 3.2mm]；声像模式：EG-363OU[通道 2.4-mm] 及 EG-383OUT[通道 3.8mm]）。较小通道的设计是能够单独让细针穿刺活检针穿过；大孔径内镜允许 10Fr 支架置入（使用笔直的镜头在理想的条件下）。Pentax 彩色芯片内镜处理器的应用（EPK 范围）与进一步要介绍的线阵超声内镜（EG-387OUTK；图 2.2A）相匹配，而线阵超声内镜是现在的标准模型。它有控制穿刺针工作的抬钳器和一个 3.8mm 的附属管道。老式的 Pentax 仪器在手柄上有额外的控制按钮用于反方向抽吸进而控制腔内或者气囊内的水和空气。

FujinonEG-530UT（见图 2.2B）线阵内镜同样有一个 3.8mm 工作通道和一个升抬钳器。

Olympus 线阵内镜有像豌豆一样的尖端换能器可以进行 180°平面扫描。按附属通道大小分为两种型号：2.8mm（GF-UCT240/140P-AL5）和 3.7mm（GF-UCT240/140-AL5）。两种型号都有抬钳器来协助穿刺针的进入。后一种据说能够展开一个 10Fr 支架；然而，镜头尖端的任何角度都能获得准确图像。这样就减小了附属通道的直径并且使较大的支架不易通过。可以设想用大通道的内镜进行细针穿刺活检这一操作应该会有更多问题，因为穿刺针会在通道内来回摆动；然而，实际上，这一情况并不会发生。正如 Pentax 镜头，受限制的 FNA 版和大孔径版的 Olympus 镜头之间的实际大小并没有区别。

Olympus 计划开发一个现代化的线阵内镜（GF-UCT180/UCT260，见图 2.2C）。这种镜头的新型换能器尖端如可拆卸的电缆一样。其他类型的超声内镜也有很多令人感兴趣的地方，比如新型的扁鼻式前视扫描内镜，这种镜头特别用于胰腺假性囊肿引流的治疗。关于镜头形状可以达到胰腺肿瘤分期诊断的要求这方面的信息至今还没有报道，还需要综合性的扫描，包括对钩突的扫描。这种内镜没有抬钳器，但是扫描视野比标准的镜头更"便于穿刺"。

Toshiba PEF-708FAX 线阵超声内镜很好操作并且能够在 3 ～ 13MHz 较大的频率范围内扫描。低频率扫描用于肝检查时较深层的探查。这种内镜之所以被推崇是因为它有不需要气囊这个优势。然而，是否任何一种线阵内镜都需要气囊是一个值得讨论的问题，因为它会在内镜尖端和相互平行的黏膜之间产生持续的压力。

之前提到的所有线阵内镜都是电子的。Olympus 机械型"线性"超声内镜（GUMP）在机械环扫内镜的基础上做了非常巧妙的改变。如果环形内镜存在的问题是扫描平面与内镜尖端垂直，那为什么不调整一下镜子使其在另一个平面旋转并且形成线性型图像？这样使 GUMP 超声内镜（GF-UMD240/140P）呈现生动的 270°线性视图，虽然大多数是多余的。它可以作为老式的机械性模型插入到相同的 Olympus 处理器中。然而，镜头的尖端是球形的，图像扫描深度的问题被提出

来了。此外，这样的镜头不能用于多普勒成像。镜头确实很精致但是在基本的操作中却不是很满意。

超声内镜处理器

主要的几家公司生产的镜头基本上没有什么区别。也可以说，驱动这些设备需要的处理器差别也不大。

可以兼容环形和线型两种系统是生产处理器的标准。Olympus 和 Pentax 两种镜头在运行时均使用独立式的标准超声仪（分别是 Aloka 和 Hitachi），而 Fujinon 使用了专有的仪器（FujinonSU-7000）。这不是很重要的问题，重要的是在仪器试验期间对于影像的质量问题必须给予足够的重视。

如果做支气管内超声内镜（目前只有 Pentax 和 Olympus 在做）检查，操作平台的选择就更受限制。而且，可能会需要其他的处理器来满足一些特殊探针的工作需求。解决这些需求要靠生产厂家，细节上难题很多。Olympus 把此看做优势，但是对于大多数从业者来说却不是。大概最好的解决方式是放弃环扫超声内镜，并且完全进入线性超声的世界。Olympus 已经终止了与 Philips 为超声内镜提供超声平台的合作。

正如之前提到的，Olympus 生产多种宽范围的环扫内镜。如果资金不是主要问题，或者没有必需继续使用老式的机械型内镜，那么购买一台电子环扫内镜仪是很有意义的，它可以和线阵内镜（Aloka Prosound α-5/10）的操作平台兼容。如果超声内镜需要购买一个比较便宜的机械型环扫镜头，那么灵巧的双相 EU-ME1 可以满足这个目的（图 2.3）。继续使用老式的高端 Olympus 环扫

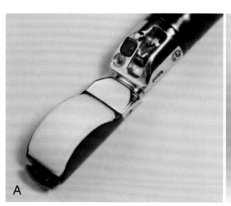
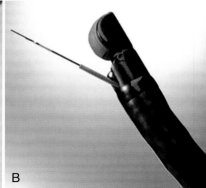
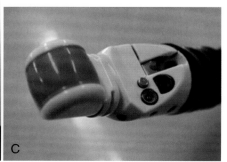

图 2.2　线阵超声内镜　A，Pentax EG-3870UTK；B，Fujinon EG-53OUT；C，Olympus UCT180/UCT260

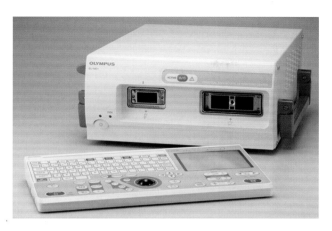

图 2.3　Olympus EU-ME1 处理器。这款处理器可用于机械型和电子型放射超声内镜以及线阵型超声内镜。

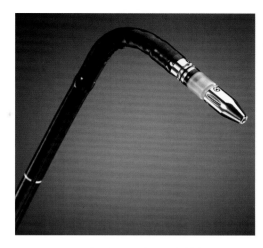

图 2.4　Olympus 导丝引导细长型食管探头（Olympus，MH908），直径 8.5mm。

处理器（EU-M2000 或 EU-M60 模式，取决于地区）同时使用新型的 Aloka 机型也是可以的，因为 Olympus 处理器很小。老式的处理器有范围比较宽的使用频率（5 ~ 20MHz），良好的聚焦功能（1cm 左右），良好的图像处理包括即时录像回放，良好的软件，微型探针的三维呈现。

Olympus EU-C60 是一款非常灵便的小型处理器，宽 313mm，高 93mm。意味着可以放到环扫处理器推车上，因此在方便使用方面有一些改善。这种处理器比标准的超声处理器便宜又比较小，而且便于移动，在价格上有所优惠。屏幕影像是频率（7.5MHz）、聚焦深度及视野的范围（150°，标准镜头为 180°，一个不太重要的操作特征）等因素的平均效果。另外，Olympus 的 EU-C60 线性镜头有改良的连接盒，所以不能在 Aloka 平台和微型处理器之间相互转换。值得称赞的是，这个处理器不仅可以和 Olympus 胃肠超声内镜线性镜头兼容，而且可以和第一代 EBUS 镜头兼容。总而言之，这种折衷方案也不完全成功。

用 Hitachi 处理器运行 Pentax 镜头，它的范围很广，但是高端的机器给临床带来很大的便利包括 EUBS（EUB-5500HV，EUB-7000HV，EUB-7500HV 和高端的 HI VISION 900）。

专业探头

有很多探头可用于特定的临床检查。尽管这些设备相对来讲不经常使用，但是用于具体部位检查时它的优势就体现出来了。

食管和胃

Olympus 细长型食管探头 MH908（图 2.4）可能是超声内镜中没有被歌颂的英雄。当选择用于体积较大的食管癌分期检测设备时，就不得不认真考虑这种探头的应用价值了。

Olympus MH908 是一种机械型的环扫探头（7.5MHz），和所有其他 Olympus 机械型探头使用着同一种驱动处理器。它的"盲性"圆锥形探头在进行内镜检查时可以通过标准的 ERCP 导丝。它的直径只有 8.5mm，不用扩张就可以穿过食管狭窄处。套管的长度只能够进行邻近部位的探查，远距离的胃癌却达不到。

令人担忧的是 Olympus MH908 是否有充分探查腹腔的能力，因为和标准的 Olympus 超声内镜 130° 的反折角度相比它只有 90°。这种担忧可能被夸大了，因为它还是能够获得良好的腹腔各部位的影像。和标准的环扫超声内镜相比，Olympus MH-908 在肿瘤分期检查中很少失败 [1]。

Olympus MH-908 的优势，除了不需要扩张以外，在以淋巴结细针穿刺活检作为常规检验的单位这种优势明显减弱了。使用情况的不同与地域有关（例如，在美国和亚洲以及西欧之间）。EBUS 内镜是否可以像细长探头一样使用，同时是否也可用于 FNA？答案是肯定的，但是还不可靠，因为这些镜头在穿过狭窄的地方时还不能被很好的控制。

一直希望能够有这样一种设备在胃镜检查的时候加一次计划外的超声检查。Fujinon PL2226B-

7.5 是一种鱼雷形状的机械型环扫探头（7.5MHz；头直径 7.3mm）它可以以类似静脉曲张套扎器的方式通过较大的胃镜通道反向装载。这种巧妙的设计被内镜腔内图像合成的缺失以及狭窄问题抵消了。这种探头通过 SP702 处理器驱动。当使用 Fujinon 微型探针时这种处理器也能够在环扫和线性型（双平面超声）之间轻松转换。

微型探头

导管探头的范围在 2 ~ 2.6mm，大多数是机械环扫型，并且在探头和处理器之间还需要额外的小型马达进行干预。在长度上，所有的探头都可以到达十二指肠以及回肠末端（通过结肠镜检查），但是 Fujinon 生产了一款长度为 2700mm 的探头并借助于气囊小肠镜使其伸展。这些探头的工作频率通常都很高（12 ~ 30MHz，大多数都超过 20MHz），频率随着成像的深度变化而变化，并且导致有效应用减少。虽然这种探头特别适用于检查小的黏膜病变和皮下病变，还适用于腔内检查，但不适用于食管癌分期或者较大的结肠息肉检查。

导管探头的另一个缺陷是很难排除病灶黏膜处的气体。它有专用的气囊，但是这需要使用带有大口径附属通道的镜头。有关提供一个水界面的方法已有很多报道，包括使用橡皮套（未润滑的）以及食管插管前的水冲法。

微型探头据说有 50 ~ 100 次的使用寿命。如果小心维护，导管探头的使用寿命可能要远长于此。特别是，应该以悬挂的方法来保存探头而不是盘卷平放着，这样做可以延长它的使用寿命。微型探头使用时，在通过镜头前送或后撤探头时不要旋转换能器，探头到达适当的位置时也不要试图触碰抬钳器。

Olympus 和 Fujinon 生产多种微型探头。Olympus 的探头分为两大类：第一类是用于常规（UM-2R[12MHz]，UM-3R[20MHz]，和 UM-S30-25R[极细，30MHz]），第二类用于管内研究（导丝 UM-G20-29R[20MHz]）。"螺旋型"UM-DP12-25R，UM-DP20-25R，和 UM-DP-29R 探头（图 2.5）增加了一些新的功能即当使用 EU-M2000/EU-M60 处理器时可以在双平面（三维空间）进行视图修饰，提供了可下载的合适的软件。Olympus UM-BS20-26R 为频率为 20MHz 的探头，直径 2.6mm 并且内嵌气囊。气囊的存在也可以减少探头的使

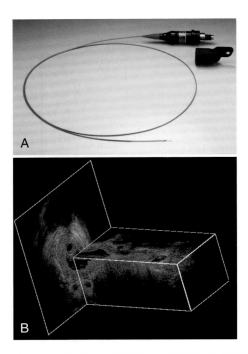

图 2.5 Olympus UM-DP 机械探头。这些探头在导管内产生"螺旋"（A）形成双平面或三维图像（B）.

用寿命。由于这些探头不能直接插入到超声控制台，因此需要 MAJ-935 处理器来驱动。

Fujinon 生产宽幅导管探头频率为 12 ~ 20MHz（PL-2220-12，PL-2220-15，PL-2220-20，直径均为 2mm；PL-2226-12，PL-2226-15，PL-2226-20，直径均为 2.6mm）。

结肠和肛门直肠

考虑到标准内镜在通过直肠乙状结肠连接处后安全地进行操作很困难，最初设想有专用的结肠超声内镜的想法似乎很吸引人。Olympus CF-UMQ230 满足了这种需要，但是仅限于几个地区使用（英国、日本和亚洲的部分国家）。而标准结肠镜和微型探头的结合使用满足了大多数的需求。

支气管腔内探头

Olympus 是第一家生产细支气管线性探头（外径，6.9mm；操作长度，600mm）并且有细针穿刺活检功能（BF-UC160）的公司。2mm 的附属通道允许专用的支气管活检针（NA-201SX-4022）通过。第二代镜头（BF-UC180F，图 2.6）可以将连接镜头和超声处理器的电缆（笨重的盒子）卸下，因此更容易将设备放置到清洗机内。探头的

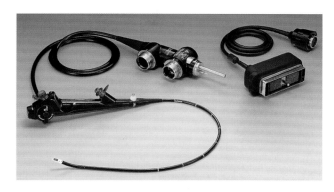

图 2.6　**Olympus 电子支气管超声内镜（BF-UC180F）**。这种探头在清洗时可将电缆拆开易于操作

运行可以使用 EU-C60 处理器或者更好的 Aloka prosound α 5/10 的处理器。

与其环扫和线性镜头相同，Pentax EBUS 镜头（EB-1970UK）也在 Hitachi HI VISION 平台上运行。

配件

专用于细针穿刺活检的针

用于细针穿刺活检的针比较昂贵而且不太理想，但是用于静脉注射使用的细针从简单的改进至今已有很长时间。针的大小从 19G 到 25G。此外，还有一些用于特殊检查的专业穿刺针，比如胰腺标本采集、腹腔神经崩解术、组织活检，以及胰腺囊肿引流针（使用需经国家的许可）。所按吸入注射器的改进可以改变负压的程度进而适应具体的临床要求。为了达到理想的超声视觉图像所有细针的尖端都经过特殊的处理。

对用于指定任务的细针在尝试确定其最适大小及合适的负压值方面已经做了很多的工作。这些内容在这本书的其他地方也有提及，但是基本原则是针的尺寸越大，样本上的血迹就越多，细胞病理学医生就越不满意。

多年来 22G 大小的针一直是标准尺寸的针，但是用 25G 的针也能获得相同的结果，而 25G 的针对于胰腺样本获取以及淋巴结活检都很适用[2]。对于比较柔软的病灶（淋巴结、神经内分泌肿瘤、胃肠间质瘤 [GISTs]）不应使用负压，并且对于坚硬的胰腺病灶样本的采集时负压的使用也值得怀疑。22G 针是用于穿刺小的或者中等大小囊性病灶的标准用针。如果针尖处于合适位置（比如，

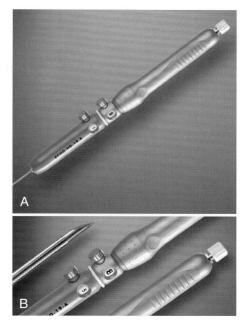

图 2.7　**库克 19G 穿刺针（A）有突起的管芯针（B）**

离壁很远或者有分隔）并且注水口也很干燥，应该改为 19G 的针，因为病灶可能为黏液性的。任何形式的穿刺针都具有在不同位置固定注射器活塞以改变负压程度的良好性能。

为快速吸出黏液性内容物，对较大囊肿的引流通常采用更大号的坚硬且笨拙的 19G 针，必要时插入 0.035 英寸（1 英寸 =2.54cm）的导丝。淋巴结和类似 GISTs 病灶中心组织的活检样本都可以使用这种大号穿刺针来获取而不用 Tru-Cut 型针。

库克

库克公司生产大量有多种用途的一次性 EUS-FNA 穿刺针（Echotip；19G、22G、25G）。这种针是连成一体的，比较结实也便于使用，很容易与镜头的长度适配。此外，即使是在标有镜头扭矩的条件下涂有绿色外层的 Cook EUSN-3 22G 针仍可以轻而易举地穿过镜头。25G 和 19G 两种型号的针仍然保留老式的不太光滑的蓝色涂层。当镜头超过幽门口时 19G（图 2.7）穿刺针就很难前进了。三种型号的穿刺针都有两步、双触发的（5/10ml）吸注器。

库克 EUSN-1 是一种管芯针尖端有一个斜面，而 EUSN-3 针型的尖端有一个球形突起。球形尖端这一版本可以在针突然展开的时候保护内镜的通道。在一般使用中，球形尖端的管芯针必须后

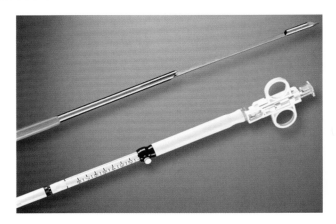

图 2.8 库克 19-G Tru-Cut 穿刺针（"Quick-Core"）

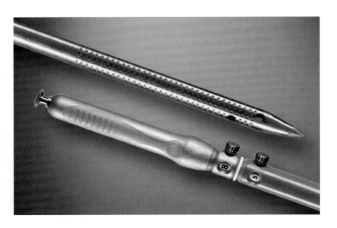

图 2.9 这种库克穿刺针设计用于腹腔神经崩解术。针尖很坚硬，在近段有侧孔产生双边"喷雾"的效应（Cook Echotip EUSN-20-CPN，不是所有的地区都可以使用）

退 1cm 或者在穿刺之前"削尖"针尖。之后立即用于穿刺并在取样之前推动管芯针排出一些插入的额外组织。由于通道尺寸的限制，19G 针不能用于 Pentax FG-32UA 或者 FG-34UA 内镜。

19G Tru-Cut 针（图 2.8）获取病变中心样本。然而，库克"Quick-Core"针经常不能很快使用，也不能得到中心样本。19G 针固有的硬度降低了仪器的效能。尽管可以在纵隔和胃内成功展开，但是经常不能取经十二指肠的样本。可使用 Tru-Cut 针取样的病变范围需获当地许可。

19G 和 22G 两种针都可以用于腹腔干神经崩解术。产自库克公司的 20G 的特殊类型"喷雾"式针（EUSN-200CPN，只在某些地区使用，图2.9）也可使用。这种针在接近侧孔的地方有一个坚硬的锋利的锥形尖端，可以达到双侧喷雾的效果。

胰腺假性囊肿引流以及经胃和十二指肠支架的放置可以通过 19G 针、导丝、胆道扩张球囊和胆道内假体的联合使用来实现。然而，库克为此生产了单步骤，8.5F，载支架针丝（Giovannini 针线，NWOA-8.5，只在某些地区使用）。也可使用传送带有 0.038 英寸针刀的 5F 导管的 10F 的膀胱刀（库克 CST-10，只在某些地区使用）。

获取胰腺囊性及潜在肿瘤病变有代表性的上皮细胞样本时所遇到的特殊问题是标准的吸出物一般情况下是没有细胞的。为了解决这个难题，生产了一种专用的 EUS 细胞刷（超声刷），但是结果却是喜忧参半的。刷子的使用方法有多种。一种方法是吸出囊液的一半（送去做生物化学分

析；样本 1），送入刷子并用力清扫（样本 2），之后吸出剩余的富含细胞的液体（样本 3）。曾报道过的发生严重出血和死亡事件都和这个工具的使用有关 [3]。

Olympus 公司

Olympus 生产一次性和部分一次性 FNA 穿刺针，以及用于坚硬病变检查时的弹簧装置。一种 22G 的完全一次性的 FNA 穿刺针（EZ-Shot，NA-200H-8022）带有一个 20ml 的吸注器，它可以通过在合适的位置扭转或者锁定活塞来调节负压的程度。棕色针鞘没有库克 22G 型号的针那么光滑。Olympus EZ-Shot 的针在十二指肠内展开就稍微有一些困难。Olympus 同样也生产可重复使用的手柄以及一次性使用的针套（NA-10J-1）。

Olympus "Power-Shot"是可重复使用的弹簧装置，它可以使一次性使用针（22G）进入病灶并确定其深度（NA-11J-1）。这个装置是设计用于胰腺肿瘤检查的。然而，实际上大多数的胰腺肿瘤很柔软，而那种坚硬的感觉是因为定位不准确或者是内镜抬钳器对针的控制过紧。

Olympus NA-201SX-4022 型号的针专用于 Olympus 支气管超声内镜。

Mediglobe 公司

Mediglobe 穿刺针可能是第一个开发专用于 EUS FNA 的。一次性使用 Sonotip II 穿刺针（19G、22G、25G）有双重操作结构，和一些库克穿刺针很类似，简单特制的鞘有利于内镜的使用。

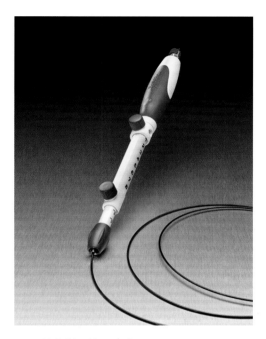

图 2.10　细针穿刺活检系统（Boston Scientific Corporation，Natick，MA.）

手柄的形状也做了一些修改比之前的更大且更容易抓持。管型针的材质为合金（镍钛合金）并且带有圆形的（19G、22G、25G）和有斜面的针尖（22G）。由于穿刺针在较大的通道里会发生摆动，Mediglobe 生产的针鞘厚度增加了一倍。如上所述，这种情况在临床使用中并不是主要问题。吸注器应能固定负压的容量。

Mediglobe 生产的 22G 穿刺针可应用 Pentax 和 Olymbus EBUS 的镜头（分别是 GUS-21-18-002 和 GUS-25-18-022）。

19G，22G，25G 三种型号的穿刺针预计很快就可以在市场上销售（图 2.10）。

气囊

专用气囊由主要生产超声内镜的生产商提供，但是价格通常都很昂贵。国际医疗器械公司（Zutphen，The Netherlands）为 Olympus 环扫超声内镜提供既便宜又可靠的气囊。在获监管部分允许使用这类普通替代物的地区，很有必要询问其他中心的同行是否可以获得这类产品。

因为所有的超声内镜气囊材质里都含有乳胶，因此标准的超声内镜不能用于对乳胶过敏的患者。线阵内镜由于不需要气囊所以可以很好地使用。还可根据所怀疑的疾病采用微型探头；Olympus 生产的那些探头是不含乳胶的。

水泵

在某些地区 UWS-1 水泵是由 Olympus 生产的。这个泵将水快速注入肠腔以改善小的上皮病灶的影像。在以前没有食管插管患者使用水泵必须加强护理。更重要的是，在不同的患者之间应更换无菌的连接管。50ml 无菌注射器既普遍又便宜可以考虑使用。

报告系统

目前还没有较好的普遍适用的报告系统。但是模板有很多种，包括 Endosoft、Unisoft、Fujinon（ADAM）和 Olympus（美国的 EndoWorks 和欧洲大陆的 EndoBase）。这些以及其他的一些系统的主要缺陷是由于当地使用时要做大量复杂的适应性工作。

存档

所有大的生产厂家生产的现代的、多种型号的处理器都建立起了图片和音像的保存单元，包括本地硬盘、DVD 刻录、USB 端口，以及光盘驱动器。目前的中端和高端处理器都以数字文档 DICOM 格式（如放射科的图片存档及通信方法 [PACS] 一样）储存音像资料。然而，软件选择可能不包含在超声内镜使用者的程序包里，所以在购买的时候必须谈好这个问题。如果有可能会和 PACS 系统有相连，必须考虑好是只要图片存储或者同时要音像存储，因为除了播放短期录像，外存储空间的大小问题将会越来越重要。

检查后立刻用简单黑白打印机将影像清晰地打印在像纸上。这种做法大多数情况下都是一种很好的选择，并且在很多年之后都不会褪色，尽管很多片子会粘到一起。使用激光印刷做一些硬透明拷贝处理是另外一种比较昂贵的选择。

硬拷贝图片扫描起来很容易，如果有机会可用来发表。在分辨率不低于 300bpi 但是最好是 500bpi（大多数扫描仪都有默认的 200bpi 分辨率）的条件下，很值得作为灰阶图像来扫描。

视频图像的获取是 EUS 教学的一个主要内容。尽管有很多高质量的数码录影机可以使用但是价格很昂贵。标准的数字影像、磁带或者影碟录像机可以通过固定安装的视频输出电缆或者监视器与 EUS 处理器连接或者连在打印机的在线输出连接器上。使用这种方法得到的图像质量似乎略差。然而，我们在检查摄像机规格的时候一定要注意因为很多机器只有视频输出接口（比如连接到电视上）但是没有视频输入接口。如果没有合适的摄影机可以用，可将图像保存在笔记本电脑里作为替换。对捕获的影像采用一般的常用软件如 Pinnacle 就可简单地进行编辑，无需使用昂贵的专业软件（如 Adobe）。在视频摄像机和电脑之间的连接方式是很重要的；这种系统依赖的是快速的数据传输。因此，应该使用带有 USB2.0 或者"Fire-Wire"端口的视频录像机。如果使用其他类型的视频摄像机，包括老的家用设备，要使用专用的连接适配器，如相对便宜的 Dazzle。

下载的音像资料可能是 avi 格式。这种格式的文件质量很高但是占的空间很大。影像编辑程序可以将小片段的音像转换成一个连续的文件格式包括 MPEG1、MPEG2 和 avi 格式。选择 MPEG-1 类型的影像资料质量不是很好，但是大多数的电脑都可以播放，如果需要在不同地点对这个图像进行讨论研究时，这是一个很重要的优点。此外，大多数放映这种音像的投影仪不能处理高质量的文件类型。MPEG-2 格式优于 MPEG-1 格式，但是只能在安装了合适的软件（一种"编码解码器"）的电脑上面播放。存储一分钟 MPEG-1 格式的文件几乎要占 11MB 的空间。使用 Pinnacle 下载的音像文件只能获得它的框架，质量没法和同步拍摄的真正的单拍摄文件相比。

EUS 检查结果被记录、下载、编辑并且最终形成影像的形式后，接下来的问题是如何播放文件。最简单的方法是双击图标并用最常用的程序比如媒体播放器（WMP）播放。这种方式很好控制。WMP 播放有暂停、快进等其他很多功能。另外一种方法是将影片插入到 Power-Point 软件中，这种方式能插入注释和静止画面。然而，Power-Point 不擅长处理音像文件，对 MPEG2 格式的文件特别困难。其他设备中，现在的手机和 ipad 都有储存大容量音像文件并且流畅播放的功能，只需要将它们简单地置于视频播放器或放映平台上即可。

由于 Power-Point 软件不支持用未知框遮挡患者的名字，使用视频播放时患者信息的保密性就没有保证了。有个程序会自动将任意视频文件放在最前面，用视频编辑程序给予遮挡，但是处理起来很复杂。一般情况下，最容易的做法就是根本不把患者的名字或者详细信息放在超声内镜屏幕上面。

设备的选择

超声内镜所用的仪器都很昂贵。因此，有条件的放弃是永远存在的现实。有几点值得重申的内容必须要在竞标方案中提到。

要回答的唯一一个最重要的问题是：用这些设备来做什么？这很容易产生对各种型号仪器的需求，而这种无重点目标的想法分散购买计划。

细小病灶的检查，腹腔神经崩解术及胰腺假性囊肿引流术都是 EUS 的适用领域。多数超声内镜实施的基础是癌症分期，很可能通过支持对良性病变的检查扩展到对设备的进一步使用。例如在可能的黄疸检查方面，用超声内镜替代磁共振。另外还应考虑不是所有的中心都能治疗所有的癌。

当转诊患者主要为非小细胞肺癌的分期检查时，线性系统 FNA 功能是必备的，而环形扫描 EUS 获得的信息在这些疾病中的应用价值很小。这种检查对于食管癌和胰腺癌的分期作用不清楚，且明显与当地实施状况有关。

在英国，所有可手术治疗的食管癌的患者都接受了新辅助化疗。因此，线阵 EUS 对于早期分期不是很必要的。鉴于化疗之后病灶周围淋巴结的情况还不清楚这一临床状况（手术？进一步化疗？），非腹腔淋巴结 FNA 检查阳性是否需再手术？

对胰腺癌呈现了同样的决策性困难。如果病变可以做手术，那 FNA 的作用是什么？它可以增加一些有用的信息吗？如果病变不能做手术，经皮活检还能实施吗？此时大概仅需要环形扫描即可。

前面几段的要点是强调如何恰当地使用 EUS 以及在什么情况下使用的重要性。这样可以帮助确定所需设备的优先顺序。

一旦决定了用什么样的设备，接下来要解决的问题是要买哪种系统。如果选择线性操作系统，在线阵超声内镜领域其操作特点有无差异？不同形状换能器转换内镜超声视图的好坏？实质上答案是绝对不可能的。

在非放射科医生天天都在做经腹超声扫描的地方，和放射科同事之间互相讨论通常会收获很多关于生产厂家的消息，无论是 Hitachi、Toshiba、Aloka，还是 Philips，这些处理器的强大功能对于 EUS 来说都是多余的。一台高端的处理器并不比普通的更有优势，在显示图像质量方面都是足够的。大多数的处理器使用都是符合人体工程学的。

高端处理器的机箱可能来源于放射和内镜部门共享的一个组件。如果是这样，移动一个复杂的电子仪器是很危险的，更不用说两个部分在同一个时间使用的时候会产生不可避免的冲突。

就像美好的东西在旁人眼里总是昂贵的。公司之间的竞争存在地区差异。在一些地方，价钱是最重要的，而在其他地方，质量才是最关键的。最终的价格是在顾客能够支付的和商家利益之间保持平衡。

选择了 EUS 设备时，应了解它的运行成本会远远超出了最初的价格。这种设备很精致，所以要训练操作者避免磨损很重要，包括替换超声内镜在内的支持性组件。便宜的镜头往往伴有很昂贵或者很差劲的售后服务。对 56 家使用 EUS 机构的调查表明，机械型环形扫描超声内镜平均在经过 68 次检查以后就会损坏，而弯曲的线阵型超声内镜平均在 107 次检查之后才会损坏[4]。使用机构将要支付 10 534 美元获得超过 12 个月的内镜保修期。平均每一次检查都要支付 41 美元的维修费用。这些数据可以在购买设备的时候作为参考。在竞标购买新的内镜时，应当要求报出包括所提供价格在内的超过 5 年无障碍运行的全部费用。

参考文献

1. Vu C, Tsang S, Doig L, et al. The preferred choice for radial endosonographic staging of esophageal cancer: standard echoendoscope or non-optic esophagoprobe? *Surg Endosc.* 2007;21:1617–1622.
2. Siddiqui UD, Rossi F, Rosenthal LS, et al. EUS–FNA of solid pancreatic masses: a prospective, randomized trial comparing 22-gauge and 25-gauge needles. *Gastrointest Endosc.* 2009;69:AB235.
3. Al-Haddad M, Raimondo R, Woodward T, et al. Safety and efficacy of cytology brushings versus standard FNA in evaluating cystic lesions of the pancreas: a pilot study. *Gastrointest Endosc.* 2007;65:894–898.
4. Schembre D, Lin O. Frequency and costs of echo endoscope repairs: results of a survey of endosonographers. *Endoscopy.* 2004;36:982–986.

第3章　训练和模拟

Michael K. Sanders · Douglas O. Faigel

（周　杨　译　张国梁　校审）

内容要点

- 超声内镜（EUS）是一种先进的内镜诊疗方法，操作 EUS 需要的培训水平要远远超出普通的内镜。熟练操作 EUS 所需要的培训常常超过传统胃肠病医生培养计划所需要的培训。
- 对能够胜任常规的内镜诊疗方法这一技能应当被记录下来，因为这为 EUS 的培训提供了重要的基础。
- 能够胜任 EUS 的使用既需要足够认识又需要技巧，这包括对施行 EUS 适应证的理解，操作前后评估方法的执行以及操作相关并发症的管理。
- 一个成功的 EUS 培训完成后，受训者必须有能力将 EUS 整合到患者整个临床评估中去。
- 超声内镜专家达成的普遍共识建议，内镜操作者需要少至 3 个月多达 6 个月的密集培训才能胜任工作，而对于胰胆管 EUS 以及细针抽吸（FNA）则需要多达 1 年的培训才能胜任工作。
- 每一个培训 EUS 的机构必须保证足够多的实践机会，这样才能在本质上满足那些仅需要少量资格的操作。
- 做多少例 EUS 引导下 FNA 病例才能取得资格认证还没有被研究过。然而，一般认为在胰损伤部位做 FNA 较之于其他解剖部位做 FNA 来讲，有着更多的复杂性和更高的风险。

概述

从 20 世纪 90 年代开始，EUS 已经成为一种有价值的内镜检查方法，它主要用于对多种胃肠道疾病作出诊断和治疗，这些胃肠道疾病包括胰腺囊肿、黏膜及黏膜下肿物、慢性胰腺炎和多种消化道恶性肿瘤，然而其诊断和治疗的范围又不仅限于此。消化道癌症的诊断分级和治疗已经演变成多学科的趋势，而 EUS 的使用是作为最初诊断和分级工具。多种调查已经证实了 EUS 在食管癌、胃癌和胰腺癌的分级上优于常规腹部 CT[1-4]。而且，EUS 引导下的细针抽吸（EUS 引导的 FNA）为传统的 CT 或者超声引导下经皮活组织检查之外提供了另一种选择。较之其他方法，EUS 引导的 FNA 采集到的胰腺肿物标本的敏感性在 85% ~ 90%，而特异性高达 100%[5,6]。通过超声引导的细针注射肿瘤抑制因子的方法[7]，EUS 可以用于胰腺腺癌的治疗，这是一个进一步拓宽未来治疗性超声内镜的潜在机会的发现。现在我们可以清晰地认识到，将 EUS 引入临床实践中，对胃肠学特别是胃肠道肿瘤学领域来说是一种革命，而且其潜在的应用还会被源源不断地发现。

由于 EUS 的应用价值已经被越来越多临床医生所认识，因此对规范培训的 EUS 工作者的需求也相应地增多[8]。EUS 应用受限主要是由于缺少技术娴熟的 EUS 工作者。其他的应用障碍还包括设备的费用、使用难度，以及报销的额度。缺乏培训中心以及练习者广泛认可限制了 EUS 的成长和应用。保证足够的执业 EUS 医生培训已经成为美国胃肠道内镜协会的首要任务[9]，这一点可以通过他们制订先进的 EUS 培训指导得以证明。EUS 是一种先进的内镜手段，使用它需要的培训水平要远远超出普通的内镜的培训程度。熟练操作 EUS 所需要的培训常常超过传统胃肠病医生培养所需要的培训。额外的培训包括完成认证的胃肠学培训方案之后为期一年 EUS 的培训。尽管一些胃肠道内镜培训计划在传统的 3 年培训期间提供了足够的接触 EUS 机会，但是简单的 EUS 培训后就独立施行 EUS 是不可行的。临床实习可以提高对 EUS 的适应证以及并发症的理解程度，但是这些实习不能等同于正式培训。这一章主要涵盖了对个体培训者的指导纲要、培训方案以及 EUS 证书授予。虽然计算机基础上的模拟训练是超声内镜领域的雏形，但是否能成为 EUS 的辅助正规培训仍需进一步证实。

培训的指导方针

先进的内镜培训指导方针由 ASGE 出版[10]。虽然许多消化内镜培训机构已经将先进的内镜培训归入到第二年和第三年的课程，但是许多机构现在仍需要额外的第四年来培训高级技术 [即内镜下逆行胰胆管造影（ERCP），EUS]。美国 EUS 的培训只在少数研究中心进行。目前，据 ASGE 统计，美国大概有 50 家认证机构可以提供 EUS 第四年的研究培训（www.asge.org）。多数中心可以提供 EUS 和 ERCP 两种培训，而其他中心只提供 EUS 或者 ERCP 中的一种。虽然这些机构可能在培训经验上有所不同，但是对一个认证的培训机构来说有两个必不可少的重要部分：大量的病例储备和经过认证的师资力量。

在某种例外的情况下，受培训者假如能够获得足够的病例标本，有学习先进内镜的天资和技术，那么他能够在标准的 3 年研究学习阶段获得 EUS 的必要技能。然而，考虑到学习过程的复杂性和达到胜任操作内镜所需要的病例数量，受训者如果想在传统的 3 年培训方案中达到充分的培训几乎是不可能。一项 Azad 等人的研究发现，在美国许多胃肠内镜研究机构已经有着足够多的 EUS 病例，每年至少完成一个 EUS 人员培训。然而，按照 ASGE 的指导方针，许多第 3 年的或者进一步培训的研究员在 EUS 方面得到的训练是不够的[11]。对于第三年的 GI 研究员来说，他们中有 55% 获得少于 3 个月的培训，他们中的 43% 没有实际的实践经验，61% 没有接触过 EUS 引导下的 FNA。可以完成 EUS 先进培训的机构能够提供进一步受培训者 EUS 的练习数量的中位数是 200 例（50 ～ 1100 例）。在进一步培训的研究人员中，20% 没有接受实践的培训，52% 所施行手术少于 200 例。虽然这项研究有局限性，但是强调了在 EUS 培训方面的不足，并且指出了在哪些部分应

当有所改进。

资格认证是由通过训练后获得技术、知识、精通程度的最低水平，以及安全并且专业地完成一个任务或者一个步骤的经历来定义的[12]。遗憾的是，目前几乎没有已经出版的报告提及如何看待个人 EUS 培训或者达到资格认证需要操作数量[13-15]。对于所有的胃肠内镜培训机构来说一个基本的目标就是培养出有知识背景、有经验、有资质的内镜操作者。在认识到这个目标并且理解了 3 年培训课程所带来的限制后，进行 EUS 第四年的培训就有了很好的动力。

尽管对于认证的内镜操作医师的需求在不断增高，但是并不是所有的受培训者都必须购买这种先进的培训课程，这是因为个人技术水平的差别以各个区域的人力需求有所不同。同样，也不是所有的培训机构都应当提供 EUS 的培训，原因是受限于病例数量以及培训者的兴趣。那些希望获得 EUS 进一步培训的人员必须完成至少 24 个月标准的胃肠科的培训或者必须证明有与之相当的训练。而且，对能够胜任常规的内镜操作技能应当被记录下来，因为这为 EUS 的培训提供了重要的基础。显然，受训者在内镜技巧方面有着较大的差异，有经验的内镜专家可以客观地评估受训者的内镜操作技巧。然而，使用绝对数或阈值数的评价程序可能会产生误导。因此，应用这一程序评价个体受训者应保持谨慎。能够拿到 EUS 资格认证的受训者施行操作的数量根据个人技术水平，理解超声的原理情况，以及完成培训的经历的不同而存在差异。完成大量的操作并不是资格认证通过的保证。

尽管 ASGE 实践委员会发表的一份标准提及到通过认证所必须完成的最少操作数量（表 3.1），这个数目仅仅代表一种最少的要求并且应当只作为评估个体受训者的一种指导。这个数字来自于对 EUS 的培训的研究，发表的专家意见，以及特设 EUS 和 ASGE 实践委员会标准的共识。理想的资格认证应当由客观的标准评估并且应由有经验的内镜操作者直接观察做出评估。

能够胜任 EUS 的使用既需要认识又需要技巧[16]，这包括对施行 EUS 适应证的理解，操作前后评估方法的执行以及操作相关并发症的管理。受训者必须能够以一种安全并且高效的方式完成操作，并且同时要认识和理解超声图像。而且，能够理解

表 3.1

在取得 EUS 资格前需要完成最少操作数量

部位 / 损伤	需要的病例数目
黏膜肿物（食管癌、胃癌、直肠癌）	75
黏膜下异常	40
胰胆管	75
EUS 诱导的 FNA	25
非胰腺	25
胰腺	150*
综合达标	

* 包含至少 75 例胰胆管和 50 例 FNAs。FNA，细针抽吸。
From American Society for Gastrointestinal Endoscopy. Guidelines for credentialing and granting privileges for endoscopic ultrasound. Gastrointest Endosc. 2001;54:811-814.

表 3.2

在食管癌、胃癌、壶腹癌和直肠癌局部分级方面 EUS 和病理诊断准确性的汇报

适应证	操作量	T 分级	N 分级
食管癌	739	85%	79%
胃癌	1163	78%	73%
胰腺癌	155	90%	–
壶腹癌	94	86%	72%
直肠癌	19	84%	84%

From American Society for Gastrointestinal Endoscopy. Guidelines for Training in Endoscopic Ultrasound. Gastrointest Endosc.1999;49:829-833.

EUS 在胃肠道恶性肿瘤分级中的应用是十分有利的，因为可以将 EUS 的发现整合到患者的个体治疗中（比如使用外科手术、药物或者放射肿瘤方法）。正式的有监督 EUS 培训还应包括复习横断面解剖、内镜或腹部超声检查、录像教学案例和在 EUS 方面的教学课程。一个有很好监督的 EUS 培训过程和有指导的教学的结合将有助于确保足够的训练经验以及对 EUS 更完全的理解。

对于任何一个 EUS 培训机构来说，一个重要的组成部分包括消化道肿瘤的分级。在有条件应用 EUS 的情况下，EUS 已经成为一些消化道恶性肿瘤分级的标准，包括食管癌、胃癌、直肠癌和胰腺癌。由一个受训者决定肿瘤分级的准确度是培训的一个重要方面，这包括区分潜在的可能治疗的早期肿瘤和不能切除的晚期肿瘤。在关于 EUS 对食道癌分级的研究认为在达到可以接受的准确水平至少需要完成 75 ～ 100 例操作[14,15]。理想情况下，EUS 分级的准确程度应当与例如外科病理检查这一金标准进行比较。然而，手术标本并不总是一应俱全，患者接受术前放疗和化疗，可以影响分期。在这种情况下，由培训者完成的分级应当和有经验并且有资质的内镜操作者完成的分级相比较。在培训日记中准确记录所有 EUS 的操作过程和手术病理结果的回顾可以进一步有助于决定肿瘤病理分级的数量和和准确性。

成功的 EUS 培训完成后，受训者必须有能力将 EUS 整合到患者整个的临床评估中去。需要强调的是，要全面考虑到适应证与禁忌证，个体独立危险因子并对个体患者作出收益及危险情况

的评估。清晰而准确地描述整个过程并取得知情同意是必要的步骤。对胃肠道的解剖以及在 EUS 探测下胃肠道周围结构的认识并且对设备、工作站以及设备附件技术特点都非常熟悉，这些对于以后独立操作 EUS 都是非常重要的。操作者必须有能力将内镜安全通过食管、幽门和十二指肠并且力求获得清晰的图像。而且，准确识别、解释 EUS 图像以及判断正常和异常的图像这些能力应当由导师评估并且记录下来。受训者应当有能力参照医学文献上报道的标准实现准确的肿瘤分级（表 3.2）[9]。最后受训者必须能够记录并和相关的内科医师沟通病人 EUS 中的发现，同时应当理解这些发现在制订个体患者治疗方案这一应用中的作用。坚持这些 EUS 培训将在不久的未来确保培养出娴熟的 EUS 操作医师。

与 EUS 技术训练一样重要的是认知上的训练。这些课程主要致力于理解在 EUS 观察下相对解剖情况和临床方面（表 3.1）。这些方面主要包括人体横断面解剖知识和 EUS 原理的理解。EUS 被用来对恶性肿瘤进行分级，受训者不仅应当懂得 TNM 分级法，还应当理解这些分级如何指导治疗。受训者必须有能力描述 EUS 的适应证以及风

框 3.1　EUS 课程

- 人体横断面解剖
- 超声原理
- 肿瘤原理
- TNM 分级系统
- 分级指导下的治疗
- EUS 替代方法
- EUS 术语

险，还应当知道替代 EUS 的方法和 EUS 能力所及的范围以及限制。而且，受训者应当能够理解并且运用 EUS 术语，对 EUS 发现作出准确而高效的报告。

EUS 证书授予

证书授予是评估并确认一个独立的、有执照的练习者可以给病患提供医疗护理的过程。证书授予的评审资格是基于对个人当前的行医执照、知识储备、培训或经验情况，当前能力以及能否独立完成操作或者患者护理这些指标之上。ASGE 已经为认证并且授予医院日常的消化内镜操作的权利提供了指导方针[19]。而且，ASGE 已经为认证并且授权进一步包括 EUS 在内的内镜操作制订了指导方针[20]。对 EUS 进行授权应当与其他内镜操作的认证有所区别，比如乙状结肠镜、结肠镜、胃食管十二指肠镜、ERCP 或者其他内镜操作。

确定能力的资格认证可能具有挑战性，因为受过培训的个人因认识的局限性拥有不同程度 EUS 的技能。然而，在客观标准评估资格认证之前应该确认受训者所需进行的 EUS 的最低数量（见表 3.1）。与一般消化内镜一样，EUS 受训者的评估应由培训总监或其他独立监考官来执行。

不同的适应证，需要在不同的解剖部位操作 EUS[21]。这些部位或适应证包括根据肿瘤对黏膜的浸润情况（比如食管、胃、结肠、直肠）评估和分级，评估内皮下异常，评估胰胆管情况以及 EUS 诱导下的 FNA 情况。一个内镜医师可能对一个或一个以上区域完成内镜操作，这些要看他或她在练习上的水平以及兴趣所在。这些部位中的一个或者一个以上部位需优先完成的操作要分别对待，但是一定要在这些需要优先完成操作的区域完成充分地训练。

黏膜肿瘤

在对食管、胃、十二指肠黏膜肿瘤进行评估时，食管、幽门、十二指肠插管安全是必不可少的。获得病灶和周围淋巴结肿大的精确成像，对于特别是腹腔轴区域的上消化道癌症、黏膜肿瘤的诊断和正确的分期，是至关重要的。直肠癌的评价应包括髂血管和乙状结肠和鉴定。一项前瞻性研究报告显示，食管、胃和十二指肠主管插管

需 1 ～ 23 个步骤（中位数，1 ～ 2），获得胃或食管壁包括 1 ～ 47 个步骤（中位数，10 ～ 15）[13]。充分评估腹腔轴区域需要 8 ～ 36 个步骤（中位数，10 ～ 15）。

遗憾的是，旨在对评估胃肠道黏膜肿瘤的学习曲线进行的研究是有限的。只有两个致力于食管癌分级的学习曲线的研究。Fockens 等人报道显示达到完全的分级的准确性是只有在完成 100 例检查之后才能获得[14]，然而，Schlick 等人[15] 的研究显示在最少完成 75 个病例的操作后就可以达到 89.5% T 分级的准确性。美国内镜俱乐部于 1995 年的一项研究建议平均完成 43 个食管成像病例，44 个胃成像，37 个直肠成像病例[22]。一旦能顺利完成一个解剖部位的操作，其他解剖部位达到能独立胜任的阈值就要减少许多，这些要看受训者的技巧，以及内镜专家的指导情况。ASGE 当前报告建议在评估是否有能力评估黏膜肿瘤之前，最少需完成 75 个监督情况下操作的病例，其中至少 2/3 以上是上消化道病例[20]。

上皮下异常

上皮下损伤的诊断已经成为 EUS 的一个常见应用领域。可以用传统的 EUS 或者有导管的超声探头识别新生物、血管曲张、增大的胃皱襞和壁外肿物的外源性压迫。在使用先进的导管探针的情况下一些练习者已经取得内皮下异常的诊断资质，这无需取得其他适宜用 EUS 诊断的资质。虽然目前没有研究精确明确需要评估内皮下异常所需要完成病例阈值数，ASGE 实践委员会的标准建议最少需要完成 40 ～ 50 个监督下的病例。

胰胆管影像

许多内镜专家认同准确的拍摄并且理解包括胆囊、胆道、胰管、壶腹部位在内的胰胆管部分影像来评估黏膜和黏膜下损伤要更具有技术上的挑战。由于这个原因，在资质得到充分评估前需要完成大量的监督下的胰胆管病例操作。一个多中心，历时三年的前瞻性研究报告显示，充分的拍摄胰腺和胆道需要 13 ～ 135 个病例（中位数 55 个），然而拍摄到胰腺实质需要 15 ～ 74 个病例（中位数 34）[13]。充分地评估壶腹部需要 13 ～ 134 个病例（中位数 54）。虽然在技术上达到胰胆管拍

摄资质需要少于 100 个病例即可，但是一项来自美国内镜俱乐部的研究认为完全理解胰腺影像需要额外的操作（120 个病例）[22]。其他专家的意见认为至少在评估资格前要完成不少于 150 个病例[16]。目前，ASGE 实践委员会的标准建议在资质评审前最少要完成 75 个胰胆管病例。

EUS 引导下的细针抽吸

EUS 引导下的 FNA 作为从壁内损伤、胃肠道周围疾病和胰腺损伤部位获得组织的重要诊断的工具[24]。EUS 引导下的 FNA 培训需要基本的 EUS 原理知识和获得并且理解 EUS 图像的必须技能。理解并且意识到 EUS 引导下 FNA 在操作过程中增加的风险和复杂性，对于一个成功的 EUS 培训来说是非常重要的。不巧的是，达到完全胜任 FNA 所需完成的病例数还没有研究。然而，普遍认可的是 EUS 引导下完成胰腺损伤部位的 FNA 的复杂性和潜在并发症的风险较之于 EUS 引导下其他部位的 FNA 来说要高得多。因此，达到在胰腺损伤部位 FNA 标准的病例数要和其他解剖部位完成的病例数区别对待。建议对于非胰腺损伤部位（比如壁内损伤、淋巴结、腹水），一个希望达到非胰腺部位 EUS 资质的受培训者应当在资格认证之前完成至少 25 个监督情况下 FNA[20]。取得 EUS 引导下胰腺损伤部位 FNA 资质需要达到胰胆管 EUS 资格（不少于 75 个病例），另外还有完成 25 个监督情况下的胰腺损伤部位的 FNA 操作[20]。由于缺少文献支持 EUS 引导下 FNA 的完成病例阈值，这个阈值数直接采用了为治疗性 ERCP 设定的指导方针中提倡完成治疗性 ERCP 所需要完成的病例数，这个数值是 25 个监督情况下的病例加上额外的 75 个诊断性病例[23]。EUS 和 ERCP 之间有着很多相似点，比如可以侧视的仪器以及将腔内镜和放射性图像的结合，所以才会有以上的建议。我们需要一些旨在论述关于 EUS 引导下胰腺 FNA 和非胰腺损伤部位的 EUS 引导下 FNA 的难易程度的临床研究来进一步评估这一建议的有效性。

EUS 受训者面临的一个问题就是缺少恰当的模型来练习 EUS 引导下的 FNA。在患者身上操作 EUS 引导下的 FNA 之前应当先在模型上练习，这样的话，可以减少通常意义上限制培训内镜专家可能会触及的安全问题和证书授予问题。Parupudi 等人[25]发明了一种可以练习 EUS 引导下 FNA 的猪模型。作者将掺入碳颗粒的自体血液注入到母猪的纵隔淋巴结。2 周后，用 EUS 检查这些猪，可以看到明显的淋巴结增大，这样就可以进行纵隔内多个部位的 EUS 引导下淋巴结 FNA。这代表将来的 EUS 引导下的 FNA 的真正实践的训练可以在猪模型体内做，这是非常有意思的。

多部位 EUS 资质

正如我们之前提及的，一些练习者可能只对在 EUS 涉及的一个或者两个解剖部位取得资质感兴趣，因此将他们的努力集中于这些特定的解剖部位。然而，对那些想在多个解剖部位获得 EUS 资质的培训者来说，培训中必须包括能够接触到多种多样的操作，完成不同的临床病症。一般我们认为在一个部位取得 EUS 资格，在其他部位所需要完成的 EUS 病例练习数量就会减少。对于那些只在黏膜或者黏膜下损伤部位完成 EUS 感兴趣受训者来说，通常建议完成最少 100 个监督情况下的病例即可。出于对广泛 EUS 资质的考虑，培训应当包括胰胆管摄影以及 FNA，这需要至少 150 个病例，包括 50 个 EUS 诱导下的 FNA 病例，以及至少 75 个胰胆管病例[20]。

EUS 资质的再授予和更新

在一定时间之后，那些有着某个部位 EUS 资质的内科医师可能会改变他们临床上的实际操作范围并且接着减少他们操作一种或者多种 EUS 操作的频率。调查者曾经建议在某种先进的内镜方面有着持续的经验是非常必要的，因为这能使医师保持内镜操作在应对有挑战的操作时能够完成得安全而充分[26,27]。再认证的目的就是确保医师有着持续的临床上完成 EUS 的能力，这样可以促进持续的质量改进并且保证患者的安全。如果这种持续的操作经验在某种客观水平上没有维持，那么这种为患者提供治疗的资质就可能被取消，因为这可能会导致潜在的医疗事故。

ASGE 为更新内镜资质和确保在 EUS 方面持续的临床资质提供了实用的指导方针[28]。然而，发展并且保持个体机构关于保证和更新操作资格方面的指导方针是各个相关的个体机构的职责。

对于各个机构来说再认证时医师必须完成的操作数量各有不同。然而，这个数量必须在先进的内镜操作方面，例如 EUS 方面，在技术上和认知与之相匹配。个体机构应当为更新程序和不能被保证最少胜任人数时候的应急方案创建一个频率。联合委员会要求临床内镜使用资质的更新间隔不能多于 2 年[29]。正在重新认证的 EUS 医师应当记录下一段时间内能维持使用 EUS 必须的操作技能的充足的病例数量。这个记录可以包括操作记录本或者患者病历，而且应当关注一些客观的指标，比如病历数量、成功例数和并发症的例数等。通过参与教学活动获得的持续的认知培训应当也作为再认证的先决条件。新的 EUS 操作和临床应用的持续涌现使得我们需要在这一特殊领域提供保证持续的医学教育的承诺。

EUS 模拟器

　　内镜模拟器已经被发明并且应用在乙状结肠镜、食管胃十二指肠内镜、结肠镜、ERCP 以及当前更多应用到的是 EUS 的培训方面[30]。自从 20 世纪 90 年代第一台人体模型内镜模拟器发明以来[31]，已经有相当多的内镜模拟器的技术进展。当今涌现出各种各样的内镜模拟器，从基于动物的模拟器（Erlangen Endo-Trainer；Erlangen，Germany）到由 Immersion 医学公司（Accutouch Endoscopy Simulator；Gaithersburg，Md）和 Simbionix 公司（GI Mentor II；Cleveland）生产的基于计算机的模拟器[32]。关于内镜模拟器性能的有效性研究和小型的前瞻性临床试验已经在上消化道内镜、乙状结肠镜和结肠镜方面施行[33-37]。然而，使用模拟器训练的收益还不是很明显，并且这些相关研究都强调有必要进一步施行更大规模的前瞻性实验。可是这种技术还是代表了一种潜在有用的辅助正规内镜培训的方式，这是值得兴奋的。Simbionix 公司（www.simbionix.com）发明了第一台电脑 EUS 模拟系统，可以提供能够实践操作的 EUS 练习过程（图 3.1）[32]。电脑模拟器产生的是实时三维人体解剖结构的超声影像，这个影像的建立来自于真人的 CT 以及磁共振影像。受训者将一个专门的超声内镜插入到特定的消化道模型中，与此同时接收显示器上的图像回馈，而且同时还能在操作过程中感受到操作范围。

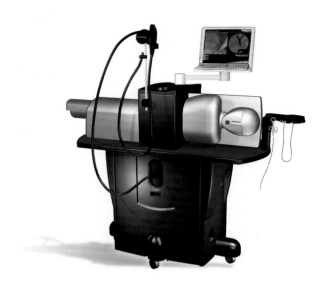

图 3.1　Simbionix GI-Mentor 模拟器。（Courtesy of Symbionix Corporation USA, Cleveland, OH.）

一个高度敏感的跟踪系统将摄像机拍到的位置及方向传送到现实的计算机产生的图像中去。这个 EUS 模块可以使受训者完成从内镜到超声图像的实时转换，并且也能够提供径向和线性方向的超声探头图像。分割切屏能力可以同时提供超声图像和三维解剖图像，这有助于对产生的 EUS 图像进一步转换和理解。这个模块也允许受培训者练习诸如标记器官、放大图像、改变频率和使用测量器测量等键盘功能。在测试结束后，电脑软件通过回放所有保存的图像评估操作情况（每次操作保存的图像不能多于 50 幅），并且标注下那些被使用者不正确识别的解剖部位和标志。

　　尽管这种 Simbionix GI-Mentor Ⅱ EUS 训练模块在 EUS 培训中的使用呈现让人兴奋的趋势，但是目前没有已经发表的评估 EUS 模拟器的有效性研究或者临床试验。一个小型的关于在学习 EUS 时候使用较新类似于干预内镜方面的放大激活模拟器（EASIE-R）（ENDOSIM，LLC，Nahant，Mass.）的研究已经发表[38]。这个模拟器包括一个完整的包括周围构造的猪上消化道外植体，这个外植体涵盖了胆道、胰腺，所有这些都包埋在超声导电膏内。在一天的 EUS 课程中，EASIE-R 系统被 11 个练习者使用过（5 个是初学者，6 个是专家）。总之，模拟器被认为对教授基本和较高级的 EUS 技术方面是简单可行的。虽然我们认为模拟器是有用的教学工具，但是关于它是否在 EUS

的培训方面有用仍然需要在随机对照试验中进一步研究。可悲的是，由于价格和地域需求的限制，大多数的培训机构并没有这些模拟器。然而，在某些机构，在 EUS 培训中有 1 ～ 2 周时间可以接触到这项科技。

小结

EUS 已经成为诊断多种消化道异常的重要影像工具。同时，它也是一种需要认识和技术技巧都超越于传统的消化内镜训练范围的颇具挑战的内镜操作。随着需要娴熟技术的超声内镜医师的需求不断增高，培训 EUS 的指导方针应当被认真对待，以便确保培养出技术娴熟能够胜任的未来 EUS 专家。虽然关于资格认证和授权操作 EUS 的指导方针已经出台，关于实现胜任操作完成的病例阈值数仍需要额外的研究去填补当前文献上的空白。对于学习 EUS 有兴趣的内镜医师应当认识到并且明确这一操作的复杂性和潜在的并发症的风险。需要明确的是，一个 1 ～ 2 周的 EUS 课程是一种不完善的培训，这样可能潜在将患者暴露到不必要风险中去和并且接收到低质量的诊治。对于那些真正对掌握 EUS 所需要的技巧有兴趣的内科医师，选择一个正式的有监督的培训机构要远远优于选择一个有实践机会的工作，教导录像带，模拟器或者在消化道研究阶段不充分的接触到 EUS。

模拟器在 EUS 方面的培训在有监督的机构呈现出令人兴奋的使用的趋势。虽然目前依旧缺乏模拟器在 EUS 培训中的效果的临床研究，但是这一科技的潜在应用仍然是有保证的。遗憾的是，由于受到价格和区域需求限制，这些模拟器在大多数机构并不是可以轻易获得。我们仍然需要更多的研究去判断内镜模拟器在 EUS 培训中的作用。

参考文献

1. Botet JF, Lightdale CJ, Zauber AG, et al. Preoperative staging of esophageal cancer: comparison of endoscopic US and dynamic CT. *Radiology*. 1991;181:419–425.
2. Ziegler K, Sanft C, Friedrich M, et al. Evaluation of computed tomography, endosonography, and intraoperative assessment in TN staging of gastric carcinoma. *Gut*. 1993;34:604–610.
3. Palazzo L, Roseau G, Gayet B, et al. Endoscopic ultrasonography in the diagnosis and staging of pancreatic adenocarcinoma: results of a prospective study with comparison to ultrasonography and CT scan. *Endoscopy*. 1993;25:143–150.
4. Muller MF, Meyenberger C, Bertschinger P, et al. Pancreatic tumors: evaluation with endoscopic US, CT and MR Imaging. *Radiology*. 1994;190:745–751.
5. Wiersema MJ, Vilmann P, Giovannini M, et al. Endosonography-guided fine needle aspiration biopsy: diagnostic accuracy and complication assessment. *Gastroenterology*. 1997;112:1087–1095.
6. Gress FG, Hawes RH, Savides TJ, et al. Endoscopic ultrasound-guided fine-needle aspiration biopsy using linear array and radial scanning endosonography. *Gastrointest Endosc*. 1997;45:243–250.
7. Senzer N, Hanna N, Chung T, et al. Completion of dose escalation component of phase II study of TNFerade combined with chemoradiation in the treatment of locally advanced pancreatic cancer [abstract]. In: *American Society of Clinical Oncology Gastrointestinal Cancers Symposium*. Hollywood, FL; 2005.
8. Parada KS, Peng R, Erickson RA, et al. A resource utilization projection study of EUS. *Gastrointest Endosc*. 2002;55:328–334.
9. American Society for Gastrointestinal Endoscopy. Guidelines for training in endoscopic ultrasound. *Gastrointest Endosc*. 1999;49:829–833.
10. American Society for Gastrointestinal Endoscopy. Guidelines for advanced endoscopic training. *Gastrointest Endosc*. 2001;53:846–848.
11. Azad JS, Verma D, Kapadia AS, et al. GI fellowship programs meet American Society for Gastrointestinal Endoscopy recommendations for training in EUS? A survey of U.S. GI fellowship program directors. *Gastrointest Endosc*. 2006;64:235–241.
12. American Society for Gastrointestinal Endoscopy. Methods of granting hospital privileges to perform gastrointestinal endoscopy. *Gastrointest Endosc*. 2002;55:780–783.
13. Hoffman B, Wallace MB, Eloubeidi MA, et al. How many supervised procedures does it take to become competent in EUS? Results of a multicenter three year study [abstract]. *Gastrointest Endosc*. 2000;51:139.
14. Fockens P, Van den Brande JHM, van Dullemen HM, et al. Endosonographic T-staging of esophageal carcinoma: a learning curve. *Gastrointest Endosc*. 1996;44:58–62.
15. Schlick T, Heintz A, Junginger T. The examiner's learning effect and its influence on the quality of endoscopic ultrasonography in carcinoma of the esophagus and gastric cardia. *Surg Endosc*. 1999;13:894–898.
16. Boyce HW. Training in endoscopic ultrasonography. *Gastrointest Endosc*. 1996;43(suppl):S12–S15.
17. American Society for Gastrointestinal Endoscopy. Role of endoscopic ultrasonography. *Gastrointest Endosc*. 2000;52:852–859.
18. Eloubeidi MA, Tamhane A. EUS-guided FNA of solid pancreatic masses: a learning curve with 300 consecutive procedures. *Gastrointest Endosc*. 2005;61:700–708.
19. American Society for Gastrointestinal Endoscopy. Guidelines for credentialing and granting privileges for gastrointestinal endoscopy. *Gastrointest Endosc*. 1998;48:679–682.
20. American Society for Gastrointestinal Endoscopy. Guidelines for credentialing and granting privileges for endoscopic ultrasound. *Gastrointest Endosc*. 2001;54:811–814.
21. Chak A, Cooper GS. Procedure-specific outcomes assessment for endoscopic ultrasonography. *Gastrointest Endosc Clin N Am*. 1999;9:649–656.
22. Hoffman BJ, Hawes RH. Endoscopic ultrasound and clinical competence. *Gastrointest Endosc Clin N Am*. 1995;5:879–884.
23. American Society for Gastrointestinal Endoscopy. Principles of training in gastrointestinal endoscopy. *Gastrointest Endosc*. 1999;49:845–850.
24. American Society for Gastrointestinal Endoscopy. Tissue sampling during endosonography. *Gastrointest Endosc*. 1998;47:576–578.
25. Parupudi A, Holland C, Milla P, et al. Development of porcine lymphadenopathy model for in vivo hands-on teaching and training of EUS-FNA [abstract]. *Endoscopy*. 2009;41(suppl 1):55.
26. Cass OW. Objective evaluation of competence: technical skills in gastrointestinal endoscopy. *Endoscopy*. 1995;27:86–89.
27. Jowell PS. Quantitative assessment of procedural competence: a prospective study of training in ERCP. *Ann Intern Med*. 1996;125:937–939.
28. American Society for Gastrointestinal Endoscopy. Renewal of endoscopic privileges. *Gastrointest Endosc*. 1999;49:823–825.
29. The Joint Commission. *Comprehensive Accreditation Manual for Hospitals 1997*. Oakbrook Terrace, IL: The Joint Commission; 1997.
30. American Society for Gastrointestinal Endoscopy. Endoscopy simulators. *Gastrointest Endosc*. 2000;51:790–792.
31. Markman HD. A new system for teaching proctosigmoidoscopic morphology. *Am J Gastroenterol*. 1969;52:65–69.
32. Gerson LB, Van Dam J. Technology review: the use of simulators for training in GI endoscopy. *Gastrointest Endosc*. 2004;60:992–1001.
33. Moorthy K, Munz Y, Jiwanji M, et al. Validity and reliability of a virtual reality upper gastrointestinal simulator and cross validation using structured assessment of individual performance with video playback. *Surg Endosc*. 2004;18:328–333.
34. Datta V, Mandalia M, Mackay S, Darzi A. The PreOp flexible sigmoidoscopy trainer: validation and early evaluation of a virtual reality based system. *Surg Endosc*. 2002;16:1459–1463.
35. MacDonald J, Ketchum J, Williams RG, Rogers LQ. A lay person versus a trained endoscopist: can the preop endoscopy simulator detect a difference? *Surg Endosc*. 2003;17:896–898.
36. Sedlack RE, Kolars JC, Alexander JA. Computer simulation training enhances patient discomfort during endoscopy. *Clin Gastroenterol Hepatol*. 2004;2:348–352.
37. Sedlack RE, Kolars JC. Colonoscopy curriculum development and performance-based criteria on a computer-based endoscopy simulator. *Acad Med*. 2002;77:750–751.
38. Yusuf TE, Matthes K, Lee Y, et al. Evaluation of the EASIE-R simulator for the training of basic and advanced EUS. *Gastrointest Endosc*. 2009;69(suppl):S264.

第 4 章 适应证、准备、风险、并发症

Faris Murad · Michael J.Levy · Mark Topazian

（周德俊 译）

内容要点

- *超声内镜的主要适应证是 CT 或 MRI 检查后进行肿瘤分期有潜在的辅助价值，淋巴结状态的评估（通常与超声内镜引导下细针穿刺术相结合）以及对胰腺疾病和黏膜下肿物的评估。*
- *囊性病变的 EUS-FNA 推荐预防性应用抗生素。*
- *关于 EUS-FNA 增加患者出血风险尚无可靠数据，由于缺乏可靠数据，以下几方面可作为合理的规范：*
  - *凝血酶原国际标准化比值（INR）< 1.5*
  - *血小板计数 > 50 000*
  - *使用 22 ~ 25G 穿刺针*
  - *操作过程中尽量减少人员流动（细胞病理学专家在场）*
- *超声内镜检查中穿孔风险要高于普通内镜检查。在超声内镜插入过程中，通过肿瘤的狭窄部位以及通过十二指肠球部顶端，特别是此处不易通过带有长的刚性硬头的仪器设备。*

适应证

超声内镜（EUS）作为一种诊断和治疗方法，仍在不断发展之中。当超声内镜对患者的治疗过程具有潜在影响时，应当进行超声内镜检查，例如明确诊断、对肿瘤分期或者提供介入治疗。EUS 自 1980 年问世以来，其适应证及作用不断扩展。本章主要介绍超声内镜公认的适应证，还应当意识到将来技术的进步必将有一些变化。特定适应证将在本书相关章节详细讨论。

影像诊断

超声表现可以对某些特定的病变作出确定诊断，例如消化道囊肿、脂肪瘤，胆管结石及某些分支胰管乳头状黏液瘤。但是没有哪种病变可以靠"典型"的超声图像获得 100% 准确的诊断。因而，常常需要 EUS-FNA 或 EUS-TCB 提供病变的细胞学或组织学诊断。当 EUS 图像显示为良性病变时，需要对其随访，以便发现病变间断生长或其他恶性病变的征象。

肿瘤分期

EUS 最初用于消化道肿瘤是对其进行术前风险评估和术前分期。准确分期对确定愈合、指导放化疗都是必须的，适当的时候，对选择理想的切除方法并确定切除范围也是有必要的。肿瘤的分期首先选择 CT、MRI、PET 等非侵入性检查，它们在排除肿瘤远处转移方面优于 EUS。在排除远处转移后，EUS 常用于肿瘤的 T 和 N 分期，其对消化道腔内肿瘤分期的准确性为 85%[2-5]。放疗后 EUS 分期的准确性大大降低。

EUS 可以为肺癌、食管癌及直肠癌患者提供重要的淋巴结分期信息。凭借淋巴结的超声图像特点预测淋巴结良恶性的准确性大约为 75%。回声较低、圆形、边界清晰、短径大于 1cm 是典型的恶性淋巴结的 EUS 特点[6-8]。良恶性淋巴结超声表现的重叠导致淋巴结分期存在困难，并且上述标准对肺癌、直肠癌及胆管癌的帮助不大[9]。肿大的炎症反应性淋巴结仅依靠 EUS 表现可能被认为是恶性淋巴结，从而导致分期偏高。对淋巴结进行 FNA 可以提高淋巴结分期的准确性，但是也

可能导致假阳性结果，尤其是当穿刺针经过腔内肿瘤时[10]。所以，对淋巴结活检时，应当避开原发肿瘤，以减少假阳性结果及肿瘤种植的风险。

EUS 在确定或排除远处转移的作用有限。偶尔，某些可疑的病变可以很容易地通过 EUS 穿刺，或者 EUS 对病变进行局部分期时，发现以前并没有考虑为转移的病变（例如胰腺癌患者的肝内病灶）。在这种情况下，EUS-FNA 是安全的，至少对肝及肾上腺病灶穿刺[11-14]。

有学者将 EUS 和 PET 对食管癌的分期进行了比较。PET 对确定远处非转移淋巴结的准确性比 EUS 和 CT 高[15]。以前认为为局部进展的病变，而 PET 显示为更高期的患者，他们将排除 R0 切除的可能性。然而，PET 对肿瘤的局部分期的准确性有限，EUS 在这方面优于 PET 和 CT[16]。似乎对肿瘤的分期，PET 和 EUS 是互补的。然而，是先进行 PET 检查，以便那些没有发现远处转移的患者避免 EUS 检查的费用和带来的不适，还是先进行 EUS，再对那些局部进展或者因为食管狭窄不能完成 EUS 检查的患者进行 PET 检查，目前还不确定[17]。

EUS 对胰腺癌分期的作用仍存在争议。CT 能够显示胰腺肿瘤的患者，EUS 和 CT 评估血管浸润和淋巴结转移的准确性相差不大。但是 EUS 对胰腺肿瘤的评估仍具有重要作用，基于以下 2 个原因：其一，EUS 可以发现 CT 漏掉的病变，其二，EUS 在检查过程中能够获取病变的组织标本。EUS 可以发现 CT 发现不了的小的转移病灶，包括肝左叶转移灶、肿瘤造成的血管及腹腔神经节浸润[18-20]。能够获得这些部位的组织标本或胰腺原发灶的标本越来越重要。胰腺肿瘤大多为腺癌，其他肿瘤包括神经内分泌瘤或转移瘤，或者是良性病变如自身免疫性胰腺炎，并且这些病变通常不能通过临床表现、影像检查及实验室检查鉴别。EUS-FNA 和 TCB 在大多情况下可以高效地诊断这些疾病。最后，EUS 在发现较小的胰腺癌方面优于 CT，这类病变更可能通过手术切除。因而，如果临床或 CT 怀疑有较小胰腺癌存在，而 CT 检查未发现时，应当进行 EUS 检查。

EUS 在肺癌分期的作用不断进展。非小细胞肺癌（NSCLC）无创的分期方法包括 CT 和 PET。但是它们诊断纵隔淋巴结转移的敏感性和特异性都较低。CT 结果阴性的患者，其实有 35% 以上的患者伴有淋巴结肿大[21]。为了减小淋巴结分期的假阳性和假阴性，当能够改变治疗方案时，建议对淋巴结进行活检（尤其当发现原发灶对侧淋巴结肿大时）。对所有相关的淋巴结活检需要传统的外科纵隔镜检查。然而，一项研究显示联合 EUS 和 EBUS 对 NSCLC 纵隔淋巴结分期的阴性预测值为 97%[22]。联合 EUS 和 EBUS 对纵隔淋巴结的分期结果似乎与纵隔相当。考虑到这两种方法都不能对所有相关的纵隔淋巴结位点进行全面扫除，所以 EUS 和 EBUS 是相互补充的[23]。EUS 还可以对左肾上腺进行评估。

组织活检

线阵 EUS 技术发展于 20 世纪 90 年代早期，它能对消化道内及消化道外的病变进行 EUS-FNA 和 EUS-TCB。FNA 的常见适应证包括对胰腺肿瘤的活检及食管癌、胰腺癌及直肠癌淋巴结的分期。EUS 是一种创伤最小且成功率很高的获取病变组织标本的方法。

获得组织病理诊断的微创方法包括经腹部超声或 CT 引导活检。这些方法的准确性和安全性都很好地被证实，当这些技术可能获得诊断的需要组织标本时，首先支持这种方法（例如：肝转移的患者）。然后，这两种技术由于诊断较小病变的敏感性差或造成穿刺针道潜在的肿瘤种植的风险，因而其使用受到限制。在这种情况下 EUS 可能受到青睐，此外，当需要对肿瘤局部分期或进行腹腔神经节松解术时也适合 EUS。在这种情况下，检查的同时可以进行 FNA，从而为患者提供一种更划算的方法，并简化患者的诊疗过程。相比之下，经皮活检通常是单独的操作过程。尽管，EUS-FAN 对胰腺癌和淋巴结转移的准确性大于 85%，但是，在其他情况下，由于细胞学检查的局限性其准确性却不高，包括诊断胰腺囊性病变，间质肿瘤及自身免疫性胰腺炎。EUS-TCB 可以获得较多组织，可以用于评估病变的组织结构。EUS-TCB 在某些选择的情况下可以提高诊断的准确性，并且是安全的。

治疗

能够在超声引导下通过空心的穿刺针扩展了 EUS 的临床运用。穿刺针是以治疗为目的放置材料的必须通道。最早发展的这类治疗技术是超声内镜引导下腹腔神经松解术或神经阻滞术[29,30]，之后是超声内经引导下假性囊肿引流术[31]。目前，这两种介入技术是超声内镜引导下常规开展的技术。超声内镜引导下注射术（EUS-FNI）是将新的、潜在的治疗因子注入胰腺实体肿瘤内[32,33]，同样也可对胰腺囊性肿瘤进行治疗。但是，目前判断 EUS-FNI 安全性和效果相关的资料有限。其他超声内镜引导性介入技术还包括其他方法无法完成的胰胆管引流、静脉曲张栓塞、胰腺假性动脉瘤出血的治疗[35,36]、放射性粒子植入术[37]、移位支架复位及经十二指肠胆囊引流术。目前，没有足够的数据证明这些技术的安全性、有效性及最终的临床价值，有些技术将在其他章节详细讨论。

禁忌证

EUS 的绝对禁忌证很少，也包括不可接受的镇静风险。EUS-FNA 的常见禁忌证包括凝血功能障碍［凝血酶原国际标准化比值（INR）＞ 1.5］、血小板减少症（血小板计数＜ 50,000）、或者脏器本身不能活检。EUS 相对禁忌证包括：①新诊断的癌症患者，还没有进行适当基本检查；②解剖结构的改变而无法到达；③轻度凝血功能障碍或血小板减少。轻度凝血功能障碍造成临床大出血的可能性很小，但是可能增加穿刺部位出血，降低诊断的敏感性。有关高血压患者 EUS-FAN 安全性的研究资料有限。

患者的准备

一般方法

尽管，超声内镜通常是给门诊患者检查，但是也适合住院患者，并且越来越多地用于手术患者的检查。因此，术前评估及评估的程度可能改变。至少，术前要询问病史、体格检查及查看病历，以便确定 EUS 检查的必要性、风险、益处、替代检查以及需要的时间，并签署知情同意书（框 4.1）[38,39]。急诊 EUS 并不常见，所以需要 EUS 检查的患者一般有足够的时间进行术前检查、讨论患者及家属的顾虑，并回答相关的问题。专业的、从容不迫的态度，有利于开放沟通，并有利于取得患者和家属的信任和配合。

上消化道和下消化道 EUS 检查的初步计划和术前准备与常规胃肠镜检查类似[40,41]。检查者

框 4.1 影响 EUS 检查的因素

重症及紧急患者的 EUS 检查
之前的内镜检查（发现及并发症）
其他影像学检查（发现及组织病理结果）
并存疾病
　心肺疾病
　肝疾病
　血液系统疾病
出血体质
解剖结构改变
药物治疗
　抗高血压药
　抗凝药
　抗癫痫剂
　阿司匹林及其他非甾体类抗炎药
　心脏病治疗药物
　降糖药
　单胺氧化酶（MAO）抑制剂
　口服避孕药
　肺病治疗药物
　精神病治疗药物
药物过敏
签署知情同意书
使用的交通工具

应为患者提供专业、准确的服务，同时使患者感到舒适，并保证其安全。检查前，应指导患者做好准备工作、正确使用其他药物以及避免饮酒和使用其他镇静药物。建议患者在清醒镇静下检查，术后避免活动及使用其他交通工具。告知患者术后有关的并发症可能症状和体征，并留下联系人的姓名和电话号码。这些注意事项检查后要再次向患者及其成年陪护人交代。

EUS 检查要比普通胃镜检查麻醉的要深，因为 EUS 通常检查时间较长，并尽量减少患者运动。和其他麻醉胃镜检查一样，在检查过程中及苏醒时要仔细监护患者的生命体征。推荐所有麻醉患者要给以吸氧。尽管清醒镇静通常给予上消化道 EUS 检查，也可选择性地用于直肠 EUS 检查。

上消化道 EUS 检查最好在前一天晚上禁食。至少，患者应禁食固体食物 6 小时，液体（除了咽下药物需要的水）4 小时。当由于胃运动功能障碍或消化道梗阻担心胃不能完全排空时，建议术前 1～2 天进食清淡流质食物。胃内容物潴留有误吸的风险，并可能影响声耦合，导致伪像，从

而影响整个检查的质量。

尽管有些超声内镜医生进行直肠 EUS 检查时，只给患者灌肠，但是为了达到最好的声耦合、减少伪像，以及通过减少肠腔内容物从而减少FNA 潜在的感染性并发症，最好清洁整个肠道。对于慢性便秘或近期接受钡剂检查的患者，清洁肠道时可能更费时、费力。

实验室检查

超声内镜检查的患者进行常规化验检查的必要性及益处尚没有正式研究。目前的建议是基于外科数据的外推而来的。大多手术常常显示这些常规术前检查，如血红蛋白水平、交叉配血、常规的化验检查、凝血参数、尿常规、胸部 X 线、心电图等对没有相关的基础疾病患者没有实用价值 [42-47]。健康患者的常规术前检查很少有异常发现，也不能预测患者的愈合，或与愈合相关 [47,48]。因而，对无症状的患者进行常规筛查让人气馁。相反，内镜医生应该根据初期评估可疑结果，包括出血体征的病史，建议患者有选择进行常规检查 [49-52]。这种有重点的方法，大大的提高了术前检查的效益，并影响患者的预后 [53]。

对于育龄期妇女可能怀孕的患者是一个例外。尽管，怀孕并不是内镜检查或清醒镇静的禁忌证，但是在某些情况下了解患者是否怀孕非常重要，因为这可能影响检查过程的某个方面。这种情况包括需要给予全身麻醉（对那些镇静困难的患者）或需要使用放射线时（当 ERCP 失败，需要 EUS 做为治疗的一部分时）54。可能的话，建议这类患者不要进行 EUS 检查，推迟到分娩后再进行 EUS检查。当 EUS 不能推迟时，应当采取正确的措施减少对胎儿造成的风险。

用药

日常药物

由于缺乏指导治疗的对照研究，因而仍建议治疗心脏病的药、抗高血压药、治疗肺病的药、抗癫痫药、精神病治疗药以及避孕药继续使用。这些药，要在早起后用少量水送服。糖尿病患者建议早晨的胰岛素用量为平时的一半，余下的量与检查后一餐的量一起使用。口服降糖药的患者，检查当天早晨停服，直到恢复正常饮食后再继续服用。

预防性抗生素

和食管胃十二指肠镜、可屈性乙状结肠镜及结肠镜检查一样，常规 EUS 检查很少（0% ～ 6%）引起菌血症 [55]。黏膜活检、息肉切除、内镜下黏膜切除及括约肌切开不会增加菌血症的风险 [56]。但是有其他内镜操作增加细菌感染或局部炎症的概率的报道，包括食管硬化治疗 [57]、食管狭窄扩张术 [58,59]、ERCP 后胆管梗阻 [60]、内镜下胰腺假性囊肿引流 61 以及内镜下营养管置入 [62]。尽管内镜操作发生心内膜炎或其他感染性并发症的风险很小，但是一旦发生死亡率较高。这一发现，使得美国心脏病学会 [63]、美国消化内镜学会及其他学会和组织 [64,65] 对于高危、发生操作相关的菌血症风险较高的患者推荐使用预防性抗生素。

菌血症的风险及推荐使用抗生素的其他内镜检查　细菌性心内膜炎常发生于先天性或获得性心脏病的高危患者，这类患者的菌血症含有感染性心内膜炎常见致病菌 [66]。心脏病变根据发展为心内膜炎的相对危险度及如果发生心内膜炎，可能的结果，分为高风险、中风险和低风险或极低风险（表 4.1）[63]。对于大多数有或没有潜在风险因素的患者，短暂的菌血症持续很短一段时间（＜ 15 分钟）并且没有任何临床症状 [67]。极少数患者，细菌停留在受损或者异常的心脏瓣膜上，导致细菌性心内膜炎。

大多数细菌性心内膜炎病例（60% ～ 75%），并不是发生于程序或干预相关的典型菌血症 [68]。但是，特定的内镜操作与发展心内膜炎常见致病菌菌血症高度相关。特定的内镜操作后菌血症发生的概率在不同的研究中各不相同。这些研究大多数是非对照的小样本研究。结果的差异可以部分归因于研究方法的不同。研究结果的不同还与操作技术以及血培养的时间、次数和量有关。然而，有几项内镜操作使患者处于发生菌血症的高风险的境地，得到公认。高风险操作包括食管狭窄扩张和静脉曲张硬化治疗，大约可以导致 30% 患者发生菌血症。其他高风险操作包括胆管狭窄的内镜逆行性胰胆管造影和胰腺假性囊肿内镜引流。尽管这些内镜操作发生心内膜炎的可能性很小，由于心内膜炎相关的发病率和病死率较高，因而推荐选择适合的病例给予预防性抗生素治疗（表 4.2）[67]。

EUS 的相关研究　研究数据显示，EUS

表 4.1

心血管病危险因素（感染性心内膜炎）

危险程度	症状
高	人工心脏瓣膜（同种异体生物瓣）
	细菌性心内膜炎病史
	复杂发绀型先天性心脏疾病
	单心室
	大动脉转位
	法洛四联症
	体肺分流或导管手术
	人造血管移植（1 年内）
中等	大多数其他先天性心脏畸形
	后天瓣膜功能不全（例如，风湿性心脏病）
	肥厚性心肌病（潜在或静止阻塞）
	二尖瓣脱垂
	杂音和（或）瓣关闭不全和（或）增厚单张和（或）需要紧急治疗
轻微 *	继发孔型房间隔缺损
	修复手术（无残留超过 6 个月）
	房间隔缺损
	室间隔缺损
	动脉导管未闭
	冠状动脉旁路移植术（先前）
	二尖瓣脱垂（无瓣关闭不全）
	生理功能性或无害的心脏杂音
	川崎病史（无瓣膜功能不全）
	风湿性心脏病史（无瓣膜功能不全）
	心脏起搏器（血管内和心外膜）
	植入式除颤器

* 危险同一般人群

Adapted from Dajani AS, Taubert KA, Wilson W, et al. Prevention of bacterial endocarditis: recommendations by the American Heart Association. Clin Infect Dis. 1997;25:1448-1458;

Wilson W, Taubert KA, Gewitz M, et al. Prevention of infective endocarditis: guidelines from the American Heart Association Rheumatic Fever, Endocarditis, and Kawasaki Disease Committee, Council on Cardiovascular Disease in the Young, and the Council on Clinical Cardiology, Council on Cardiovascular Surgery and Anesthesia, and the Quality of Care and Outcomes Research Interdisciplinary Working Group. Circulation. 2007;116（15）:1736-1754.

表 4.2

美国消化内镜协会对预防性使用抗生素的建议

患者情况	内镜操作	是否预防性使用抗生素
伴有高危险度心血管损害	高风险	是
	低风险	±
伴有中等危险度心血管损害	高风险	±
	低风险	否
肝硬化（伴有急性消化道出血）	任何风险度操作	是
腹水、免疫功能低下	高风险	±
肝硬化（不伴急性消化道出血）	低风险	否
胆道梗阻	ERCP	是
胰腺囊性病变	ERCP	是
	EUS 下 FNA	是
任何患者	PEG	是
人工关节	任何风险度操作	否
实性上消化道（UGI）病变	EUS 下 FNA	否
实性下消化道（LGI）病变	EUS 下 FNA	否
非胰腺囊性病变	EUS 下 FNA	是

ERCP，经内镜逆行胰胆管造影；FNA，细针穿刺活检；GI，胃肠道；LGI，下消化道；PEG，经皮内镜下胃造瘘术；UGI，上消化道；±，中等风险病变患者可选择预防性使用抗生素（尚无充足的数据做出明确的建议，医生需要根据具体病例逐一分析做出选择）。

Adapfed from ASGE Standards of Practice Committee, Banerjee S, Shen B, et al. Antibiotic prophylaxis for GI endoscopy. Gastrointest Endosc. 2008; 67（6）:791-798.

病变进行了 EUS-FNA，包括各种上消化道病变。6 例患者发生血培养污染，他们中没有一位发生菌血症或任何感染性并发症。培养所采用的血量少（10ml）及第一次血培养的时间延迟（EUF-FNA 后 30 分钟）可以部分解释血培养假阴性，这两种情况都与血培养阳性率低相关 [57-59,70]。随后的一篇报道中，对 52 例患者的 72 处上消化道到实体病变进行了 EUS-FAN，平均每次病变穿刺 5 针，其中 3 例（5.8%；95% CI，1% ～ 15%）发生凝固酶阴性葡萄球菌感染，均考虑为污染所致。3 例（5.8%；95% CI，1% ～ 15%）患者发生菌血症，2 例是草绿色链球菌所致，另 1 例为不确定的革兰氏阴性杆菌所致 [71]。可以看出，EUS 相关的感染发生概率与普通胃镜感染概率类似。没有一例患者发生感染相关的临床症状或体征。Janssen[72] 等对 100 例 EUS 检查患者（A 组）和 50 例进行上消

（有或没有 FNA）相关的感染性并发症发生风险与上消化道胃镜检查发生菌血症可能性差不多。Barawi[69] 等前瞻性地研究了 EUS-FNA 相关菌血症和其他感染性并发症。100 例患者中，共有 107 处

化道 EUS-FAN 的患者（B 组）进行了前瞻性的研究。除去污染，共有 4 例患者发生菌血症，每组 2 例。因而他们认为，上消化道 EUS 检查（有或没有 FNA）发生菌血症的风险很低，常规使用抗生素是不必要的。看来，上消化道实性病变 EUS-FNA 发生感染性并发症的风险较低，并没必要给予预防性使用抗生素预防细菌性心内膜炎。

另一项前瞻性研究评估了下消化道病变 EUS-FNA 发生菌血症及其他感染性并发症的风险。研究共纳入 100 例患者，为获得淋巴结及直肠或乙状结肠壁肿物的细胞学标本，共进行了 471 次 FNA。有 6 例患者血培养阳性，4 例认为是污染造成的，剩余了 2 例出现短暂的菌血症。因而，经直肠对邻近下消化道的实性病变进行 EUS-FNA 发生感染性并发症的风险较低，没必要给予预防性使用抗生素 [73]。

尽管如此，前面提到的研究讨论了实性病变 EUS-FNA 相关的感染性并发症的风险，研究资料支持对于囊性病变 EUS-FNA 后应给予预防性使用抗生素。在一项大的回顾性分析研究中，对 603 例胰腺囊性病变患者进行 EUS-FNA 后，仅报道了 1 例患者发生感染。这项研究中的大多患者在 EUS-FNA 过程中及术后 3 天均给予氟喹诺酮预防感染 [74]。ASGE 推荐胰腺囊性病变 EUS-FNA 后给予预防性使用抗生素。

抗凝血剂和抗血小板药物

抗凝药主要用于房颤、心脏瓣膜病及机械心脏瓣膜病患者减少中风或全身血栓的风险 [76-78]。此外，抗凝药还有助于预防深静脉血栓、高凝状态血栓形成及冠脉支架堵塞 [76-78]。外科手术或内镜检查时，为了减少操作相关的出血，必须停用华法林。但是，停用华法林患者有发生血栓栓塞事件的风险。此外，停用抗凝药药物和手术所致的凝血酶原效应导致的暂时性高凝状态，也可以致血栓栓塞。因而，通常给予普通肝素（UFH）或低分子量肝素（LMWH）的"阶梯疗法"减少发生血栓栓塞的风险。

ASGE 的建议 ASGE 根据导致出血可能性大小，将内镜操作分为高危和低危操作（表 4.3）[77]。仅 EUS 检查不进行 FNA 认为是低风险操作。尽管认为 EUS-FNA 并不会增加出血的风险，因 EUS-FNA 一旦出血无法在内镜下止血，因

而 EUS-FNA 认为是高风险操作。此外，根据病人发生血栓栓塞的可能性大小，将患者分为低危或高危患者（图 4.4）[80]。根据操作及患者情况相关的风险，ASGE 制定了长期接受华法林治疗患者检查前抗凝治疗指南（表 4.5）。ASGE 推荐接受 LMWH 的患者进行低风险内镜检查（仅 EUS 检查不进行 FNA）时，不必要改变原来的抗凝治疗。进行高风险内镜检查（EUS-FNA）时，推荐在诊断或治疗内镜检查前停用 LMWH 8 小时以上 [80]。恢复使用肝素或 LMWH 因人而异，对大多是患者，最好在内镜检查后 2 ～ 6 小时恢复使用抗凝药（表 4.6）。华法林通常在检查后当天夜间恢复使用，联合治疗推荐时间为 4 ～ 5 天或 INR 达到治疗标准后 2 ～ 3 天。

尽管 ASGE 已经正式提议，但是检查前是否停止抗凝治疗仍不确定，仍还存在争议 [76-78]。由于研究的人群、检查方法、抗凝治疗方案、定义事件以及随访时间的不同，基于目前的资料还不能够确定有关这些不同的治疗方法有效性和安全性。ASGE 及其他大多组织提出的建议主要根据治疗方法、治疗情况及检查方法相关的数据，而大多情况下内镜医生面临这些方面的情况完全不同。

表 4.3

内镜操作相关的出血风险

高危	低危
增加出血的风险	诊断性操作（伴或不伴活
息肉切除术	检）
胃（4%）	食管胃十二指肠镜检查
结肠（1% ～ 2.5%）	可曲式乙状结肠镜检查
激光消融术及凝固止血	结肠镜检查
静脉曲张的治疗	肠镜检查
内镜下括约肌切开术	内镜下超声（不伴 FNA）
（2.5% ～ 5%）	ERCP（不伴内镜下括约肌
内镜下难以到达的部位或	切开术）
难以控制的操作	胆管 / 胰管支架（不伴内镜
扩张术（充气、探针）	下括约肌切开术）
PEG/PEJ	
EUS 下 FNA	

ERCP，经内镜逆行胰胆管造影；FNA，细针穿刺活检；PEG，经皮内镜下胃造瘘术；PEJ，经皮内镜下空肠造口术。

Adapted from Zuckerman MJ, Hirota WK, Adler DG, et al. ASGE guideline: the management of low-molecular-weight heparin and nonaspirin antiplatelet agents for endoscopic procedures. Gastrointest Endosc. 2005;61（2）:189-194.

表 4.4

血栓事件风险与下列情况相关

高危	低危
房颤（伴瓣膜疾病）	深静脉血栓形成
机械瓣膜（二尖瓣）	房颤（不伴瓣膜疾病）
机械瓣膜（先前曾发生过血栓事件）	生物瓣
机械瓣膜（主动脉瓣）	

Adapted from Eisen GM, Baron TH, Dominitz JA, et al. Guideline on the management of anticoagulation and antiplatelet therapy for endoscopic procedures. Gastrointest Endosc. 2002；55：775-779.

表 4.5

基于操作和患者基本情况的相关风险对行内镜操作患者行抗血栓治疗的建议

操作风险	与血栓风险相关的情况	
	高危	低危
高风险	操作前停用华法林 3 ～ 5 天 当 INR 值低于治疗范围时考虑应用肝素	操作前停用华法林 3 ～ 5 天 操作后恢复使用华法林
低风险	抗血栓治疗上无改变 当 INR 值高于治疗范围时推迟选择性操作	

INR，国际标准化值。

改编自 Zuckerman MJ, Hirota WK, Adler DG, et al. ASGE guideline：the management of low-molecular-weight heparin and nonaspirin antiplatelet agents for endoscopic procedures. Gastrointest Endosc. 2005; 61（2）:189-194.

表 4.6

对使用低分子肝素同时需行内镜操作患者的治疗建议

操作风险	与血栓事件相关的高危和（或）低危因素
高风险	考虑停用 LMWH ≥ 8 小时 应当个体化地做出恢复使用 LMWH 的决定
低风险	抗血栓治疗上无改变

LMWH，低分子肝素。

Adapted from Zuckerman MJ, Hirota WK, Adler DG, et al. ASGE guideline: the management of low-molecular-weight heparin and nonaspirin antiplatelet agents for endoscopic procedures. Gastrointest Endosc. 2005; 61（2）:189-194.

表 4.7

使用非阿司匹林抗血小板药物（氯吡格雷或噻氯匹定）同时需行内镜操作的患者时的治疗建议 *

操作风险	治疗建议
高风险	操作前考虑停用 7 ～ 10 天
低风险	抗血栓治疗上无改变

* 联合用药可能会增加患者出血的风险。应当个体化地做出恢复使用氯吡格雷或噻氯匹定的决定。

Adapted from Zuckerman MJ, Hirota WK, Adler DG, et al. ASGE guideline：the management of low-molecular-weight heparin and nonaspirin antiplatelet agents for endoscopic procedures. Gastrointest Endosc. 2005；61（2）：189-194.

停用华法林并给阶梯治疗存在争议，并且各个组织间意见也不一致。总的来说，不能给出明确的建议，并且很大临床情况也没有被论及。考虑到缺乏充分的数据，这是可以理解的。概括来说，对于患者的治疗，必须仔细考虑各个患者潜在的风险、利益及其他替代方法，再制订有关抗凝治疗决定。

抗凝治疗可能使患者活检时易于出血，因而影响细胞学分析。FNA 时选择负压大小时，应考虑到这种可能性，这有可能改变 EUS 检查的时间。

抗凝药的使用（时间及方法） 停用华法林：当停用华法林时，如果期望 INR < 1.5，而初始 INR 为 2.0 ～ 3.0 时，应减少 3 ～ 5 次的剂量[77,79]。如果初始 INR > 3.0 时，应减少 4 ～ 6 次的剂量，尤其是对于老年患者[77,79]。如果 INR 没有检查，应根据各个患者特定的水平及出血和发生血栓栓塞的风险，决定减少的剂量。

开始阶梯治疗：如何给予阶梯治疗，应在 INR 达到正常值的最低限度时开始。因为，通常不可能每天都检测 IRN，所以，停用华法林 2 天后开始阶梯治疗。

停止阶梯治疗：应在检查前 4 ～ 8 小时停用 UFH，而 LMWH（当每天一次时）应在检查的当天早晨停用。当 LMWH 每天两次时，应在检查的前一天晚上停用。

恢复抗凝治疗：重新开始抗凝，应在出现血凝块之前[77,79]。然而，开始的时间存在很大争议。有些学者支持检查后立即给予华法林联合 UFH 或 LMWH 抗凝，而其他一些学者支持检查后 3

天开始抗凝，且仅给予华法林（不联合 UFH 或 LMWH）。恢复抗凝的方法受到检查过程中发生出血、发生血栓栓塞的风险及患者的病情影响。

抗血小板治疗对于正在服用抗血小板药物的患者来说，能够提供指南意见的资料很少。服用阿司匹林或其他非甾体抗炎药而不伴有出血障碍的患者，美国胃肠内镜检查协会（ASGE）指出内镜操作是安全的。对于服用氯吡格雷（波立维）和噻氯匹定（力抗栓）的患者来说，低风险内镜操作（不考虑血栓栓子的风险）不需要改变抗凝治疗方案（表 4.7）。需要承担高风险内镜操作的患者（不考虑血栓栓子的风险），是否需中断抗凝治疗尚不确定。如果中断抗血小板治疗，术前常需停药 7 ~ 10 天。对于药物双嘧达莫，低风险内镜操作（不考虑血栓栓子的风险）不需要改变其抗凝治疗方案（除非有潜在的出血障碍）。对于高风险内镜操作（不考虑血栓栓子的风险），是否需中断抗凝治疗尚不确定，而且没有可采用的指南意见。最后，糖蛋白 IIb/IIa 受体抑制剂通常用于急性冠脉综合征的治疗，因此不常被用于内镜检查的患者。尽管没有指南意见，药物作用期限有助于内镜操作时间的安排；阿昔单抗的药物作用时间达到 24 小时，而依替巴肽和替罗非班的药物作用时间只有大约 4 小时。

风险和并发症

EUS 和其他的内镜操作有相似的风险和并发症，包括心血管事件、清醒镇静相关并发症和药物过敏反应。该章节关注的是 EUS 相关的特异不良反应。其中一部分主要由 EUS 独有的特性引起，而其他的相关于细针穿刺抽吸（FNA）、Tru-cut 针活检（TCB）以及其他相关介入治疗。

穿孔

在超过 300 例患者的前瞻性系列研究中，EUS 相关胃肠穿孔的发生率为 0%[81] ~ 0.4%[82]。然而有限的数据显示，上消化道 EUS 较之胃镜更易于发生穿孔。

该风险部分原因应归于 EUS 本身，斜视或侧视设计，而且伴有超出内镜视野的相对较长且硬的前端。EUS 尖端在插入时可引起消化道穿孔，特别是在成角（口咽或者十二指肠球部尖端）、狭窄（食管癌）或者盲腔的部位（咽或食管憩室）。有数据指出穿孔通常在 EUS 初学者中发生率较高[82]。即使是有经验的 EUS 操作者，在使用不同尖端设计、长度和方向偏转的新设备时穿孔的发生率也会增加。

EUS 在插入食管时仍使用部分盲插的策略。一项由 Eloubeidi 等[83] 所做的前瞻性研究报告了颈段食管的穿孔率。在行上消化道 EUS 的 4894 例患者中，仅 3 例发生了颈段食管穿孔[83]。了解可能的风险因素（年龄 > 65 岁、吞咽困难史、已知的颈椎骨赘、脊柱后凸症或者颈部过度后仰）可以帮助识别高风险的患者。

15% ~ 40% 的食管癌患者由于食管癌阻塞管腔致使 EUS 不能通过[73-76,84-87]。相对于食管梗阻不可通过 EUS 的患者来说，可通过 EUS 的患者具有较高的 T 和 N 分期准确性（分别是 T 分期：81%，28%；N 分期：86%，72%），有些调查者主张对于不可通过 EUS 的患者采取扩张治疗[85,86]。其他调查者考虑到风险及进展期疾病的趋向（T3，T4 的可能性为 85% ~ 90%）不鼓励常规的扩张治疗。然而，在需要扩张的 10%-40% 的患者诊断有远处淋巴结肿大[85,86]。

尽管最初的研究报道食管扩张后即刻进行 EUS 的穿孔率高达 24%，但更多的近期研究发现该项操作是安全的[84-86]。随着时间的推移，有一些研究解释了在安全性方面明显进步的可能。20 世纪 90 年代中期引进的线阵 EUS 较之以前有了更细的直径，因此通常扩张至 14 ~ 15mm 即可，而不需要扩张至以前的 16 ~ 18mm。而且，对于潜在的并发症有了更深入的认识，或许也促使了越来越少的侵入性扩张治疗。

对于伴有食管环周狭窄的患者，应该审慎的逐级扩张至 15mm。在关于扩张安全性的两项大宗研究中[87,88]，遵循"三原则"（在扩张遭遇抵抗时，以此为基点，再逐级扩张 3 次，每次扩张直径增加 1mm）和避免使用"不可接受的力"方式扩张。75% ~ 85% 的患者扩张后即刻就可以操作 EUS 通过狭窄段。对于浸润半周的食管癌患者 EUS 时要非常谨慎，因为未受累犯的食管壁插入 EUS 时具有较高的撕裂的风险。

小探头 EUS 可以穿越狭窄的食管恶性肿瘤，从而提高了 T 和 N 分期的精确性，但是受限于超声检测的深度，检查并不全面，特别是腹腔干淋巴结[88]。一种新型的小口径（7mm）导丝引导的

EUS，没有光学纤维设备，已经被用来对狭窄的肿瘤病变进行分期（Olympus MH-908）。在 130 例患者中，使用了该设备的 30 例患者，其中进行全面内镜下分期的占到 90%（27/30），而未使用该设备的 100 例患者只占到 60%（60/100）[89]。另一种可供选择的设备是 EBUS。EBUS 的口径大约为 6.9mm，可以提供分期信息，并且有能力通过 FNA 进行腹腔淋巴结以及肝病变穿刺取材。

出血

FNA 操作是导致 EUS 出血风险的主要因素。在超过 300 例患者的两项前瞻性研究中，出血的发生率为 0% ~ 0.4%，而在另一项回顾性研究中出血的发生率为 1.3%[90]。胰腺囊性病变 FNA 所致自限性出血的发生率为 6%[91]。

FNA 穿刺部位的少量腔内出血在内镜操作中是常见的，通常不会出现后遗症。在抽吸操作过程中，还可能出现肠壁、毗邻组织或靶结构的出血。这些出血可以通过超声内镜进行诊断，影像表现为软组织的低回声隆起或肿大的淋巴结或肿块。其他可选择的诊断方法包括在先前无回声的囊性组织或管腔内出现低回声物质，或者通过腹水穿刺诊断。由于血凝块的回声增强，因此不太明显。当出血进入大的潜在间隙（如腹膜腔）时，由于超出了 EUS 的成像范围，因此可能很难评估出血的程度。

EUS 所致的腔外出血是很少见的，这些出血常伴发临床上重要的后遗症，如需要输血、血管造影术或外科干预。大部分超声内镜医生在选择 FNA 穿刺针道时会避开超声下可见血管，因此出血常来源于小血管。由于出血点通常位于肠外，因此不适合采用内镜止血法。在一些病例中，利用超声内镜末端压迫肠壁，通过压力传导对出血点进行压迫止血[91]，或注射肾上腺素进行止血。但是这些干预措施的效果还不明确。

感染

EUS-FNA 相关感染的发生率据报道为 0.3%，既包括 EUS 本身相关的（吸入性肺炎），也包括 FNA 相关的（脓肿或者胆管炎）。

感染可继发于胰腺囊性病变、纵隔及其他部位的穿刺抽吸[92]。EUS-FNA 穿刺囊肿的感染发生率据报道可达 9%，而通过 EUS-FNA 术前或术后应用抗生素则其发生率明显下降。应用抗生素对于囊肿穿刺的准确的感染率尚不清楚，但可能是比较低的。有报道患者预防应用抗生素后，在经 EUS-FNA 穿刺囊性病变后可引起医源性念珠菌感染[93]。穿刺技术也可以影响囊肿穿刺的感染风险率。穿刺囊肿时如果产生的针道很多，或者如果没有抽吸干净囊液都会增加感染的风险。

上消化道 EUS-FNA 后菌血症的发生，正如之前详细阐述过的，并不常见。对于易患细菌性心内膜炎的患者预防性应用抗生素之前也曾讨论过。

尽管 EUS 引导下注射治疗相关风险研究的文献并不多，但是在一项由 O'Toole 和 Schmulewitz[94] 所做的回顾性分析中发现，在实施腹腔神经节阻滞或毁损之后，并发症的发生率为 1.8%；并可伴有阻滞后后腹膜脓肿的发生。EUS 引导下腹腔神经节阻滞所致的并发症中，肾上腺动脉撕裂也有报道。

胰腺炎

胰腺炎可于实性或囊性胰腺病变 EUS-FNA 后产生。一项由美国 19 个 EUS 中心参与的数据汇总分析指出，胰腺实性肿物的 EUS-FNA 后胰腺炎的发病率为 0.3%[95]。在两个中心的前瞻性数据分析中指出胰腺炎的发病率较高（0.6%），而且在另一项前瞻性研究中报告的发病率也达到 0.6%[96]。胰腺囊性病变的针吸活检相关的胰腺炎发病率达到 1% ~ 2%[81]。EUS-FNA 后胰腺炎通常是轻微的，然而重症胰腺炎及致命性并发症也有报道[96]。

通过限制穿刺针道的数目、最大限度地减少穿刺损伤的"正常"胰腺实质以及避免穿刺胰管可以减少 EUS-FNA 后胰腺炎的发生。然而在小样本系列研究中，12 例伴有胰管扩张的患者在经历有计划的 EUS 胰管穿刺后并未出现并发症[97]。穿刺抽吸胰液的细胞学诊断率为 75%。

其他风险和并发症

在进行 EUS-FNA 操作时，有发生肿瘤沿针道种植的风险[98]。而对于穿刺胰头病变来说，这种担心大可不必，因为之后实施的胰十二指肠切除术的切除范围包括了穿刺针道。

胆汁性腹膜炎是由于穿刺胆管或是胆囊引起，尤其是发生在胆道梗阻的情况下[99]。如果误穿胆道，对于没有胆道梗阻的患者需采用抗生素治疗。

如果是伴有胆道梗阻的患者，常还需要胆汁引流。

EUS-FNA 术后左肾上腺出血已有报道。尽管 EUS-FNA 被认为是一种安全的技术，对于左肾上腺的穿刺取材应限于那些怀疑有肿瘤累犯的病例。

还有一项可导致不良后果的就是漏诊。尽管它不会在操作过程中立即产生对患者的损害，但远期后果还没有被充分的研究。通过对患者病史和影像学资料认真研究，以及参与正规的 EUS 培训，可以降低实际操作中漏诊的数量。

参考文献

1. Hawes RH. Indications for EUS-directed FNA [abstract]. *Endoscopy.* 1998;30:A155–A157.
2. Tio TL, den Hartog Jager FC, Tytgat GN. The role of endoscopic ultrasonography in assessing local resectability of oesophagogastric malignancies: accuracy, pitfalls, and predictability. *Scand J Gastroenterol Suppl.* 1986;123:78–86.
3. Dittler HJ, Siewert JR. Role of endoscopic ultrasonography in esophageal carcinoma. *Endoscopy.* 1993;25:156–161.
4. Grimm H, Binmoeller KF, Hamper K, et al. Endosonography for preoperative locoregional staging of esophageal and gastric cancer. *Endoscopy.* 1993;25:224–230.
5. Rosch T. Endosonographic staging of esophageal cancer: a review of literature results. *Gastrointest Endosc Clin N Am.* 1995;5:537–547.
6. Bhutani MS, Hawes RH, Hoffman BJ. A comparison of the accuracy of echo features during endoscopic ultrasound (EUS) and EUS-guided fine needle aspiration for diagnosis of malignant lymph node invasion. *Gastrointest Endosc.* 1996;45:474–479.
7. Catalano MF, Sivak Jr MV, Rice T, et al. Endosonographic features predictive of lymph node metastasis. *Gastrointest Endosc.* 1994;40:442–446.
8. Grimm H, Hamper K, Binmoeller KF, et al. Enlarged lymph nodes: malignant or not? *Endoscopy.* 1992;24:320–323.
9. Gleeson FC, Rajan E, Levy MJ, et al. EUS-guided FNA of regional lymph nodes inpatients with unresectable hilar cholangiocarcinoma. *Gastrointest Endosc.* 2008;67(3):438–443.
10. Reddy RP, Levy MJ, Wiersema MJ. Endoscopic ultrasound for luminal malignancies. *Gastrointest Endosc Clin N Am.* 2005;15(3):399–429.
11. DeWitt J, LeBlanc J, McHenry L, et al. Endoscopic ultrasound-guided fine needle aspiration cytology of solid liver lesions: a large single-center experience. *Am J Gastroenterol.* 2003;98:1976–1981.
12. TenBerge J, Hoffman BJ, Hawes RH, et al. EUS-guided fine needle aspiration of the liver: indications, yield, and safety based on an international survey of 167 cases. *Gastrointest Endosc.* 2002;55:859–862.
13. Hollerbach S, Willert J, Topalidis T, et al. Endoscopic ultrasound-guided fine-needle aspiration biopsy of liver lesions: histological and cytological assessment. *Endoscopy.* 2003;35:743–749.
14. Jhala NC, Jhala D, Eloubeidi MA, et al. Endoscopic ultrasound-guided fine-needle aspiration biopsy of the adrenal glands: analysis of 24 patients. *Cancer.* 2004;102:308–314.
15. Rice TW. Clinical staging of esophageal carcinoma. CT, EUS, and PET. *Chest Surg Clin N Am.* 2000;10(3):471–485.
16. Lowe VJ, Booya F, Fletcher JG, et al. Comparison of positron emission tomography, computed tomography, and endoscopic ultrasound in the initial staging of patients with esophageal cancer. *Mol Imaging Biol.* 2005;7(6):422–430.
17. McDonough PB, Jones DR, Shen KR, et al. Does FDG-PET add information to EUS and CT in the initial management of esophageal cancer? A prospective single center study. *Am J Gastroenterol.* 2008;103(3):570–574.
18. Levy MJ, Gleeson FC, Zhang L. Endoscopic ultrasound fine-needle aspiration detection of extravascular migratory metastasis from a remotely located pancreatic cancer. *Clin Gastroenterol Hepatol.* 2009;7(2):246–248.
19. Singh P, Mukhopadhyay P, Bhatt B, et al. Endoscopic ultrasound versus CT scan for detection of the metastases to the liver: results of a prospective comparative study. *J Clin Gastroenterol.* 2009;43(4):367–373.
20. Levy MJ, Topazian M, Keeney G, et al. Preoperative diagnosis of extrapancreatic neural invasion in pancreatic cancer. *Clin Gastroenterol Hepatol.* 2006;4(12):1479–1482.
21. Micames CG, McCrory DC, Pavey DA, et al. Endoscopic ultrasound-guided fine-needle aspiration for non-small cell lung cancer staging: a systematic review and metaanalysis. *Chest.* 2007;131(2):539–548.
22. Wallace MB, Woodward TA, Raimondo M. Endoscopic ultrasound and staging of non-small cell lung cancer. *Gastrointest Endosc Clin N Am.* 2005;15(1):157–167.
23. Hasan MK, Gill KR, Wallace MB, et al. Lung cancer staging by combined endobronchial ultrasound (EBUS) and endoscopic ultrasound (EUS): the gastroenterologist's perspective. *Dig Liver Dis.* 2010;42(3):156–162.
24. Eloubeidi MA, Seewald S, Tamhane A, et al. EUS-guided FNA of the left adrenal gland in patients with thoracic or GI malignancies. *Gastrointest Endosc.* 2004;59(6):627–633.
25. Yusuf TE, Harewood GC, Clain JE, et al. International survey of knowledge of indications for EUS. *Gastrointest Endosc.* 2006;63(1):107–111.
26. Kipp BR, Pereira TC, Souza PC, et al. Comparison of EUS-guided FNA and Trucut biopsy for diagnosing and staging abdominal and mediastinal neoplasms. *Diagn Cytopathol.* 2009;37(8):549–556.
27. Levy MJ, Reddy RP, Wiersema MJ, et al. EUS-guided Trucut biopsy in establishing autoimmune pancreatitis as the cause of obstructive jaundice. *Gastrointest Endosc.* 2005;61:467–473.
28. Levy MJ, Wiersema MJ. EUS-guided Trucut biopsy. *Gastrointest Endosc.* 2005;62(3):417–426.
29. Gress F, Schmitt C, Sherman S, et al. Endoscopic ultrasound-guided celiac plexus block for managing abdominal pain associated with chronic pancreatitis: a prospective single center experience. *Am J Gastroenterol.* 2001;96:409–416.
30. Schmulewitz N, Hawes R. EUS-guided celiac plexus neurolysis: technique and indication. *Endoscopy.* 2003;35(suppl):S49–S53.
31. Seifert H, Dietrich C, Schmitt T, et al. Endoscopic ultrasound-guided one-step transmural drainage of cystic abdominal lesions with a large-channel echo endoscope. *Endoscopy.* 2000;32:255–259.
32. Chang KJ, Nguyen PT, Thompson JA, et al. Phase I clinical trial of allogeneic mixed lymphocyte culture (cytoimplant) delivered by endoscopic ultrasound-guided fine-needle injection in patients with advanced pancreatic carcinoma. *Cancer.* 2000;88:1325–1335.
33. Ashida R, Chang KJ. Interventional EUS for the treatment of pancreatic cancer. *J Hepatobiliary Pancreat Surg.* 2009;16(5):592–597.
34. Shami VM, Kahaleh M. Endoscopic ultrasound–guided cholangiopancreatography and rendezvous techniques. *Dig Liver Dis.* 2009; Nov 6 [Epub ahead of print].
35. Levy MJ, Wong Kee Song LM, Farnell MB, et al. Endoscopic ultrasound (EUS)-guided angiotherapy of refractory gastrointestinal bleeding. *Am J Gastroenterol.* 2008;103(2):352–359.
36. Levy MJ, Chak A. EUS 2008 Working Group. EUS 2008 Working Group document: evaluation of EUS-guided vascular therapy. *Gastrointest Endosc.* 2009;69(2 suppl):S37–S42.
37. Pishvaian AC, Collins B, Gagnon G, et al. EUS-guided fiducial placement for CyberKnife radiotherapy of mediastinal and abdominal malignancies. *Gastrointest Endosc.* 2006;64(3):412–417.
38. Informed consent for gastrointestinal endoscopy. *Gastrointest Endosc.* 1988;34(3 suppl):26S–27S.
39. Plumeri PA. Informed consent for gastrointestinal endoscopy in the '90s and beyond. *Gastrointest Endosc.* 1994;40:379.
40. Faigel DO, Eisen GM, Baron TH, et al. Preparation of patients for GI endoscopy. *Gastrointest Endosc.* 2003;57:446–450.
41. ASGE guidelines for clinical application. Position statement on laboratory testing before ambulatory elective endoscopic procedures: American Society for Gastrointestinal Endoscopy. *Gastrointest Endosc.* 1999;50:906–909.
42. Rucker L, Frye EB, Staten MA. Usefulness of screening chest roentgenograms in preoperative patients. *JAMA.* 1983;250:3209–3211.
43. Smallwood JA. Use of blood in elective general surgery: an area of wasted resources. *BMJ Clin Res Ed.* 1983;286:868–870.
44. Kaplan EB, Sheiner LB, Boeckmann AJ, et al. The usefulness of preoperative laboratory screening. *JAMA.* 1985;253:3576–3581.
45. Blery C, Charpak Y, Szatan M, et al. Evaluation of a protocol for selective ordering of preoperative tests. *Lancet.* 1986;1:139–141.
46. Rohrer MJ, Michelotti MC, Nahrwold DL. A prospective evaluation of the efficacy of preoperative coagulation testing. *Ann Surg.* 1988;208:554–557.
47. Kaplan EB, Sheiner LB, Boeckmann AJ, et al. The usefulness of preoperative laboratory screening. *JAMA.* 1985;253:3576–3581.
48. Eika C, Havig O, Godal HC. The value of preoperative haemostatic screening. *Scand J Haematol.* 1978;21:349–354.
49. Campbell IT, Gosling P. Preoperative biochemical screening. *BMJ.* 1988;297:803–804.
50. Suchman AL, Mushlin AI. How well does the activated partial thromboplastin time predict postoperative hemorrhage? *JAMA.* 1986;256:750–753.
51. Eisenberg JM, Goldfarb S. Clinical usefulness of measuring prothrombin time as a routine admission test. *Clin Chem.* 1976;22:1644–1647.
52. Robbins JA, Rose SD. Partial thromboplastin time as a screening test. *Ann Intern Med.* 1979;90:796–797.
53. ASGE Standards of Practice Committee, Levy MJ, Anderson MA, et al. Position statement on routine laboratory testing before endoscopic procedures. *Gastrointest Endosc.* 2008;68(5):827–832.
54. Jamidar PA, Beck GJ, Hoffman BJ, et al. Endoscopic retrograde cholangiopancreatography in pregnancy. *Am J Gastroenterol.* 1995;90:1263–1267.
55. Botoman VA, Surawicz CM. Bacteremia with gastrointestinal endoscopic procedures. *Gastrointest Endosc.* 1986;32:342–346.
56. Low DE, Shoenut JP, Kennedy JK, et al. Prospective assessment of risk of bacteremia with colonoscopy and polypectomy. *Dig Dis Sci.* 1987;32:1239–1243.
57. Lee TH, Hsueh PR, Yeh WC, et al. Low frequency of bacteremia after endoscopic mucosal resection. *Gastrointest Endosc.* 2000;52:223–225.
58. Antibiotic prophylaxis for gastrointestinal endoscopy: American Society for Gastrointestinal Endoscopy. *Gastrointest Endosc.* 1995;42:630–635.
59. Zuccaro Jr G, Richter JE, Rice TW, et al. Viridans streptococcal bacteremia after esophageal stricture dilation. *Gastrointest Endosc.* 1998;48:568–573.
60. Motte S, Deviere J, Dumonceau JM, et al. Risk factors for septicemia following endoscopic biliary stenting. *Gastroenterology.* 1991;101:1374–1381.
61. Kolars JC, Allen MO, Ansel H, et al. Pancreatic pseudocysts: clinical and

endoscopic experience. *Am J Gastroenterol.* 1989;84:259–264.

62. Sharma VK, Howden CW. Meta-analysis of randomized, controlled trials of antibiotic prophylaxis before percutaneous endoscopic gastrostomy. *Am J Gastroenterol.* 2000;95:3133–3136.

63. Dajani AS, Taubert KA, Wilson W, et al. Prevention of bacterial endocarditis: recommendations by the American Heart Association. *Clin Infect Dis.* 1997;25:1448–1458.

64. Simmons NA. Recommendations for endocarditis prophylaxis: the Endocarditis Working Party for Antimicrobial Chemotherapy. *J Antimicrob Chemother.* 1993;31:437–438.

65. Leport C, Horstkotte D, Burckhardt D. Antibiotic prophylaxis for infective endocarditis from an international group of experts towards a European consensus: Group of Experts of the International Society for Chemotherapy. *Eur Heart J.* 1995;16:126–131.

66. el-Baba M, Tolia V, Lin CH, et al. Absence of bacteremia after gastrointestinal procedures in children. *Gastrointest Endosc.* 1996;44:378–381.

67. ASGE Standards of Practice Committee, Banerjee S, Shen B, et al. Antibiotic prophylaxis for GI endoscopy. *Gastrointest Endosc.* 2008;67(6):791–798.

68. Durack DT. Infective endocarditis. In: Alexander RW, Schlant RC, Fuster V, eds. *Hurst's the heart, arteries and veins.* New York: McGraw-Hill; 1998:2205–2239.

69. Barawi M, Gottlieb K, Cunha B, et al. A prospective evaluation of the incidence of bacteremia associated with EUS-guided fine-needle aspiration. *Gastrointest Endosc.* 2001;53:189–192.

70. Aronson MD, Bor DH. Blood cultures. *Ann Intern Med.* 1987;106:246–253.

71. Levy MJ, Norton ID, Wiersema MJ, et al. Prospective risk assessment of bacteremia and other infectious complications in patients undergoing EUS-guided FNA. *Gastrointest Endosc.* 2003;57:672–678.

72. Janssen J, Konig K, Knop-Hammad V, et al. Frequency of bacteremia after linear EUS of the upper GI tract with and without FNA. *Gastrointest Endosc.* 2004;59:339–344.

73. Levy MJ, Norton ID, Clain JE, et al. Prospective study of bacteremia and complications with EUS FNA of rectal and perirectal lesions. *Clin Gastroenterol Hepatol.* 2007;5(6):684–689.

74. Lee LS, Saltzman JR, Bounds BC, et al. EUS-guided fine needle aspiration of pancreatic cysts: a retrospective analysis of complications and their predictors. *Clin Gastroenterol Hepatol.* 2005;3(3):231–236.

75. Hirota WK, Petersen K, Baron TH, et al. Guidelines for antibiotic prophylaxis for GI endoscopy. *Gastrointest Endosc.* 2003;58:475–482.

76. Kearon C, Hirsh J. Management of anticoagulation before and after elective surgery. *N Engl J Med.* 1997;336:1506–1511.

77. Eisen GM, Baron TH, Dominitz JA, et al. Guideline on the management of anticoagulation and antiplatelet therapy for endoscopic procedures. *Gastrointest Endosc.* 2002;55:775–779.

78. Douketis JD, Johnson JA, Turpie AG. Low-molecular-weight heparin as bridging anticoagulation during interruption of warfarin: assessment of a standardized periprocedural anticoagulation regimen. *Arch Intern Med.* 2004;164:1319–1326.

79. Kearon C. Management of anticoagulation in patients who require invasive procedures. *Semin Vasc Med.* 2003;3:285–294.

80. Zuckerman MJ, Hirota WK, Adler DG, et al. ASGE guideline: the management of low-molecular-weight heparin and nonaspirin antiplatelet agents for endoscopic procedures. *Gastrointest Endosc.* 2005;61(2):189–194.

81. O'Toole D, Palazzo L, Arotcarena R, et al. Assessment of complications of EUS-guided fine-needle aspiration. *Gastrointest Endosc.* 2001;53:470–474.

82. Wiersema MJ, Vilmann P, Giovannini M, et al. Endosonography-guided fine-needle aspiration biopsy: diagnostic accuracy and complication assessment. *Gastroenterology.* 1997;112:1087–1095.

83. Eloubeidi MA, Tamhane A, Lopes TL, et al. Cervical esophageal perforations at the time of endoscopic ultrasound: a prospective evaluation of frequency, outcomes, and patient management. *Am J Gastroenterol.* 2009;104(1):53–56.

84. Kallimanis G, Gupta P, al-Kawas F, et al. Endoscopic ultrasound for staging esophageal cancer, with or without dilation, is clinically important and safe. *Gastrointest Endosc.* 1995;41:540–546.

85. Van Dam J, Rice T, Catalano M, et al. High-grade malignant stricture is predictive of esophageal tumor stage: risk of endosonographic evaluation. *Cancer.* 1993;71:2910–2917.

86. Wallace MB, Hawes RH, Sahai AV, et al. Dilation of malignant esophageal stenosis to allow EUS guided fine-needle aspiration: safety and effect on patient management. *Gastrointest Endosc.* 2000;51:309–313.

87. Pfau PR, Ginsberg GG, Lew RJ, et al. Esophageal dilation for endosonographic evaluation of malignant esophageal strictures is safe and effective. *Am J Gastroenterol.* 2000;95:2813–2815.

88. Menzel J, Hoepffner N, Nottberg H, et al. Preoperative staging of esophageal carcinoma: miniprobe sonography versus conventional endoscopic ultrasound in a prospective histopathologically verified study. *Endoscopy.* 1999;31:291–297.

89. Mallery S, Van Dam J. Increased rate of complete EUS staging of patients with esophageal cancer using the nonoptical, wire-guided echoendoscope. *Gastrointest Endosc.* 1999;50:53–57.

90. Affi A, Vazquez-Sequeiros E, Norton ID, et al. Acute extraluminal hemorrhage associated with EUS-guided fine needle aspiration: frequency and clinical significance. *Gastrointest Endosc.* 2001;53:221–225.

91. Varadarajulu S, Eloubeidi MA. Frequency and significance of acute intracystic hemorrhage during EUS-FNA of cystic lesions of the pancreas. *Gastrointest Endosc.* 2004;60:631–635.

92. Annema JT, Veselic M, Versteegh MIM, et al. Mediastinitis caused by EUS-FNA of a bronchogenic cyst. *Endoscopy.* 2003;35:791–793.

93. Ryan AG, Zamvar V, Roberts SA. Iatrogenic candidal infection of a mediastinal foregut cyst following endoscopic ultrasound-guided fine-needle aspiration. *Endoscopy.* 2002;34:838–839.

94. O'Toole TM, Schmulewitz N. Complication rates of EUS-guided celiac plexus blockade and neurolysis: results of a large case series. *Endoscopy.* 2009;41(7):593–597.

95. Eloubeidi MA, Gress FG, Savides TJ, et al. Acute pancreatitis after EUS-guided FNA of solid pancreatic masses: a pooled analysis from EUS centers in the United States. *Gastrointest Endosc.* 2004;60:385–389.

96. Eloubeidi MA, Chen VK, Eltoum IA, et al. Endoscopic ultrasound-guided fine needle aspiration biopsy of patients with suspected pancreatic cancer: diagnostic accuracy and acute and 30-day complications. *Am J Gastroenterol.* 2003;98:2663–2668.

97. Lai R, Stanley MW, Bardales R, et al. Endoscopic ultrasound-guided pancreatic duct aspiration: diagnostic yield and safety. *Endoscopy.* 2002;34:715–720.

98. Shah JN, Fraker D, Guerry D, et al. Melanoma seeding of an EUS-guided fine needle track. *Gastrointest Endosc.* 2004;59:923–924.

99. Chen HY, Lee CH, Hsieh CH. Bile peritonitis after EUS-guided fine-needle aspiration. *Gastrointest Endosc.* 2002;56:594–596.

第二篇

纵 隔

第 5 章　食管及纵隔部位 EUS 的操作技术

Robert H.Hawes・Shyam Varadarajulu・Paul Fockens

（王春妍　陆　伟 译）

食管

获得高质量的食管壁图像是超声内镜操作医师将会遇到较为困难的挑战之一。操作者需要足够多的超声信号耦合到食管壁上以应对食管壁的收缩导致对早期食管癌患者浸润深度的不精确评估，或者遗漏食管静脉曲张病变，这种情况目前能应用很多技术以解决这些问题。

就食管相对晚期的肿块而言，轻微地充盈或者无需充盈球囊就足以使超声信号耦合到食管壁上，不会导致食管收缩，而食管收缩可影响肿瘤阶段分级的准确性。在这种情况下，由于余振伪差和电子阵列技术的超近场图形分辨率的缺失，相对于机械环扫装置而言，电子环扫仪器有其优势性。食管周边结构（如淋巴结）不会被球囊充盈程度所影响。

可以应用几种不同的技术避免食管壁收缩。最简单的方法是通过按压关气 / 水按钮注水。这种操作法是通过内镜镜头出水。显然这是一种很好地将内腔注满水同时又减少吸入风险的措施。这种技术能被应用在标准内径的超声内镜上或者应用在高频率导管探头联合一个单钳道或双钳道直视内镜上。因为灌注水的流动性和易变性，这种图像的生成经常是转瞬即逝的。因此，操作台的图像功能变得重要，它允许冻结图像，然后从存储图像中滚动筛选出最好的图像。只有当食管处于松弛状态时，才可以获得高分辨率食管图像。食管的松弛是定期的。通常被用来松弛胃、十二指肠和结肠的药物对于食管的收缩几乎没有作用。

第二种方法用于环扫超声内镜，即通过内镜活检孔道注入水。如果应用这种技术，推荐将水缓慢地虹吸入食管，而不是通过注射器将水快速泵入食管。如果短时间内被灌注大量液体，特别当同时应用局部的咽喉麻醉时，患者误吸的风险很大。

电子环扫超声内镜出现前，可选择的装置是高频超声探头，其可获得食管壁高质量的图像。然而，新的电子环扫超声内镜无需显著的球囊膨胀就可以有高的近场分辨率，可提供清晰的图像。尽管如此，如果医师希望定位早期（T1m，sm）食管肿瘤（判断浸润是否穿过黏膜肌层），仍可选用高频超声探头（20 ～ 30 MHz）。

当超声探头被用于食管扫查时，有以下几种方法可以应用。一种方法是应用单纯的超声探头，通过气 / 水通道灌注水。第二种方法是应用一种附有球囊的超声探头。这种技术仍有通过球囊扩张压迫食管壁层的风险。然而，因为这种导管长度是非常短的，仅有少量的球囊膨胀，因此减少了这种风险。

另一种技术是在双通道内镜末端添加透明的、低顺应性的安全套（图 5.1）。这个透明套被放在内镜末端大约 2 ～ 3cm 处，超过内镜末端。当内镜通过食管时，这种透明套多余的部分被折叠以通过镜头。在插镜过程中，避免注入空气（内镜医师的一个习惯动作）是非常重要的。因为注入空气会使这个透明套膨胀，以致损伤患者的呼吸道。在进入食管之后，内镜进入胃腔，将空气从透明套的顶端排出（灌注水 - 吸引、再灌注、再吸引、反复重复直到所有的空气排出）。当透明套里注满水后，内镜退回到病变的水平。因为透明套的低顺应性，它倾向于延伸而不是压迫食管壁层，然后超声探头被推进透明套的管腔，进行扫查取图（视频 5.1）。应用这种技术，超声波会非常好地耦

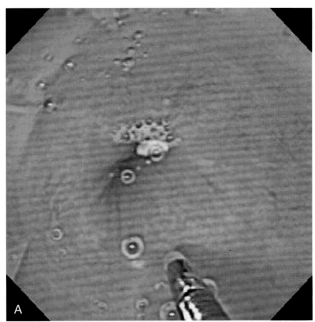

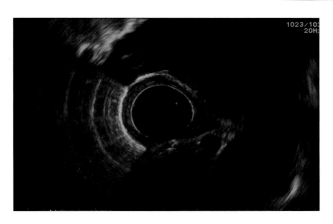

图 5.2　**食管壁的肌层**。食管壁肌层显示模糊、局部增厚，为切向图像。

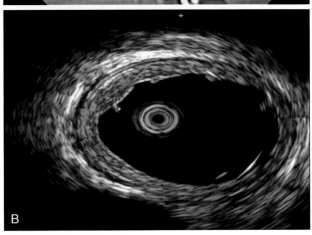

图 5.1　**食管腔内镜图像**。透过一个充满水的透明套观察（A）。食管壁层如图所示，应用被透明套包裹的高频率导管探头进行观察（B）。

合到食管壁上，同时能在内镜下观察到病变，因此保证导管探头的正确放置。因为水被完全包含在透明套内，就不会存在误吸的风险。

　　无论应用哪种技术，超声波很好地耦合至食管壁，不压迫食管，则吸入的风险将会降至最低。这些技术被应用于早期食管癌患者、无论是否存在结节的 Barrett 食管患者和小的黏膜下病变患者。

　　食管超声内镜的其他主要问题是切向图像。食管经常被认为是直的管道，但是在大多数情况下，它存在一些弯曲。超声内镜的成像部分以及超声探头，是直和坚硬的。应用一个直的仪器观察一个弯曲的管道会产生相切的图像。超声内镜

操作技师必须被培训来认识这种相切的图像，必须要意识到这种操作方法，并加以改正。未意识到这种切向图像的后果是对恶性病变过度分期或者错过黏膜下病变的起源层次。切向图像的特征是食管壁的局部变厚，模糊（图 5.2）。如果认识到切向图像，纠正的方法通常是应用 4 个角度控制钮调节（不要转动镜轴），在可以看到切向图像的方向上移动传感器。当固有肌层的深层边缘变得光滑、锐利，切向图像已经被纠正了。

纵隔

环扫超声内镜

　　应用环扫超声内镜对纵隔进行检查是相对直接的，学习时间短（与胰的超声内镜检查相比），因为超声内镜图像与胸部 CT 扫描有相关性。对于所有的超声内镜检查，推荐应用一种系统的方法，即标准定位显示图像。这种方法可以保持纵隔成像的真实性。开始进行纵隔检查时，超声内镜的头端被放置在食管远端，接近胃食管连接处。主动脉是圆的，在整个检查中，都可以看到无回声结构，直到退出到主动脉弓的近端。超声内镜图像出现在屏幕上，其定位相当于一个 CT 层面。当超声内镜被置于胃食管连接处时，主动脉应该被旋转到 5 点位置，在 7 点位置上将出现脊柱（图 5.3），心脏和支气管树出现在 12 点位置。

　　传感器放置在远端食管上，主动脉出现在 5 点位置，检查开始（视频 5.2）。球囊充分膨胀以排出管腔内气体，传感器应该被放置在球囊的中央（应用右 / 左和上 / 下角度控制钮，不要通过转

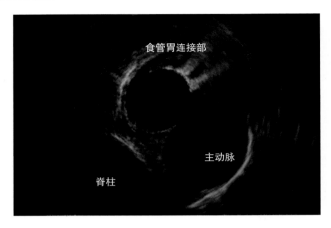

图 5.3　当环扫超声内镜被置于胃食管连接处时的超声内镜图像。主动脉位于 5 点位置，脊柱位于 7 点位置。

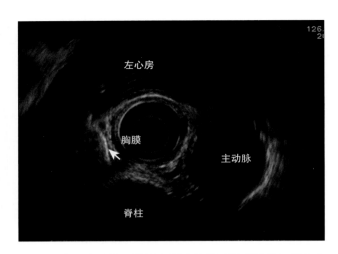

图 5.4　左心房图像。从胃食管连接处逐渐后退环扫超声内镜，左心房出现在超声内镜屏幕的上半部分，为一种搏动的结构。

动镜轴）。放置在开始位置，慢慢回撤超声内镜。

远端食管周围的解剖并不复杂。随着检查的开始，主动脉、脊柱、左右肺叶分支部分是仅有的可被识别的解剖部位。肺叶仅是一条非常明亮的白线。环绕远端食管的纵隔区域对应于美国胸科协会（ATS）分区的 8 区[1]。

随着超声内镜的缓慢后退，通常在距切牙大约 35cm 处，在大约 12 点位置，无回声结构开始出现（它可以出现在 10 ~ 12 点的任何区域内），这个结构是左心房（图 5.4）。

随着超声内镜继续后退，左心房逐渐消失。隆突下空间被定位于 10 ~ 12 点，从左心房消失处延伸至左右主支气管汇合至气管形成处（图 5.5）。

隆突下空间大约是 3 ~ 4cm 长，相当于美国胸科协会定义的 7 区。对隆突下空间的检查是当观察 10 ~ 12 点区域的淋巴结时，通过逐步后退超声内镜进行的。淋巴结是典型边界清楚的相对低回声区域，也许是三角形、细长形或者是圆形，位置上邻近食管（图 5.5C）。内部回声结构从几乎无回声到有一个非常明亮的中心回声逐步变化。超声内镜后退时，左心房消失之后，最终右或左主支气管出现。明显的，左主支气管出现在屏幕上主动脉的同侧。在屏幕上，超声内镜上的空气注满结构显示成非常明亮的"肋骨"（图 5.5B）。

当超声内镜从远端后退时，可以看见超过 2 ~ 3cm 跨度上 3 个独特的结构：气管、细长的奇静脉、主动脉弓（图 5.6）。第一，左右主支气管汇合后形成气管，此表现为在 12 点位置上一种典型的空气注满结构（"回声肋骨"）。第二个解剖标志是奇静脉，目前被看做是一个接近脊柱的圆的、无回声的结构，或偶尔在脊柱和主动脉之间，向前延伸与上腔静脉相连接。第三解剖标志是上腔静脉的延伸，代表主动脉弓。

在 3 点区域，主动脉弓远端是肺主动脉窗（4L/5 区）（图 5.7）。在主动脉弓之后，超声内镜继续后退代表着从主动脉弓延伸出的大血管。然而，除了气管和脊柱，这个区域缺少显著的解剖学标志。尽管如此，这个区域对于寻找食管周围和气管旁淋巴结（2 区）的图像是十分重要的。任何被证实的转移淋巴结都在主动脉弓之上，与上部胃肠道肿瘤相关，基本上代表着这是不可手术切除的疾病。

线阵超声内镜检查

与环扫仪器的检查相比，应用线阵超声内镜进行纵隔检查是更加费时和枯燥的。因为视野的狭窄，采用系统方法进行检查是关键的。当检查到远端食管的周围区域（8 区），起点是主动脉，以线阵出现，无回声结构基本上充满了视野。从这里开始，将超声内镜顺时针旋转 180° 是必要的，回到中立位置（主动脉），然后逆时针方向旋转 180°。开始即应该这样操作，在后退 1 ~ 2cm 后重复这样的操作。有效的旋转线阵超声内镜是一项基本技能。一个简单的方法来观察旋转技术是否正确，即在镜轴上观察距离数。在旋转过程中，如果环绕镜轴从 1 到 1 旋转，那么这种操作手法

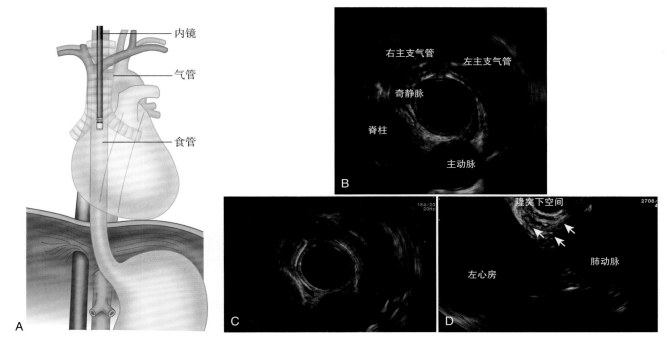

图 5.5　隆突下区域。隆突下区域范围定位（A）。在这个位置，右主支气管（RMSM）和左主支气管（LMSB）汇合形成了气管（B）。在这个位置可见看见特征性的淋巴结（C）。在线阵图像上，隆突下区域（箭头所示），左侧是左心房，右侧是肺动脉。

是正确的（视频 5.3）。

在纵隔中 2 个最重要区域是寻找隆突下空间（7 区）及肺主动脉窗（4L/5）区淋巴结。可以应用线阵超声内镜采用系统方法来对这两个区域进行定位和取图。有 2 个方法可以定位隆突下空间，第一个是从远端食管开始检查（35 ～ 40cm），超声内镜应该顺时针或者逆时针旋转直到找到主动

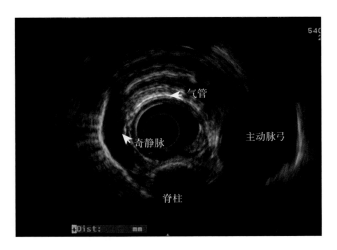

图 5.6　气管、奇静脉和主动脉弓（AO）。环扫超声内镜从隆突下向上退回 2 ～ 3cm，气管、奇静脉和主动脉弓都可看见。

脉。一旦主动脉被定位，内镜应该被扭转 180°（依据舒适的原则进行顺时针或者逆时针旋转），然后缓慢后退内镜，主动脉被定位后，操作者再定位先前的图像。

当后退内镜时，通常在距离门牙 35cm 处，可以看到大的无回声区域，这代表着左心房，超声内镜应该顺时针或者逆时针进行细微的调整，直到左心房位于中央。超声内镜继续后退，直到左心房位于超声图像的左侧。当左心房位于超声图像的左侧时，微微地向上偏移将会在屏幕的右侧出现圆形、无回声结构，此代表着肺动脉。在左心房与肺动脉之间的区域代表着隆突下空间（图 5.5D）。仔细的顺时针或者逆时针旋转超声内镜以完成对隆突下空间的整个观察。

寻找隆突下空间的第二种方法以是在食管中央定位主动脉。当主动脉占据了屏幕，超声内镜缓慢后退直到主动脉消失，这是主动脉弓。在这个点上，需要顺时针扭转 180°，当操作者看到典型的"回声肋骨"，即代表着气管。一旦气管被定位，可以前进 1 ～ 2cm，气管消失后，这代表着左右主支气管的分叉。操作者即可观察隆突下空间。如应用第一种操作手法，在屏幕左侧可以看

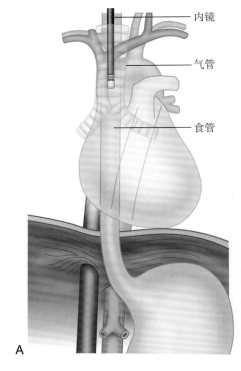

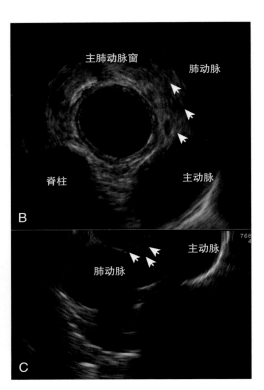

图 5.7　**肺主动脉窗**。超声内镜看见肺主动脉窗的位置（A）。在环扫图像上，在 3 点位置上，肺动脉是在主动脉弓上方（B）。在线阵图像上，在屏幕左侧的无回声结构是肺动脉（PA），右侧无回声区域是主动脉（AO）（C）。

到左心房，肺动脉在右侧。

　　纵隔上其他重要的解剖位置是主肺动脉窗（4L/5 区）。基本上是在主动脉弓下方区域，通过在食管中央的主动脉的定位可以很容易找到该区域，然后后退内镜直到主动脉消失。从这个区域，前进 1 ~ 2cm，在主动脉弓下方水平，顺时针扭转 60°，应用上 / 下角度控制钮细微"向上"调整。应用线阵超声内镜，肺主动脉窗出现在主动脉（屏幕右侧的圆的无回声区域）与肺动脉（屏幕左侧圆的无回声区域）之间的区域（图 5.7C）。

　　在主动脉弓区域上方，从距离气管每 2cm 处顺时针或者逆时针旋转超声内镜进行观察左右气管旁区域。对于远端食管癌患者而言这是一个关键区域，因为这个区域的恶性淋巴结代表着转移疾病。

如何检查肾上腺

　　左侧肾上腺是定位肺癌的重要标志。95% 以上病例通过应用上面描述的两种超声内镜操作技术可以检测到上肾上腺。与环扫内镜相比，线阵超声内镜更容易定位肾上腺。然而，两者定位肾上腺的技术是一样的。最直接的方法是在胃食管连接处定位主动脉，然后向前推进内镜到腹腔动脉的分离点。顺着腹腔动脉向前，然后微微顺时针旋转超声内镜。左侧肾上腺被看做是中央"身体"与 2 个"翅膀"的结构（视频 5.4），这经常被描述成飞翔的海鸥，线阵回声波常常就在翅膀中间出现（图 5.8）。

　　第二种技术，超声内镜被推进到胃近端，腹主动脉位于胃食管连接处下方。通过向前推进传感器并顺时针旋转即可看见脾静脉。脾门即位于脾静脉后侧，从脾门继续推进可看到左肾，左肾是中央回声丰富区域的交叉区域，代表着肾盂及肾盏系统，周围均匀低回声区代表着皮质，左侧肾上腺位于脾静脉下方，在左肾与腹主动脉之间。

　　右侧肾上腺通常不能被超声内镜很好的观察，因为它位于胃的远端，在十二指肠之上。在 20% 病例里，超声内镜深入到十二指肠肠腔，越过十二指肠壶腹可以看到右侧肾上腺，与左侧肾上腺形态相似。当用超声内镜观察时，右侧肾上腺通常位置较深或者与下腔静脉相邻，因此使超声内镜引导下的细针穿刺变得困难，但并非不可能。

小结

　　应用超声内镜对纵隔进行评估是相对直接的。环扫扫描仪器获得的图像与 CT 扫描获得的图像具有相关性。线阵图像是更难以解释的，应用线阵超声内镜进行纵隔的成功检查需要一种系统的方法。

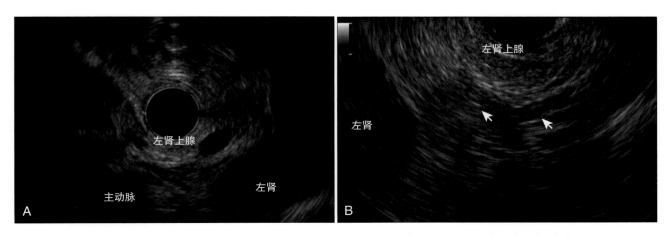

图 5.8 **左侧肾上腺。**左侧肾上腺（箭头所示）特征性海鸥图像：环扫超声内镜（A）和线阵超声内镜（B）。

参考文献

1. Mountain CF, Dresler CM. Regional lymph node classification for lung cancer staging. *Chest.* 1997;111:1718–1723.

第 6 章　EUS 及 EBUS 在非小细胞肺癌的运用

Jouke T. Annema・Klaus F. Rabe

（周德俊 译）

内容要点

- *EUE-FNA 是一种分析主动脉 - 肺动脉窗及后纵隔淋巴结的准确方法。*
- *EUS-FNA 能够诊断邻近食管的肺内肿瘤，并评估纵隔肿瘤浸润（T4）。*
- *对于非小细胞肺癌患者，EUS-FNA 通过对淋巴结转移或肿瘤浸润的评估，在很大程度上可取代手术分期。*
- *联合 EUS-FAN 对非小细胞肺癌进行分期，可以减少纵隔镜检查及不必要的开胸手术次数，同时节约成本。*

概述

经食管超声内镜引导下细针穿刺（EUS-FAN）及经气管超声内镜引导性细针穿刺（EBUS-TBNA）是肺癌诊断与分期的新技术。每年全世界大于 100 万的患者被诊断为肺癌，并且有 1/3 伴有纵隔转移。准确的诊断与分期对患者的预后与治疗都非常重要。非小细胞肺癌（NSCLC）患者，伴有纵隔淋巴结转移或纵隔肿瘤浸润（III 期）时，最好选择放化疗，而没有局部进展的患者首选手术切除肿瘤[1]。目前 NSCLC 患者纵隔组织分期，基本上依靠外科方法，主要是纵隔镜检查。当前的指南认为，EUS-FAN 联合 EBUS-TBNA 是一种微创的方法，能够代替手术对淋巴结转移进行分期[2,3]。

本章，主要评估 EUS-FNA 及 EBUS-TBNA 对肺癌的诊断及分期。两者的适应证及超声内镜下完整的纵隔分期如表 6.1 所示。同时讨论 EUS 及 EBUS 对患者治疗的重要，尤其要讨论这些影像学检查在避免手术分期的作用及超声内镜在 NSCLC 分期中的地位。

EUS–FNA 对肺癌的诊断及分期

检查过程

EUS 评估纵隔应按照标准的方式进行（见 第 5 章），要检查从食管能够探查到的所见纵隔淋巴结位点（见：EUS-FAN 检查项目）。应当按照解剖标志（血管）描述淋巴结，并根据 TNM 分期方法给出淋巴结的个数[4,5]。初步定位后，大的（短径 > 10mm）或超声图像下可疑的淋巴结应给予活检取应标本，首先穿刺对侧淋巴结（N3），再穿刺同侧淋巴结（N2）。

肺内肿瘤活检

EUS 可以扫查到位于食管周围的肺内肿瘤[6,7]。一旦 EUS 扫查到原发病灶，就可以对肺内肿瘤进行实时超声内镜引导下活检（图 6.1）。邻近主动脉的左上叶肺肿瘤通常可以被 EUS 扫查到（图 6.2）。在一项包含 18 例邻近食管的肺内肿瘤患者的回顾性研究中，所有患者都被 EUS 探测到，并获得了组织学诊断[7]。在一项包含 32 例邻近食管可疑肺癌患者的前瞻性研究中，所以病变均被 EUS 扫查到，97% 的患者确诊为肺癌[6]。

EUS-FNA 检查项目 *
腹腔干
左肾上腺
肝左叶（可选择）
隆突层面以下食管周围区域（8L/R 区）
隆突下（7 区）
主肺动脉窗 / 肺动脉干（4L/5）
气管周围（2R 及 2L）
可见的肺内肿瘤？
纵隔肿瘤浸润（T4）

* 见参考文献 4 及第 5 章

表 6.1		
超声内镜对肺癌诊断及分期的适应证		
纵隔淋巴结	**EUS-FNA**	**EBUS-TBNA**
左气管旁	++	++
右气管旁	–	++
A-P 窗	+	–
隆突下	++	++
下纵隔	++	–
肺门	–	++
纵隔再分期	+	+
能到达的 FDG PET 浓聚淋巴结	++	++
邻近食管的肺癌	++	–
邻近气管或主支气管的肺癌	–	++
可疑左肾上腺转移	++	–

++：强证据；+：中等证据；–：无证据；FDG：氟脱氧葡萄糖；FNA：细针穿刺；PET：正电子成像术；TBNA：经气管细针穿刺。

纵隔肿瘤浸润（T4）

一旦原发肿瘤确定，还需要评估部分患者是否有肿瘤纵隔浸润（见图 6.2），如确定肿瘤是否累及纵隔膜，是否累及大血管及脊椎。通常认为 T4 期（IIIB 期）患者不适合手术切除。目前，肿瘤纵隔浸润靠术中评估，因为 CT 评估纵隔浸润敏感性及特异性不高（< 75%）[8]，而 PET 因解剖分辨率有限，对评估 T4 期肿瘤价值不大[9]。在一项包含 308 例患者的回顾性研究中，EUS 评估 T4 期肿瘤的敏感性、特异性、阳性预测和阴性预测分别为 88%、98%、70% 和 99%[10]。大多数患者的肿瘤浸润仅依靠 EUS 影像评估的。肿瘤浸润大血管（图 6.3B）或心脏较浸润纵隔（图 6.3A）容易判断，因为浸润血管或心脏时增加了肿瘤和血液之间的对照，并且还可以使用多普勒信号（图 6.3C）。前面提到的研究中，仅有少数 EUS 诊断为 T4 期癌者通过手术得到证实，因而 EUS 诊断 T4

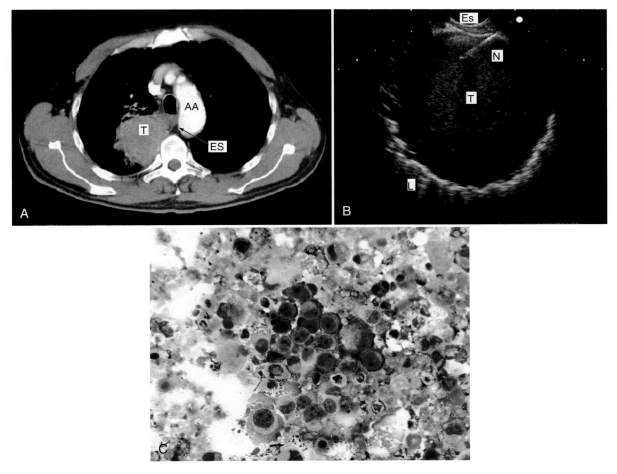

图 6.1　A 一位 53 岁吸烟患者，可疑肺癌，气管镜检查未能明确诊断。A，胸部 CT 示左上肺邻近食管的肺内肿物（T）。AA，主动脉弓。B，EUS-FNA 图像。可以看到穿刺针（N）位于肿瘤（T）内。Es，食管；L，压缩的肺组织。C，细针穿刺细胞学显示为鳞状细胞癌。

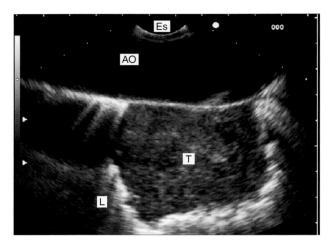

图6.2 位于主动脉旁的左上肺肿物（T）。图像显示主动脉未受累（T4）。Es：食管；L：压缩的肺组织。

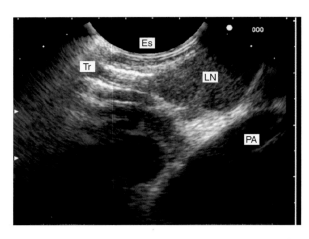

图6.4 左（4L区）下气管旁淋巴结（LN），位于食管（Es）、气管（Tr）和肺动脉（PA）之间。

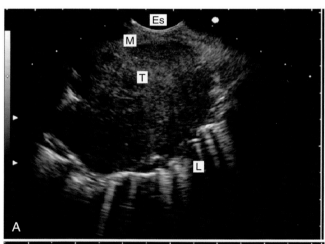

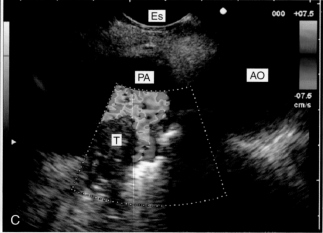

图6.5 左气管旁淋巴结（4L区，LN-A），位于主动脉（AO）、肺动脉（PA）和食管（Es）之间，以及主肺动脉窗淋巴结（5区，LN-B）。

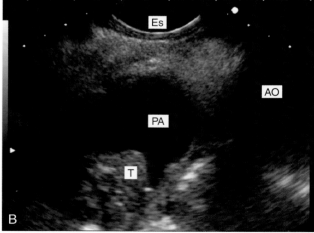

图6.3 大细胞腺癌。A，中心型大细胞腺癌（T）累及纵隔（M）。Es：食管；L：压缩的肺组织。B和C，左中心型肿物（T）累及肺动脉，有（C）及无（B）多普勒。AO：主动脉。

期肿瘤的确切价值有待于进一步研究。

　　总之，邻近食管周围的肺内肿瘤可以被 EUS 探查到，并且可以安全地通过 EUS-FNA 获取病变标本。除了提供组织诊断外，EUS 还可以探查纵隔肿瘤浸润，尤其是浸润血管。

EUS 纵隔淋巴结分期

诊断范围

　　NSCLC 区域淋巴结分期按 TNM 分期[5]。只有邻近食管或位于血管旁的淋巴结可以被 EUS 探

查到。EUS 可以探查到下列区域的淋巴结：左下气管旁（4L 区；图 6.4），A-P 窗（5 区；图 6.5），主动脉旁（6 区；图 6.6），隆突下（7 区；图 6.7 及 6.8），下段食管周围（8 区），及肺韧带周围（9 区；图 6.9 及 6.10）。位于 A-P 窗的淋巴结可以被 EUS 扫查到，但是考虑到受肺动脉的干扰，并不是总能对这一区域的淋巴结穿刺获取标本。主动脉旁淋巴结位于主动脉的另一侧，可以很好地被 EUS 扫查到（图 6.6）。这一区域的淋巴结可以有选择地经主动脉穿刺，获得组织学诊断[11]，否则，这一区域的淋巴结只有纵隔镜或胸腔镜才能

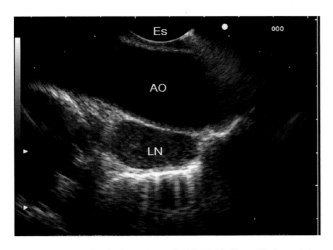

图 6.6　位于主动脉弓（AO）周围的淋巴结（LN）（6 区）。Es：食管。

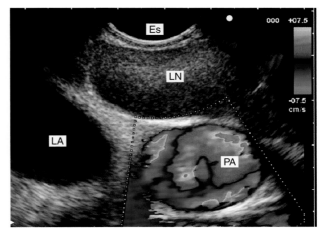

图 6.7　位于食管（Es）、肺动脉（PA）和左心房（LA）之间的隆突下淋巴结（LN），多普勒显示肺动脉。

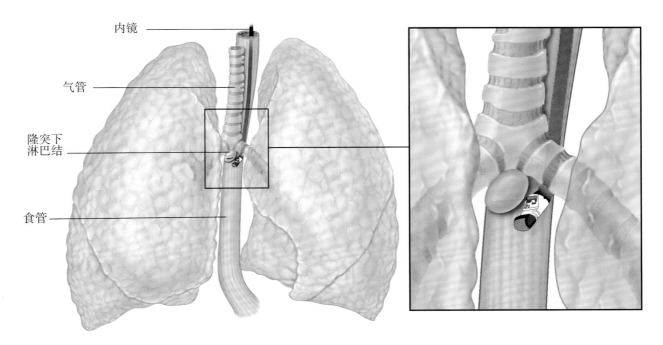

图 6.8　图示隆突下淋巴结经食管超声内镜引导性细针穿刺

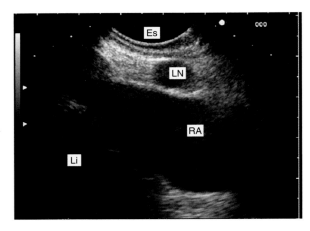

图 6.9 肺韧带（9 区）淋巴结（LN）。Es：食管；Li：肝；RA：左心房。

获取。由于受气管及主支气管内气体的影响，EUS 不能显示上气管旁（2 区）及右下气管旁淋巴结（4R 区）。EUS-FNA 可以用于评估已确诊（图 6.11）或可疑肺癌患者的纵隔结节或纵隔肿瘤怀疑为肺癌（图 6.12）的患者。除了对淋巴结进行活检，EUS-FNA 还可以对左肾上腺及邻近食管的肺内肿瘤进行活检（图 6.13）。

EUS 与 EUS-FNA 的比较

纵隔淋巴结特异性的超声图像特点 [大小（短径＞10mm）]，圆形，均匀的低回声，边界清晰）与肿瘤浸润有关 [12,13]，这些特征预测恶性淋

巴结的敏感性、特异性、阳性预测值、阴性预测在分别为 78%，71%，75%，79%[14]。弹性成像是一种新技术，在超声内镜检查时，可以用来预测组织机械特性。文献报道，弹性成像区分纵隔淋巴结良恶性的准确性为 85%[15]。弹性成像的临床价值仍在进一步研究，它能够帮助选择适合的淋巴结进行穿刺。EUS-FNA 准确性较单独 EUS 影像检查的准确性要高 [12,14,16,17]。因此，在淋巴结被确定为恶性前需要对其进行 FNA（视频 6.1）。因而，对 NSCLC 进行分期时需要使用线阵超声内镜，而不是环扫超声探头。淋巴结分期中有几种不同类型的穿刺针（19G、22G 及 25G），而 22G 穿刺针是公认的标准类型。

推荐的每个淋巴结的穿刺针数，由是否有细胞学家在场决定。如何细胞学家不在场，为获得最佳穿刺结果，推荐每个淋巴结穿刺 3 针或 5 针[18,19]。穿刺淋巴结的部位（中心或边缘）及是否使用负压与穿刺结果没有相关性[19]。除了常规细胞学检查外，EUS-FAN 还可以获取细胞块，然后进行免疫组织化学检查。纵隔淋巴结 EUS-FNA 是安全的，并发症如纵隔炎发生率很低。

纵隔分期的准确性

很多学者对已明确或可疑肺癌的纵隔淋巴结分期进行了研究 [19,21-38]。一项对 EUS-FNA 对肺癌

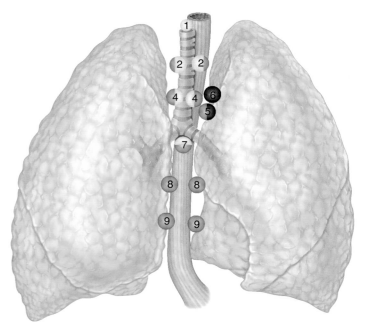

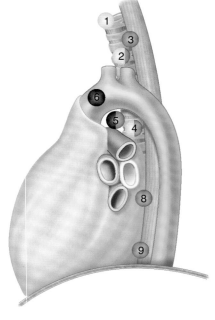

图 6.10 纵隔分期方法及诊断范围。黄色球表示 EBUS 和纵隔镜可到达的范围；红色球表示 EUS 可到达的范围；黑色球表示纵隔镜或电视辅助胸腔镜可以到达的范围。

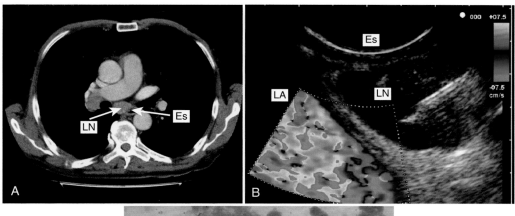

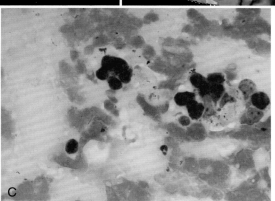

图 6.11　一位明确为非小细胞肺癌的 54 岁患者，适合于外科切除。A，胸部 CT 显示左肺中心型非小细胞肺癌，伴有一枚肿大的隆突下淋巴结（LN）。B，对食管（ES）和左心房（LA）之间的隆突下淋巴结（LN）进行实时超声内镜引导性细针穿刺（EUS-FAN）。C，细胞学显示为淋巴结转移。

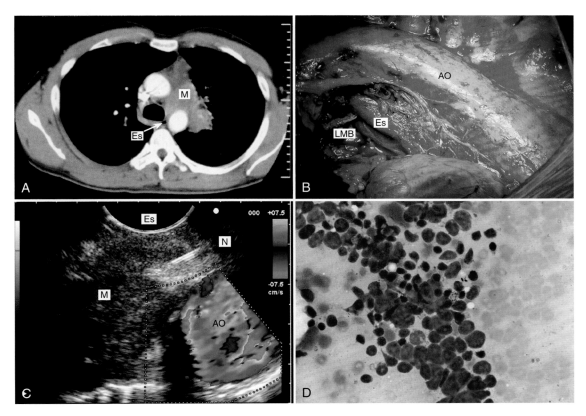

图 6.12　一位 66 岁老年男性患者，大量吸烟史，可疑肺癌，气管镜检查未能明确诊断。A，胸部 CT 显示于主肺动脉窗见一肿物（M）。Es：食管。B，另一位刚刚行左肺切除的患者，显示食管（Es）与主肺动脉窗关系非常密切。AO：主动脉；LMB：左主支气管。C，显示超声内镜引导下对位于食管（Es）和主动脉（AO）（多普勒显示）之间的肿物（M）进行细针穿刺。N：穿刺针。D，细胞学显示为小细胞癌。

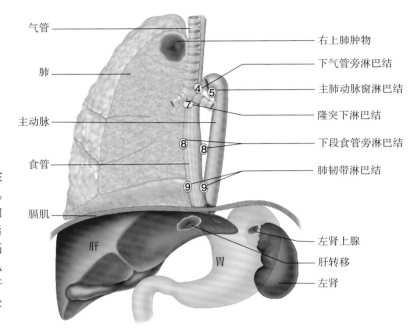

气管

肺

主动脉

食管

膈肌

肝

胃

右上肺肿物

下气管旁淋巴结

主肺动脉窗淋巴结

隆突下淋巴结

下段食管旁淋巴结

肺韧带淋巴结

左肾上腺

肝转移

左肾

图 6.13　EUS-FNA 在非小细胞肺癌的运用。 EUS-FAN 可以对非小细胞肺癌患者肺内肿瘤活检，并且能够探测纵隔肿瘤转移（T4），评估纵隔淋巴结，发现位于肝左叶及左肾上腺的远处转移灶。

纵隔淋巴结的分期做了一项 Meta 分析，共纳入 18 项研究，结果显示敏感性为 83%（95% 可信区间，96% ～ 98%）。有淋巴结肿大的患者，敏感性为 90%（95% 可信区间 [CI]，78% ～ 87%），特异性为 97%（95% 可信区间 [CI]，84% ～ 94%）。另一项纳入部分相同研究的 Mete 分析中，1003 例患者有 61% 表现有纵隔淋巴结肿大，结果 EUS 的敏感性为 84%，假阴性率为 19%[3]。尽管，大多研究都提到阳性预测值，仅有一项研究的阳性结果通过手术病理证实[22]。虽然，EUS-FNA 的假阳性结果报道很少，但是，当原发肿瘤紧邻淋巴结时可能出现假阳性结果[22]。很多研究都选择 CT 显示纵隔较大淋巴结（＞ 1cm）的患者，因而这个结果只适用于这类患者。较少研究专门针对较小淋巴结（短径＜ 10mm），敏感性在 35% ～ 93%[30,34,36]。有关较小淋巴结的 Meta 分析显示总的敏感性为 58%（95% 可信区间 [CI]，39% ～ 75%）[39]。有些学者认为对下纵隔的淋巴结穿刺，可以使用凸线性 EBUS 探头（图 6.14）[40]。

诱导化疗后纵隔再分期是 EUS-FNA 越来越普遍的适应证。对那些成功降级的患者，准确的再分期是非常重要的，因为降级后手术切除病灶，他们将更大获益[41,42]。EUS-FNA 纵隔再分期的敏感性（75%）较治疗前分期的敏感性低，主要是由于小的肿瘤残余没能获取正确的标本[43]。包括 28 例局部进展的 NSCLC 患者的一项研究显示，EUS 纵隔在分期的准确性和阴性预测值均为 92%，高

于 FDG-PET[44]。

评估远处转移

大约 40% 的肺癌患者伴有远处转移，主要转移至肝、脑、骨、肾上腺。在这些肺癌最常见转移部位中，位于肝左叶及左肾上腺的转移灶可以被 EUS 扫查到（图 6.15），并可以穿刺活检（视频 6.2）。在一项研究中，严格选择左肾上腺增大的患者（伴或不伴有肺癌），EUS 发现有 42% 的患者为左肾上腺恶性转移瘤[45]。40 例伴有肺癌（可疑肺癌）的左肾上腺增大的患者，通过对左肾上腺分析，EUS-FNA 改变了 70% 患者的 TNM 分期结果[46]。肺癌患者 EUS 检查时，是否应该常规检查左肾上腺尚有争议[47]。播散性肺癌患者，常常伴有肝转移。经腹部超声是检查肝转移的标准方法。也有学者报道经过食管 EUS-FNA 对肝转移进行评估[48-50]。与经腹部超声肝活检相比，EUS-FNA 是否有其他优点，目前还不确定。

EBUS 经气管细针穿刺对肺癌的诊断与分期

EBUS 可见显示肺内病变、纵隔及肺门淋巴结及位于主气道周围的纵隔肿物（EUS-TBNA 检查项目）。与经消化道 EUS 一样，EBUS 也是首先研发环扫探头。通过环扫 EBUS，可以探查病变，但是不能够在实时超声引导下取标本。环扫 EBUS 主要用于探查外周型肺病变，这类病变可以在 X

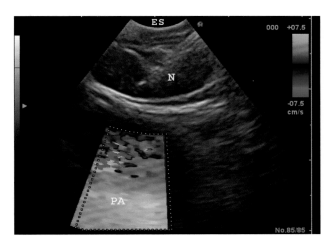

图 6.14　超声气管镜引导下对隆突下（7 区）淋巴结穿刺。从图像上可见看出 EBUS 超声扫查范围较常规 EUS 扫查范围（见图 6.7）要小。Es：食管；N：穿刺针；PA：肺动脉。

EBUS-TBNA 检查项目[*]
左上气管旁区域（2L 区）
左下气管旁区域（4L 区）
右上气管旁区域（2R 区）
右下气管旁区域（4R 区）
隆突下（7 区）
左肺门部（10L 区）
左肺区（11L）
右肺门部（10R 区）
右肺区（11R）
可见的肺内肿瘤

[*] 见参考文献 4

线下或通过引导鞘获取标本。线阵 EBUS，2004 年才上市，它可以象 EUS-FNA 一样，在实时超声监视下对纵隔或肺门淋巴结及中心型肺肿瘤进行穿刺活检。本章只谈论线阵 EBUS 在肺癌诊断与分期中的运用。

EBUS 检查过程

线阵超声气管镜 [Olympus XBF UC 160F，Pentax EB 1970 UK（图 6.16）] 是将电子线阵超声探头（扫查频率范围，5 ～ 12MHz）安装在气管镜的前端，对气管镜进行改进而成的。内镜光源被放在一个呈 30° 角的位置。EBUS 检查可在清醒镇静状态下进行。检查大约耗时 15 ～ 20 分钟。检查前，先往患者咽喉部喷洒利多卡因，检查中还要多次给予可待因镇咳。检查时并不采取仰望位，镜子经口插入气管。在 EBUS 检查中，可以

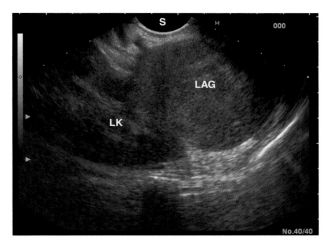

图 6.15　经胃 EUS 显示左肾（LK）及左肾上腺转移灶（LAG）。S：胃。

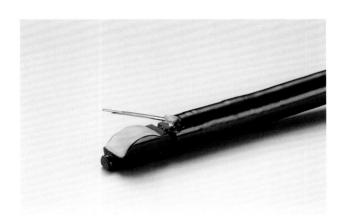

图 6.16　凸面型 EBUS pentax EB 1970 UK 超声内镜。

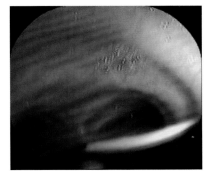

图 6.17　EBUS 光学视野下显示内镜达到气管末端。内镜视野下可见看到隆突及左右主支气管开口。图像下方看到的白线即为内镜的超声探头。

同时得到白光视野和超声图像。在内镜视野下，EBUS 在气管支气管树的位置一目了然（图 6.17）。当超声探头直接接触气道黏膜时，就可以显示邻近气道的淋巴结（图 6.18）。或者，将注水的球囊套在探头上，增加探头与气道壁之间的接触。检

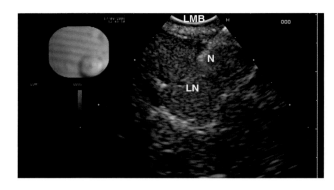

图 6.18　隆突下（7 区）淋巴结实时 EBUS 引导性经气管细针穿刺。当超声探头接触到气道黏膜时，内镜下视野就消失了（左上角）。LMB：内镜在左主支气管的位置；LN：淋巴结；N：穿刺针。

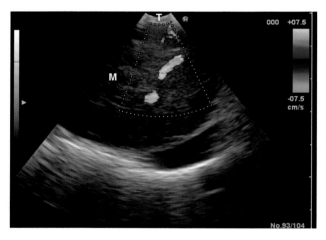

图 6.19　EBUS 通过气管（T）显示右肺上叶腺癌（M）。可看到血管在肿瘤中穿过。

查淋巴结的过程中，因光源距离气道壁太近，内镜下视野有限（图 6.16）。在放置好内镜钳道保护套，可以对淋巴结进行实时超声引导下穿刺（图 6.18）。为了获得最好的结果，建议每个部位穿 3 针[51]。

目前仅有 22G 穿刺针可用，19G 针虽然针孔较大，但是仍在研发之中。EBUS 的并发症很少，目前仅有 1 例气胸[52] 和少数感染[53] 的报道。

EBUS 诊断肺内肿瘤

大约 30% 患者原发性肺癌在普通气管镜不能够被看到[54]。紧邻气管及主支气管的肺内肿瘤可以被 EBUS 探查到（图 6.19）并可通过 EBUS-TBNA 获取标本。在两项研究中，气管镜下未能发现的患中心型肺癌患者，EBUS 分别诊断了其中 77%[55] 和 94%[56] 的病例。对普通气管镜未能明确诊断的肺内肿瘤进行活检是 EBUS 的重要适应证，因为安全地获取中心型肺病变的组织标本通常是

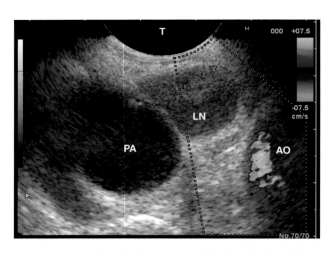

图 6.20　EBUS 通过气管显示左气管旁淋巴结（LN）（4L 区）图像。AO：主动脉；PA：肺动脉。

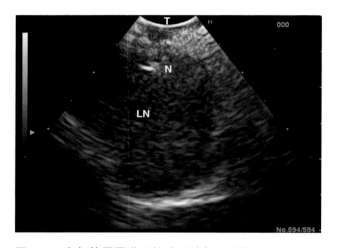

图 6.21　右气管周围淋巴结（LN）（4R 区）EBUS-TBNA 图像。N：穿刺针；T：内镜在气管的位置。

很困难的。对于此类患者，考虑到肿瘤距离中心血管较近，增加气胸及咯血的风险，CT 引导下肺活检通常难以采用。为了早期诊断肺癌，尤其是区分腺癌的不同亚型，EBUS 获得的标本是否能够提供准确的肿瘤亚型分类的病理结果仍有待进一步观察。目前，还没有有关线阵 EBUS 用于肺癌纵隔浸润的研究资料。

EBUS 淋巴结分期

纵隔淋巴结活检是 EBUS-TBNA 的主要适应证（视频 6.3）。EBUS 可见扫查到位于气管旁 [主动脉弓水平以上，2L 区及 2R 区；主动脉弓水平以下，4L 区（图 6.20）及 4R 区（图 6.21）] 或主支气管旁（7 区，通过左右主支气管均能看到）的纵隔淋巴结。有时可以扫查到位于 A-P 窗（5 区）的淋巴结，但是由于肺动脉的干扰，很难对其活

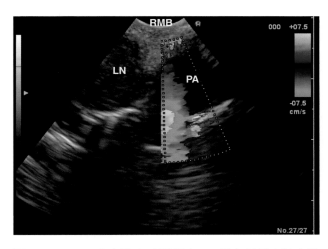

图 6.22　EBUS 在右肺上叶脊部（11R 区）显示右肺内淋巴结（LN）图像。多普勒信号显示肺动脉（PA）分支。RMB：内镜在右主支气管的位置。

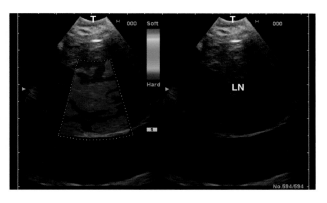

图 6.23　肿大的右下气管旁淋巴结。EBUS 图像（B）显示右下气管旁淋巴结（4R 区）。弹性成像蓝色（A）显示较硬淋巴结组织。

检。此外，EBUS 还可以对肺内淋巴结（图 6.22）或肺门淋巴结（10 区）活检。通过还在试验阶段的弹性成像技术，可以评估淋巴结的硬度（图 6.23）。弹性成像技术对活检及诊断结果是否有影响有待进一步研究。EBUS 扫查到的淋巴结按修订的第七版 TNM 分期[5] 给出准确的个数也非常重要，可以避免分区偏低或偏高[4]。

2009 年，3 篇有关 EBUS 纵隔分期的 Meta 分析发表，这些研究纳入了部分相同研究[57-59]。一项 Meta 分析纳入了 11 项研究包含 1299 例患者，EBUS 总敏感性为 93%（95%CI，91% ~ 94%），总特异性为 100%（95%CI，0.99 ~ 1.0）。选择较大或 PET 阳性淋巴结的患者敏感性较没有通过 CT 或 PET 选择的患者高，分别为 0.94（95%CI，0.93 ~ 0.96），0.76（95%CI，0.65 ~ 0.85）[58]。在这项 Meta 分析的各项研究中，没有发现淋巴结转移与诊断的敏感性有相关性。和 EUS 检查一样，大多数研究都是选择淋巴结较大的患者[51,60-66]。选择 PET 可疑淋巴结转移的患者，EBUS 的敏感性为 90% ~ 95%，阴性预测值为 60% ~ 97%[52,67,68]。

在一项纳入 100 例 CT 没有发现淋巴结肿大的 NSCLC 患者的研究中，EBUS 的敏感性及阴性预测值分别为 92%、96%[69]。在另一项纳入 100 例小淋巴结（平均直径 7.9mm）和 PET 未发现阳性淋巴结的 NSCLCA 患者的研究中，EBUS 探查到 9% 的患者伴有纵隔淋巴结转移，其敏感性和阴性预测值分别为 89%、99%[70]。EBUS 也可对肺门淋巴结活检。对 213 例伴有肿大或 FDG PET 阳

性肺门淋巴结的患者的研究中，EBUS 的敏感性为 91%[71]。在诱导化疗后，EBUS 也可以用于纵隔的再分期。Herth 等[72] 研究发现 EBUS 对纵隔再分期的敏感性为 76%，而阴性预测值仅为 20%。抽样误差是造成阴性预测值较低的主要原因。在另一项有关纵隔再分期的研究中，EBUS 的敏感性及阴性预测值分别为 67%、78%[73]。

超声内镜对患者治疗影响

超声内镜对患者治疗的影响取决于所研究的对象是否有纵隔转移、原发灶的位置、纵隔受累程度及受累部位[38]。

避免纵隔镜检查

在一项纳入 84 例可疑恶性纵隔肿物的患者的前瞻性研究中，EUS 使得 48% 的患者避免了靠开胸手术或纵隔镜检查来确定淋巴结转移，使得 68% 的患者避免了靠纵隔镜检查来确定淋巴结转移[29]。在一项包括 59 例患者的研究中，原本所有患者都安排纵隔镜检查，EUS-FAN 确定了 39% 的患者为纵隔淋巴结转移，而最终仅有 22% 的患者接受了纵隔镜检查[31]。

在一项纳入 242 例 NSCLC（可疑）伴有纵隔淋巴结肿大的患者的前瞻性研究中（所有患者均适合纵隔镜检查或纵隔切开术），70% 的的患者通过 EUS-FNA 明确诊断为淋巴结转移、肿瘤浸润或其他病变，因而避免了外科干扰[21]。Talebian M 等[33] 常规对 152 例 NSCLS（未经过 CT 选择）患者进行 EUS-FNA 检查，大约 50% 的患者避免了

外科分期。

在一项对可切除的 NSCLC 患者的随机研究中，EUS 大大减少外科分期的必要性[35]。在其他研究中，EBUS 使得近一半 CT 显示伴有纵隔淋巴结肿大的患者避免了外科分期[62,65]。PET 显示可疑纵隔淋巴结转移的患者，通过 EBUS 检查使得71% 以上的患者避免了外科分期[68]。包括 PET 在内的肺癌分期方法中，EUS 检查减少了外科分期，使得患者的费用减少了 40%[28]。

减少不必要的开胸手术

在一项纳入 108 例 NSCLC 患者的前瞻性研究中，与纵隔镜（20%）相比，EUS 联合纵隔镜发现纵隔浸润或纵隔淋巴结转移概率大大提高（36%）。假如考虑到使用 EUS，6 例开胸手术的患者，其中 1 例可以避免[22]。此外，一项纳入104 例患者的随机研究中，与选择性地对部分患者进行 EUS 分期相比，常规 EUS-FNA 分期可以使16% 的患者避免不必要的开胸手术[74]。

超声内镜与其他纵隔分期方法的比较

如何对 EUS-FAN 及 EBUS-TBNA 和其他纵隔分期方法进行比较呢？重点是要对那些提供淋巴结大小（胸 CT）或代谢活性（PET）的影像学技术与那些能够获取病变组织的分期方法（TBNA、纵隔镜、纵隔切开术或电视辅助胸腔镜检查）进行比较。

在纵隔分期中，EUS-FAN 的敏感性（88% vs. 57%）及特异性（91% vs. 82%）较胸 CT 均高[14,16]。EUS-FNA 和 PET 在诊断纵隔淋巴结转移的敏感性（88% vs. 84%）和特异性（91% vs. 89%）相差不多[14,16]。

一项研究对 EUS-FAN 与 PET 确定病变不可切除性方面进行了直接比较，两者的敏感性（63% vs. 68%）及阴性预测值（68% vs. 64%）相差不多，而 EUS 的特异性较 PET 高（100% vs. 72%）[75]。很显然，考虑到 FDG-PET 阳性预测值的价值有限[76]，PET 阳性的淋巴结需要通过组织病理证实。通过 EUS[28,27] 或 EBUS[52,67,68] 分析 PET 阳性淋巴结是一种微创 NSCLC 纵隔分期方法，敏感性大约为90%。

所有的活检技术都具有不同的诊断范围，不幸的是，没有哪种方法可以对所有 T2 到 T3 期的纵隔淋巴结位点进行活检。对于不同的活检技术，敏感性及特异性的评估基于它们能够到达的特定范围进行的，而不是把整个纵隔作为一个整体。纵隔镜可以对上下气管区域及隆突下腹侧部分淋巴结进行评估，敏感性为 78%[3]。EUS 可以作为纵隔镜的补充，因为它可以对 7 区腹侧及背侧淋巴、A-P 窗淋巴结、下段食管周围淋巴结（8 区）及肺韧带淋巴结（9 区；见图 6.9）进行评估。研究发现电视辅助胸腔镜检查对位于 5 区和 6 区的淋巴结评估准确性较 EUS-FNA 高[78]。

由于受气管内气体的干扰，EUS 不能探查到上气管旁及右气管旁的淋巴结（见图 6.10）。由于 EUS-FNA 和纵隔镜的检查范围互补，联合 EUS-FAN 和纵隔镜检查与单独使用 EUS-FAN 或纵隔镜相比，可以大大增加纵隔淋巴结转移患者的数量[22]。EBUS-TBNA 与纵隔镜的诊断范围类似（气管旁 [2L,4L,2R,4R] 及隆起下 [7 区]），但是 EBUS-TBNA 还可有对肺门区域（10 区）的淋巴结进行评估。Ernst A 等[79] 将 EBUS 与纵隔镜进行了比较，发现 EUS 略有优势。当联合 EUS 和 EBUS，可以对所有纵隔淋巴结位点进行观察[80-83]。

完整超声内镜下分期

EUS-FNA 联合 EBUS-TBNA，能扫查到纵隔内所有淋巴结位点。EBUS 可见对气管周围区域（2R，4R，2L，4L）淋巴结进行评估，EUS 可以对下纵隔（8 和 9 区；见 图 6.9）淋巴结进行评估。两种方法均可对隆突下（7 区）及左气管旁（4L区）淋巴结进行评估。Herth 等[84] 发现 EUS 和 EBUS 对隆突下区域还有其他价值。Vilmann 等[82] 建议完整的肺癌纵隔分期应该联合运用 EUS-FNA 和 EBUS-TBNA 对患者进行检查。

两项小样本实验对 EUS-FNA 联合 EBUS-TBNA 的价值进行了研究[82,85]。Wallace 等[83] 通过联合这两种检查对 138 例肺癌（可疑）患者进行分期，发现淋巴结分期的敏感性为 93%，阴性预测值为 97%。Szlubowski A 等联合 EUS-FNA 和 EBUS-TBNA 对 120 例 CT 检查未发现纵隔淋巴结肿大的 NSCLC 患者进行完整纵隔分期，敏感性为 68%，阴性预测值为 91%[81]。Hwangbo B 等[40] 单独使用 EBUS 对 84 例患者进行超声内镜下完整纵隔分期。

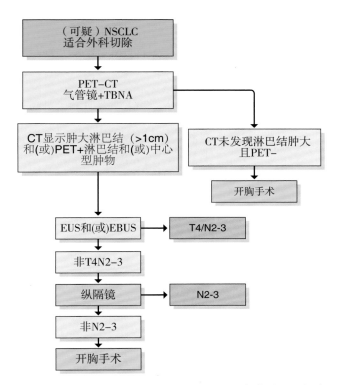

图 6.24　建 议 EUS-FNA 和 EBUS-TBNA 在非小细胞肺癌（NSCLC）纵隔分期中的作用（能够进行正电子成像 [PET] 检查时）。CT：计算机断层扫描。

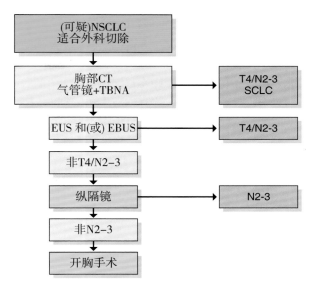

图 6.25　建 议 EUS-FNA 和 EBUS-TBNA 在非小细胞肺癌（NSCLC）纵隔分期中的作用。（不能进行正电子成像 [PET] 检查时）。CT：计算机断层扫描；SCLS：小细胞肺癌；TBNA：经支气管细针穿刺。

EUS 及 EBUS 在肺癌分期中的重要性

如何定位超声内镜（EUS 或 EBUS 或两者联合）在肺癌诊断与分期位置呢？超声内镜的优点是：它是一种确定纵隔淋巴结转移或纵隔肿瘤浸润的微创方法。超声内镜与 PET 是互补的，PET 在排除进展期病变时具有较高的阴性预测值[76]。

很明显，超声内镜在局限性肺癌分期的运用，取决于所具有的设备、EUS 及 EBUS 方面的专业知识、操作者的经验、相关的影像学检测（例如 PET-CT）以及外科方面的专业知识。目前的指南推荐运用 EUS 或 EBUS 确定纵隔转移[2,3]。目前，提倡在 NSCLC 分期时较早使用 EUS 或 EBUS，尤其对那些事先高度怀疑纵隔转移的患者。

在具有超声内镜和 PET 的医院，对于适合手术切除的肺癌（可疑）患者，建议按照下列方案对患者进行检测：在 PET-CT 检测之后，给予气管镜检测（包括常规"盲视"下 TBNA）（图 6.24）。那些具有中心型肿瘤或伴有肿大（＞ 1cm）或 PET 阳性的纵隔淋巴结的患者，需进一步给予 EUS 或 EBUS（首选）和纵隔镜检测（当 EUS 或 EBUS 不能够提供纵隔转移或肿瘤浸润的证据时）。

周围型肺癌患者，且不伴有肿大或 PET 阳性的纵隔淋巴结时，可以直接给予开胸手术，因为这类患者纵隔转移的可能性很小[76]。

对于没有 PET 的中心，推荐使用 EUS 或 EBUS 对患者进行分期，当超声内镜未发现纵隔转移时，再给予纵隔镜检查（图 6.25）。联合 EUS 和纵隔镜较单独使用其中之一者，可以大大提高分期的准确性[22]。NSCLC 的完整超声内镜下分期值得期待，目前仍在研究之中[81-83,85]。

未来展望

大量证据表明 EUS-FAN 和 EBUS-BTNA 可以准确的对 NSCLC 进行诊断和分期。通过对纵隔淋巴结转移及肿瘤浸润的诊断，超声内镜作为一种微创的方法，可以替代外科分期，因而可以作为供很多患者选择的诊断方法。尽管研究显示超声内镜检测是安全的，仍建议在操作过程中监测并发症的可能性。此外，不同的纵隔组织活检方法还存在患者选择偏移。内镜（图像的改进）和穿刺针（大口径 EBUS 活检针）仍在进一步研发之中。当能获得超声内镜时，推荐先对患者进行超声内镜下分期。单独使用 EBUS 是否能够对患者进行完整检测（EUS 联合 EBUS），仍需要进一步研究[40]。

靶向治疗，即给予不同亚型的 NSCLC 患者特异性治疗，将会在 NSCLC 的治疗中起到更重要的作用。研究者需要确定，EUS 和 EBUS 穿刺活检获得的细胞块是否能够像淋巴结外科活检那样提供足够多的分子信息（EGFR/K-ras 受体情况[40,86,87]）。

由于肺癌的发病率较高，大量患者适合超声内镜下纵隔分期。EUS 及 EBUS 从专业学术机构到大型地方医学的传播，需要形成技术的通用性。成功的超声内镜检测需要在设备、穿刺针、人员培训及细胞学专家方面投入。为了达到这一目的，肺癌病区的专门工作人员应包括，能完成肺部手术的，胸科和外科医生，应当知道 EUS 的适应证，并可选择用于外科分期。此外，应当培训能施行 EUS 和 EBUS 操作的专家。实际上，胃肠病学专家并不熟悉肺癌分期，而胸外科医生又不会操作 EUS，这可能成为一个障碍，然而通过专门培训及 EUS 操作实施策略，胸外科医师可以做出与专科人员类似的结论[23]。需要 EBUS-TBNA 方面的培训数据，在 50 项调查后，一个研究报道了稳定的诊断要求[62]。EUS 和 EBUS 在短时间内保证对 NSCLC 患者正确施行诊断和分期尚面临挑战。

参考文献

1. Spira A, Ettinger DS. Multidisciplinary management of lung cancer. *N Engl J Med*. 2004;350(4):379–392.
2. De Leyn P, Lardinois D, Van Schil PE, et al. ESTS guidelines for preoperative lymph node staging for non-small cell lung cancer. *Eur J Cardiothorac Surg*. 2007;32(1):1–8.
3. Detterbeck FC, Jantz MA, Wallace M, et al. Invasive mediastinal staging of lung cancer: ACCP evidence-based clinical practice guidelines (2nd edition). *Chest*. 2007;132(suppl 3):202S–220S.
4. Tournoy KG, Annema JT, Krasnik M, et al. Endoscopic and endobronchial ultrasonography according to the proposed lymph node map definition in the seventh edition of the tumor, node, metastasis classification for lung cancer. *J Thorac Oncol*. 2009;4(12):1576–1584.
5. Rusch VW, Asamura H, Watanabe H, et al. The IASLC lung cancer staging project: a proposal for a new international lymph node map in the forthcoming seventh edition of the TNM classification for lung cancer. *J Thorac Oncol*. 2009;4(5):568–577.
6. Annema JT, Veselic M, Rabe KF. EUS-guided FNA of centrally located lung tumours following a non-diagnostic bronchoscopy. *Lung Cancer*. 2005;48(3):357–361.
7. Varadarajulu S, Hoffman BJ, Hawes RH, et al. EUS-guided FNA of lung masses adjacent to or abutting the esophagus after unrevealing CT-guided biopsy or bronchoscopy. *Gastrointest Endosc*. 2004;60(2):293–297.
8. Venuta F, Rendina EA, Ciriaco P, et al. Computed tomography for preoperative assessment of T3 and T4 bronchogenic carcinoma. *Eur J Cardiothorac Surg*. 1992;6(5):238–241.
9. Pieterman RM, van Putten JW, Meuzelaar JJ, et al. Preoperative staging of non-small-cell lung cancer with positron-emission tomography. *N Engl J Med*. 2000;343(4):254–261.
10. Varadarajulu S, Schmulewitz N, Wildi SF, et al. Accuracy of EUS in staging of T4 lung cancer. *Gastrointest Endosc*. 2004;59(3):345–348.
11. von Bartheld MB, Rabe KF, Annema JT. Transaortic EUS-guided FNA in the diagnosis of lung tumors and lymph nodes. *Gastrointest Endosc*. 2009;69(2):345–349.
12. Bhutani MS, Hawes RH, Hoffman BJ. A comparison of the accuracy of echo features during endoscopic ultrasound (EUS) and EUS-guided fine-needle aspiration for diagnosis of malignant lymph node invasion. *Gastrointest Endosc*. 1997;45(6):474–479.
13. Catalano MF, Sivak Jr MV, Rice T, et al. Endosonographic features predictive of lymph node metastasis. *Gastrointest Endosc*. 1994;40(4):442–446.
14. Toloza EM, Harpole L, Detterbeck F, et al. Invasive staging of non-small cell lung cancer: a review of the current evidence. *Chest*. 2003;123(suppl 1):157S–166S.
15. Janssen J, Dietrich CF, Will U, et al. Endosonographic elastography in the diagnosis of mediastinal lymph nodes. *Endoscopy*. 2007;39(11):952–957.
16. Toloza EM, Harpole L, McCrory DC. Noninvasive staging of non-small cell lung cancer: a review of the current evidence. *Chest*. 2003;123(suppl 1):137S–146S.
17. Wiersema MJ, Vazquez-Sequeiros E, Wiersema LM. Evaluation of mediastinal lymphadenopathy with endoscopic US-guided fine-needle aspiration biopsy. *Radiology*. 2001;219(1):252–257.
18. Leblanc JK, Ciaccia D, Al Assi MT, et al. Optimal number of EUS-guided fine needle passes needed to obtain a correct diagnosis. *Gastrointest Endosc*. 2004;59(4):475–481.
19. Wallace MB, Silvestri GA, Sahai AV, et al. Endoscopic ultrasound-guided fine needle aspiration for staging patients with carcinoma of the lung. *Ann Thorac Surg*. 2001;72(6):1861–1867.
20. Aerts JG, Kloover J, Los J, et al. EUS-FNA of enlarged necrotic lymph nodes may cause infectious mediastinitis. *J Thorac Oncol*. 2008;3(10):1191–1193.
21. Annema JT, Versteegh MI, Veselic M, et al. Endoscopic ultrasound-guided fine-needle aspiration in the diagnosis and staging of lung cancer and its impact on surgical staging. *J Clin Oncol*. 2005;23(33):8357–8361.
22. Annema JT, Versteegh MI, Veselic M, et al. Endoscopic ultrasound added to mediastinoscopy for preoperative staging of patients with lung cancer. *JAMA*. 2005;294(8):931–936.
23. Annema JT, Bohoslavsky R, Burgers S, et al. Implementation of endoscopic ultrasound for lung cancer staging. *Gastrointest Endosc*. 2010;71(1):64–70.
24. Eloubeidi MA, Tamhane A, Chen VK, et al. Endoscopic ultrasound-guided fine-needle aspiration in patients with non-small cell lung cancer and prior negative mediastinoscopy. *Ann Thorac Surg*. 2005;80(4):1231–1239.
25. Fritscher-Ravens A, Sriram PV, Bobrowski C, et al. Mediastinal lymphadenopathy in patients with or without previous malignancy: EUS-FNA-based differential cytodiagnosis in 153 patients. *Am J Gastroenterol*. 2000;95(9):2278–2284.
26. Fritscher-Ravens A. Endoscopic ultrasound evaluation in the diagnosis and staging of lung cancer. *Lung Cancer*. 2003;41(3):259–267.
27. Gress FG, Hawes RH, Savides TJ, et al. Endoscopic ultrasound-guided fine-needle aspiration biopsy using linear array and radial scanning endosonography. *Gastrointest Endosc*. 1997;45(3):243–250.
28. Kramer H, van Putten JW, Post WJ, et al. Oesophageal endoscopic ultrasound with fine needle aspiration improves and simplifies the staging of lung cancer. *Thorax*. 2004;59(7):596–601.
29. Larsen SS, Krasnik M, Vilmann P, et al. Endoscopic ultrasound guided biopsy of mediastinal lesions has a major impact on patient management. *Thorax*. 2002;57(2):98–103.
30. Leblanc JK, Devereaux BM, Imperiale TF, et al. Endoscopic ultrasound in non-small cell lung cancer and negative mediastinum on computed tomography. *Am J Respir Crit Care Med*. 2005;171(2):177–182.
31. Savides TJ, Perricone A. Impact of EUS-guided FNA of enlarged mediastinal lymph nodes on subsequent thoracic surgery rates. *Gastrointest Endosc*. 2004;60(3):340–346.
32. Silvestri GA, Hoffman BJ, Bhutani MS, et al. Endoscopic ultrasound with fine-needle aspiration in the diagnosis and staging of lung cancer. *Ann Thorac Surg*. 1996;61:1441–1445.
33. Talebian M, von Bartheld MB, Braun J, et al. EUS-FNA in the preoperative staging of non-small cell lung cancer. *Lung Cancer*. 2009; Sep 14 [Epub ahead of print].
34. Tournoy KG, Ryck FD, Vanwalleghem L, et al. The yield of endoscopic ultrasound in lung cancer staging: does lymph node size matter? *J Thorac Oncol*. 2008;3(3):245–249.
35. Tournoy KG, De Ryck F, Vanwalleghem LR, et al. Endoscopic ultrasound reduces surgical mediastinal staging in lung cancer: a randomized trial. *Am J Respir Crit Care Med*. 2008;177(5):531–535.
36. Wallace MB, Ravenel J, Block MI, et al. Endoscopic ultrasound in lung cancer patients with a normal mediastinum on computed tomography. *Ann Thorac Surg*. 2004;77(5):1763–1768.
37. Williams DB, Sahai AV, Aabakken L, et al. Endoscopic ultrasound guided fine needle aspiration biopsy: a large single centre experience. *Gut*. 1999;44:720–726.
38. Witte B, Neumeister W, Huertgen M. Does endoesophageal ultrasound-guided fine-needle aspiration replace mediastinoscopy in mediastinal staging of thoracic malignancies? *Eur J Cardiothorac Surg*. 2008;33(6):1124–1128.
39. Micames CG, McCrory DC, Pavey DA, et al. Endoscopic ultrasound-guided fine-needle aspiration for non-small cell lung cancer staging: a systematic review and metaanalysis. *Chest*. 2007;131(2):539–548.
40. Hwangbo B, Lee HS, Lee GK, et al. Transoesophageal needle aspiration using a convex probe ultrasonic bronchoscope. *Respirology*. 2009;14(6):843–849.
41. Bueno R, Richards WG, Swanson SJ, et al. Nodal stage after induction therapy for stage IIIA lung cancer determines patient survival. *Ann Thorac Surg*. 2000;70(6):1826–1831.
42. Voltolini L, Luzzi L, Ghiribelli C, et al. Results of induction chemotherapy followed by surgical resection in patients with stage IIIA (N2) non-small cell lung cancer: the importance of the nodal down-staging after chemotherapy. *Eur J Cardiothorac Surg*. 2001;20(6):1106–1112.
43. Annema JT, Veselic M, Versteegh MI, et al. Mediastinal restaging: EUS-FNA offers a new perspective. *Lung Cancer*. 2003;42(3):311–318.
44. Stigt JA, Oostdijk AH, Timmer PR, et al. Comparison of EUS-guided fine needle aspiration and integrated PET-CT in restaging after treatment for locally advanced non-small cell lung cancer. *Lung Cancer*. 2009;66(2):198–204.
45. Eloubeidi MA, Seewald S, Tamhane A, et al. EUS-guided FNA of the left

adrenal gland in patients with thoracic or GI malignancies. *Gastrointest Endosc.* 2004;59(6):627–633.

46. Bodtger U, Vilmann P, Clementsen P, et al. Clinical impact of endoscopic ultrasound-fine needle aspiration of left adrenal masses in established or suspected lung cancer. *J Thorac Oncol.* 2009;4(12):1485–1489.

47. Ringbaek TJ, Krasnik M, Clementsen P, et al. Transesophageal endoscopic ultrasound/fine-needle aspiration diagnosis of a malignant adrenal gland in a patient with non-small cell lung cancer and a negative CT scan. *Lung Cancer.* 2005;48(2):247–249.

48. Prasad P, Schmulewitz N, Patel A, et al. Detection of occult liver metastases during EUS for staging of malignancies. *Gastrointest Endosc.* 2004;59(1):49–53.

49. Hollerbach S, Willert J, Topalidis T, et al. Endoscopic ultrasound-guided fine-needle aspiration biopsy of liver lesions: histological and cytological assessment. *Endoscopy.* 2003;35(9):743–749.

50. Nguyen P, Feng JC, Chang KJ. Endoscopic ultrasound (EUS) and EUS-guided fine-needle aspiration (FNA) of liver lesions. *Gastrointest Endosc.* 1999;50(3):357–361.

51. Lee HS, Lee GK, Lee HS, et al. Real-time endobronchial ultrasound-guided transbronchial needle aspiration in mediastinal staging of non-small cell lung cancer: how many aspirations per target lymph node station? *Chest.* 2008;134(2):368–374.

52. Bauwens O, Dusart M, Pierard P, et al. Endobronchial ultrasound and value of PET for prediction of pathological results of mediastinal hot spots in lung cancer patients. *Lung Cancer.* 2008;61(3):356–361.

53. Haas AR. Infectious complications from full extension endobronchial ultrasound transbronchial needle aspiration. *Eur Respir J.* 2009;33(4):935–938.

54. Mazzone P, Jain P, Arroliga AC, et al. Bronchoscopy and needle biopsy techniques for diagnosis and staging of lung cancer. *Clin Chest Med.* 2002;23(1):137–158, ix.

55. Tournoy KG, Rintoul RC, van Meerbeeck JP, et al. EBUS-TBNA for the diagnosis of central parenchymal lung lesions not visible at routine bronchoscopy. *Lung Cancer.* 2009;63(1):45–49.

56. Nakajima T, Yasufuku K, Fujiwara T, et al. Endobronchial ultrasound-guided transbronchial needle aspiration for the diagnosis of intrapulmonary lesions. *J Thorac Oncol.* 2008;3(9):985–988.

57. Adams K, Shah PL, Edmonds L, et al. Test performance of endobronchial ultrasound and transbronchial needle biopsy for mediastinal staging in patients with lung cancer: systematic review and meta-analysis. *Thorax.* 2009;64(9):757–762.

58. Gu P, Zhao YZ, Jiang LY, et al. Endobronchial ultrasound-guided transbronchial needle aspiration for staging of lung cancer: a systematic review and meta-analysis. *Eur J Cancer.* 2009;45(8):1389–1396.

59. Varela-Lema L, Fernandez-Villar A, Ruano-Ravina A. Effectiveness and safety of endobronchial ultrasound-transbronchial needle aspiration: a systematic review. *Eur Respir J.* 2009;33(5):1156–1164.

60. Gilbert S, Wilson DO, Christie NA, et al. Endobronchial ultrasound as a diagnostic tool in patients with mediastinal lymphadenopathy. *Ann Thorac Surg.* 2009;88(3):896–900.

61. Herth FJ, Eberhardt R, Vilmann P, et al. Real-time, endobronchial ultrasound-guided, transbronchial needle aspiration: a new method for sampling mediastinal lymph nodes. *Thorax.* 2006;61(9):795–798.

62. Steinfort DP, Hew MJ, Irving LB. Bronchoscopic evaluation of the mediastinum using endobronchial ultrasound: a description of the first 216 cases performed at an Australian tertiary hospital. *Intern Med J.* 2009; Dec 4 [Epub ahead of print].

63. Szlubowski A, Kuzdzal J, Kolodziej M, et al. Endobronchial ultrasound-guided needle aspiration in the non-small cell lung cancer staging. *Eur J Cardiothorac Surg.* 2009;35(2):332–335.

64. Yasufuku K, Chiyo M, Sekine Y, et al. Real-time endobronchial ultrasound-guided transbronchial needle aspiration of mediastinal and hilar lymph nodes. *Chest.* 2004;126(1):122–128.

65. Yasufuku K, Chiyo M, Koh E, et al. Endobronchial ultrasound guided transbronchial needle aspiration for staging of lung cancer. *Lung Cancer.* 2005;50(3):347–354.

66. Omark PH, Eckardt J, Hakami A, et al. The value of mediastinal staging with endobronchial ultrasound-guided transbronchial needle aspiration in patients with lung cancer. *Eur J Cardiothorac Surg.* 2009;36(3):465–468.

67. Hwangbo B, Kim SK, Lee HS, et al. Application of endobronchial ultrasound-guided transbronchial needle aspiration following integrated PET/CT in mediastinal staging of potentially operable non-small cell lung cancer. *Chest.* 2009;135(5):1280–1287.

68. Rintoul RC, Tournoy KG, El DH, et al. EBUS-TBNA for the clarification of PET positive intra-thoracic lymph nodes-an international multi-centre experience. *J Thorac Oncol.* 2009;4(1):44–48.

69. Herth FJ, Ernst A, Eberhardt R, et al. Endobronchial ultrasound-guided transbronchial needle aspiration of lymph nodes in the radiologically normal mediastinum. *Eur Respir J.* 2006;28(5):910–914.

70. Herth FJ, Eberhardt R, Krasnik M, et al. Endobronchial ultrasound-guided transbronchial needle aspiration of lymph nodes in the radiologically and positron emission tomography-normal mediastinum in patients with lung cancer. *Chest.* 2008;133(4):887–891.

71. Ernst A, Eberhardt R, Krasnik M, et al. Efficacy of endobronchial ultrasound-guided transbronchial needle aspiration of hilar lymph nodes for diagnosing and staging cancer. *J Thorac Oncol.* 2009;4(8):947–950.

72. Herth FJ, Annema JT, Eberhardt R, et al. Endobronchial ultrasound with transbronchial needle aspiration for restaging the mediastinum in lung cancer. *J Clin Oncol.* 2008;26(20):3346–3350.

73. Szlubowski A, Herth FJ, Soja J, et al. Endobronchial ultrasound-guided needle aspiration in non-small-cell lung cancer restaging verified by the transcervical bilateral extended mediastinal lymphadenectomy: a prospective study. *Eur J Cardiothorac Surg.* 2009; Dec 18 [Epub ahead of print].

74. Larsen SS, Vilmann P, Krasnik M, et al. Endoscopic ultrasound guided biopsy performed routinely in lung cancer staging spares futile thoracotomies: preliminary results from a randomised clinical trial. *Lung Cancer.* 2005;49(3):377–385.

75. Fritscher-Ravens A, Davidson BL, Hauber HP, et al. Endoscopic ultrasound, positron emission tomography, and computerized tomography for lung cancer. *Am J Respir Crit Care Med.* 2003;168(11):1293–1297.

76. De WW, Stroobants S, Coolen J, et al. Integrated PET/CT in the staging of non-small cell lung cancer: technical aspects and clinical integration. *Eur Respir J.* 2009;33(1):201–212.

77. Annema JT, Hoekstra OS, Smit EF, et al. Towards a minimally invasive staging strategy in NSCLC: analysis of PET positive mediastinal lesions by EUS-FNA. *Lung Cancer.* 2004;44(1):53–60.

78. Cerfolio RJ, Bryant AS, Eloubeidi MA. Accessing the aortopulmonary window (#5) and the paraaortic (#6) lymph nodes in patients with non-small cell lung cancer. *Ann Thorac Surg.* 2007;84(3):940–945.

79. Ernst A, Anantham D, Eberhardt R, et al. Diagnosis of mediastinal adenopathy: real-time endobronchial ultrasound guided needle aspiration versus mediastinoscopy. *J Thorac Oncol.* 2008;3(6):577–582.

80. Rintoul RC, Skwarski KM, Murchison JT, et al. Endobronchial and endoscopic ultrasound-guided real-time fine-needle aspiration for mediastinal staging. *Eur Respir J.* 2005;25(3):416–421.

81. Szlubowski A, Zielinski M, Soja J, et al. A combined approach of endobronchial and endoscopic ultrasound-guided needle aspiration in the radiologically normal mediastinum in non-small-cell lung cancer staging: a prospective trial. *Eur J Cardiothorac Surg.* 2009; Dec 18 [Epub ahead of print].

82. Vilmann P, Krasnik M, Larsen SS, et al. Transesophageal endoscopic ultrasound-guided fine-needle aspiration (EUS-FNA) and endobronchial ultrasound-guided transbronchial needle aspiration (EBUS-TBNA) biopsy: a combined approach in the evaluation of mediastinal lesions. *Endoscopy.* 2005;37(9):833–839.

83. Wallace MB, Pascual JM, Raimondo M, et al. Minimally invasive endoscopic staging of suspected lung cancer. *JAMA.* 2008;299(5):540–546.

84. Herth FJ, Rabe KF, Gasparini S, et al. Transbronchial and transoesophageal (ultrasound-guided) needle aspirations for the analysis of mediastinal lesions. *Eur Respir J.* 2006;28(6):1264–1275.

85. Rintoul RC, Skwarski KM, Murchison JT, et al. Endoscopic and endobronchial ultrasound real-time fine-needle aspiration for staging of the mediastinum in lung cancer. *Chest.* 2004;126(6):2020–2022.

86. Garcia-Olive I, Monso E, Andreo F, et al. Endobronchial ultrasound-guided transbronchial needle aspiration for identifying epidermal growth factor receptor mutations. *Eur Respir J.* 2010;35(2):391–395.

87. Nakajima T, Yasufuku K, Suzuki M, et al. Assessment of epidermal growth factor receptor mutation by endobronchial ultrasound-guided transbronchial needle aspiration. *Chest.* 2007;132(2):597–602.

第 7 章　EUS 在食管癌中的应用

Mohamad A. Eloubeidi

（张宁宁　陆　伟　译）

内容要点

· *食管癌患者的治疗和预后取决于食管癌的分期。*

· *对于食管癌的治疗，超声内镜的一个重要作用在于可以帮助决定早期治疗方式，接受新辅助化疗还是尽早进行手术治疗或是通过内镜下黏膜剥离术治疗早期食管癌。*

· *超声内镜对腹腔及癌周淋巴结的检测要优于 CT 和 PET。*

· *依据美国癌症联合委员会（AJCC）的指南意见，不论肿瘤位于食管的哪个部位（M_1a 或 M_1b），只要发现有腹腔淋巴结肿大就说明肿瘤已经发生转移。*

· *应用超声内镜可以对食管癌放化疗后的疗效做一个大概的评估，但是超声内镜不能准确查找放疗后残存的肿瘤。EUS 引导下细针穿刺活检可以发现腹腔动脉区域的肿大淋巴结，这可以避免不必要的外科根治性手术。*

概述

食管癌患者的治疗和预后取决于食管癌的分期。超声内镜（EUS）自 20 世纪 80 年代发明以来，其在食管癌的临床分期中发挥着越来越重要的作用。本文通过回顾相关文献来分析超声内镜在食管癌患者分期中的准确性，同时对超声内镜与其他检查方法（如 CT、PET）的操作特点做一比较。文献表明，随着射频消融等肿瘤局部消融治疗方法的发展，超声内镜有利于发现 Barrett 食管相关的早期浅表性食管癌。此外，超声内镜引导下食管狭窄扩张等技术也有较快发展。超声内镜还可以逐层显示消化道毗邻的腹腔动脉区域及肝结构，对食管癌患者放化疗后再分期的数据进行评价分析。而它最为重要的一个用途是引导细针对腹腔淋巴结及肠旁淋巴结进行穿刺活检来完成食管癌患者的临床分期。

食管癌分期的重要性

食管癌是引发全球健康问题的疾病。据估计，2009 年美国大约有 16 470 名新发病例，其中约 14 530 名患者死亡[1]。近年来，美国食管腺癌患者的生存率有所上升，但 5 年存活率仍然很低[2]。食管癌患者的治疗和预后取决于食管癌的分期[2-5]（图 7.1、图 7.2、表 7.1）。超声内镜提供的食管癌 T 和 N 分期帮助决定其治疗方式[6]：是接受新辅助治疗还是立即进行手术治疗，这也许是超声内镜最重要的作用。如果患者存在淋巴结转移，应做术前治疗，如患者处于 T1 或 T2 期（无淋巴转移）需直接进行手术治疗（图 7.2）。

超声内镜的另个一重要作用是对放化疗术后的食管癌患者进行重新分期。对处于 T4 期或者存在腹腔淋巴结转移的食管癌患者，超声内镜的分期准确率稍差，但是它能帮助临床医生决定患者的治疗方式，权衡利弊。

EUS 、CT 及 PET

大量研究表明，EUS 在食管癌患者单一分期（T 分期）中的价值要优于 CT[7]（表 7.2 和 7.3）。与螺旋 CT 比较，EUS 仍有较大的优势[8]。这其中的原因是 EUS 能清晰分辨消化道管壁的层次结构[9]，而且，在探查癌周及腹腔肿大淋巴结的准确率方面也要优于 CT[7,10]（见表 7.2、表 7.3，表 7.4）。

PET 是以组织的代谢改变而显像，而 EUS 能清晰分辨消化道管壁的层次结构，因此，与 PET

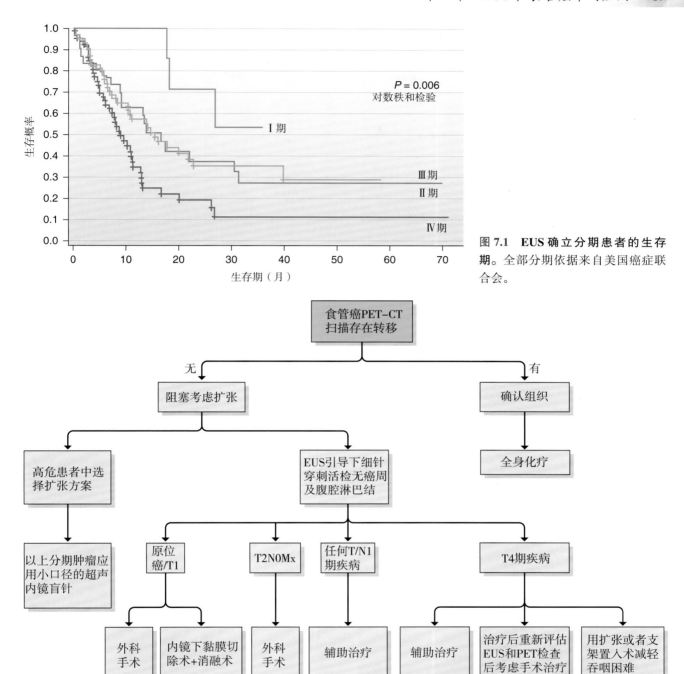

图 7.1　**EUS 确立分期患者的生存期**。全部分期依据来自美国癌症联合会。

图 7.2　**EUS 为基础的食管癌诊疗程序。**

相比，EUS 对食管癌 T 分期更加有优势。此外，在对食管肿瘤周边及腹腔淋巴结的检测方面，EUS 同样优于 PET[11]。一项回顾性研究表明，PET 对

癌细胞的局部转移及远处淋巴结和血行转移的检测率呈中等灵敏度与特异性[12]。在一项有 86 名患者参与的研究中，PET 检测的假阳性率为 15%

表 7.1

1997 年 AJCC（美国癌症联合委员会）TNM 分期

分期	描述
原发肿瘤（T）	
Tx	原发肿瘤不能评估
T0	没有原发肿瘤的证据
Tis	原位癌
T1	肿瘤侵及黏膜层或黏膜下层
T2	肿瘤侵及肌层
T3	肿瘤侵及食管纤维膜
T4	肿瘤侵及邻近结构
区域淋巴结（N）	
Nx	区域淋巴结不能评估
N0	无区域淋巴结转移
N1	区域淋巴结转移
远处转移（M）	
Mx	远处转移不能评估
M0	无远处转移
M1	有远处转移
对于食管胸下段肿瘤	
M1a	腹腔淋巴结转移
M1b	其他远隔转移
对于食管胸中段肿瘤	
M1a	未明确
M1b	非区域淋巴结或远隔转移
对于食管胸上段肿瘤	
M1a	颈部淋巴结转移
M1b	其他远隔转移
AJCC 关于食管癌 TNM 分期	
分期	TNM
0	Tis，N0，M0
Ⅰ	T1，N0，M0
Ⅱ A	T2，N0，M0
	T3，N0，M0
Ⅱ B	T1，N1，M0
	T2，N1，M0
Ⅲ	T3，N1，M0
	T4，任何 N，M0
Ⅳ	任何 T，任何 N，M1
Ⅳ A	任何 T，任何 N，M1a
Ⅳ B	任何 T，任何 N，M1b

表 7.2

CT 与 EUS 在食管癌分期上的准确率比较

检测方法	病例数	T 分期准确率（%）	N 分期准确率（%）
CT	1154	45（40 ～ 50）	54（48 ～ 71）
EUS	1035	85（59 ～ 92）	77（50 ～ 90）

Data from：Rosch T. Endosonographic staging of esophageal cancer：a review of literature results. Gastrointest Endosc Clin N Am. 1995；5：537-547.

（13 例）[13]。FDG PET 在食管癌分期中的检测结果总是受到假阳性结果的影响，因此 FDG PET 的检查结果需要结合其他的检查方法来进一步验证[13]。

表 7.3

CT 与 EUS 在食管癌分期上的准确率比较

检测方法	文献数量	敏感性（%）	特异性（%）
CT T 分期	5	40 ～ 80	14 ～ 97
CT N 分期	7	40 ～ 73	25 ～ 67
EUS T 分期	13	71 ～ 100	67 ～ 100
EUS N 分期	20	60 ～ 97	40 ～ 100

Data from：Kelly S，Harris KM，Berry E，et al. A systematic review of the staging performance of endoscopic ultrasound in gastro-oesophageal carcinoma.Gut. 2001；49（4）：534-539.

表 7.4

CT、EUS 及 EUS 引导下的 FNA 在术前食管癌淋巴结分期中的特点对比

检测方法	敏感性（%）（95% CI）	特异性（%）（95% CI）	准确性（%）（95% CI）
CT	29（17 ～ 44）	89（72 ～ 98）	51（40 ～ 63）
EUS	71（56 ～ 83）	79（59 ～ 92）	74（62 ～ 83）
EUS FNA	83（70 ～ 93）	93（77 ～ 99）	87（77 ～ 94）

CI，置信区间
Modified from：Vazquez-Sequeiros E，Wiersema MJ，Clain JE，et al. Impact of lymph node staging on therapy of esophageal carcinoma. Gastroenterology.2002；125：1626-1635.

这时我们可以用 EUS 引导下的细针穿刺活检证实 PET 扫描的阳性结果[14]。在肿瘤局部复发的检测准确率方面，EUS 要优于 PET 和 CT，但是对于有肝转移与肺转移的食管癌检测，CT 和 PET 比 EUS 更好[10,12]。因此，当 CT 和 PET 未发现有远处转移的食管癌患者应进一步通过 EUS 检测以明确病情。这可以决定患者的治疗方式，通过手术治疗还是需要进行术前新辅助化疗（图 7.2）。通常情况下，需要多种检查方法来对一名患者进行术前分期。研究显示，结合 EUS 与 CT、PET 的各自优点进行食管癌分期，可以减少不必要的手术治疗[15]。跟 CT 相比，三者联合进行食管癌术前分期可以使不必要的手术治疗比例从 44% 下降到 21%。EUS 或 PET 与 CT 相比，在减少食管癌手术时腹腔转移风险方面，三者的作用不尽相同，EUS 为 13%，PET 为 7%，而 CT 为 32%[15]。虽然在统计学上无显著性差异，但是通过上述三者联合进行分期的食管癌患者生存率要比单一应用 CT 分期的患者长（48 个月 vs. 28 个月）[15]。PET 与 CT

联合检查可以对食管癌患者进行更加准确的分期。

设备

超声内镜

超声内镜在第二章进行了全面的介绍。它分为扇扫型（机械旋转或电子触发）和线阵扫面型超声内镜，在美国，常用扇扫型超声内镜进行食管癌分期，而在欧洲多用线阵扫面型内镜。扇扫型内镜可以提供与内镜镜轴相垂直的超声扫描图像，其扫描范围广（环形 360°）。最新研发的扇扫型超声内镜（GF-UM 130 系列、GF-UM 60 系列）可以提供 5 ～ 20Hz 的扫描频率。它通过多功能电子传感器提供 270° 或 360° 的超声视野，经过脉冲调制、着色及先进的多普勒技术获得最终的图像。Olympus 电子触发式扇扫内镜的扫描频率是 5 ～ 10Hz。

线阵扫面型设备扫描方向与内镜镜轴相平行，因此可以在进行组织穿刺活检时提供实时图像。但是它的扫描范围没有扇扫型内镜的宽，这似乎增加了线扫内镜的检查难度，使腔内肿瘤分期比较困难。

高频超声探头

高频探头（12 ～ 30MHz），可以被纳入小导管（直径 2 ～ 3mm）。就像扇扫内镜的原理一样，当探针被旋转 360° 就可以产生清晰的图像。在美国，最常用的探头由 Olympus 生产（UM-2R，20MHz；UM-3R，30MHz）。这些超声探头能够呈现非常清晰的肠管图像，这对食管、胃、直肠等早期恶性肿瘤镜下黏膜切除起重要辅助作用。随着 EUM-30S 的出现，作为一个独立的超声波单元，超声探头在一般医院会更加普及。

探头的盲区

超声内镜通过食管狭窄部位时可能会引起一些并发症，有报道称，在过度扩张狭窄部位或是在通过狭窄部位时用力过大会引起食管穿孔。超声内镜的特殊构造，比如其较粗的直径、斜面光源及坚硬的探头，使得其在通过食管狭窄处时比较困难。一般扇扫和线阵内镜的外周直径大约为 13mm，管腔的直径一般不小于 45Fr，以便使内镜的探头通过[16]。一些早期的研究报道，利用超声内镜进行食管癌狭窄扩张术引起的食管破裂比例很高[17]。从那时开始，陆续有报道证实，在进行超声内镜前进行逐级的扩张是安全的[16,18,19]。通过导丝插入较细的光纤探头为食管扩张提供了新的选择[20,21]。超声食管探头（Olympus MH-908）有一个金属电极头，它以单向方式通过内镜。它的外周直径为 7.9mm，可以不需扩张食管癌狭窄处而进入食管。

技术

患者的准备

内镜检查评估对于那些因食管狭窄而吞咽困难的患者很重要（检查列表）。当需要通过腔内超声进行食管癌分期时，该患者就已经被确诊食管癌。参考患者的钡餐检查及内镜检查报告，并评估患者吞咽困难的程度来制订最佳的超声内镜方案。如果患者进食流质都有困难，毫无疑问，需要通过狭窄扩张术来进行内镜检查，事先就要把患者的这个情况告诉助手，以便准备扩张器械及合适的内镜。在进行超声内镜检查之前，即使患者没有明显的吞咽困难，也要通过内镜检查来明确是否存在食管狭窄及其程度以及狭窄处距门齿的距离，并且找到狭窄的部位，这些都会影响超声内镜的检查，而且上述详细的记录、同时存在的 Barrett 食管范围，上、下食管括约肌的位置，这些都将帮助外科医生做好手术计划。

超声内镜半径

初次内镜检查应认真仔细、缓慢轻柔，因为在食道里，内镜通过肿瘤的时候多数靠术者的手感，而不是食管的影像。当内镜下到相应位置，

检查内容列表

肝
腹腔动脉
原位癌
主动脉弓水平上方食管周围淋巴结
黏膜隆起与肿瘤的关系
食管远端侵犯膈肌的肿瘤
完整的报告包括：TNM 分期，肿瘤的大小，肿大淋巴结数量及各自的位置。Barrett 食管的形态，胃食管连接处及上食管括约肌的位置，以此在术前为外科医生提供重要的定位标识。

超声探头被打开后就可以显示图像。在食管癌患者中（见下文），超声图像实际是从十二指肠和胃窦开始，以检查是否存在肝转移。扫描胃底和贲门周围以明确是否有胃周和腹腔淋巴结转移。一但进入食管，主要是发现原发肿瘤，特别注意食管的层次结构。当超声探头的频率在5～10Hz范围时，食管壁可分为5层结构（第1层为黏膜浅层，第2层为深黏膜、第3层为黏膜下层、第4层低回声为固有肌层，第5层为外膜）。

基于超声内镜的这些特点，可以评估肿瘤侵入管壁的范围，进而确定肿瘤分期（T分期）。要避免因切线成像造成肿瘤分期过高。超声探头的频率在12～20Hz范围时，能够产生清晰的食管壁各层图像。认真评估肿瘤的情况以后，使用5Hz或7.5Hz的超声探头来探查纵隔周围的肿大淋巴结。

有数据表明，越是晚期的食管癌，单独使用线扫内镜进行分期也较准确，同样可以进行淋巴结穿刺取样[22]。建议指出，如果普通内镜的影像提示淋巴结肿大和肝病变，这时已经不适合进行T分期，应先用线扫内镜进行探查，相反，使用扇扫内镜对原发肿瘤进行分期更加合适。

高频探头

高频超声探头能够清晰显示胃肠的层次结构。在对浅表食管癌进行分期以及筛选需要在内镜下黏膜切除术的患者方面，高频超声探头有着重要的作用。通过高频超声小探头的应用，可进一步将消化道管壁细分为9层结构，第1层高回声层和第2层低回声层对应于黏膜浅层，第3层高回声层对应于黏膜肌层，第4层低回声层对应于固有肌层，第5层高回声层对应浆膜下层，第6层低回声层、第7层高回声层、第8层低回声层呈现出低回声的内侧环斜行肌层和外侧纵行肌层以及其间显示的对应于肌间结缔组织的高回声层，第9层高回声层对应外膜层。管壁黏膜肌层的可视性对于准确评估浅表型病变的程度及评估非手术疗法（内镜下黏膜切除术、消融术或光力学治疗）的可行性很重要。

应用超声内镜检查食管的微小病变十分困难，因为病变的定位非常复杂而且气囊的膨胀会压迫病变部位，从而使病变的分期不准确。高质量食管壁图像的获取取决于持续照明条件（尽管有食管的蠕动）、传感器垂直朝向病变，并且能够调整探头和病变之间的距离。

目前用高频导管探头获得可靠的食管壁图像的方法有直接接触法、水囊法和水囊＋脱气水充盈法[23,24]。用直接接触法在食管内检查时不需要向水囊内注水。虽然部分超声内镜专家可以在食管的末端制出水柱，但是由于食管的蠕动使这部分水排到胃内，因此这项检查在观察食管壁的时间很短。虽然有时在抽取气囊内的气体时可以把部分水吸到食管。如果食管病变在短时间内无法判定，那么远端食管的检查就需要重新注水。这种方法最危险的并发症是误吸。因此在操作中，床头必须抬高到45°以上以减少误吸的可能。伴有Barrett食管的患者也可以耐受直接接触法，但是这项检查不适合于存在食管上段和中段的浅表病变。由于直接接触法存在以上的缺陷，所以就需要其他方法来观察早期食管病变，尤其是水囊法和水囊加脱气水充盈法的发展[23,24]。

将水囊固定在双通道内镜末端，向水囊注入一定量脱气水，以显示食管壁的层次及消化道以外相应的器官（不受食管蠕动的影响），从而优化图像的质量。这种方法可以在垂直方向上成像，使检查者可以根据病变调整导管的位置[24]。另外水囊比较柔软，耐受性好，不会压迫食管壁的黏膜。事先充分的准备是水囊法成功实施的关键。标准的、非润滑的、透明的水囊需要安装在双通道治疗内镜的末端。水囊需要超出内镜的尖端1英寸。用橡皮筋把水囊固定在内镜轴的3点上，然后用2cm宽的Tegaderm带包绕水囊。由于水囊是透明的，所以可以在直视下完成插管，但是必须避免空气的进入。内镜进入胃部，水囊内充满水，吸出剩余的空气和水。然后待水囊缩小后，将内镜撤回到食道，缓缓地注入水，病变就可以通过水囊看到。此时，通过第二条通道插入超声导管，直视下置于病变之上。水囊法的缺点是在水囊和食管壁之间形成了气泡，从而形成了图像的伪影（视频7.1）。

另一种成像方法是水囊＋脱气水充盈法[23,24]。高频导管探头的末端装有一个声耦合的气囊。气囊可以装满水，也可以被体外的内镜远端适配器扩大。应用这种设备，可以在标准内镜的基础上，增加内镜辅助通道就可以改进为带气囊护套的HFCP。通过充满水和增强型的声耦合气囊，就可以获得高清晰度的图像。

食管扩张术及供选方案

多达 1/3 的食管癌患者食管管腔狭窄，不能通过直径为 13mm 的超声内镜[16]（视频 7.2）。从食管癌的近端进行超声内镜的检查已被证明可能导致肿瘤分期和腹腔动脉的定位不准确。一项使用旧型号超声内镜和采用不符合"3s 规则"的食管狭窄扩张术的早期研究显示：在超声内镜检查之前选择食管狭窄扩张术可导致较高的食管穿孔率（24%）[17]。但是几个最近的研究报道显示食管狭窄扩张术是安全的，提高了检测腹腔淋巴结（CLN）的灵敏度[16,19]。将狭窄的食管扩张到 45F 或者 15mm，超声内镜就可以顺利通过了。如果有必要，可以在两天之后进行重复扩张。

当食管狭窄扩张不当，或者食管癌患者不愿意接受食管扩张术时，口径狭窄、锥形尖端、导丝引导的超声内镜就可以容易通过食管癌所造成的狭窄部位[20,21]。此外，该探头通过评估原发肿瘤和腹腔动脉的情况，提高了食管癌分期的准确性。但是，由于胃内残留空气的存在，有 10% 的患者的腹腔动脉不能通过超声内镜探头确定。显然，超声内镜不适合引导进行细针穿刺。对于食管癌 T4 期（已经转移到周围器官）的患者，没有必要进行细针穿刺。但是如果 CLN 存在，有必要进行细针穿刺以确定这些淋巴结是否是恶性的。

最后，在食管狭窄并且无法扩张或者食管癌本身具有明显棱角的患者，从上面获得的肿瘤分级（T3）以上就足以支持采用化疗和放射疗法。在这种情况下，在放化疗之后的超声内镜检查将有助于评估残余的病灶。另外，用于支气管内超声（EBUS）的小口径超声内镜检查可用于有重要狭窄的结节病，或者评估患者食管穿孔的风险。

腹腔动脉疾病的检测和评估

腹腔淋巴结的转移对食管癌的预后有不良影响[4,25,26]。伴有食管癌和腹腔淋巴结转移的患者的生存期较无腹腔淋巴结转移的患者短[2]（图 7.3 和 7.4）。对于食管癌的患者，腹腔动脉的定位十分重要。超声内镜在定位腹腔动脉时，超声内镜经常置于胃与食管交界处，也就是主动脉所在的位置。当位置被确定时，主动脉在屏幕上位于 6 点钟方向；当超声内镜在食管内继续下行时，主动脉逐渐转向 5 点钟方向。在主动脉分为降主动脉的位置处，转向 7 点钟方向；继续下行 1～2cm 后，就是在脾动脉和肝总动脉的分叉处，大约距离门齿 45cm 左右。有时由于食管裂孔疝的存在，超声内镜在食管与胃交界处可能发现不了腹腔动脉。在这种情况下，在胃窦部开始检查，然后缓慢撤出超声内镜，则有可能发现门静脉和脾静脉的汇合处。然后，继续回撤 2～3cm，则可见腹腔动脉。

使用腹腔淋巴结超声内镜辨别腹腔动脉，主动脉大约距离长的管状结构的门齿 35cm（视频 7.2 和 7.3）。缓慢下行超声内镜，主动脉始终可见。

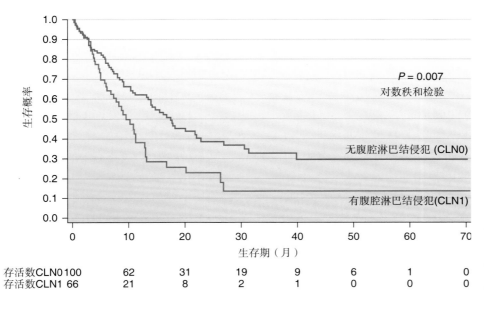

图 7.3　EUS 依据腹腔淋巴结（CLN）状态检测食管癌患者的生存率。EUS 检测有淋巴结侵犯的患者比没有淋巴结侵犯患者的生存率差。

P = 0.007
对数秩和检验

无腹腔淋巴结侵犯 (CLN0)

有腹腔淋巴结侵犯(CLN1)

	0	10	20	30	40	50	60	70
存活数CLN0	100	62	31	19	9	6	1	0
存活数CLN1	66	21	8	2	1	0	0	0

生存期（月）

生存概率

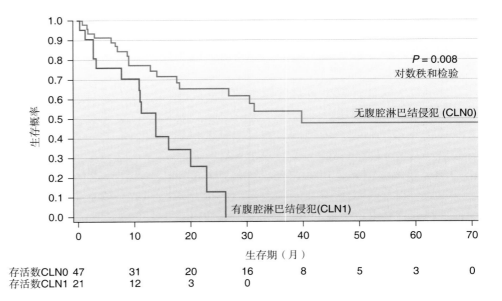

图 7.4　EUS 依据腹腔淋巴结病状态检测食管癌患者的生存率。EUS 检测有淋巴结侵犯的患者比没有淋巴结侵犯患者的生存率差。

图中标注：
$P = 0.008$ 对数秩和检验
无腹腔淋巴结侵犯 (CLN0)
有腹腔淋巴结侵犯(CLN1)
纵轴：生存概率
横轴：生存期（月）

| 存活数CLN0 | 47 | 31 | 20 | 16 | 8 | 5 | 3 | 0 |
| 存活数CLN1 | 21 | 12 | 3 | 0 | | | | |

降主动脉的第一个动脉分支是腹腔干，若有疑问，可以用多普勒超声确定腹腔干的位置，并进一步观察是否伴有淋巴结的病变。

特定的淋巴结病变特征有助于区别淋巴结的良恶性病变。恶性淋巴结病变常常 > 1cm，外形不规则，超声回声较低[28]。在食管癌的患者中，腹腔淋巴结等同于恶性病变[29]。因为无论超声影像学上腹腔淋巴结的大小，90% 以上被发现的腹腔淋巴结都是恶性[30]。大于 1cm 的 CLN 恶性率是 100%。在辅助治疗之前，对恶性 CLN 应使用超声内镜引导下的细针活检，以判断是否存在淋巴结的转移[30,31]。

一旦淋巴结转移被确认并且被认为适合做活检，就可以在腹腔动脉超声内镜的引导下进行针刺活检[27,30]。将超声内镜置于胃腔内，朝向腹腔动脉。细针穿刺针插入超声内镜活检通道并用针头锁拧紧，然后就可以进行腹腔动脉超声内镜引导下的针刺活检。一些研究者认为针刺活检会增加样本的血液污染[32]。当出现样本的血液污染时，需要额外的针刺活检。在穿刺 30 ~ 60s 之后，细针被抽出。将吸出物置于玻片上，由病理学者判定样本是否足够，不同医院当场的判定结果不同。恶性淋巴肿瘤的诊断需要细针穿刺两处。对于超声内镜下良性表现的淋巴瘤，需要 4 次穿刺以保证足够的样本量。表 7.5 显示了超声内镜引导细针穿刺评估腹腔淋巴结的操作特点。

肝疾病评估

超声内镜可以检测出肝影像学研究中无肝侵犯的患者隐匿性的肝转移瘤，虽然这种病变被检测出来的概率很低。另外，超声内镜引导下的细针穿刺也可以证实肝转移瘤[33,34]。超声内镜可置于胃腔内以评估肝左叶实质组织。由于解剖学的限制，超声内镜并不能检查到肝的所有肝段。乳胶气囊充水可以产生更好的声耦合和更准确的图像。当把超声内镜缓慢从胃腔中拉出时，图像逐渐出现，肝转移瘤通常表现为离散的相对低回声区。一旦肝转移瘤被确定，应立即采取超声内镜引导下的细针活检，为诊断和病变的预后提供参考证据[33,34]。

表 7.5				
超声内镜细针穿刺腹腔淋巴结操作特点				
研究和年限	病例数	灵敏度 %（n）	特异性 %（n）	准确率 %（n）
Giovannini et al[51] 1995	26	100 (21/21)	–	80 (21/26)
Reed et al[52] 1999	17	100 (15/15)	–	86 (15/17)
Williams et al[53] 1999	27	96 (25/26)	100 (1/1)	96 (26/27)
Eloubeidi et al[30] 2001	51	98 (45/46)	100 (5/5)	98 (50/51)

恶性狭窄的分期

食管癌准确的术前分期有助于选择合理的治疗方式和预测患者的预后（图 7.2）。在食管扩张术后，根据 TNM 分级对食管癌进行分级[35]（表 7.1）。使用超声内镜检查肝、腹腔动脉和肝胃韧带区，以发现是否有肝转移和淋巴结转移。另外也要注意检查原发肿瘤和纵隔部位，确定癌的浸润深度。TNM 肿瘤分级主要根据肿瘤的浸润深度（T）、淋巴结的转移（N）和远处转移（M）。超声内镜的分期类似于外科分期，可以预测食管癌患者的长期预后[4,36]（图 7.1）。

食管癌的 T 分期

原发肿瘤的分期取决于肿瘤侵润食管壁的深度。食管癌最早的分期，原位癌（Tis），是癌仅限于食管上皮层和固有层，这一期的诊断主要依靠活检，超声内镜检查不到。

T1 期时，癌浸润固有层和黏膜下层（图 7.5 和 7.6）。高频导管探头有助于区分 T1 期，T1m 期（侵犯到黏膜层）和 T1sm 期（侵犯到黏膜下层）。食管癌的分期对早期诊断食管癌十分重要。两者的不同在于通过食管淋巴道早期转移至淋巴结的倾向性。这个分级有助于根据疾病的分期采用相应的治疗措施。例如，电磁辐射（EMR）是适当的治疗，因为局部淋巴结很少涉及。T1sm 分期淋巴结转移速度为 15% ～ 30%，因此，如果没有检测到淋巴结转移，手术是最适当的治疗。

当肿瘤侵入固有肌层，肿瘤被分类为 T2 期（视频 7.4）。当肿瘤进展进一步入侵外膜，肿瘤被分类为 T3（图 7.7A 和 7.8）。任何相邻的结构，如主动脉（图 7.9）、胸膜、奇静脉（视频 7.5）或纵隔结构被侵入则被分类为 T4 期疾病。超声内镜和 CT 检测各种 T 分期的准确性在表 7.2 和表 7.3 所示。有系统的文献表明，13 项研究符合纳入标准发现，EUS 对于 T 分期敏感度范围为 71.4% ～ 100%，特异性 66.7% ～ 100%。真正的阳性率为 89%（95% 可信区间 [CI]，0.88 ～ 0.93）。在文章中直接与增量 CT 相比，超声内镜有较好的作用[37]。

T 分期的精确度也取决于操作者的学习程度。一项 1996 年的研究显示至少 100 次的检查才能准确给出食管癌患者 T 的分级[38]。因此认真的带教和良好的培训有助于得出准确的结果。

食管癌的 N 分期

由于丰富的食管淋巴管，食管癌有早期局部淋巴结转移的倾向。很显然，应用 EUS 分期的 N1 期（淋巴结受累）患者比 N0 期（无淋巴结受累）患者生存率低（图 7.10）[4,39]。此外，患者的生存率与发现的肿大淋巴结数量有关[3]。超声内镜的优势是可以在术前准确的探查到这些肿大淋巴结。淋巴结的影像学特点有助于区分其良性或恶性程度。恶性淋巴结往往是直径 > 1cm 的圆形低回声团，边界清晰[28]。如果淋巴结越符合上述特点，它就越有可能是恶性的[29]。

淋巴结的位置有助于确定其是否被癌细胞侵犯。比如，和在纵隔内不同的是，没有上腹部疾病的患者进行超声内镜检查，一般不会发现腹腔淋巴结肿大。食管癌患者如果发现有腹腔淋巴结肿大就说明它是恶性的（图 7.7B）[30]。一项研究表明，在所有被发现的腹腔肿大淋巴结中，不论其超声的特点及大小，90% 都是恶性的，而如果肿大的腹腔淋巴结直径 > 1cm，100% 都是恶性的[30]。

一个包括 13 项研究项目的系统的文献回顾发现，超声内镜对于确定食管癌 N 期的敏感性在 59.55 ～ 100%，特异性为 40% ～ 100%，而实际的阳性率是 79%（95%CI，0.75 ～ 0.83）[37]。

在接受新辅助治疗前，为避免或减少食管癌分期的不确定性，超声内镜引导下细针抽吸提供了一种查找受累淋巴结的方法[30,31,40]。但是它的

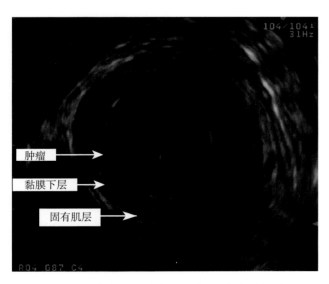

图 7.5　EUS 分期表明肿瘤侵入，但不是通过黏膜下层，与 T1 肿瘤一致。 手术时发现证实。（Olympus 电子线阵 12MHz 扫描）。

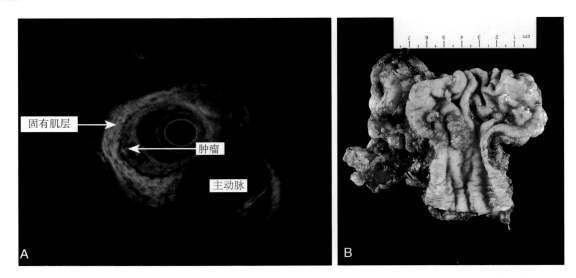

图 7.6　T1 期食管癌。A，超声内镜发现局限于黏膜下层的肿瘤（固有肌层是完整的），不伴有周围淋巴结肿大（T1N0），建议外科手术治疗。**B，**外科手术后证实没有淋巴结转移，肿瘤侵入了黏膜下层，符合 T1 期肿瘤。

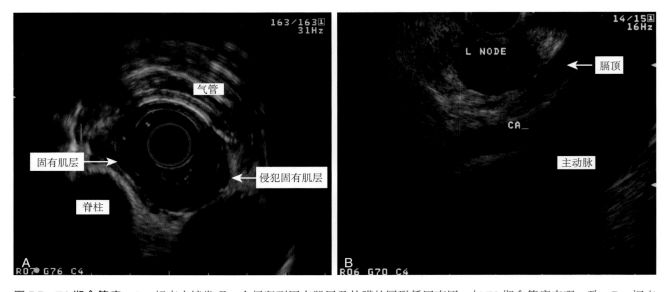

图 7.7　T3 期食管癌。A，超声内镜发现一个侵犯到固有肌层及外膜的圆形低回声团，与 T3 期食管癌表现一致。**B，**探查腹腔干周围组织时发现肿大的淋巴结，边界明显。经胃超声内镜引导下细针穿刺抽吸术证实存在恶性病变，建议行新辅助化疗。（Olympus UC-30P，频率 5Hz）

主要缺点是在进行淋巴结穿刺时会有针道转移的风险。美国癌症联合委员会在 1997 年发表的食管癌 TNM 分期中考虑以原发肿瘤的位置区分区域淋巴结转移（N1）和区域淋巴结以外的淋巴结转移（M1）[35]。

食管癌的 M 分期

　　原发肿瘤经血行播散到远隔器官（肝、肺、骨）或是远处淋巴结转移就是转移性病变[35]。

超声内镜能够清晰显示肝内侧 2/3 的图像，但是不能排除其中存在的转移病灶。根据肿瘤的位置和所涉及转移的淋巴结，某些转移淋巴结分为 M1A 或 M1b 的疾病（视频 7.6）。例如，对于下胸段食管和上胸段食管，转移到 CLNs 及颈部淋巴结被认为是转移性疾病（M1a）。M1b 指定表示上和下胸段食管的肿瘤转移到远处器官和非区域淋巴结转移或胸正中的食管肿瘤的远处转移[35]。

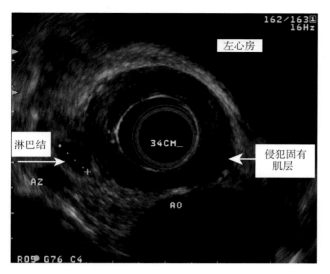

图 7.8　侵犯到食管固有肌层外膜的肿瘤超声内镜影像。发现了几个已有转移的癌周肿大淋巴结（T3N1MX0）。这些淋巴结不适合超声内镜细针穿刺。AO，主动脉；AZ，奇静脉（Olympus 电子径向阵列扫描频率为 10MHz）。

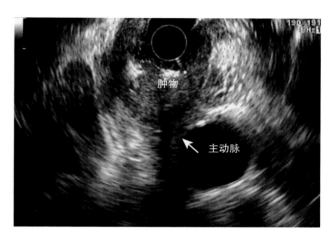

图 7.9　超声内镜显示一个靠近降主动脉的肿瘤，已经侵犯血管（Olympus 电子径向阵列在 7.5MHz 扫描）。

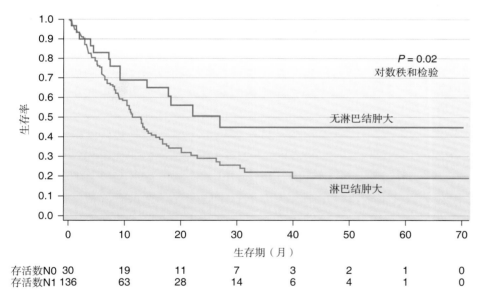

| 存活数N0 | 30 | 19 | 11 | 7 | 3 | 2 | 1 | 0 |
| 存活数N1 | 136 | 63 | 28 | 14 | 6 | 4 | 1 | 0 |

图 7.10　食管癌术后患者腹腔肿大淋巴结与生存率的关系。在进行手术治疗时已经存在腹腔肿大淋巴结的食管癌患者生存率低。

EUS 在浅表肿瘤与 Barrett 食管中的应用

随着 EMR 和消融治疗的出现，如光动力疗法、射频消融，在进行治疗前必须准确评估肿瘤浸润深度。由于肿瘤浸润深度与淋巴结转移有关，所以在 EMR 前明确识别 T 分期很关键。一项研究表明，局限于上皮层和固有层的食管癌（M1 和 M2），有淋巴结转移的概率是 5%。与此相比，肿瘤侵入肌层或黏膜下层发生淋巴结转移的机会为 12% ～ 27%。肿瘤侵犯到与肌肉相连的黏膜下层时导致淋巴结转移的概率高达 36% ～ 46%[41]。

高频导管探头在区分黏膜癌和黏膜下层癌的准确性是 81% 和 100%[42]。已有文章对 EUS 在 Barrett 食管和高分化异型增生或粘膜内癌患者的准确性进行了报道。术前 EUS 对黏膜下层浸润的敏感性、特异性及阴性预测分别为 100%、94% 和 100%，淋巴结受累率分别为 100%、81% 和 100%[43]。内镜发现的小结节或狭窄与肿瘤侵入黏膜下层有关[43]。本研究采用常规超声内镜而不是高频导管探头。除了 Barrett 食管患者，早期食管癌在美国很少见，因此与日本相比，HFCP 在美国并不常用。

超声内镜引导下细针穿刺活检腹腔及肠旁淋巴结

EUS 引导下细针穿刺活检技术应用之前，超声内镜工作者依靠淋巴结回声特点来确定恶性淋巴结。特点是大小超过 1cm，边界清晰，圆形低回声团。研究表明，EUS 引导下细针穿刺活检技术在提高淋巴结分期的准确性方面优于 EUS 单独应用[29]。EUS 区分良性和恶性淋巴结的精确度只有 33.3%，而 EUS FNA 有着更高的精确度为 99.4%[29]。这项研究还发现，在纵隔的淋巴结回声特点最不可靠。

在食管癌患者中，EUS 引导下细针穿刺活检技术对于术前淋巴结的分期优于螺旋 CT 和超声内镜[31]。因为研究病例例数少，在对腹腔肿大淋巴结分期时 EUS 与 CT 作用无差别。然而，在检测肿大淋巴结方面，EUS 已被证明优于 CT 和 PET[10]。EUS 引导下细针穿刺活检技术与 CT 及 EUS 的比较，EUS 引导下对腹腔肿大淋巴结细针穿刺活检的准确率分别在表 7.4 和表 7.5 所示。

EUS 分期争议

EUS 在食管癌分期中的作用在美国俄亥俄州克利夫兰诊所的一个有争议的研究中受到质疑。Zuccaro[44] 断言在以往的研究中中晚期患者占多数。这些研究者对在 1987 年和 2001 年之间超声内镜后直接手术（无辅助治疗）的队列进行回顾研究。45% 的患者在 T 分期被错误分类，25% 的患者在 N 分期被错误分类。当 T 分期被分成两组，即肿瘤的浸润深度不超过肌层（pTis ~ pT$_2$）和那些超越肌层（pT3 和 pT4），42 例发生错误（16%）[44]。调查者曾建议 14 年时间研究期间不成熟的反映了同时代的方法和结果。

Shimpi 等[45] 设计了一个研究，EUS 之后行同等标准的手术（不包括新辅助疗法治疗），但这些调查队列研究的时间被限定在 1999—2004 年。该小组还强调扩张狭窄的优化评估的重要性。他们报道了 T 分期的准确度为 76%，N 分期的准确度为 89%，这与先前文献报道的相一致。然而，这

些研究者也观察到，虽然高频探头可以提高精确率到 T1 分期，但 EUS 在对 T1 和 T2 分期评估的准确率比 T3 和 T4 分期精确率差。Zuccaro 等的研究中[44]，EUS 引导下细针活检穿刺是没有常规进行，跟其他分期方式相比，EUS 的关键作用是可以应用病理来确认淋巴结受累。

食管癌新辅助治疗后 EUS 的作用及局限性

因为 EUS 能应用精确度和病理相关性反映胃肠道壁各层的能力[9]，EUS 是目前在食管癌局部病变的最好的分期方式。然而，一些研究表明，标准的 EUS 标准对新辅助放化疗治疗后是不准确的，因为 EUS 对肿瘤坏死或炎症反应区分不佳[46,47]。

一项研究评估了 EUS 新辅助治疗后的作用[48]。这些研究者研究了 97 例接受术前放化疗和潜在的外科手术治疗食管癌患者。所有患者放化疗治疗之前进行超声内镜检查。在手术前，化疗后，重新进行 EUS 检查。手术切除标本将分析残余肿瘤的存在或不存在和它的位置。食管肿瘤患者残留与无肿瘤残留的患者也有类似的累积生存率。残余癌细胞在淋巴结患者与淋巴结无残余肿瘤患者相比，显示累积生存率短的趋势。淋巴结受累的患者的 1、2 和 3 年存活率低于无淋巴结受累的患者的存活率。EUS 检测治疗后有显著的残余淋巴结肿大的患者术后生存率比没有残留淋巴结肿大的患者术后生存率更差[48]。8 例患者中，研究者可靠取得的细胞学标本，放化疗治疗后 EUS 引导下细针穿刺活检能够识别残留肿瘤。这些研究者推断，EUS 和 EUS 引导下活检可以帮助识别最大限度地获益于手术的术前化疗患者的淋巴结的肿瘤残留。

另一项研究评估了 EUS 在诱导治疗后的食管腺癌 83 例再分期的准确性[49]。EUS 正确评估 22 例患者（29%）T 分期。当结果从 EUS 再分期的检查与手术病理结果进行比较时，由 EUS 分类的协调的个体化 T 分期是正确的，0% 为 T0 肿瘤，T1 肿瘤的 19%，T2 期肿瘤的 27%，T3 期肿瘤的 52% 和 0%T4 肿瘤。应用 EUS 再分期，83 例中 19 例被指定正确分期阶段，42 例（55%）超期，15 例（20%）低于分期。用于预测肿瘤的 N 分类再分期超声内镜检查的准确度为 49%。EUS 对 N

分期的敏感性是为 N0 疾病 48%，N1 疾病 52%。EUS FNA 在这项研究中对残留病灶没有进行常规的评估。

在放化疗后去淋巴结标本是目前的做法。对于腹腔内有残余病灶的患者在手术前应该考虑接受更多的治疗。因为新辅助治疗最初是应用于使肿瘤收缩，减小肿瘤体积，也许更重要的是要问是否有残留的肿瘤可切除，使患者接受手术切除。此外，更重要的是，EUS 引导下细针活检穿刺技术有能力进行采样化疗后的淋巴结，因此可以识别需要得到进一步化疗的持续性疾病。许多中心对残留淋巴结的患者不提供手术切除，特别是在腹腔动脉区域有持久性的残留病灶（视频 7.3 和图 7.11）。

横截面面积的减少是评估肿瘤反映的另一个有用的方法。减少肿瘤最大截面积（MAX）作为一种有用的评估术前治疗的反应提供了更好的承诺[46]。

在一项研究中，EUS 评估应答患者（肿瘤最大横截面积减少＞50%）比无应答者相比更容易生存[46]。此外，腺癌的应答者与无反应者相比明显的更容易生存。然而，这一发现对食管鳞状细胞癌的患者并不成立。5/6 的应答组患者在 R0 组之间。这项研究受小的样本量制约。作为生存率重要影响变量缺乏作用，比如 T 分期、N 分期，腹腔淋巴结存在，或者整个 AJCC 分期，可能是 2 型错误的结果（即学习动力不足以检测这种差别）。三维 EUS 具有能力来衡量肿瘤总体积的，而不仅是横截面面积，在评估食管癌患者的综合治疗的反应方面可能被证明是一个优越的方式。

超声内镜对食管癌患者生存期的影响

由于 EUS 能够对食管癌进行准确的术前分期，因此，在行超声内镜时获得的初始数据可以对生存期进行预测。Eloubeidi 研究[4] 表明 EUS 初始的 AJCC 分期，淋巴结肿大和腹腔淋巴结肿大都是影响生存期预测的因素。最近有研究表明，超声内镜发现存在恶性淋巴结的范围越小生存率就越高[50]。对于没有、一到两个及两个以上的恶性淋巴结肿大，其平均生存时间分别为 66 个月，14.5 个月和 6.5 个月。生存期也受到腹腔肿大淋巴结和肿瘤大小的影响，这两者与恶性淋巴结的数量增加有关[50]。研究者认为 EUS 检测到的食管周

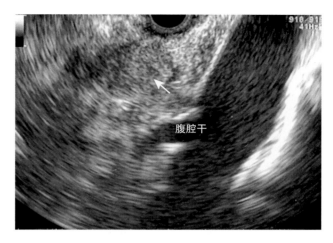

图 7.11　EUS 进行化疗和放疗后腹腔动脉区域发现了软组织密度影。EUS 引导下细针穿刺证实鳞状细胞癌的存在。

围恶性淋巴结数量与食管腺癌患者的生存率及术前分期相关[50]。这些发现从临床观察、流行病学方面证明了以前结论，最终结果的数据表明，肿瘤大小和淋巴结数量应作为常规分期系统的一部分来记录，因为这些结果可以独立预测食管癌患者生存期[3]。

小结

超声内镜是目前唯一能够显示食管壁组织结构的方法。在检测癌周及腹腔肿大淋巴结方面优于 CT 和 PET 扫描。超声内镜引导下细针穿刺活检能够在辅助化疗之前记录局部和远处淋巴结状态。EUS 也可以帮助患者在新辅助治疗后进行手术切除治疗。超声内镜应该成为评估食管癌疗效的一种常规方法。

参考文献

1. Jemal A, Siegel R, Ward E, et al. Cancer statistics, 2009. CA Cancer J Clin. 2009;59(4):225–249.
2. Eloubeidi MA, Mason AC, Desmond RA, El Serag HB. Temporal trends (1973-1997) in survival of patients with esophageal adenocarcinoma in the United States: a glimmer of hope? Am J Gastroenterol. 2003;98(7):1627–1633.
3. Eloubeidi MA, Desmond R, Arguedas MR, et al. Prognostic factors for the survival of patients with esophageal carcinoma in the U.S.: the importance of tumor length and lymph node status. Cancer. 2001;95:1434–1443.
4. Eloubeidi MA, Wallace MB, Hoffman BJ, et al. Predictors of survival for esophageal cancer patients with and without celiac axis lymphadenopathy: impact of staging endosonography. Ann Thorac Surg. 2001;72:212–219.
5. Fockens P, Kisman K, Merkus MP, et al. The prognosis of esophageal carcinoma staged irresectable (T4) by endosonography. J Am Coll Surg. 1998;186:17–23.
6. Buxbaum JL, Eloubeidi MA. Endoscopic evaluation and treatment of esophageal cancer. Minerva Gastroenterol Dietol. 2009;55(4):455–469.
7. Rosch T. Endosonographic staging of esophageal cancer: a review of literature results. Gastrointest Endosc Clin N Am. 1995;5:537–547.
8. Romagnuolo J, Scott J, Hawes RH, et al. Helical CT versus EUS with fine needle aspiration for celiac nodal assessment in patients with esophageal cancer. Gastrointest Endosc. 2002;55:648–654.
9. Kimmey MB, Martin RW, Haggitt RC, et al. Histologic correlates of gastrointestinal ultrasound images. Gastroenterology. 1989;96:433–441.

10. Akdamar M, Eloubeidi MA. A prospective comparison of computerized tomography (CT), 18 fluoro-deoxyglucose positron emission tomography (FDG-PET) and endoscopic ultrasonography (EUS) in the preoperative evaluation of potentially operable esophageal cancer (ECA) patients. *Am J Gastroenterol.* 2005;98:S5.

11. Pfau PR, Perlman SB, Stanko P, et al. The role and clinical value of EUS in a multimodality esophageal carcinoma staging program with CT and positron emission tomography. *Gastrointest Endosc.* 2007;65(3):377–384.

12. van Westreenen HL, Westerterp M, Bossuyt PM, et al. Systematic review of the staging performance of 18F-fluorodeoxyglucose positron emission tomography in esophageal cancer. *J Clin Oncol.* 2004;22(18):3805–3812.

13. van Westreenen HL, Heeren PA, Jager PL, et al. Pitfalls of positive findings in staging esophageal cancer with F-18-fluorodeoxyglucose positron emission tomography. *Ann Surg Oncol.* 2003;10(9):1100–1105.

14. Eloubeidi MA, Cerfolio RJ, Chen VK, et al. Endoscopic ultrasound-guided fine needle aspiration of mediastinal lymph node in patients with suspected lung cancer after positron emission tomography and computed tomography scans. *Ann Thorac Surg.* 2005;79(1):263–268.

15. van Westreenen HL, Heeren PA, van Dullemen HN, et al. Positron emission tomography with F-18-fluorodeoxyglucose in a combined staging strategy of esophageal cancer prevents unnecessary surgical explorations. *J Gastrointest Surg.* 2005;9:54–61.

16. Wallace MB, Hawes RH, Sahai AV, et al. Dilation of malignant esophageal stenosis to allow EUS guided fine-needle aspiration: safety and effect on patient management. *Gastrointest Endosc.* 2000;51:309–313.

17. Van Dam J, Rice TW, Catalano MF, et al. High-grade malignant stricture is predictive of esophageal tumor stage: risks of endosonographic evaluation. *Cancer.* 1993;71:2910–2917.

18. Kallimanis GE, Gupta PK, al-Kawas FH, et al. Endoscopic ultrasound for staging esophageal cancer, with or without dilation, is clinically important and safe. *Gastrointest Endosc.* 1995;41:540–546.

19. Pfau PR, Ginsberg GG, Lew RJ, et al. Esophageal dilation for endosonographic evaluation of malignant esophageal strictures is safe and effective. *Am J Gastroenterol.* 2000;95:2813–2815.

20. Binmoeller KF, Seifert H, Seitz U, et al. Ultrasonic esophagoprobe for TNM staging of highly stenosing esophageal carcinoma. *Gastrointest Endosc.* 1995;41:547–552.

21. Mallery S, Van DJ. Increased rate of complete EUS staging of patients with esophageal cancer using the nonoptical, wire-guided echoendoscope. *Gastrointest Endosc.* 1999;50:53–57.

22. Siemsen M, Svendsen LB, Knigge U, et al. A prospective randomized comparison of curved array and radial echoendoscopy in patients with esophageal cancer. *Gastrointest Endosc.* 2003;58(5):671–676.

23. Vazquez-Sequeiros E, Wiersema M. High-frequency US catheter-based staging of early esophageal tumors. *Gastrointest Endosc.* 2002;55(1):95–99.

24. Wallace MB, Hoffman BJ, Sahai AS, et al. Imaging of esophageal tumors with a water-filled condom and a catheter US probe. *Gastrointest Endosc.* 2000;51:597–600.

25. Christie NA, Rice TW, DeCamp MM, et al. M1a/M1b esophageal carcinoma: clinical relevance. *J Thorac Cardiovasc Surg.* 1999;118:900–907.

26. Hiele M, De LP, Schurmans P, et al. Relation between endoscopic ultrasound findings and outcome of patients with tumors of the esophagus or esophagogastric junction. *Gastrointest Endosc.* 1997;45:381–386.

27. Eloubeidi MA, Vilmann P, Wiersema MJ. Endoscopic ultrasound-guided fine-needle aspiration of celiac lymph nodes. *Endoscopy.* 2004;36(10):901–908.

28. Catalano MF, Sivak MVJ, Rice T, et al. Endosonographic features predictive of lymph node metastasis. *Gastrointest Endosc.* 1994;40:442–446.

29. Chen VK, Eloubeidi MA. Endoscopic ultrasound-guided fine needle aspiration is superior to lymph node echofeatures: a prospective evaluation of mediastinal and peri-intestinal lymphadenopathy. *Am J Gastroenterol.* 2004;99(4):628–633.

30. Eloubeidi MA, Wallace MB, Reed CE, et al. The utility of EUS and EUS-guided fine needle aspiration in detecting celiac lymph node metastasis in patients with esophageal cancer: a single-center experience. *Gastrointest Endosc.* 2001;54:714–719.

31. Vazquez-Sequeiros E, Wiersema MJ, Clain JE, et al. Impact of lymph node staging on therapy of esophageal carcinoma. *Gastroenterology.* 2002;125:1626–1635.

32. Wallace MB, Kennedy T, Durkalski V, et al. Randomized controlled trial of EUS-guided fine needle aspiration techniques for the detection of malignant lymphadenopathy. *Gastrointest Endosc.* 2001;54:441–447.

33. Prasad P, Schmulewitz N, Patel A, et al. Detection of occult liver metastases during EUS for staging of malignancies. *Gastrointest Endosc.* 2004;59(1):49–53.

34. tenBerge J, Hoffman BJ, Hawes RH, et al. EUS-guided fine needle aspiration of the liver: indications, yield, and safety based on an international survey of 167 cases. *Gastrointest Endosc.* 2002;55(7):859–862.

35. Esophagus. *AJCC Cancer Staging Manual.* 5th ed. Philadelphia: Lippincott-Raven; 2000:65–68.

36. Harewood GC, Kumar KS. Assessment of clinical impact of endoscopic ultrasound on esophageal cancer. *J Gastroenterol Hepatol.* 2004;19(4):433–439.

37. Kelly S, Harris KM, Berry E, et al. A systematic review of the staging performance of endoscopic ultrasound in gastro-oesophageal carcinoma. *Gut.* 2001;49(4):534–539.

38. Fockens P, Van den Brande JH, Van DH, et al. Endosonographic T-staging of esophageal carcinoma: a learning curve. *Gastrointest Endosc.* 1996;44:58–62.

39. Pfau PR, Ginsberg GG, Lew RJ, et al. Endoscopic ultrasound predictors of long term survival in esophageal carcinoma [abstract]. *Gastrointest Endosc.* 2000;51:136.

40. Penman ID, Williams DB, Sahai AV, et al. Ability of EUS with fine-needle aspiration to document nodal staging and response to neoadjuvant chemoradiotherapy in locally advanced esophageal cancer: a case report. *Gastrointest Endosc.* 1999;49:783–786.

41. Kodama M, Kakegawa T. Treatment of superficial cancer of the esophagus: a summary of responses to a questionnaire on superficial cancer of the esophagus in Japan. *Surgery.* 1998;123(4):432–439.

42. Murata Y, Napoleon B, Odegaard S. High-frequency endoscopic ultrasonography in the evaluation of superficial esophageal cancer. *Endoscopy.* 2003;35(5):429–435.

43. Scotiniotis IA, Kochman ML, Lewis JD, et al. Accuracy of EUS in the evaluation of Barrett's esophagus and high-grade dysplasia or intramucosal carcinoma. *Gastrointest Endosc.* 2001;54(6):689–696.

44. Zuccaro Jr G, Rice TW, Vargo JJ, et al. Endoscopic ultrasound errors in esophageal cancer. *Am J Gastroenterol.* 2005;100(3):601–606.

45. Shimpi RA, George J, Jowell P, et al. Staging of esophageal cancer by EUS: staging accuracy revisited. *Gastrointest Endosc.* 2007;66(3):475–482.

46. Chak A, Canto MI, Cooper GS, et al. Endosonographic assessment of multimodality therapy predicts survival of esophageal carcinoma patients. *Cancer.* 2000;88:1788–1795.

47. Isenberg G, Chak A, Canto MI, et al. Endoscopic ultrasound in restaging of esophageal cancer after neoadjuvant chemoradiation. *Gastrointest Endosc.* 1998;48:158–163.

48. Agarwal B, Swisher S, Ajani J, et al. Endoscopic ultrasound after preoperative chemoradiation can help identify patients who benefit maximally after surgical esophageal resection. *Am J Gastroenterol.* 2004;99(7):1258–1266.

49. Kalha I, Kaw M, Fukami N, et al. The accuracy of endoscopic ultrasound for restaging esophageal carcinoma after chemoradiation therapy. *Cancer.* 2004;101(5):940–947.

50. Chen J, Xu R, Hunt GC, et al. Influence of the number of malignant regional lymph nodes detected by endoscopic ultrasonography on survival stratification in esophageal adenocarcinoma. *Clin Gastroenterol Hepatol.* 2006;4(5):573–579.

51. Giovannini M, Seitz JF, Monges G, et al. Fine-needle aspiration cytology guided by endoscopic ultrasonography: results in 141 patients. *Endoscopy.* 1995;27:171–177.

52. Reed CE, Mishra G, Sahai AV, et al. Esophageal cancer staging: improved accuracy by endoscopic ultrasound of celiac lymph nodes. *Ann Thorac Surg.* 1999;67:319–321.

53. Williams DB, Sahai AV, Aabakken L, et al. Endoscopic ultrasound guided fine needle aspiration biopsy: a large single centre experience. *Gut.* 1999;44:720–726.

第 8 章　EUS 在后纵隔病变评估中的应用

Thomas J. Savides

（周德俊 译）

内容要点

- *目前，已经形成用于区分良性和恶性后纵隔淋巴结的标准，但是仅依靠这些标准是不够的。我们需要运用超声内镜引导下细针抽吸活检术来做出准确的临床决策。*
- *采用食管 EUS-FNA 诊断后纵隔恶性病变的总体准确率超过 90%。*
- *通过对后纵隔 EUS-FNA 样本的细胞学和流式细胞学分析来诊断淋巴瘤。*
- *EUS-FNA 在纵隔肉芽肿病的诊断中也具有重要价值，包括结节病、组织胞浆菌病和肺结核。*
- *大部分纵隔囊肿是良性的，同时由于感染的风险较高，不能应用 EUS-FNA。如果高度怀疑存在恶性病变，应该对囊肿进行穿刺，将内容物排净并注射抗生素。*

概述

经食管超声内镜（EUS）结合细针抽吸活检（FNA）为后纵隔病变的评估和活检提供了独一无二的途径。这些病变通常经 CT 检查首次发现，但是偶尔也会在胃肠和胰腺疾病的超声内镜检查过程中被发现。经食管 EUS 非常适合后纵隔的影像学检查，但是其不能用于前纵隔和中纵隔。本章重点论述 EUS 用于诊断后纵隔肿块、淋巴结和囊肿。在第 6 章中将讨论 EUS-FNA 在肺癌分期中的应用。

EUS 用于评估后纵隔淋巴结肿大

后纵隔良性淋巴结的 EUS 表现

EUS 在检查非胸腔病变时经常发现纵隔淋巴结。这些良性淋巴结最常见的 EUS 表现为三角形或月牙形，可能伴有回声中心（图 8.1）。这个回声中心代表淋巴结的髓质及与之相延续的淋巴门。结内血管也提示良性淋巴结[1,2]。

后纵隔淋巴结肿大的患病率随着地理区域的不同而变化，其决定因素是地方性肺感染的风险。在一份来自印第安纳波利斯（美国印第安纳州首府）的关于良性后纵隔淋巴结肿大的患病率研究

中，用 EUS 对患者的非胸腔病变进行评估，结果为 86%，每个患者平均有 3.6 个食管周围淋巴结[3]。这些淋巴结的平均短轴和长轴直径分别为 5mm 和 10mm。在这项研究中，淋巴结的高发率可以解释印第安那州呼吸系统组织胞浆菌病高发的原因。与此相反的是，一项来自英国和瑞典的前瞻性调查显示只有 62% 的患者有后纵隔淋巴结，平均每位患者有 1.4 个淋巴结。几乎所有的淋巴结短轴直径为 5mm 或更小[4]。

恶性后纵隔淋巴结的 EUS 表现

EUS 所见的恶性淋巴结特征包括圆形、短轴直径超过 5mm、高回声和边界清晰（图 8.2）[3,5]。如果一个淋巴结同时具有上述 4 个特征，则恶性率为 80% ~ 100%。[5,6] 但是，只有 25% 的恶性淋巴结同时出现这 4 个特征[6]。因此，对于肿大的纵隔淋巴结的病理诊断来说，组织取样非常重要。

有报道称，弹性成像技术可以用于评估纵隔淋巴结和肿物[7]。但是，这项技术的灵敏度和特异性（80% ~ 90%）低于食管或支气管 EUS 引导下 FNA（> 90%）。因此，在弹性诊断技术被广泛推荐使用前，需要进一步评估和改进。

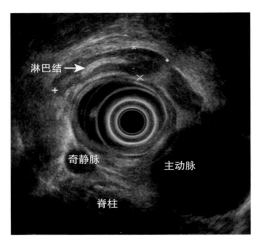

图 8.1　良性纵隔淋巴结。图中箭头所指的是伴有中心高回声条索的三角形影像。

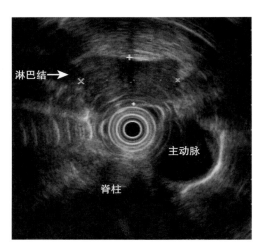

图 8.2　恶性表现的淋巴结（LN）。如图中箭头所指，恶性淋巴结表现为圆形、边界清晰、大小超过 5mm 的高回声影像。

纵隔淋巴结的经食管 EUS-FNA

　　1992 年，印第安那州大学医学中心报道了第一例纵隔淋巴结的 EUS 辅助 FNA 检查[8]。首先用诊断性环扫内镜对紧邻肿物的食管壁进行定位，然后使用硬化剂注射针通过标准的前视镜进行穿刺，从而完成 FNA[8]。1993 年，报道了第一例采用线阵内镜进行经食管 EUS-FNA 检测后纵隔淋巴结[9]。表 8.1 显示了经食管 EUS-FNA 细胞学检测可以诊断的病理类型。

后纵隔病变的 EUS-FNA 技术

　　食管 EUS-FNA 通常用于门诊检查。在检查前，要求患者停止服用抗血小板药物、非类固醇抗炎药物和华法林。通常可以为患者使用经静脉

表 8.1	
EUS 细针抽吸活检可以诊断的后纵隔病变	
恶性	**良性**
肺癌	反应性病变
原发性或转移性	肉芽肿性疾病
非小细胞（NSCLC）	组织胞浆菌病
小细胞	结节病
间皮瘤	肺结核
淋巴瘤	重复囊肿
非肺癌原发转移	平滑肌瘤
胃肠间质瘤（GIST）	纵隔炎 / 脓肿
梭形细胞瘤	胸腔积液

中度镇静剂，如哌替啶和咪达唑仑。EUS 首先利用环扫内镜确定病变位置，然后利用线阵内镜完成 FNA，或根据先前的 CT 检测结果，直接应用线阵内镜找到病变并进行活检。内镜穿过患者的口腔进入胃，然后在回撤内镜的同时进行超声检查，可以用于评估肝、腹腔动脉、左肾上腺和后纵隔的病变情况。

　　病变的位置通过探头与门齿或解剖位点（如隆突、左食管旁、右气管旁、后主动脉肺动脉窗）之间的距离来记录，测量单位采用 cm。对于每个病变，要测量短轴和长轴尺寸，描述边界情况（边界清楚或边界不清）。描述病变形状采用圆形、椭圆形、三角形或悬垂形。描述回声反射类型采用低回声、高回声、非均质或无回声。

　　经食管 EUS-FNA 采用线阵内镜和 22G 或 25G 穿刺针。如果有一个以上的可能病变需要进行活检取样，则选择恶性可能最大的病变（即圆的、大的、更大边界的）作为穿刺部位[10]。在活检过程中，如果出现任何难以判断组织是否为血管的情况时，可以应用彩色多普勒成像来评估血流。如果入针路径靠近血管，可以采用内镜前端移动食管来选择一个新的路径。但是，在一些报道的案例中，当大血管位于病变和食管之间时，采用 22G 或 25G 穿刺针，行经主动脉 EUS-FNA 穿刺纵隔病变是安全、成功的[11,12]。

　　当病变进入视野时，在超声持续引导下使穿刺针通过食管壁进入淋巴结。将穿刺针的内芯拔出，做间歇抽吸，使穿刺针在病变部位前后移动，同时对病变中心和边缘取样。然后将穿刺针从内

镜中拔出，将内芯缓慢插入针道，使穿刺针内抽吸的组织缓慢流出至显微镜玻片和培养基，再进行细胞块切片检查或流式细胞学检测。

在美国，通常可以见到细胞学技师在内镜操作室内等候，准备对组织玻片进行 Quik-Dip 染色（Mercedes Medical，Sarasota，FL）。细胞学技师通过显微镜对玻片进行观察，提供即时细胞学评估，以确定抽吸到的组织是否能满足诊断需求。这种即时细胞学评估能力将提高诊断率[13,14]。如果即时细胞学评估提示淋巴瘤，则要附加流式细胞学检查。如果即时细胞学评估提示感染，则要附加微生物检测。在细胞病理学家对所有样本玻片和组织细胞块进行评估后，才能做出最终诊断。一般来说，对于后纵隔病变，获得诊断所需的病理组织的 EUS-FNA 穿刺次数较少，平均每个病例穿刺2 ~ 5 次，而对于胰腺肿块，获得诊断所需的病理组织通常需要 EUS-FNA 穿刺 5 ~ 7 次[15-18]。

EUS 引导下的 19G Tru-Cut 组织芯活检技术也能应用于纵隔病变。该技术的优势在于可以获得组织核心的样本用于病理评估，能潜在地缩短操作时间，并且由于不需要及时细胞学评估而可能降低经费开支。但是，潜在的缺点是该方法操作难度大，Tru-Cut 针比标准 FNA 针价格更高，并且操作可能增加患者潜在的安全风险。有报道指出，Tru-Cut FNA 特别能增加疑似淋巴瘤的诊断率[19]。

支气管内超声

支气管内超声（endobronchial ultrasound，EBUS）引导的 FNA 得到了越来越广泛地应用，特别是对于胸腔介入科医生和胸外科医生[20,21]。EBUS 为气管旁以及隆突下和肺门周围区的淋巴结和肿物活检提供了唯一的途径。经食管 EUS 和经支气管 EUS 的联合应用几乎可以实现完整的纵隔评估[22,23]。

EUS-FNA 诊断后纵隔病变的准确性

应用经食管 EUS-FNA 诊断后纵隔恶性病变的总体准确率接近 93%[10]。由 76 项研究（n=9310例患者）构成的 Meta 分析结果显示，累积敏感性为 88%，累积特异性为 96%[24]。表 8.2 显示了EUS-FNA 诊断后纵隔恶性病变准确率的大体情况。许多研究表明，EUS-FNA 细胞学检查诊断恶性后纵隔淋巴结的准确率要高于单纯 EUS 检查[24-27]。

EUS-FNA 检测后纵隔病变的风险

EUS-FNA 诊断后纵隔病变是非常安全的，在回顾性和前瞻性试验的数千例患者中，极少有并发症的报道。但是，有报道显示数例患者在接受经食管 EUS-FNA 后出现纵隔炎[28-37]。虽然上述病例中的大多数患有纵隔囊肿，一些病例还患有实体病变（结节或肿块），但是仍然出现了 EUS-FNA 后纵隔炎。

有个案报道，在后纵隔恶性病变 EUS-FNA后发现食管壁出现来源于胃癌的种植肿瘤[38]。操作过程用 19G 针进行了数次穿刺，这可能是导致肿瘤细胞种植的原因。另有一个案报道，患者在EUS-FNA 穿刺结核性后纵隔淋巴结后出现食管后纵隔瘘[39]。

EUS-FNA 在评价和活检后纵隔淋巴结或肿块方面与其他诊断方法的比较

普遍用于评估后纵隔肿大淋巴结的无创成像方式是 CT 扫描和 PET 扫描。在疑似肺癌的诊断方面，经常用上述两种方式与 EUS-FNA 进行比较。在诊断恶性后纵隔淋巴结（短轴淋巴结直径> 10mm）方面，不论是单独应用 EUS，还是采用 EUS-FNA 检查，都比单独应用 CT 检查诊断的正确率要高[25,40]。

PET 扫描检测葡萄糖类似物 18F-2- 脱氧 -D-葡萄糖的摄入增加。摄入增加可以出现在恶性病变区域和炎症区域。一项关于比较 CT 和 PET 扫描用于评估肺癌患者纵隔淋巴结肿大的 Meta 分析显示，与 CT 扫描未见淋巴结增大（PET 的敏感性为 82%，特异性为 93%）相比较，当 CT 扫描显示淋巴结增大时，PET 的敏感性为 100%，但是特异性只有 78%[41]。这个 PET 扫描较低的特异性意味着有 22%PET 阳性纵隔淋巴结增大的患者其实并没有恶性病变（假阳性 PET 扫描）。因此，如果这些 PET 阳性淋巴结对于诊断恶性病变具有决定性作用，则应该对其进行活检[41]。

许多研究都证实了与经食管 EUS-FNA 相比，PET 的特异性较差[40,42,43]。一项大型研究发现 EUS-FNA 对于恶性病变的阳性预测值为 100%，而 PET 为 40%[43]。有报告指出，一例经 EUS-FNA诊断为恶性病变的后纵隔肿大淋巴结，PET 扫描

结果是假阴性 [44]。与单独应用 PET 相比，联合应用 PET 和 EUS-FNA 可以提高特异性和总体精确性 [45,46]。

其他从后纵隔病变获取组织样本的方式包括 CT 引导下经皮经胸 FNA，支气管镜检查联合经支气管活检，EBUS 联合经支气管 FNA，以及纵隔镜检查联合活检。由于存在气胸或穿透大血管的风险，经皮经胸 FNA 通常不用于后纵隔病变的活检。不联合 EBUS 的经支气管 FNA 的诊断率低于 EUS-FNA，但是当肿大淋巴结位于经食管 EUS 和 EBUS 都能观察到的位置时，EBUS 的活检诊断率与经食管 EUS 相似 [23]。对于那些通过经食管 EUS-FNA 很容易观察和活检的淋巴结（隆突下、后主动脉肺动脉窗和食管旁）来说，采用纵隔镜检查非常困难（并且潜在风险增加）。因此，在大多数转诊中心，较小侵入性的 EUS-FNA 和 EBUS-FNA 越来越多地替代了纵隔镜检查。

后纵隔肿大淋巴结的鉴别诊断

纵隔肿大淋巴结经常经 CT 检查发现，其直径为 10mm 或更大。在发现周围型肺肿块和纵隔淋巴结时，主要考虑原发性肺癌伴有转移性病灶。大量后纵隔和肺门淋巴结的发现提出了新的问题，即诊断是良性（结节病、组织胞浆菌病、肺结核、反应性增生）还是恶性（特别是淋巴瘤）。临床病史经常可以帮助确定病因。

恶性后纵隔淋巴结

当患者未明确癌症诊断时，通过后纵隔淋巴结 EUS-FNA 检测诊断为恶性肿瘤的比率会随着前期气管镜评估的结果和地方转诊模式的不同而变化 [47-49]。表 8.2 显示了报道的 EUS-FNA 诊断恶性后纵隔淋巴结肿大的操作特性。总体敏感性、特异性和准确性均超过 90%。

源于胸部肿瘤的转移性疾病
肺癌

大部分的胸部肿瘤源于肺癌。这类疾病一般分为小细胞和非小细胞肺癌（NSCLC）两种病理类型，80% 的肺癌是 NSCLC。EUS-FNA 对纵隔淋巴结的细胞学检查能够对转移性肺癌进行诊断和分期 [10,25]。关于 EUS-FNA 用于肺癌分期的进一步讨论将在第 6 章详细论述。

间皮瘤

间皮瘤是一种非常少见的与石棉暴露相关的胸膜肿瘤。EUS-FNA 能够诊断后纵隔间皮瘤转移的淋巴结。联合应用经支气管 EBUS-FNA 和经食

表 8.2

关于 EUS-FNA 诊断恶性后纵隔病变的操作特性的评估研究

作者（年）	病例	敏感性（%）	特异性（%）	准确率（%）	阳性预测值（%）	阴性预测值（%）
Giovannini et al[107]（1995）	24	81	100	83	—	—
Silvestri et al[108]（1996）	27	89	100	—	—	—
Gress et al[25]（1997）	52	95	81	96	—	—
Hunerbein et al[109]（1998）	23	89	83	87	—	—
Serna et al[110]（1998）	21	86	100	—	—	—
Wiersema et al[111]（2001）	82	96	100	98	94	100
Fritscher-Ravens et al[49]（2000）	153	92	100	95	—	—
Wallace et al[112]（2001）	121	87	100	—	—	—
Devereaux et al[54]（2002）	49	—	—	94	—	—
Larsen et al[78]（2002）	79	92	100	94	100	80
Hernandez et al[113]（2004）	59	—	—	84	—	—
Savides and Perricone[47]（2004）	59	96%	100	98	100	97
Eloubedi et al[43]（2005）	104	93%	100	97	100	97
合计	91	97	100	97	99	94

管 EUS-FNA 可以提高转移间皮瘤诊断的敏感性，特别是当间皮瘤转移或直接扩散到横膈膜以下进入腹腔时，EUS-FNA 能够检测到转移灶。

源于胸外恶性肿瘤的转移性疾病

各种肿瘤导致后纵隔转移的表现为淋巴结或肿块（图 8.3）。来源于乳腺、结肠、肾、睾丸、喉、胰腺和食管肿瘤的转移淋巴结可以通过经胸 EUS-FNA 进行诊断[54-57]。

淋巴瘤

通过对取样组织的细胞学检测、流式细胞检查和免疫组化分析，EUS-FNA 能够诊断累犯后纵隔淋巴结的淋巴瘤[58]。在一项研究中，由于增加了流式细胞检查和免疫组化分析，使淋巴瘤诊断的敏感性从 44% 提高到 86%[58]。有时，经食管 EUS-FNA 抽取满足淋巴瘤诊断用的大量样本很困难，因此，与诊断 NSCLC 相比，诊断淋巴瘤时需要增加穿刺次数。Tru-Cut 针活检可以提供用于低度恶性淋巴瘤结构评估的更多组织样本[19,59]。

良性后纵隔淋巴结

反应性淋巴结

反应性淋巴结经常由先前的肺部感染所致。细胞学表现为各种淋巴样成分的混合，具有反应性和增生性特点。

淋巴结肉芽肿

EUS-FNA 细胞学能够正确诊断淋巴结肉芽

肿性病变。细胞学表现为组织细胞呈螺旋状排列。通常需要与结节病、组织胞浆菌病、肺结核和球孢子菌病进行鉴别诊断。是否存在干酪样肉芽肿对于诊断没有指导意义，因为上述病变均可以出现干酪样改变。通过对 EUS-FNA 活检组织进行真菌染色和培养、抗酸杆菌染色和分枝杆菌培养，能够帮助判断病因是否为感染性疾病。淋巴瘤也很少伴发肉芽肿。

结节病

结节病是一种来源不明的多系统肉芽肿性疾病。它通常累及纵隔淋巴结。确诊主要依靠临床标准，并排除其他原因的肉芽肿性疾病。目前还没有针对这类疾病的特异性实验室和病理学诊断依据。血清血管紧张素转换酶的升高可以作为诊断结节病的指标。纵隔淋巴结的非干酪样肉芽肿病变可以作为诊断结节病的依据。

后纵隔结节病的超声内镜扫描通常表现为众多肿大的淋巴结（图 8.4）。通过 EUS-FNA 取得的肉芽肿组织作为结节病诊断依据的准确率很高（表 8.3）[60-64]。一项回顾性研究发现 EUS-FNA 在疑似结节病的肉芽肿诊断中的敏感性和特异性分别为 89% 和 96%[65]。另一项研究发现在 50 例临床诊断为结节病的患者中，EUS-FNA 发现其中 41 例有非干酪性肉芽肿（82%）[62]。一项研究显示，采用 19G 针 EUS-FNA 对双侧肺门淋巴结肿大患者进行组织抽吸活检，然后进行细胞学检查和组织病理学检查，结果显示非干酪性肉芽肿在组织病理学标本中占 94%，而在细胞学标本中占 79%

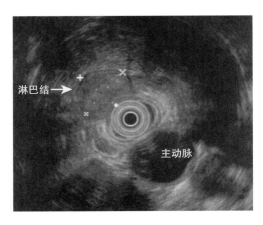

图 8.3　纵隔肾细胞肿瘤转移灶的 EUS 表现。 AO，主动脉；LN，淋巴结。

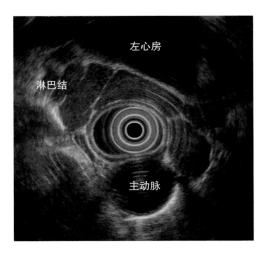

图 8.4　疑似结节病淋巴结（LN）的 EUS 表现。 图示多个淋巴结彼此相邻。AO，主动脉；LA，左心房。

表8.3			
EUS 细针抽吸活检对于结节病的诊断准确性分析			
作者（年）	病例数	敏感性（%）	特异性（%）
Fritscher-Ravens et al[61]（2000）	19	100	94
Wildi et al[65]（2004）	28	89	96
Annema et al[62]（2005）	50	82	–
总计		90	95

（$P=0.04$）。[36] 在诊断结节病方面，EBUS-FNA 优于经支气管 FNA 盲穿 [66,67]。

组织胞浆菌病

组织胞浆菌病是由荚膜组织胞浆菌感染所致。位于俄亥俄和密西西比河流域的美国中西部地区，这种感染非常普遍。通常通过组织病理学检查、血清学或抗原检测来明确诊断 [68]。以下两种情况通常不能排除组织胞浆菌病，一是根据肺部的症状，二是在进行纵隔肿大淋巴结 CT 扫描时无意中发现。

EUS-FNA 可以用于疑似组织胞浆菌病患者的肉芽肿样病变的诊断 [69,70]。患者出现后纵隔淋巴结肿大，且 EUS-FNA 检测为肉芽肿样病变时应考虑组织胞浆菌病，特别是对那些在组织胞浆菌感染地区有居留史的患者。组织胞浆菌病还会由于肿大、纤维化的淋巴结压迫食管而导致吞咽困难（图 8.5）。导致吞咽困难的纵隔组织胞浆菌病的 EUS 表现为毗邻局部增厚食管壁的大块融合的钙化淋巴结 [70]。

肺结核

肺结核分枝杆菌可以导致纵隔淋巴结肿大和淋巴结结核瘤（图 8.6）。EUS-FNA 可以获得用于结核分枝杆菌培养的标本 [49,61,71-73]。EUS-FNA 检查发现肉芽肿的患者应该进行活检组织的分支杆菌培养。有报道显示，对于疑似肺结核患者的 EUS-FNA 活检样本，与进行结核分枝杆菌的细胞学检查和微生物培养相比，进行额外的聚合酶链反应检测可以提高诊断率 [74]。

其他感染性疾病

有报道指出，EUS-FNA 还可以诊断由球孢子菌、分枝杆菌和诺卡菌所致的感染性疾病 [75,76]。

嗜酸性粒细胞性食管炎

由嗜酸性粒细胞炎症反应引起食管弥漫性狭窄继而出现成人吞咽困难时，应考虑嗜酸性粒细胞性食管炎。EUS 经常检测到增厚的食管壁。一份报告指出，经 EUS-FNA 检测，嗜酸性粒细胞性食管炎患者在类固醇治疗后出现食管周围淋巴结肿大 [77]。对于嗜酸性粒细胞累及淋巴结的检测结果显示，在嗜酸性粒细胞性食管炎的病例中可能存在嗜酸性纵隔淋巴结肿大 [77]。

EUS-FNA 检测纵隔淋巴结对于后续开胸手术率的影响

一项研究发现，在 59 例准备进行外科纵隔镜检查的纵隔淋巴结肿大患者中，如果先用 EUS-FNA 替代纵隔镜进行检查，只有 22% 的患者最

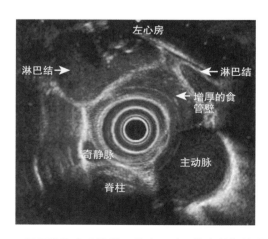

图 8.5 组织胞浆菌病的淋巴结（LN）。箭头所指的是融合的淋巴结和钙化组织。AZ，奇静脉；LA，左心房。

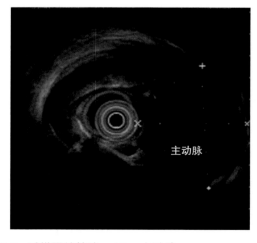

图 8.6 后纵隔结核瘤。AO，主动脉。

终需要开胸手术[47]。基于最初的 CT 扫描结果，同时有肺部肿块和纵隔淋巴结的患者有 42% 需要手术，与此相比，只有纵隔淋巴结而不伴发肺部肿块的患者只有 6% 需要手术。产生这个差异的原因是肺部肿块伴淋巴结阴性的患者需要进行外科手术切除原发癌，但是那些只有纵隔淋巴结肿大的患者不需要外科手术，因为他们可能患有良性疾病（例如结节病或反应性淋巴结肿大）或不能进行手术切除的疾病（例如淋巴瘤）。只有 4% EUS-FNA 阳性的患者需要外科手术。这个结果与丹麦一项研究的结果相似，即进行 EUS-FNA 检查的患者只有 41% 需要进行后续的开胸手术[78]。

纵隔肿块

区别后纵隔肿块与淋巴结是很难的，因为有些淋巴结非常大，而一些肿块又非常小。另外，大量淋巴结融合在一起会形成"淋巴团"（图 8.7）。通常，肿块要大于肿大的淋巴结（例如，直径几个厘米），但是还没有相关的标准术语。一般来说，当应用"肿块"这个术语时，是指一个单独的病变，或明显大于相邻淋巴结的一个病变。根据本章节的目标，这里只讨论分离的、非淋巴结肿块。后纵隔肿块的鉴别诊断包括原发性肺癌累及后纵隔、转移癌（不论是源发于肺癌还是胸外肿瘤）、神经源性肿瘤、囊肿和感染性疾病。可以轻易地经食管 EUS-FNA 对巨大的后纵隔肿块进行取样并作细胞学检查。

恶性后纵隔肿物

经 EUS-FNA 检测，大约 50% 伴发纵隔淋巴结的纵隔肿物是恶性病变[54,55,79,80]。紧邻食管的原发性肺癌肿块通过 EUS-FNA 进行活检并不困难而且安全[81]。经食管 EUS-FNA 可用于诊断源发于肺、乳腺、直肠、肾、睾丸、宫颈、喉和食管肿瘤的纵隔转移（参见表 8.3）[54,55,81]。有报道显示，EUS-FNA 还能用于原发性纵隔浆细胞瘤和纵隔粒细胞瘤的诊断[82,83]。

神经源性肿瘤

后纵隔的原发肿瘤非常少见。神经源性肿瘤占这些后纵隔原发肿瘤的大约 75%[84]。神经源性肿瘤可能来源于周围神经（施万细胞瘤、神经膜纤维瘤、纤维神经瘤、神经鞘瘤）、交感神经节（神经节细胞瘤、成神经节细胞瘤、成神经细胞瘤）或副交感神经节（副神经节瘤）[41]。这些通常是良性肿瘤，但是大约有 10% ~ 20% 可能为恶性。EUS-FNA 细胞学检测可以诊断纵隔施旺细胞瘤（图 8.8）[86]。

平滑肌瘤和胃肠道间质瘤

胃肠道梭形细胞瘤来源于食管的固有肌层，主要延伸到后纵隔，而不是食管腔。这类肿瘤的 CT 和内镜表现更类似后纵隔肿块，而不是食管壁肿块[87-89]。胃肠道梭形细胞瘤通常为 c-kit 阴性的平滑肌瘤，虽然它们偶尔表现为 c-kit 阳性的胃肠道间质瘤（GISTs）[87,88]。这些肿瘤的 EUS 表现为低回声团块伴有一些内部回声信号，偶尔表现为回声增强[88]。因为 GISTs 具有高代谢活性，经常

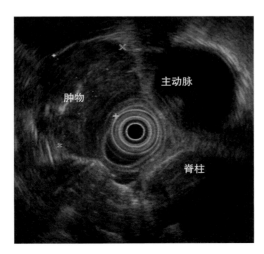

图 8.7　融合在一起的淋巴结团块——"淋巴团。"AO，主动脉；SP，脊椎。

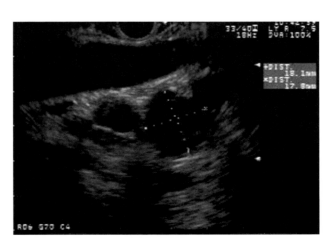

图 8.8　后纵隔神经鞘瘤。肿瘤位于下行的胸主动脉和脊柱之间。

可以通过 PET 扫描进行诊断和随访[90]。虽然平滑肌瘤一般为 PET 阴性肿瘤，但是也有关于 PET 阳性食管或后纵隔平滑肌瘤的报道[89]。EUS-FNA 可以用于诊断后纵隔淋巴瘤和 GISTs，还可以用于囊肿和 GIST 的鉴别诊断。

间皮瘤

间皮瘤是一种少见的与石棉接触相关的恶性肿瘤。这类肿瘤在 CT 扫描中常表现为胸膜增厚，但有时其初始表现为纵隔肿块。如果出现转移性淋巴结病，则建议进行手术切除。EUS-FNA 可以通过穿刺纵隔肿块和淋巴结来诊断间皮瘤[91,92]。

良性后纵隔肿物

通过 EUS-FNA 能够诊断的良性纵隔肿物，包括组织胞浆菌病、结节病、平滑肌瘤、重复囊肿和畸胎瘤[54]。肺结核也可能以结核瘤的形式呈现（见图 8.6）。淋巴管血管瘤，是一种罕见的淋巴管系统畸形，曾有个案报道其作为后纵隔肿物通过 EUS 检测到[93]。

纵隔囊肿

先天性前肠囊肿是最常见的良性纵隔囊肿，占纵隔肿物的 10% ～ 15%[94-97]。前肠囊肿可能是原始前肠异常发育的结果。基于胚胎起源的不同，前肠囊肿分为支气管源性和神经管原肠性（食管重复囊肿和神经管原肠囊肿）两类。食管重复囊肿附着于食管，而那些远离食管壁考虑为支气管源性囊肿。病理学检查提示重复囊肿主要是内衬柱状上皮。

大部分患有后纵隔囊肿的患者没有症状，只是在其他影像学检查时偶然发现。如果产生症状的话，通常包括胸痛、咳嗽、呼吸困难和吞咽困难。CT 扫描所见为境界清楚、大小为 2 ～ 10cm 的均质病变。这些囊肿在静脉注射造影剂增强时没有强化。仅仅凭 CT 检查发现，有时会误诊为肿物。外科切除对于有症状的患者是手术指征。鉴于罕有囊肿恶变，对于偶然发现的囊肿通常临床上采取随访观察。

纵隔囊肿的 EUS 表现通常是圆形或管状无回声结构伴有回声增强（图 8.9）[98-101]。鉴于 EUS 难于判断囊肿是支气管源性或食管源性，重复囊肿

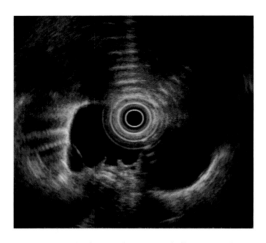

图 8.9　纵隔重复囊肿。图中显示超声信号的回声增强。

这一医学术语通常被用来描述该类病变。一些囊肿由于表现为低回声病变（而不是无回声）且仅伴有微弱的回声增强，故表现为肿物样病变。这些肿物样回声表现的囊肿通常含有黏稠的凝胶状内容物[30,32,101]。

纵隔囊肿可以简单地通过 EUS-FNA 抽吸，但是仅仅在 EUS 的表现与囊肿不一致，而且可能是肿物的情况下才施行 EUS-FNA[28,32,98,101,102]。细胞学检查可见良性的无定形碎片、退化细胞、巨噬细胞、针状结晶、黏液物质或者分离睫状丛[102]。

有报道指出，对于囊性纵隔病变采用 EUS-FNA 抽吸，患者有发生纵隔炎的风险，其中至少有一例采用了 Tru-Cut 针吸[29,30,32,103]。对于这些患者可采取抗生素治疗、外科手术或者内镜下囊肿引流。施行 EUS-FNA 之后发生细菌性纵隔炎的患者在术前或者术中均未受到过抗生素预防治疗。有一项包含 22 例患者的研究指出，对于采用 22G 穿刺针行后纵隔囊肿 EUS-FNA 的患者，通过进行静脉应用环丙沙星及随后口服 5 天环丙沙星治疗，并未发生纵隔炎[104]。该发现指出，对于行囊肿 FNA 的患者在围手术期采用抗生素治疗可以阻止感染或者纵隔炎的发生[104]。

经报道的 1 例患者，尽管 EUS-FNA 穿刺重复囊肿术前使用了抗生素，仍出现了囊肿白色念珠菌感染[28]。直径 5cm 的气管旁囊肿经过抽吸获得了凝胶状物质。患者接下来经历了外科切除并且培养出了白色念珠菌，而在之前的 EUS-FNA 抽吸培养结果是阴性的。该微生物被认为是通过 EUS-FNA 被引入的。该患者已经预防性使用了抗生素并未发生纵隔炎。不管怎样，该发现再次强

调了即使预防性应用抗生素仍可能引起纵隔囊肿继发感染。

　　鉴于抽吸后纵隔重复囊肿引起纵隔炎的诸多报道，如果诊断明确，将不考虑行 EUS-FNA。对于囊肿或者是恶性肿瘤的诊断存有疑问，那么接下来明确诊断最安全的步骤是进行胸部 MRI、CT 或者 PET 检查，以排除恶性肿瘤，明确囊肿的诊断[32]。如果实行 EUS-FNA，理想的小口径穿刺针（如 25G）将会使得囊肿继发感染的风险最小。如果已经明确诊断为囊肿（例如黏液），要尽可能的将之进行彻底引流，并且预防性应用抗生素。典型的处理方法是在内镜操作的同时静脉应用抗生素，接下来的 3 ～ 5 天改为口服抗生素，从而最大限度的避免纵隔炎的发生[104]。EUS 介导的 19G Tru-Cut 穿刺针应避免穿刺可疑的后纵隔囊肿，由于该针较粗，有报道认为发生纵隔炎的风险较大。

纵隔脓肿和纵隔炎

　　急性纵隔炎和脓肿最常见于胸腔手术或者食管穿孔后。患者通常会有败血症的症状。CT 扫描显示纵隔积液。Fritscher-Ravens 等[73]报道了 18 例经过 EUS-FNA 的患纵隔炎（主要是胸腔手术后）的危重患者。纵隔脓肿的 EUS 表现为直径 2 ～ 4cm、回声不均匀的、边界清楚的低回声区。一些病变内有一些直径 2 ～ 3mm 的高回声点伴有声影，这被认为是一些含气灶。通过 EUS-FNA 微生物培养发现了化脓性物质和细菌性微生物。纵隔脓肿的 EUS-FNA 操作，并未发生明显的并发症。有报道通过 EUS-FNA 诊断念珠菌性纵隔炎[105]。另有个案报道通过 EUS-FNA 穿刺引流纵隔脓肿后放置经食管的猪尾支架[106]。

小结

　　EUS 是一种可以用来对后纵隔的病变进行观察和定性诊断的非常安全、有效的方法。EUS-FNA 可以精确、安全的对后纵隔的病变进行活检，以确定良恶性。对于纵隔囊肿施行 EUS-FNA 之后，有报道称感染性并发症的发生率较高，所以如果怀疑后纵隔囊性病变时，不推荐行活检穿刺。

参考文献

1. Sawhney MS, Debold SM, Kratzke RA, et al. Central intranodal blood vessel: a new EUS sign described in mediastinal lymph nodes. *Gastrointest Endosc.* 2007;65:602–608.
2. Hall JD, Kahaleh M, White GE, et al. Presence of lymph node vasculature: a new EUS criterion for benign nodes? *Dig Dis Sci.* 2009;54:118–121.
3. Wiersema MJ, Hassig WM, Hawes RH, Wonn MJ. Mediastinal lymph node detection with endosonography. *Gastrointest Endosc.* 1993;39:788–793.
4. Kalaitzakis E, Sadik R, Doig L, Meenan J. Defining the lymph node burden in a northern European population without malignancy: the potential effect of geography in determining a need for FNA? *Dis Esophagus.* 2009;22:409–417.
5. Catalano MF, Sivak Jr MV, Rice T, et al. Endosonographic features predictive of lymph node metastasis. *Gastrointest Endosc.* 1994;40:442–446.
6. Bhutani MS, Hawes RH, Hoffman BJ. A comparison of the accuracy of echo features during endoscopic ultrasound (EUS) and EUS-guided fine-needle aspiration for diagnosis of malignant lymph node invasion. *Gastrointest Endosc.* 1997;45:474–479.
7. Janssen J, Dietrich CF, Will U, Greiner L. Endosonographic elastography in the diagnosis of mediastinal lymph nodes. *Endoscopy.* 2007;39:952–957.
8. Wiersema MJ, Hawes RH, Tao LC, et al. Endoscopic ultrasonography as an adjunct to fine needle aspiration cytology of the upper and lower gastrointestinal tract. *Gastrointest Endosc.* 1992;38:35–39.
9. Wiersema MJ, Kochman ML, Chak A, et al. Real-time endoscopic ultrasound-guided fine-needle aspiration of a mediastinal lymph node. *Gastrointest Endosc.* 1993;39:429–431.
10. Wallace MB, Fritscher-Ravens A, Savides TJ. Endoscopic ultrasound for the staging of non-small-cell lung cancer. *Endoscopy.* 2003;35:606–610.
11. Wallace MB, Woodward TA, Raimondo M, et al. Transaortic fine-needle aspiration of centrally located lung cancer under endoscopic ultrasound guidance: the final frontier. *Ann Thorac Surg.* 2007; 84:1019–1021.
12. von Bartheld MB, Rabe KF, Annema JT. Transaortic EUS-guided FNA in the diagnosis of lung tumors and lymph nodes. *Gastrointest Endosc.* 2009;69:345–349.
13. Klapman JB, Logrono R, Dye CE, Waxman I. Clinical impact of on-site cytopathology interpretation on endoscopic ultrasound-guided fine needle aspiration. *Am J Gastroenterol.* 2003;98:1289–1294.
14. Tournoy KG, Praet MM, Van MG, Van Meerbeeck JP. Esophageal endoscopic ultrasound with fine-needle aspiration with an on-site cytopathologist: high accuracy for the diagnosis of mediastinal lymphadenopathy. *Chest.* 2005;128:3004–3009.
15. Emery SC, Savides TJ, Behling CA. Utility of immediate evaluation of endoscopic ultrasound-guided transesophageal fine needle aspiration of mediastinal lymph nodes. *Acta Cytol.* 2004;48:630–634.
16. LeBlanc JK, Ciaccia D, Al-Assi MT, et al. Optimal number of EUS-guided fine needle passes needed to obtain a correct diagnosis. *Gastrointest Endosc.* 2004;59:475–481.
17. Wallace MB, Kennedy T, Durkalski V, et al. Randomized controlled trial of EUS-guided fine needle aspiration techniques for the detection of malignant lymphadenopathy. *Gastrointest Endosc.* 2001;54:441–447.
18. Erickson RA, Sayage-Rabie L, Beissner RS. Factors predicting the number of EUS-guided fine-needle passes for diagnosis of pancreatic malignancies. *Gastrointest Endosc.* 2000;51:184–190.
19. Levy MJ, Wiersema MJ. EUS-guided Trucut biopsy. *Gastrointest Endosc.* 2005;62:417–426.
20. Herth FJ, Eberhardt R, Vilmann P, et al. Real-time endobronchial ultrasound guided transbronchial needle aspiration for sampling mediastinal lymph nodes. *Thorax.* 2006;61:795–798.
21. Gilbert S, Wilson DO, Christie NA, et al. Endobronchial ultrasound as a diagnostic tool in patients with mediastinal lymphadenopathy. *Ann Thorac Surg.* 2009;88:896–900.
22. Khoo KL, Ho KY, Nilsson B, Lim TK. EUS-guided FNA immediately after unrevealing transbronchial needle aspiration in the evaluation of mediastinal lymphadenopathy: a prospective study. *Gastrointest Endosc.* 2006; 63:215–220.
23. Wallace MB, Pascual JM, Raimondo M, et al. Minimally invasive endoscopic staging of suspected lung cancer. *JAMA.* 2008;299:540–546.
24. Puli SR, Batapati Krishna RJ, et al. Endoscopic ultrasound: its accuracy in evaluating mediastinal lymphadenopathy? A meta-analysis and systematic review. *World J Gastroenterol.* 2008;14:3028–3037.
25. Gress FG, Savides TJ, Sandler A, et al. Endoscopic ultrasonography, fine-needle aspiration biopsy guided by endoscopic ultrasonography, and computed tomography in the preoperative staging of non-small-cell lung cancer: a comparison study. *Ann Intern Med.* 1997;127:604–612.
26. Chen VK, Eloubeidi MA. Endoscopic ultrasound-guided fine needle aspiration is superior to lymph node echofeatures: a prospective evaluation of mediastinal and peri-intestinal lymphadenopathy. *Am J Gastroenterol.* 2004;99:628–633.
27. Vazquez-Sequeiros E, Wiersema MJ, Clain JE, et al. Impact of lymph node staging on therapy of esophageal carcinoma. *Gastroenterology.* 2003;125: 1626–1635.
28. Ryan AG, Zamvar V, Roberts SA. Iatrogenic candidal infection of a mediastinal foregut cyst following endoscopic ultrasound-guided fine-needle aspiration. *Endoscopy.* 2002;34:838–839.
29. Annema JT, Veselic M, Versteegh MI, Rabe KF. Mediastinitis caused by EUS-FNA of a bronchogenic cyst. *Endoscopy.* 2003;35:791–793.

30. Wildi SM, Hoda RS, Fickling W, et al. Diagnosis of benign cysts of the mediastinum: the role and risks of EUS and FNA. *Gastrointest Endosc.* 2003;58:362–368.
31. Varadarajulu S, Fraig M, Schmulewitz N, et al. Comparison of EUS-guided 19-gauge Trucut needle biopsy with EUS-guided fine-needle aspiration. *Endoscopy.* 2004;36:397–401.
32. Westerterp M, van den Berg JG, van Lanschot JJ, Fockens P. Intramural bronchogenic cysts mimicking solid tumors. *Endoscopy.* 2004;36:1119–1122.
33. Pai KR, Page RD. Mediastinitis after EUS-guided FNA biopsy of a posterior mediastinal metastatic teratoma. *Gastrointest Endosc.* 2005;62:980–981.
34. Savides TJ, Margolis D, Richman KM, Singh V. Gemella morbillorum mediastinitis and osteomyelitis following transesophageal endoscopic ultrasound-guided fine-needle aspiration of a posterior mediastinal lymph node. *Endoscopy.* 2007;39(suppl 1):E123–E124.
35. Aerts JG, Kloover J, Los J, et al. EUS-FNA of enlarged necrotic lymph nodes may cause infectious mediastinitis. *J Thorac Oncol.* 2008;3:1191–1193.
36. Iwashita T, Yasuda I, Doi S, et al. The yield of endoscopic ultrasound-guided fine needle aspiration for histological diagnosis in patients suspected of stage I sarcoidosis. *Endoscopy.* 2008;40:400–405.
37. Diehl DL, Cheruvattath R, Facktor MA, Go BD. Infection after endoscopic ultrasound-guided aspiration of mediastinal cysts. *Interact Cardiovasc Thorac Surg.* 2010;10(2):338–340.
38. Doi S, Yasuda I, Iwashita T, et al. Needle tract implantation on the esophageal wall after EUS-guided FNA of metastatic mediastinal lymphadenopathy. *Gastrointest Endosc.* 2008;67:988–990.
39. von Bartheld MB, van Kralingen KW, Veenendaal RA, et al. Mediastinal-esophageal fistulae after EUS-FNA of tuberculosis of the mediastinum. *Gastrointest Endosc.* 2010;71(1):210–212.
40. Fritscher-Ravens A, Bohuslavizki KH, Brandt L, et al. Mediastinal lymph node involvement in potentially resectable lung cancer: comparison of CT, positron emission tomography, and endoscopic ultrasonography with and without fine-needle aspiration. *Chest.* 2003;123:442–451.
41. Gould MK, Kuschner WG, Rydzak CE, et al. Test performance of positron emission tomography and computed tomography for mediastinal staging in patients with non–small-cell lung cancer: a meta-analysis. *Ann Intern Med.* 2003;139:879–892.
42. Fritscher-Ravens A, Davidson BL, Hauber HP, et al. Endoscopic ultrasound, positron emission, and computerized tomography for lung cancer. *Am J Respir Crit Care Med.* 2003;168:1293–1297.
43. Eloubeidi MA, Cerfolio RJ, Chen VK, et al. Endoscopic ultrasound-guided fine needle aspiration of mediastinal lymph node in patients with suspected lung cancer after positron emission tomography and computed tomography scans. *Ann Thorac Surg.* 2005;79:263–268.
44. Rosenberg JM, Perricone A, Savides TJ. Endoscopic ultrasound/fine-needle aspiration diagnosis of a malignant subcarinal lymph node in a patient with lung cancer and a negative positron emission tomography scan. *Chest.* 2002;122:1091–1093.
45. Kalade AV, Eddie Lau WF, Conron M, et al. Endoscopic ultrasound-guided fine-needle aspiration when combined with positron emission tomography improves specificity and overall diagnostic accuracy in unexplained mediastinal lymphadenopathy and staging of non–small-cell lung cancer. *Intern Med J.* 2008;38:837–844.
46. Bataille L, Lonneux M, Weynand B, et al. EUS-FNA and FDG-PET are complementary procedures in the diagnosis of enlarged mediastinal lymph nodes. *Acta Gastroenterol Belg.* 2008;71:219–229.
47. Savides TJ, Perricone A. Impact of EUS-guided FNA of enlarged mediastinal lymph nodes on subsequent thoracic surgery rates. *Gastrointest Endosc.* 2004;60:340–346.
48. Catalano MF, Nayar R, Gress F, et al. EUS-guided fine needle aspiration in mediastinal lymphadenopathy of unknown etiology. *Gastrointest Endosc.* 2002;55:863–869.
49. Fritscher-Ravens A, Sriram PV, Bobrowski C, et al. Mediastinal lymphadenopathy in patients with or without previous malignancy: EUS-FNA-based differential cytodiagnosis in 153 patients. *Am J Gastroenterol.* 2000;95:2278–2284.
50. Kahi CJ, Dewitt JM, Lykens M, et al. Diagnosis of a malignant mesothelioma by EUS-guided FNA of a mediastinal lymph node. *Gastrointest Endosc.* 2004;60:859–861.
51. Bean SM, Eloubeidi MA, Cerfolio R, et al. Endoscopic ultrasound-guided fine needle aspiration is useful for nodal staging in patients with pleural mesothelioma. *Diagn Cytopathol.* 2008;36:32–37.
52. Tournoy KG, Burgers SA, Annema JT, et al. Transesophageal endoscopic ultrasound with fine needle aspiration in the preoperative staging of malignant pleural mesothelioma. *Clin Cancer Res.* 2008;14:6259–6263.
53. Rice DC, Steliga MA, Stewart J, et al. Endoscopic ultrasound-guided fine needle aspiration for staging of malignant pleural mesothelioma. *Ann Thorac Surg.* 2009;88:862–868.
54. Devereaux BM, LeBlanc JK, Yousif E, et al. Clinical utility of EUS-guided fine-needle aspiration of mediastinal masses in the absence of known pulmonary malignancy. *Gastrointest Endosc.* 2002;56:397–401.
55. DeWitt J, Ghorai S, Kahi C, et al. EUS-FNA of recurrent postoperative extraluminal and metastatic malignancy. *Gastrointest Endosc.* 2003;58:542–548.
56. Kramer H, Koeter GH, Sleijfer DT, et al. Endoscopic ultrasound-guided fine-needle aspiration in patients with mediastinal abnormalities and

57. Hahn M, Faigel DO. Frequency of mediastinal lymph node metastases in patients undergoing EUS evaluation of pancreaticobiliary masses. *Gastrointest Endosc.* 2001;54:331–335.
58. Ribeiro A, Vazquez-Sequeiros E, Wiersema LM, et al. EUS-guided fine-needle aspiration combined with flow cytometry and immunocytochemistry in the diagnosis of lymphoma. *Gastrointest Endosc.* 2001;53:485–491.
59. Levy MJ, Jondal ML, Clain J, Wiersema MJ. Preliminary experience with an EUS-guided Trucut biopsy needle compared with EUS-guided FNA. *Gastrointest Endosc.* 2003;57:101–106.
60. Mishra G, Sahai AV, Penman ID, et al. Endoscopic ultrasonography with fine-needle aspiration: an accurate and simple diagnostic modality for sarcoidosis. *Endoscopy.* 1999;31:377–382.
61. Fritscher-Ravens A, Sriram PV, Topalidis T, et al. Diagnosing sarcoidosis using endosonography-guided fine-needle aspiration. *Chest.* 2000;118:928–935.
62. Annema J, Veselic M, Rabe K. *Endoscopic ultrasound guided fine needle aspiration for the diagnosis of sarcoidosis.* 25th ed 2005:1–5.
63. Michael H, Ho S, Pollack B, et al. Diagnosis of intra-abdominal and mediastinal sarcoidosis with EUS-guided FNA. *Gastrointest Endosc.* 2008;67:28–34.
64. Cooke JR, Behling CA, Perricone A, Savides TJ. Using trans-esophageal endoscopic ultrasound-guided fine needle aspiration to diagnose sarcoidosis inpatients with mediastinal lymph adenopathy. *Clin Pulm Med.* 2008;15(1):13–17.
65. Wildi SM, Judson MA, Fraig M, et al. Is endosonography guided fine needle aspiration (EUS-FNA) for sarcoidosis as good as we think? *Thorax.* 2004;59:794–799.
66. Tremblay A, Stather DR, Maceachern P, et al. A randomized controlled trial of standard vs endobronchial ultrasonography-guided transbronchial needle aspiration in patients with suspected sarcoidosis. *Chest.* 2009;136:340–346.
67. Tournoy KG, Bolly A, Aerts JG, et al. The value of endoscopic ultrasound after bronchoscopy to diagnose thoracic sarcoidosis. *Eur Respir J.* 2010;35(6):1329–1335.
68. Wheat LJ, Kohler RB, Tewari RP. Diagnosis of disseminated histoplasmosis by detection of Histoplasma capsulatum antigen in serum and urine specimens. *N Engl J Med.* 1986;314:83–88.
69. Wiersema MJ, Chak A, Wiersema LM. Mediastinal histoplasmosis: evaluation with endosonography and endoscopic fine-needle aspiration biopsy. *Gastrointest Endosc.* 1994;40:78–81.
70. Savides TJ, Gress FG, Wheat LJ, et al. Dysphagia due to mediastinal granulomas: diagnosis with endoscopic ultrasonography. *Gastroenterology.* 1995;109:366–373.
71. Hainaut P, Monthe A, Lesage V, Weynand B. Tuberculous mediastinal lymphadenopathy. *Acta Clin Belg.* 1998;53:114–116.
72. Kramer H, Nieuwenhuis JA, Groen HJ, Wempe JB. Pulmonary tuberculosis diagnosed by esophageal endoscopic ultrasound with fine-needle aspiration. *Int J Tuberc Lung Dis.* 2004;8:272–273.
73. Fritscher-Ravens A, Schirrow L, Pothmann W, et al. Critical care transesophageal endosonography and guided fine-needle aspiration for diagnosis and management of posterior mediastinitis. *Crit Care Med.* 2003;31:126–132.
74. Sriram PVJ, Kaffes AJ, Rajasekhar P, et al. EUS features of mediastinal tuberculosis: a PCR based cytodiagnosis by trans-esophageal EUS-FNA. *Gastrointest Endosc.* 2004;59:AB216.
75. Chaya CT, Schnadig V, Gupta P, et al. Endoscopic ultrasound-guided fine-needle aspiration for diagnosis of an infectious mediastinal mass and/or lymphadenopathy. *Endoscopy.* 2006;38(suppl 2):E99–E101.
76. Naidu VG, Tammineni AK, Biscopink RJ, et al. *Coccidioides immitis* and *Mycobacterium tuberculosis* diagnosed by endoscopic ultrasound. *J S C Med Assoc.* 2009;105:4–7.
77. Bhutani MS, Moparty B, Chaya CT, et al. Endoscopic ultrasound-guided fine-needle aspiration of enlarged mediastinal lymph nodes in eosinophilic esophagitis. *Endoscopy.* 2007;39(suppl 1):E82–E83.
78. Larsen SS, Krasnik M, Vilmann P, et al. Endoscopic ultrasound guided biopsy of mediastinal lesions has a major impact on patient management. *Thorax.* 2002;57:98–103.
79. Catalano MF, Rosenblatt ML, Chak A, et al. Endoscopic ultrasound-guided fine needle aspiration in the diagnosis of mediastinal masses of unknown origin. *Am J Gastroenterol.* 2002;97:2559–2565.
80. Panelli F, Erickson RA, Prasad VM. Evaluation of mediastinal masses by endoscopic ultrasound and endoscopic ultrasound-guided fine needle aspiration. *Am J Gastroenterol.* 2001;96:401–408.
81. Varadarajulu S, Hoffman BJ, Hawes RH, Eloubeidi MA, EUS-guided FNA. of lung masses adjacent to or abutting the esophagus after unrevealing CT-guided biopsy or bronchoscopy. *Gastrointest Endosc.* 2004;60:293–297.
82. Mallo R, Gottlieb K, Waggoner D, Wittenkeller J. Mediastinal plasmacytoma detected by echocardiography and biopsied with EUS-FNA. *Echocardiography.* 2008;25:997–998.
83. Bean SM, Eloubeidi MA, Eltoum IA, et al. Preoperative diagnosis of a mediastinal granular cell tumor by EUS-FNA: a case report and review of the literature. *Cytojournal.* 2005;2:8.
84. Macchiarini P, Ostertag H. Uncommon primary mediastinal tumours. *Lancet Oncol.* 2004;5:107–118.
85. Reed JC, Hallet KK, Feigin DS. Neural tumors of the thorax: subject

previous extrathoracic malignancy. *Eur J Cancer.* 2004;40:559–562.

review from the AFIP. *Radiology*. 1978;126:9–17.

86. McGrath KM, Ballo MS, Jowell PS. Schwannoma of the mediastinum diagnosed by EUS-guided fine needle aspiration. *Gastrointest Endosc*. 2001;53:362–365.

87. Lee JR, Anstadt MP, Khwaja S, Green LK. Gastrointestinal stromal tumor of the posterior mediastinum. *Eur J Cardiothorac Surg*. 2002;22:1014–1016.

88. Portale G, Zaninotto G, Costantini M, et al. Esophageal GIST: case report of surgical enucleation and update on current diagnostic and therapeutic options. *Int J Surg Pathol*. 2007;15:393–396.

89. Miyoshi K, Naito M, Ueno T, et al. Abnormal fluorine-18-fluorodeoxy-glucose uptake in benign esophageal leiomyoma. *Gen Thorac Cardiovasc Surg*. 2009;57:629–632.

90. Van den Abbeele AD. The lessons of GIST-PET and PET/CT: a new paradigm for imaging. *Oncologist*. 2008;13(suppl 2):8–13.

91. Bakdounes K, Jhala N, Jhala D. Diagnostic usefulness and challenges in the diagnosis of mesothelioma by endoscopic ultrasound guided fine needle aspiration. *Diagn Cytopathol*. 2008;36:503–507.

92. Balderramo DC, Pellise M, Colomo L, et al. Diagnosis of pleural malignant mesothelioma by EUS-guided FNA (with video). *Gastrointest Endosc*. 2008;68:1191–1192.

93. Tang SJ, Sreenarasimhaiah J, Tang L, et al. Endoscopic injection sclerotherapy with doxycycline for mediastinal and esophageal lymphangiohemangioma. *Gastrointest Endosc*. 2007;66:1196–1200.

94. Ribet ME, Copin MC, Gosselin B. Bronchogenic cysts of the mediastinum. *J Thorac Cardiovasc Surg*. 1995;109:1003–1010.

95. Strollo DC, Rosado-de-Christenson ML, Jett JR. Primary mediastinal tumors: part II. Tumors of the middle and posterior mediastinum. *Chest*. 1997;112:1344–1357.

96. Snyder ME, Luck SR, Hernandez R, et al. Diagnostic dilemmas of mediastinal cysts. *J Pediatr Surg*. 1985;20:810–815.

97. Sirivella S, Ford WB, Zikria EA, et al. Foregut cysts of the mediastinum: results in 20 consecutive surgically treated cases. *J Thorac Cardiovasc Surg*. 1985;90:776–782.

98. Van DJ, Rice TW, Sivak Jr MV. Endoscopic ultrasonography and endoscopically guided needle aspiration for the diagnosis of upper gastrointestinal tract foregut cysts. *Am J Gastroenterol*. 1992;87:762–765.

99. Geller A, Wang KK, DiMagno EP. Diagnosis of foregut duplication cysts by endoscopic ultrasonography. *Gastroenterology*. 1995;109:838–842.

100. Bhutani MS, Hoffman BJ, Reed C. Endosonographic diagnosis of an esophageal duplication cyst. *Endoscopy*. 1996;28:396–397.

101. Faigel DO, Burke A, Ginsberg GG, et al. The role of endoscopic ultrasound in the evaluation and management of foregut duplications. *Gastrointest Endosc*. 1997;45:99–103.

102. Eloubeidi MA, Cohn M, Cerfolio RJ, et al. Endoscopic ultrasound-guided fine-needle aspiration in the diagnosis of foregut duplication cysts: the value of demonstrating detached ciliary tufts in cyst fluid. *Cancer*. 2004;102:253–258.

103. Wiersema MJ, Vilmann P, Giovannini M, et al. Endosonography-guided fine-needle aspiration biopsy: diagnostic accuracy and complication assessment. *Gastroenterology*. 1997;112:1087–1095.

104. Fazel A, Moezardalan K, Varadarajulu S, et al. The utility and the safety of EUS-guided FNA in the evaluation of duplication cysts. *Gastrointest Endosc*. 2005;62:575–580.

105. Prasad VM, Erickson R, Contreras ED, Panelli F. Spontaneous candida mediastinitis diagnosed by endoscopic ultrasound-guided, fine-needle aspiration. *Am J Gastroenterol*. 2000;95:1072–1075.

106. Kahaleh M, Yoshida C, Kane L, Yeaton P. EUS drainage of a mediastinal abscess. *Gastrointest Endosc*. 2004;60:158–160.

107. Giovannini M, Seitz JF, Monges G, et al. Fine-needle aspiration cytology guided by endoscopic ultrasonography: results in 141 patients. *Endoscopy*. 1995;27:171–177.

108. Silvestri GA, Hoffman BJ, Bhutani MS, et al. Endoscopic ultrasound with fine-needle aspiration in the diagnosis and staging of lung cancer. *Ann Thorac Surg*. 1996;61:1441–1446.

109. Hunerbein M, Ghadimi BM, Haensch W, Schlag PM. Transesophageal biopsy of mediastinal and pulmonary tumors by means of endoscopic ultrasound guidance. *J Thorac Cardiovasc Surg*. 1998;116:554–559.

110. Serna DL, Aryan HE, Chang KJ, et al. An early comparison between endoscopic ultrasound-guided fine-needle aspiration and mediastinoscopy for diagnosis of mediastinal malignancy. *Am Surg*. 1998;64:1014–1018.

111. Wiersema MJ, Vazquez-Sequeiros E, Wiersema LM. Evaluation of mediastinal lymphadenopathy with endoscopic US-guided fine-needle aspiration biopsy. *Radiology*. 2001;219:252–257.

112. Wallace MB, Silvestri GA, Sahai AV, et al. Endoscopic ultrasound-guided fine needle aspiration for staging patients with carcinoma of the lung. *Ann Thorac Surg*. 2001;72:1861–1867.

113. Hernandez LV, Mishra G, George S, Bhutani MS. A descriptive analysis of EUS-FNA for mediastinal lymphadenopathy: an emphasis on clinical impact and false negative results. *Am J Gastroenterol*. 2004;99:249–254.

第三篇

胃

第 9 章　如何在胃内操作 EUS

Robert H. Hawes・Shyam Varadarajulu・Paul Fockens

（周德俊 译）

EUS 检查胃有两种基本方法：其一球囊法，其二为胃腔注水法。这两种方法都可用于线阵和环扫超声内镜，由于环扫超声内镜下胃镜视野较大，因而操场更简单且高效。球囊法更适合于快速筛选黏膜下病变及扫查胃壁周围结构（图 9.1）。注水法更适合于的检查胃壁层次结构，以便仔细、准确地评估特异性病变（图 9.2）。球囊法检查时，要将超声内镜前端进至胃窦近幽门口，然后往球囊内注水，并持续吸引，排除胃腔内气体。当抽尽胃腔内空气后，尽量保持球囊位于胃腔的中央，然后缓慢退镜。

对于初学者，显示标准的超声内镜图像非常重要。在胃部检查时，很容易显示肝图像，并旋转镜身将肝图像显示在 9～12 点钟方向。从这个方位稍稍退镜，可以将胰腺显示在 6 点钟方向，脾和左肾将显示在 12～4 点钟方向。检查过程中，检查者应同时观察胃壁和胃周围结构情况。如果发现病变或不正常结构，需要对其详细检查，以便获得更清晰图像。

注水法，需要将胃内气体抽尽，然后向胃腔内注入 200～400ml 液体（图 9.2）。为获得清晰胃壁图像，需要注意以下 2 点：①探头必须垂直与胃壁或特定的病变（视频 9.1）；②超声内镜的前端要位于超声换能器可接受到声能的区域内（见第一章）。第二点对于机械环扫超声内镜至关重要，而对于电子超声内镜就没有那么重要了。注水法为获得清晰超声图像，需要抑制胃蠕动，并缓慢向胃腔的注水，避免产生微气泡（缓慢注水而不具喷射性注水）。

胃的某些部位很难、甚至不可能获得垂直图像，这是胃内 EUS 检查的一个巨大挑战。例如胃窦部。调整探头方向使其垂直胃窦壁同时接近胃壁是不可能的。探头和胃壁表面不能达到最佳方位导致获得的图像为切线位图像。如何使超声探头的声波呈切线穿过胃壁，超声显示的胃壁将会增厚。这样可能会导致早期胃癌分期过高或导致错误地确定黏膜下病变的层次来源。因而，EUS 对于那些为了区分是 T3 期还是 T4 期的较大病变，

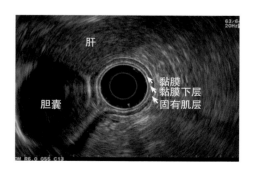

图 9.1　**球囊注水法**。环扫超声内镜显示胃壁层次结构。GB：胆囊。

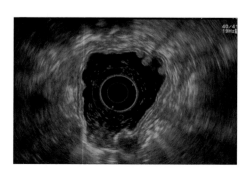

图 9.2　**胃腔注水法**：胃腔内注满水后，将环扫超声内镜置于胃腔内，可见清晰地显示胃壁各层层次结构。

就没有诊断较浅表的病变那么重要了，因为对于较表浅的病变可以帮助确定是否适合内镜下黏膜切除术（EMR）。有时，在胃窦部使用双腔胃镜和高频超声探头可以达到较好的位置（视频 9.2；图 9.3）。但是，当病变较大时，超声探头的穿透深度有限，不能准确地对其分期。

小 结

本章介绍了标准超声内镜获得胃部图像的两种方法。为获得精确的图像，关键是要选择正确的检查方法。评估较大病变，全面检查整个胃壁以及检查胃周围区域，最好选用普通超声内镜。检查较小病变，最好选用超声探头联合双钳道胃镜，其优势在于可以同时在胃镜视野和超声图像下观察病灶。

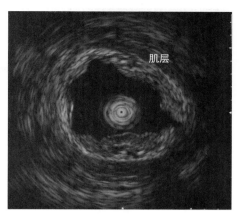

图 9.3　**胃窦壁超声图像**。胃腔注水后，高频超声探头显示胃壁各层结构层次。

第 10 章　黏膜下病变

Eun Young（Ann）Kim

（张志广　李　熳　译）

内容要点

· EUS 可以准确地区分胃壁上的病变是否来自外在压迫。
· 壁内病变的确诊依靠它的起源层次和内部回声特点。
· 如果胃肠壁病变有完整的黏膜下层包绕，说明可以应用内镜黏膜切除术（EMR）安全切除。
· 类癌可以通过标准的活检来确诊，因为肿瘤组织可以从深层延至表层。
· 平滑肌瘤与胃肠道间质瘤可以通过免疫组化法检测 c-kit 原癌基因（即 CD117）来进行鉴别。

概述

　　黏膜下病变通常是内镜医师在进行内镜检查或钡剂对比造影时偶然发现的，病变凸出且表面覆盖正常的黏膜。实际上，这种病变既可能是壁内的上皮下肿物，也可能是壁外的器官外压而成。在过去的常规胃镜中，检出可疑胃黏膜下病变的概率大概只有 0.36%[1]。而在近期，检出率明显提高，特别是小的病变检出率提高，原因可能在于技术的进步和对这些小病变关注度的提高。

　　一些非侵入性检查方法，如腹部超声、CT、MRI 都可以用来明确凸出性病变的性质，但却都不够充分。而 EUS 却可以清晰的显示胃壁各层次的结构。这样，不仅可以区分上皮下病变和壁外结构，还可以明确壁内病变的起源层次和超声特点[2-7]。所以 EUS 目前是黏膜下病变最精确的显影方式。

　　黏膜下病变包括一系列良性和恶性的上皮下新生物。判断病变的起源层次，要仔细观察病变与胃壁交界的移行部位。另外，还要观察肿瘤的大小和回声特点，比如边界是否清晰、内部回声特征和是否血流丰富。其次，与周围临近器官的关系和是否有周边淋巴结肿大都可以对病变的诊断提供有价值的信息。结合以上的信息，我们就可以对肿物提出比较合理的鉴别诊断（表 10.1）[7]。EUS 对上皮下病变的诊断与其病理的符合率大约在 75% ～ 79%[8,9]。EUS 可以显示黏膜下肿物的起源层次，对下一步的治疗提供帮助，如能否切除或长期随访[10,11]。局限于黏膜层或黏膜下层的病变可以很安全地内镜下切除。对于固有肌层的病变，目前随着内镜技术的进步，一些有经验的内镜医师可以通过内镜黏膜下剥离术（ESD）去除病变，而不会给患者增加太多的风险，对于无法内镜下切除的病变建议外科手术切除[12,13]。

EUS 与其他影像方法准确性的比较

　　鉴别黏膜下病变是 EUS 主要的适应证之一。与胃镜、钡剂双重造影、B 超、CT、MRI 相比，EUS 能够更准确的判断黏膜下病变的大小和位置[14]。内镜下观察黏膜下病变表面一般是光滑的，颜色与周围黏膜相近，没有糜烂和溃疡。有的时候，这些病变可能有轻微的颜色变化和形态学的特征，但无法仅凭内镜对其进行确诊。对于非常巨大的黏膜下病变，B 超可以做出诊断。通过一组病人的研究发现，EUS 确诊的胃黏膜下病变，82.5% 可以在胃内注满水后应用超声探测出来[15]。和 CT、MRI 一样，超声可以对胃周围的结构进行扫描。在另一项研究中发现，EUS 发现的较大黏膜下病变，应用 CT 进行术前扫描时，阳性率仅达 2/3[14]。然而 CT、MRI 可以发现较大的脂肪瘤和胃肠道间质瘤，特别适用于恶性病变伴有转移的情况[16-18]。

　　除了可以发现病变以外，EUS 还可以准确地

表 10.1

不同黏膜下肿物的 EUS 特征

病因	EUS 层次	EUS 表现
胃肠道间质瘤	4（很少是第 2 层）	低回声（边界不规则，灶性回声，回声减低代表恶性）
平滑肌瘤	4，2	低回声
异位胰腺	2、3 和（或）4	低回声或混杂回声（可见无回声的管道结构）
脂肪瘤	3	高回声
类癌	2 和（或）3	轻度低回声，均质表现
颗粒细胞瘤	2 或 3	均质的低回声肿块，边界光滑
囊肿	3	无回声，圆或椭圆形（3 或 5 层外壁提示重复囊肿）
静脉曲张	3	无回声，管状的，匐行性
炎性纤维息肉	2 和（或）3	低回声，均质或混在回声，边界不清晰
血管球瘤	3 或 4	低回声，边界光滑，内部不均质回声伴高回声斑点
淋巴瘤	2、3 和（或）4	低回声
转移性病变	任何一层或全层	低回声，不均质性

* 第 1 层，黏膜层和表层液体界面；第 2 层，黏膜深层；第 3 层，黏膜下层；第 4 层，固有肌层；第 5 层，浆膜或外膜。

扫查黏膜下肿物在胃壁内的起源位置和超声影像的特征。EUS 扫查可使诊断范围缩小，由此可帮助制订出更恰当的治疗方案。有了 EUS 的影像帮助，那些介于良恶性之间的病变是否切除，临床医生可以做出是否采取观察或者是再次检查的决定。

在鉴别病变是否来自黏膜下或是腔外压迫时，与内镜、超声和 CT 相比，EUS 显示出更高的准确性。在一项多中心的研究中显示，胃镜鉴别黏膜下病变和外压性病变的敏感性和特异性分别为 87% 和 29%[19]。另一项研究显示[20]，超声和 CT 在此方面的诊断率仅为 16%，而 EUS 可达 100%。还有研究结果显示超声、CT 和 EUS 在此方面的诊断准确性分别是 22%、28% 和 100%[21]。

壁外病变

因为 EUS 可以清晰地观察胃壁的层次结构，所以它可以较容易地鉴别出黏膜下肿物是来自壁内或是壁外。当 EUS 观察到病变与胃腔之间的胃壁层次完整时，就可以说明该处病变是壁外的组织压迫所致。

这种造成外压的壁外结构大部分是临近的正常组织，只有少部分是病理性肿块[19,20]（表 10.2）。脾可以造成胃底或胃体上部的外压（图 10.1），胆囊可以压迫胃窦部位。肠管可以造成一过性的胃壁外压。其他如脾门的血管、胰尾和肝左叶也可致胃压迹形成。腹腔内结构，如胰腺假性囊肿、脾动脉瘤、主动脉瘤、胰腺的囊性肿瘤或肝、结肠肿瘤和淋巴瘤均可造成内镜下明显的外压表现。食管邻近的结构，如主动脉弓、椎骨也可造成食管的外压。其他可能致食管外压的原因还包括血管的异常，如右侧的降主动脉、主动脉弓的异常分支、主动脉瘤和左心房的扩张。增大的纵隔淋巴结或纵隔肿瘤、肺癌和淋巴瘤也可以造成食管的外压。

用 EUS 观察胃壁外压的可疑部位时，一般分 2 步进行。首先应用低频率 7.5MHz 进行超声，仔细观察壁外结构与胃壁的整体关系。其次，应用高频率 12MHz 观察高回声的浆膜层是完整的或是有中断的。这种方法可以比较可靠地除外来自胃外肿瘤的浸润造成的胃壁外压。对于探查食管内比较小的病变，应用高频率的小超声探头比传统的超声内镜更加容易，因为后者容易受气管内气体的干扰。

检查清单

检查病变与胃腔之间胃壁 5 层结构的完整性

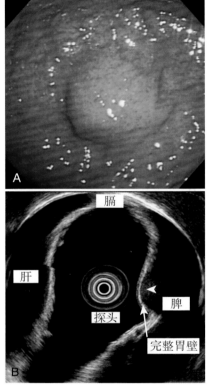

表 10.2

疑似黏膜下病变的腔外外压的病因

正常器官	病理情况
肝	胰腺囊性肿瘤
脾	胰腺假性囊肿
血管	肝囊肿
胆囊	血管异常包括动脉瘤
胰	淋巴瘤
肠管	结肠肿瘤
椎骨	纵隔肿瘤或淋巴结肿大
肾	肺癌

图 10.1 腔外压迫。**A**，正常脾迫胃壁的内镜表现。胃底可见一边界不清的隆起型病变。**B**，超声可见脾（▲）外压胃壁。

黏膜下病变的评估

检查清单

仔细观察病变与正常胃壁交界的移行区域，判断其起源层次。

测量大小，观察回声特征（如回声高低、内部影像特征、是否含有血管及边界是否光滑）。

检查邻近是否有肿大的淋巴结。

1 ～ 2cm 的较小病变应用高频率的小超声探头可以获得更好的影像画质。

为了更清晰地显示胃壁的层次和黏膜下病变的起源，可以往腔内注入水或者凝胶，使其产生耦合效应。但在这种情况下应尽量避免吸引。

胃肠道间质瘤

GIST 是消化道最常见的间质瘤，也是在上消化道最容易检出的上皮下肿物。以前将 GIST 划入消化道平滑肌肿瘤，如平滑肌瘤或平滑肌肉瘤，是因为它起源于胃壁的固有肌层，镜下可见纺锤形细胞形成环形栅栏状排列，细胞核凸出。近期随着新的分子标志物的出现和对它生物学行为的再认识，GIST 被划为特殊类型的肿瘤，与间质瘤具有非同源性，并具有自己不同的分化特征。以前我们知道肠道的 Cajal 细胞是消化道的起搏细胞，目前它被认为是 GIST 的前体细胞，能够表达一种代表性的跨膜酪氨酸激酶受体，即 KIT 蛋白。免疫组织化学染色可见大部分 GIST 阳性表达 CD117，即 KIT 蛋白的表位基因，有些时候 CD34 也可以阳性，但是结蛋白（desmin）阴性。平滑肌瘤可以阳性表达平滑肌的肌动蛋白（actin）和结蛋白（desmin），神经鞘瘤的 S-100 蛋白和神经烯醇酶染色阳性[23]。

根据最近的分类方法，大约 80% 的消化道间质瘤是 GIST，其中恶性的占到 10% ～ 30%[24]。平滑肌瘤最多见于食管，在胃和小肠比较少见。相反，GIST 少见于食管，多见于胃（60% ～ 70%）和小肠（20% ～ 25%）[25]。

GIST 相关的常见症状包括不明确的腹部不适和腹痛，但是多数较小的病变（< 2mm）可以没有症状。> 2cm 的病变顶端会出现溃疡，患者会有消化道出血和贫血。有时候 GIST 还会造成肠梗阻。

判断 GIST 患者的预后，目前推荐应用针对其恶性侵袭行为的风险分级制度来替代"良性"这个概念。这也就意味着没有 GIST 可以定义为纯良性病变，它们都会具有恶变的潜质。病理学家根据 GIST 的肿物大小，以及切除标本的核分裂像，将其定义为：极低危、低危、中危和高危四个级别[26]。

诊断清单

起源于胃壁的第 2 层或第 4 层

边界清楚，低回声，相对均质表现的肿物

如果有下列显著的特征，则考虑为恶性间质瘤：瘤体较大，内部回声欠均匀，可以有高回声病灶和或低回声坏死区域，外界欠规则，临近可有恶性倾向的肿大淋巴结影像。

GIST 的典型 EUS 表现多是边界清晰的低回声相对均质的团块。可以起源于第二层（低回声表现的黏膜肌层）（图 10.2），但大部分起源于第 4 层（低回声表现的固有肌层）（图 10.3）。相反，平滑肌瘤多起源于黏膜肌层。但仅仅通过 EUS 的声像图，而没有免疫组织化学染色是无法明确地判断黏膜下病变是否是平滑肌瘤、GIST 或是神经鞘瘤的。一项研究表明 GIST 的边缘多有低回声的晕形成，与其临近的肌层相比回声相对高些[27]。另一项研究在上述特点上又增加了 2 项，即 GIST 具有不均一性和内部可见高回声斑点。如果 4 条中至少有 2 条符合，那么 GIST 诊断的敏感性可达 89.1%，特异性可达 86.7%[28]。EUS 引导的细针穿刺（EUS FNA）和 Tru-Cut 活检可以获取黏膜下组织，进而可以行免疫组化检查，来更好地提高诊断的准确性（表 10.3）[29-36]。

GIST 出现恶变时（框 10.1），通常在大的肿块中会出现不均质的回声，内部混有高回声的沉淀物和无回声的坏死区域（图 10.4）。一项研究显示，EUS 见肿块直径超过 4cm，腔外边界不规

则，内部有灶性回声和无回声区则强烈提示为恶性 GIST[37]。4 个特征中至少出现 2 个，则诊断恶性 GIST 的敏感率可达 80% ～ 100%[37]。另一项研究指出与恶变相关的影像还包括腔外边缘不规则、囊变区域和出现肿大淋巴结。上述 3 项中有 2 项阳性则预测恶变或临界恶变的阳性率可达 100%[38]。但是目前尚无任何一个明确的危险因素可以预测 GIST 恶变的潜质。一项多中心的研究报道 GIST 的恶性与否或交界性与溃疡形成、肿瘤＞3cm、边界不规则和胃内的位置有关，而与病灶内出现高或低的回声灶无关[39]。EUS-FNA 的一个缺陷在于它无法鉴别 GIST 的良恶性。但加染 ki-67（MIB-1）（一种代表细胞增殖的标志物）对于区分良恶性 GIST 会有帮助[34,35]。EUS-FNA 的作用我们会在后面的文章中涉及。

因为较小的（＜ 1cm）、无症状的间质瘤一般都是良性的，可以推荐应用 EUS 进行密切的随访，但是最佳的随访策略目前还未建立。在 EUS 随访过程中发现病变较前增大，回声有所变化且出现坏死表现时，建议进行切除。当病变直径超

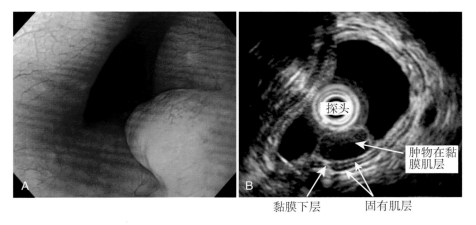

图 10.2　食管平滑肌瘤。A，内镜下可见中段食管一长条形黏膜下病变。B，使用 20MHz 的超声探头显示病变为均匀的低回声，起源于黏膜肌层。

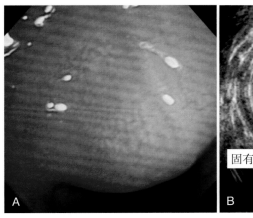
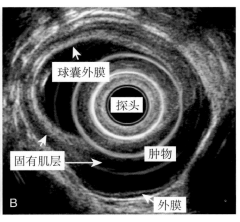

图 10.3　食管良性 GIST。A，内镜下食管 GIST 表现，组织学证实为良性 GIST。B，环形超声扫描可见起源于第 4 层的均匀低回声肿物，考虑来自固有肌层。

表 10.3			
EUS 和 EUS-FNA 对 GIST 诊断的准确性			
作者（年份）	例数	准确性（%）	诊断方法
Sepe et al[29]（2009）	37	78	EUS FNA*
Chatzipantelis et al[30]（2008）	17	100	EUS FNA*
Akahoshi et al[31]（2007）	28	97	EUS FNA*
Mochizuki et al[32]（2006）	12	83	EUS FNA*
Vander Noot et al[33]（2004）	28	94	EUS FNA*
Okubo et al[34]（2004）	14	79	EUS FNA+
Ando et al[35]（2002）	23	91	EUS FNA[
Brand et al[36]（2002）	44	87	EUS*
Ando et al[35]（2002）	23	78	EUS[

* GIST 的诊断
+ 低度和高度恶性 GIST 的鉴别诊断
[良性和恶性 GIST 的鉴别诊断
FNA，细针穿刺；GIST，胃肠道间质瘤

过 3cm 且有恶性表现时，建议外科手术治疗。当病变直径在 1 ~ 3cm 时，可行 EUS-FNA，或者行 ESD 进行诊断和治疗，但是会有出血和穿孔的风险（2% ~ 3%，单中心经验）。当病变已经被确认为 GIST 以后，应该向患者交代其有恶性转变的可能，可以进行密切的随访或早期的切除。

异位胰腺

"异位胰腺"（aberrant pancreas）通常是用来描述出现在正常胰腺位置以外的胰腺组织，而与胰腺本身并无解剖和血管上的联系。还可以称之为"ectopic pancreas"，"pancreatic rest" 和 "heterotopic pancreas"。它们一般在内镜检查、手术或尸检时偶然被发现。大约每 500 例上腹手术中可发现 1 例异位胰腺，尸检中的发现率一般达

框 10.1	恶性间质瘤的 EUS 特征

直径 > 4cm
边界不规则
回声混杂
囊变区域
邻近可见淋巴结

诊断清单

起源于第 2、3 和（或）第 4 层
低回声或混杂回声，内部可见无回声管道结构

到 0.6% ~ 13.7%[40]。异位胰腺大多位于胃壁内（多在胃窦大弯侧）、十二指肠、小肠或消化道的任何部位。患者通常没有症状，可有少见的并发症，如胰腺炎、囊肿形成、溃疡、出血、胃出口梗阻、梗阻性黄疸和恶变等[41]。

异位胰腺内镜下可表现为黏膜下小的结节样隆起，典型者中央呈脐样凹陷，此乃引流管道。EUS 的特征表现为内部回声不均匀，以低回声或中等回声为主，伴有散在的高回声区域，且在胃壁内边界不清（图 10.5）。可同时伴有无回声区域和第 4 层增厚的表现。内部可见无回声囊样结构或管道样结构。异位胰腺通常起源于第 3 层和第 4 层[42]。但也可发生在黏膜深层至浆膜层的任何一层。

对于异位胰腺的治疗目前是有争议的。应该根据其是否有并发症或恶变倾向来施以治疗。没有症状的情况下无需切除，可以定期随诊。如果需要可行内镜切除，至少可以获得准确的诊断和

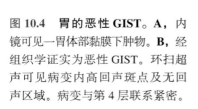
图 10.4 **胃的恶性 GIST。A，**内镜可见一胃体部黏膜下肿物。**B，**经组织学证实为恶性 GIST。环扫超声可见病变内高回声斑点及无回声区域。病变与第 4 层联系紧密。

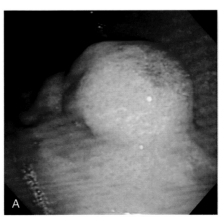

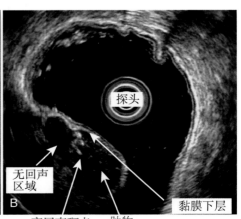

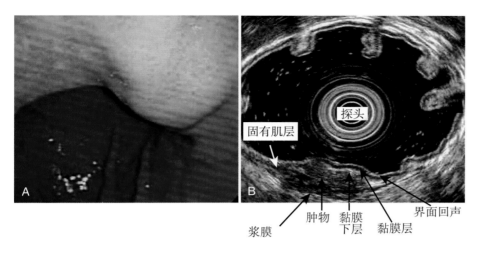

图 10.5　异位胰腺。**A**，内镜下可见一边界不清的黏膜下病变。**B**，对应的 EUS 表现，可见边界不清的低回声改变，回声不均匀，病变累及第 3 及 4 层。

治疗，当固有肌层受累及时可以选择外科手术治疗。

脂肪瘤

　　脂肪瘤是由成熟的脂肪细胞组成的良性肿瘤。它可以出现在消化道的任何部位，但多见于下消化道。脂肪瘤很少有症状，但可以引发出血、腹痛和肠梗阻[43]。

　　内镜下，脂肪瘤多是实性的凸起，表面光滑且呈黄色。比较柔软，用活检钳前端按压时可出现凹陷（枕头或缓冲垫征象）。EUS 的典型表现是均质的高回声，边界清晰，起源于第 3 层，即黏膜下层（图 10.6）[44,45]。内镜下和超声内镜下的特征表现使得脂肪瘤的诊断很容易。一旦确诊脂肪瘤，不需要 EUS 进行随访。脂肪瘤一般不需要治

疗，除非合并有出血或梗阻才需要切除。当不能与脂肪肉瘤或其他恶性疾病鉴别开来时，建议外科手术治疗，但这种情况在消化道还是比较少见的。

类癌

　　类癌是生长缓慢的神经内分泌肿瘤，具有恶变倾向。它可发生在任何部位，但最多见于消化道和肺。消化道类癌可见于阑尾、直肠、胃和小肠，一般都是在内镜检查、手术和尸检中偶然发现。直肠类癌最多见，大约占到消化道类癌的20%。类癌一般没有症状，很少会出现出血、腹痛、肠梗阻等并发症，但如果癌组织可以分泌功能性的活性物质，类癌患者可出现相关内分泌肿瘤的症状。

诊断清单
起源于第 3 层
高回声均质病变，边界清晰

诊断清单
起源于第 2 层
均质的，界限清楚的轻度低回声或等回声病变

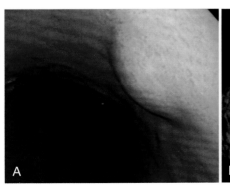
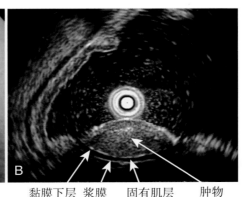

黏膜下层　浆膜　　固有肌层　　　肿物

图 10.6　胃脂肪瘤。**A**，内镜下可见一微隆起，表面覆盖正常黏膜。**B**，超声可见胃壁第 3 层一均质高回声团块，边界光滑。

内镜下类癌一般是比较固定的小圆形病变，或是表面光滑的息肉样病变，多呈黄色。被覆黏膜多正常，很少会有溃疡。胃和回肠类癌一般是多发的，而起源于别处的类癌多是单发的。类癌的超声内镜表现多是均质的，界限清楚的轻度低回声或等回声病变（图10.7）。病变起源于消化道的第2层，可以浸润到黏膜下层以下[47]。深度黏膜活检可以确诊。EUS可以准确的测量病变的大小和深度，并且指导治疗。当病变 < 2cm，浸润没有超过黏膜下层，且没有淋巴结肿大时，可以考虑进行内镜下切除[8],[48],[49]。

颗粒细胞瘤

颗粒细胞瘤（GCTs）是来自神经组织的少见病变，特殊的免疫表型和超微结构可帮助确诊。肿瘤细胞由次级溶酶体在胞质中堆积而成。表现为黏膜或黏膜下结节，可出现在消化道、喉、支气管、胆囊、胆道等任何部位。消化道GCTs占到GCTs的2.7% ~ 8.1%，大约5% ~ 12%的患者是多发的。在行胃镜或结肠镜检查时，偶尔会发现GCTs，且食管最多见，其次是胃（10%），结肠和直肠少见[50]。GCTs大多是良性的，但有2%-3%的恶性可能[51]。

GCTs内镜下表现为黄色的小的孤立结节，或类似磨牙样息肉，被覆正常黏膜。大多数较小，直径 < 4cm，超过即有恶变倾向。EUS下GCTs

诊断清单

起源于第2层或第3层
均质的低回声病变，边界光滑

表现为均质的低回声病变，边界光滑，起源于胃壁的第2或第3层（图10.8）[52]。一项EUS的观察发现，测量15例患者中的21个GCTs，95%的GCTs直径 < 2cm。所有病例的回声都是实性的低回声。95%的肿瘤起源于黏膜内层（第2层15例，第3层5例）[53]。

GCTs没有症状不建议切除，可以应用EUS每间隔1 ~ 2年进行随诊，观察大小的变化。黏膜层的GCTs可以用圈套器切除。

囊肿及重复囊肿

消化道囊肿是无回声的超声表现。囊性的黏膜下病变通常在EUS下分成3类[54]：单囊、多囊和实性囊性肿物。单囊型最多见于囊肿，还有少见的Brunner腺错构瘤和异位的胃黏膜所致。多囊型常见于淋巴管瘤、胃囊性畸形、血管瘤、Brunner腺错构瘤。实性囊性肿物可见于重复囊肿、胃黏膜异位、异位胰腺、肌源性肿瘤合并早期的囊性退化和胃结核瘤。

胃囊肿在临床上少见，一般没有症状。它可能是由炎症的消退过程所致。囊肿的超声影像特点是边界清晰的，起源于胃壁黏膜下层的圆形或椭圆形无回声结构，伴有后方声影增强（图10.9）。炎性囊肿会有高回声的外壁。

诊断清单

起源于第3层
无回声、圆形或椭圆形病变伴有后方声影增强（如果病变有3 ~ 5层的外壁，这代表是重复囊肿）
EUS引导细针穿刺支气管囊肿需使用抗生素

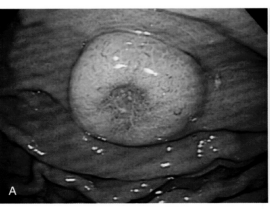
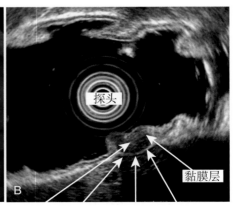

图10.7 胃类癌。A，内镜可见胃体处一圆形黏膜下病变，中央脐状凹陷。B，超声内镜可见第2层内均质的低回声脐状肿物。

探头
黏膜层
肿物 浆膜 固有肌层 黏膜下层

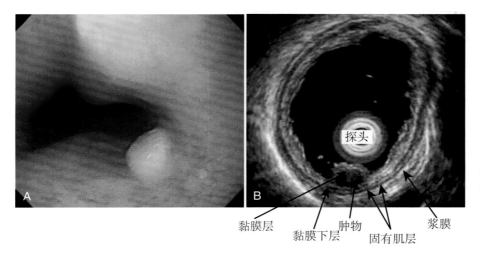

黏膜层　黏膜下层　肿物　固有肌层　浆膜

图 10.8　**食管颗粒细胞瘤。A**，食管小圆形的磨牙样息肉样病变。**B**，20MHz 的小超声探头可见食管的 9 层结构。第 4 层内可见均质的低回声病变，边界光滑。

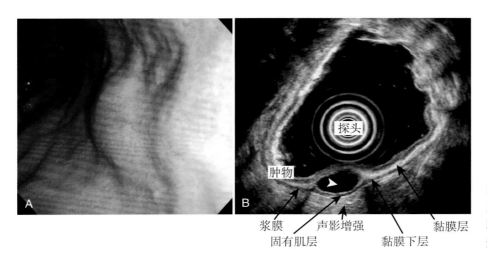

浆膜　声影增强　黏膜层
固有肌层　黏膜下层

图 10.9　**胃囊肿。A**，内镜下可见胃体一光滑凸起。**B**，EUS 发现一个边界清晰，无回声的椭圆形病变，位于胃壁第 3 层。

成人前肠囊肿一般没有症状，多在放射性检查和内镜检查中偶然发现。它的定义建立在异常的胚胎起源形成支气管源性或神经管与原肠的囊肿。支气管源囊肿大约占到纵隔囊肿的 50% ~ 60%[55]。EUS 比较容易发现病变（图 10.10）。

重复囊肿可以发生在消化道的任何部位，回肠最多见，胃最少见。内镜下重复囊肿可有轻度透明样外观。EUS 或 EUS-FNA（预防性应用抗生素）对于诊断有很大帮助，且比较安全，而 CT 或 MRI 会将此类病变误诊为实性肿物[56]。其超声影像多表现为无回声均质的病变，边界规则，起源于第 3 层或胃壁外。重复囊肿的外壁可有 3 或 5 层结构，那是黏膜下层或肌层的回声[57,58]。它的恶变率很低，但还是有其恶变的个案报道。并发症较少，可有吞咽困难、上腹痛、出血，如果病变靠近 Vater 壶腹，则会并发胰腺炎。

静脉曲张

门脉高压的患者易出现静脉曲张。胃的静脉曲张容易被误诊为黏膜下病变或增厚的胃皱褶。当一个没有相关疾病信息的患者在内镜检查时发现静脉曲张时，如果没有 EUS 的帮助，进行活检是很不合适的，且存在潜在的危险。胃底静脉曲张 EUS 表现为黏膜下层内小的圆形或椭圆形的无回声结构。与黏膜下囊肿的鉴别要点是囊肿多单发，边界清晰，外形有区别，且用水囊压迫时易变形。当胃的曲张静脉变大时，它可以表现为无回声的匍行性管样结构，且边界光滑，合并有胃

诊断清单

起源于第 3 层

无回声，管样，匍行性病变

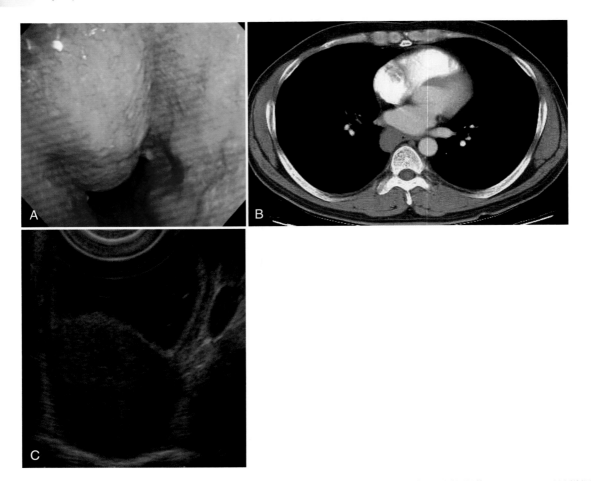

图 10.10　支气管源囊肿。A，内镜可见食管中段一隆起型肿物。**B，**CT 下该肿物为实性肿物影像。**C，**EUS 可见纵隔内一圆形均质低回声病变。

周的侧支血管（图 10.11）。在严重门脉高压时，胃底多发曲张静脉互相交通，可形成"瑞士干酪"样表型。应用多普勒血流图检查可以为诊断提供明确的线索。

门脉高压性胃病时，EUS 的检查可是正常的，一般不能观察到壁内血管的超声影像变化。但有奇静脉和胸导管扩张的报道，以及胃黏膜层和黏膜下层的增厚[60]。一项对比研究发现，EUS 在食管静脉曲张的检测和分级中不如内镜有优势，但在胃底静脉曲张的检测上，阳性发现要早于和高于内镜[61]。EUS 可用于静脉曲张的治疗，可辅助硬化剂注入破裂的食管静脉中[62]。

炎性纤维息肉

诊断清单

起源于第 2 层和（或）第 3 层
低回声，相对均质的病变，边界欠清

炎性纤维息肉是少见的良性息肉样病变，多见于胃，其次是小肠，食管和大肠少见[63]。病变多位于胃壁的第 2 或 3 层，第 4 层完整。EUS 多表现为边界欠清的均质低回声病变（图 10.12）。这种影像特点与其组织学有较好的对应，如增殖的，无包膜的纤维组织，内部有血管成分和嗜酸性细胞的浸润，多位于黏膜深层和黏膜下层。有些时候，内部可见不均质回声和高回声表现。这些高回声区域和亮点可能是内部的小血管[64]。

起源于固有肌层的平滑肌瘤和类癌的 EUS 影像与炎性纤维息肉相似，但前二者的边界是清晰的。

少见病变

内镜超声图谱报道了很多少见的病变。由于这些病变数量较少，还无法总结出其 EUS 的特

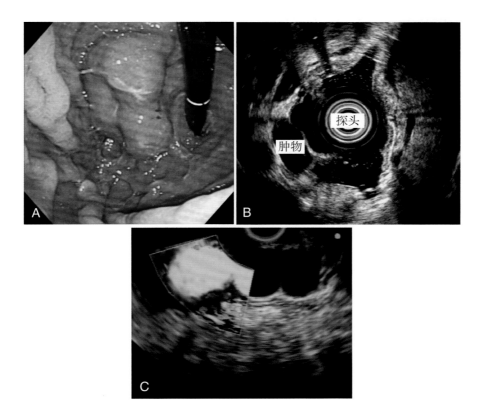

探头

肿物

图 10.11　**胃底静脉曲张**，**A**，内镜下胃底可见一较大的隆起型病变。**B 和 C**，超声内镜可见大的、无回声的、管样黏膜下层血管，合并多发的壁外侧支血管。

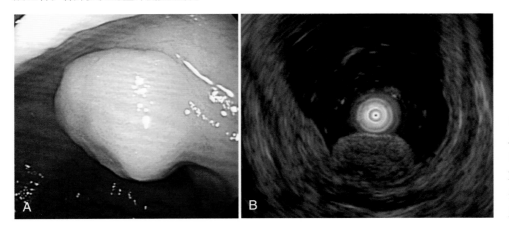

图 10.12　**炎性纤维息肉**。**A**，内镜下可见胃窦一小的，圆形的息肉样病变。**B**，EUS 可见一均质低回声病变，边界欠清，位于黏膜深层。

征。下面介绍几例病例。

　　胃血管瘤是起源于第 3 层或第 4 层的局限性低回声肿块，内部回声欠均匀，可见散在高回声斑点[65]。腺样囊肿多出现在胃体，可表现为小的结节样或息肉样外观。它可以在黏膜浅层出现均一的相对高回声表现，但是不会出现正常胃壁的中断[59]。淋巴瘤有时也可表现为黏膜下肿物。这种病变典型的表现为均质的低回声改变，邻近胃壁的第 2 层和第 3 层，但也可以向深层浸润。与其他消化道黏膜下病变一样，可以出现远处转移。EUS 下可以为不均质的低回声改变，可以累及消

化道的任何一层或全层。

　　皮革胃有时在内镜下诊断比较困难，活检很难取到阳性结果。EUS 可见黏膜层和黏膜下层明显增厚，注气后胃腔不能很好的膨胀。很多病例应用 FNA 来帮助确诊。应用 EUS 可以比较容易的诊断胃壁外的恶性病变向内浸润造成黏膜下肿物的假象。

上皮下病变组织标本的病理评估

　　黏膜下病变内镜检查时，建议对病变表面

覆盖的黏膜进行活检，这样可以证实它具有完整的上皮。然而，病变表现得像囊肿或血管时，在 EUS 检查前，不要进行活检。

一些起源于黏膜固有层和黏膜肌层的上皮下肿物，可以用标准的活检钳取活检帮助确诊。特殊情况下，一些表面溃疡形成的黏膜下肿物，仔细的进行活检也可确诊。但大多数黏膜下病变活检不会有明确结果。这种情况下，深部咬检技术[66]和掀起表面黏膜部分圈套活检[67]相比于标准活检来说，具有更好的诊断作用。

EUS-FNA 可以获得黏膜下肿物的组织进行细胞学检查。但是对于壁内病变细胞学的敏感性、特异性和准确性不如消化道临近淋巴结和器官的穿刺结果。一项研究发现，EUS-FNA 对于纵隔肿物、纵隔淋巴结、腹腔淋巴结、胰腺肿物和黏膜下肿瘤的敏感性分别为 88%、81%、80%、75% 和 60%[68]。EUS-TCB（弹射切割活检）的引进克服了 EUS-FNA 的局限。在早期的报道中，EUS TCB 利用前端具有剪切作用的穿刺针可以获得足够的组织，而且没有较多的并发症（图 10.13）[69,70]。

但在后期的前瞻性研究中却发现，EUS TCB 对于胃黏膜下病变的诊断率并不强于 EUS FNA，而且它获得的组织条不足以评估 GIST 的核分裂系数[71,72]。EUS FNA 和 EUS TCB 的并发症较少，主要有感染、出血和穿孔。

据报道，EUS FNA 对黏膜下病变的诊断准确率大约是 80% 左右（表 10.4）[8,31,33,70,72-76]。EUS FNA 联合组织学和免疫组化分析，对于胃肠道间质瘤的鉴别诊断有较高的准确性[29-36]。然而任何形式的针刺活检都会有可能出现采样错误，阴性的结果并不能除外间质瘤的恶变。因为目前无法手术的 GIST 可以应用伊马替尼治疗，它是一种酪氨酸激酶受体，可以特异的阻断 KIT 受体表达。EUS 引导下获取组织学样本对于有转移的 GIST 是有诊断价值的。

上皮下病变的治疗

上皮下病变如何处置可以依据 EUS 的发现来做决定（图 10.14）。邻近器官的腔外压迫或良

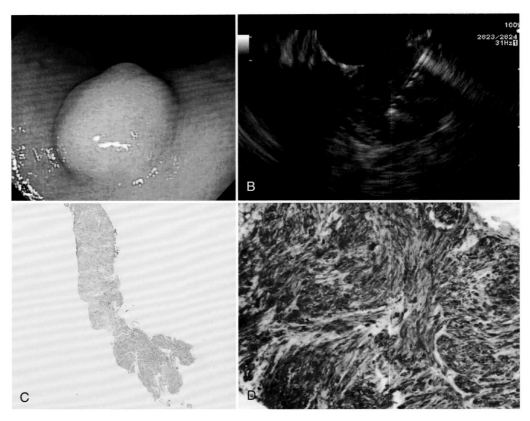

图 10.13 **胃黏膜下肿物 EUS 介导的 Tru-Cut 活检。A**，内镜下胃体小弯侧一圆形黏膜下肿物。**B**，线性超声扫描可见 Tru-Cut 针穿刺进入肿物。**C**，获得组织条的全貌。D，免疫组织化学染色可见肿瘤细胞 CD117 和 CD34 阳性。

表 10.4

胃肠道黏膜下病变 EUS 和 EUS FNA 的诊断准确性

作者（年份）	病例数	准确性（%）	诊断方法
Hoda et al[73]（2009）	112	84	EUS FNA
Polkowski et al[72]（2009）	49	63	EUS TCB
Akahoshi et al[31]（2007）	51	82	EUS FNA
Chen and Eloubeidi[74]（2005）	42	98	EUS FNA
Vander Noot et al[33]（2004）	51	82	EUS FNA
Arantes et al[75]（2004）	10	80	EUS FNA
Levy et al[70]（2003）	5	80	EUS TCB
Kojima et al[8]（1999）	54	74	EUS
Matsui et al[76]（1998）	15	93	EUS FNA
Matsui et al[76]（1998）	15	60	EUS

FNA，细针穿刺；TCB，应用 Tru-Cut 弹射切割活检

性的黏膜下病变，如脂肪瘤或单发囊肿不需要进一步处理或仅随诊即可。异位胰腺和炎性纤维息肉可以不需切除仅进行随诊。表浅病变，如类癌，可以通过活检确诊。可疑静脉曲张处不能进行活检。位于深层的低回声病变可以应用 EUS-FNA 和TCB 进行组织学确诊。对于黏膜下层或内层环形固有肌层来源的较小肿物，可以应用 ESD 进行切

除，但要注意避免瘤体的破裂。

没有明确组织学诊断的上皮下病变，且有高度手术风险的患者应该密切随诊。如果疑诊为GIST，应该注意其回声和大小的变化。如果瘤体增长了或出现恶性特征（灶性回声、不均质、内部囊变区域、腔外边界欠规则），则建议切除。随诊的间隔取决于检查者对于病变的怀疑指数，一

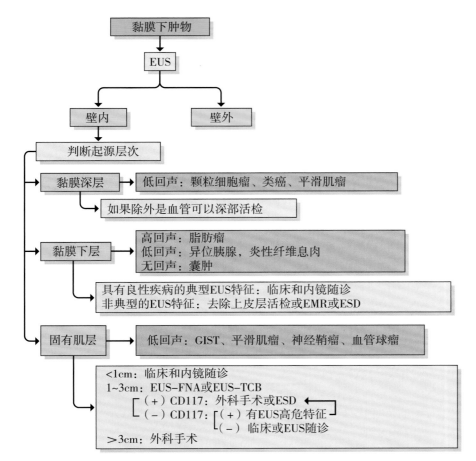

图 10.14　基于不同 EUS 表现和层次起源的黏膜下病变的治疗流程图。EMR，内镜下黏膜切除术；ESD，内镜黏膜下剥离术；FNA，细针穿刺；GIST，胃肠道间质瘤；TCB，Tru-Cut 弹射切割活检

检查清单

移行区域：垂直于病变的边缘，可以看到正常的胃壁层次融入病变之中。

叠加的层次：将超声探头垂直于病变顶端（但不要接触上），可以看到病变上方的层次。

般是一年。如果连续两次随诊都未发现影像学上的变化，则可以拉长随诊的间期。

小结

　　胃肠道上皮下病变应用传统的影像学检查方法，如放射学、超声、CT 和 MRI 均无法明确诊断。内镜检查是有限的，标准活检往往没有阳性结果。EUS 对于评估这些病变是一种基本的方法。任何一个直径＞1cm 的上皮下病变，如果不考虑是脂肪瘤或囊肿，均应行 EUS 检查。EUS 独特之处在于可以看清消化道管壁的层次，判断上皮下病变的起源层次，测量它的大小、范围和回声特点，大多数病变都可以得出明确的诊断。

　　尽管超声内镜图谱已经描绘了一些黏膜下病变的特征表现，但是 EUS 还是无法可靠地区别良性和恶性的病变，特别是判断 GIST 的恶变倾向。另外 EUS-FNA 和 EUS-TCB 对获得黏膜下病变的细胞学和组织学标本是有帮助的。

　　EUS 可以帮助检查者判定病变的深度和起源层次，筛选进行镜下切除的病例。EUS 还可以对没切除的黏膜下病变进行随诊。

参考文献

1. Hedenbro JL, Ekelund M, Wetterberg P. Endoscopic diagnosis of submucosal gastric lesions: the results after routine endoscopy. Surg Endosc. 1991;5:20–23.
2. Caletti G, Zani L, Bolondi L, et al. Endoscopic ultrasonography in the diagnosis of gastric submucosal tumor. Gastrointest Endosc. 1989;35:413–418.
3. Yasuda K, Nakajima M, Yoshida S, et al. The diagnosis of submucosal tumors of the stomach by endoscopic ultrasonography. Gastrointest Endosc. 1989;35:10–15.
4. Boyce GA, Sivak Jr MV, Rosch T, et al. Evaluation of submucosal upper gastrointestinal tract lesions by endoscopic ultrasound. Gastrointest Endosc. 1991;37:449–454.
5. Nesje LB, Laerum OD, Svanes K, et al. Subepithelial masses of the gastrointestinal tract evaluated by endoscopic ultrasonography. Eur J Ultrasound. 2002;15:45–54.
6. Van Stolk RU. Subepithelial lesions. In: Van Dam J, Sivak MV, ed. Gastrointestinal Endosonography. Philadelphia: Saunders; 1999:153–165.
7. Chak A. EUS in submucosal tumors. Gastrointest Endosc. 2002;56(suppl): S43–S48.
8. Kojima T, Takahashi H, Parra-Blanco A, et al. Diagnosis of submucosal tumor of the upper GI tract by endoscopic resection. Gastrointest Endosc. 1999;50:516–522.
9. Kwon JG, Kim EY, Kim YS, et al. Accuracy of endoscopic ultrasonographic impression compared with pathologic diagnosis in gastrointestinal submucosal tumors. Korean J Gastroenterol. 2005;45:88–96.
10. Shen EF, Arnott ID, Plevris J, et al. Endoscopic ultrasonography in the diagnosis and management of suspected upper gastrointestinal submucosal tumours. Br J Surg. 2002;89:231–235.
11. Nickl NJ, Bhutani MS, Catalano M, et al. Clinical implications of endoscopic ultrasound: the American Endosonography Club Study. Gastrointest Endosc. 1996;44:371–377.
12. Park YS, Park SW, Kim TI, et al. Endoscopic enucleation of upper-GI submucosal tumors by using an insulated-tip electrosurgical knife. Gastrointest Endosc. 2004;59:409–415.
13. Hoteya S, Iizuka T, Kikuchi D, Yahagi N. Endoscopic submucosal dissection for gastric submucosal tumor, endoscopic sub-tumoral dissection. Dig Endosc. 2009;21:266–269.
14. Rosch T, Lorenz R, Dancygier H, et al. Endosonographic diagnosis of submucosal upper gastrointestinal tract tumors. Scand J Gastroenterol. 1992;27:1–8.
15. Futagami K, Hata J, Haruma K, et al. Extracorporeal ultrasound is an effective diagnostic alternative to endoscopic ultrasound for gastric submucosal tumours. Scand J Gastroenterol. 2001;36:1222–1226.
16. Thompson WM, Kende AI, Levy AD. Imaging characteristics of gastric lipomas in 16 adult and pediatric patients. AJR Am J Roentgenol. 2003;181:981–985.
17. Hasegawa S, Semelka RC, Noone TC, et al. Gastric stromal sarcomas: correlation of MR imaging and histopathologic findings in nine patients. Radiology. 1998;208:591–595.
18. Scatarige JC, Fishman EK, Jones B, et al. Gastric leiomyosarcoma: CT observations. J Comput Assist Tomogr. 1985;9:320–327.
19. Rosch T, Kapfer B, Will U, et al. Accuracy of endoscopic ultrasonography in upper gastrointestinal submucosal lesions: a prospective multicenter study. Scand J Gastroenterol. 2002;37:856–862.
20. Motoo Y, Okai T, Ohta H, et al. Endoscopic ultrasonography in the diagnosis of extraluminal compressions mimicking gastric submucosal tumors. Endoscopy. 1994;26:239–242.
21. Zhang QL, Nian WD. Endoscopic ultrasonography diagnosis in submucosal tumor of stomach. Endoscopy. 1998;30(suppl):A69–A71.
22. Polkowski M, Butruk E. Submucosal lesions. Gastrointest Endosc Clin N Am. 2004;15:33–54, viii.
23. Miettinen M, Sobin LH, Lasota J. Gastrointestinal stromal tumors of the stomach: a clinicopathologic, immunohistochemical, and molecular genetic study of 1765 cases with long-term follow-up. Am J Surg Pathol. 2005;29:52–68.
24. Miettinen M, Sarlomo-Rikala M, Lasota J. Gastrointestinal stromal tumors: recent advances in understanding of their biology. Hum Pathol. 1999;30: 1213–1220.
25. Berman J, O'Leary TJ. Gastrointestinal stromal tumor workshop. Hum Pathol. 2001;32:578–582.
26. Fletcher CD, Berman JJ, Corless C, et al. Diagnosis of gastrointestinal stromal tumors: a consensus approach. Hum Pathol. 2002;33:459–465.
27. Okai T, Minamoto T, Ohtsubo K, et al. Endosonographic evaluation of c-kit-positive gastrointestinal stromal tumor. Abdom Imaging. 2003;28: 301–307.
28. Kim GH, Park DY, Kim S, et al. Is it possible to differentiate gastric GISTs from gastric leiomyomas by EUS? World J Gastroenterol. 2009;15: 3376–3381.
29. Sepe PS, Moparty B, Pitman MB, et al. EUS-guided FNA for the diagnosis of GI stromal cell tumors: sensitivity and cytologic yield. Gastrointest Endosc. 2009;70:254–261.
30. Chatzipantelis P, Salla C, Karoumpalis I, et al. Endoscopic ultrasound-guided fine needle aspiration biopsy in the diagnosis of gastrointestinal stromal tumors of the stomach: a study of 17 cases. J Gastrointestin Liver Dis. 2008;17:15–20.
31. Akahoshi K, Sumida Y, Matsui N, et al. Preoperative diagnosis of gastrointestinal stromal tumor by endoscopic ultrasound-guided fine needle aspiration. World J Gastroenterol. 2007;13:2077–2082.
32. Mochizuki Y, Kodera Y, Fujiwara M, et al. Laparoscopic wedge resection for gastrointestinal stromal tumors of the stomach: initial experience. Surg Today. 2006;36:341–347.
33. Vander Noot 3rd MR, Eloubeidi MA, Chen VK, et al. Diagnosis of gastrointestinal tract lesions by endoscopic ultrasound-guided fine-needle aspiration biopsy. Cancer. 2004;102:157–163.
34. Okubo K, Yamao K, Nakamura T, et al. Endoscopic ultrasound-guided fine-needle aspiration biopsy for the diagnosis of gastrointestinal stromal tumors in the stomach. J Gastroenterol. 2004;39:747–753.
35. Ando N, Goto H, Niwa Y, et al. The diagnosis of GI stromal tumors with EUS-guided fine needle aspiration with immunohistochemical analysis. Gastrointest Endosc. 2002;55:37–43.
36. Brand B, Oesterhelweg L, Binmoeller KF, et al. Impact of endoscopic ultrasound for evaluation of submucosal lesions in gastrointestinal tract. Dig Liver Dis. 2002;34:290–297.
37. Chak A, Canto MI, Rosch T, et al. Endosonographic differentiation of benign and malignant stromal cell tumors. Gastrointest Endosc. 1997;45: 468–473.
38. Palazzo L, Landi B, Cellier C, et al. Endosonographic features predictive of benign and malignant gastrointestinal stromal cell tumours. Gut. 2000;46: 88–92.
39. Nickl N. Decision analysis of hypoechoic intramural tumor study results. Gastrointest Endosc. 2002;56(suppl):S102.
40. Armstrong CP, King PM, Dixon JM, et al. The clinical significance of heterotopic pancreas in the gastrointestinal tract. Br J Surg. 1981;68: 384–387.
41. Jovanovic I, Knezevic S, Micev M, et al. EUS mini probes in diagnosis of cystic dystrophy of duodenal wall in heterotopic pancreas: a case report. World J Gastroenterol. 2004;10:2609–2612.
42. Matsushita M, Hajiro K, Okazaki K, et al. Gastric aberrant pancreas: EUS analysis in comparison with the histology. Gastrointest Endosc. 1999;49:

493–497.

43. Parmar JH, Lawrence R, Ridley NT. Submucous lipoma of the ileocaecal valve presenting as caecal volvulus. *Int J Clin Pract.* 2004;58:424–425.

44. Watanabe F, Honda S, Kubota H, et al. Preoperative diagnosis of ileal lipoma by endoscopic ultrasonography probe. *J Clin Gastroenterol.* 2000; 31:245–247.

45. Zhou PH, Yao LQ, Zhong YS, et al. Role of endoscopic miniprobe ultrasonography in diagnosis of submucosal tumor of large intestine. *World J Gastroenterol.* 2004;10:2444–2446.

46. Garcia M, Buitrago E, Bejarano PA, et al. Large esophageal liposarcoma: a case report and review of the literature. *Arch Pathol Lab Med.* 2004;128: 922–925.

47. Nakamura S, Iida M, Yao T, et al. Endoscopic features of gastric carcinoids. *Gastrointest Endosc.* 1991;37:535–538.

48. Ichikawa J, Tanabe S, Koizumi W, et al. Endoscopic mucosal resection in the management of gastric carcinoid tumors. *Endoscopy.* 2003;35: 203–206.

49. Matsumoto T, Iida M, Suekane H, et al. Endoscopic ultrasonography in rectal carcinoid tumors: contribution to selection of therapy. *Gastrointest Endosc.* 1991;37:539–542.

50. Yasuda E, Tomita K, Nagura Y, et al. Endoscopic removal of granular cell tumor. *Gastrointest Endosc.* 1995;41:163–167.

51. Nakachi A, Miyazato H, Oshiro T, et al. Granular cell tumor of the rectum: a case report and review of the literature. *J Gastroenterol.* 2000; 35:631–634.

52. Love MH, Glaser M, Edmunds SE, et al. Granular cell tumour of the oesophagus: endoscopic ultrasound appearances. *Australas Radiol.* 1999; 43:253–255.

53. Palazzo L, Landi B, Cellier C, et al. Endosonographic features of esophageal granular cell tumors. *Endoscopy.* 1997;29:850–853.

54. Hizawa K, Matsumoto T, Kouzuki T, et al. Cystic submucosal tumors in the gastrointestinal tract: endosonographic findings and endoscopic removal. *Endoscopy.* 2000;32:712–714.

55. Wildi SM, Hoda RS, Fickling W, et al. Diagnosis of benign cysts of the mediastinum: the role and risks of EUS and FNA. *Gastrointest Endosc.* 2003;58:362–368.

56. Fazel A, Moezardalan K, Varadarajulu S, et al. The utility and the safety of EUS-guided FNA in the evaluation of duplication cysts. *Gastrointest Endosc.* 2005;62:575–580.

57. Faigel DO, Burke A, Ginsberg GG, et al. The role of endoscopic ultrasound in the evaluation and management of foregut duplications. *Gastrointest Endosc.* 1997;45:99–103.

58. Geller A, Wang KK, DiMagno EP. Diagnosis of foregut duplication cysts by endoscopic ultrasonography. *Gastroenterology.* 1995;109:838–842.

59. Dancygier H, Lightdale CJ. Endoscopic ultrasonography of the upper gastrointestinal tract and colon. In: Stevens PD, ed. *Endosonography in Gastroenterology: Principles, Techniques, Findings.* New York: Thieme; 1999:76–89.

60. Faigel DO, Rosen HR, Sasaki A, et al. EUS in cirrhotic patients with and without prior variceal hemorrhage in comparison with noncirrhotic control subjects. *Gastrointest Endosc.* 2000;52:455–462.

61. Tio TL, Kimmings N, Rauws E, et al. Endosonography of gastroesophageal varices: evaluation and follow-up of 76 cases. *Gastrointest Endosc.* 1995;42: 145–150.

62. Lahoti S, Catalano MF, Alcocer E, et al. Obliteration of esophageal varices using EUS-guided sclerotherapy with color Doppler. *Gastrointest Endosc.* 2000;51:331–333.

63. Matsushita M, Hajiro K, Okazaki K, et al. Endoscopic features of gastric inflammatory fibroid polyps. *Am J Gastroenterol.* 1996;91:1595–1598.

64. Matsushita M, Hajiro K, Okazaki K, et al. Gastric inflammatory fibroid polyps: endoscopic ultrasonographic analysis in comparison with the histology. *Gastrointest Endosc.* 1997;46:53–57.

65. Imamura A, Tochihara M, Natsui K, et al. Glomus tumor of the stomach: endoscopic ultrasonographic findings. *Am J Gastroenterol.* 1994;89: 271–272.

66. Ji JS, Lee BI, Choi KY, et al. Diagnostic yield of tissue sampling using a bite-on-bite technique for incidental subepithelial lesions. *Korean J Intern Med.* 2009;24:101–105.

67. Lee CK, Chung IK, Lee TH, et al. Endoscopic resection using the unroofing technique: a simple method for pathologic confirmation of gastrointestinal subepithelial tumors that originate from the muscularis propria [abstract]. *Gastrointest Endosc.* 2009;69(suppl):330.

68. Giovannini M, Seitz JF, Monges G, et al. Fine-needle aspiration cytology guided by endoscopic ultrasonography: results in 141 patients. *Endoscopy.* 1995;27:171–177.

69. Kim EY. Linear array endoscopic ultrasonography. *Korean J Gastroendosc.* 2009;38:1–8.

70. Levy MJ, Jondal ML, Clain J, et al. Preliminary experience with an EUS-guided Trucut biopsy needle compared with EUS-guided FNA. *Gastrointest Endosc.* 2003;57:101–106.

71. Varadarajulu S, Fraig M, Schmulewitz N, et al. Comparison of EUS-guided 19-gauge Trucut needle biopsy with EUS-guided fine-needle aspiration. *Endoscopy.* 2004;36:397–401.

72. Polkowski M, Gerke W, Jarosz D, et al. Diagnostic yield and safety of endoscopic-ultrasound guided trucut biopsy in patients with gastric submucosal tumors: a prospective study. *Endoscopy.* 2009;41:329–334.

73. Hoda KM, Rodriguez SA, Faigel DO. EUS-guided sampling of suspected GI stromal tumors. *Gastrointest Endosc.* 2009;69:1218–1223.

74. Chen VK, Eloubeidi MA. Endoscopic ultrasound-guided fine-needle aspiration of intramural and extraintestinal mass lesions: diagnostic accuracy, complication assessment, and impact on management. *Endoscopy.* 2005; 37:984–989.

75. Arantes V, Logrono R, Faruqi S, et al. Endoscopic sonographically guided fine-needle aspiration yield in submucosal tumors of the gastrointestinal tract. *J Ultrasound Med.* 2004;23:1141–1150.

76. Matsui M, Goto H, Niwa Y, et al. Preliminary results of fine needle aspiration biopsy histology in upper gastrointestinal submucosal tumors. *Endoscopy.* 1998;30:750–755.

77. Hwang JH, Rulyak SD, Kimmey MB. American Gastroenterological Association Institute technical review on the management of gastric subepithelial masses. *Gastroenterology.* 2006;130:2217–2228.

第 11 章　EUS 在胃部肿瘤的运用

Thomas Rösch · Shajan Peter · Shyam Varadarajulu

（周德俊 译）

内容要点

· 超声内镜对胃癌的分期非常有用，但不适合用于胃癌的筛选。
· 对于没有远处转移的患者，EUS 可以对病变的局部浸润进行术前评估，以决定下一步治疗方案的选择。
· 为获得清晰的图像，有两种途径：其一，向胃腔内注水，另一种方法是，将探头套上注水球囊。
· 如果超声内镜能够清晰地显示病变局限于黏膜层，不管其大小，均可对这类早期胃癌行内镜下黏膜切除（EMR）。
· 当胃癌累及部分黏膜下层（<500μm）时，EMR 可以切除 3cm 以下的病变。

概述

　　超声内镜（EUS）在胃肠道肿瘤的诊断及分期中起非常重要的作用。EUS 对胃癌局部浸润深度的判断是非常准确的。进展期胃癌的分期需要结合 EUS 及 CT。对原发肿瘤远处转移的淋巴结进行细针穿刺（FNA），能够提高 EUS 分期的准确性。根据 EUS 对胃癌的分期，可以选择内镜下黏膜切除术或化疗。胃部其他肿瘤，如胃淋巴瘤，由于 EUS 能够对显示胃壁层次结构，并能对胃壁外淋巴结穿刺，因而可以帮助不同患者选择最佳治疗方案。此外，EUS 对诊断各种因素所致的胃皱襞粗大，同样起到重要作用，目的是为了将胃淋巴瘤与其他一些炎症性疾病区分开来。本章重点在于介绍 EUS 在胃癌、胃淋巴瘤及胃皱襞肥大中运用。

胃癌

　　尽管，胃癌的发病率及死亡率均在下降，但在世界范围内，肿瘤导致患者死亡中，胃癌仍居第二位[1]。胃癌治疗方案的选择，取决于准确的临床分期，包括肿瘤局部浸润及淋巴结转移情况[2,3]。虽然，局限于黏膜层或黏膜下层的早期胃癌，术后 5 年生存率 > 75%，但有远处转移（M1）或

伴有 15 枚以上的淋巴结转移的患者，其 5 年生存率不到 30%[4,5]。总体来说，对于局限性胃癌，手术是最主要治疗方法，内镜下黏膜切除（EMR）仅适用于局限性黏膜内的早期癌。越来越多的证据表明，包括放化疗在内的综合治疗，优于单纯手术治疗[6,7]。因而，对胃癌进行准确的分期非常重要，以便为患者选择正确的治疗方法并得到合理的治疗：EMR、手术、辅助或新辅助化疗或姑息治疗。

EUS 的作用

　　非侵入性影像检测如 CT，临床运用非常广泛，但对肿瘤的浸润深度及淋巴结转移的评估准确性不高[8,9]。鉴于 EUS 能够准确的显示胃壁的层次结构，EUS 被公认为评估原发胃癌浸润深度的最可靠的非外科学方法[10,11]。EUS 是一种相对低风险的检查方法，对肿瘤的 T 分期及 N 分期较 CT 更准确[8-14]。并且，对局部及远处转移的淋巴结进行 EUS-FNA 获取病理标本，可以提高淋巴结分期的准确性[15,16]。

　　EUS 在胃癌诊断及治疗中的作用归纳如下：

● 决定治疗方法的选择：对于没有远处转移的患者，EUS 可在术前评估肿瘤局部浸润深度，以决定下一步治疗方法的选择。局

限于黏膜层或仅累及部分黏膜下层的病变，适合 EMR 或肿瘤局部切除术。尽管 T2 及 T3 期的患者均应手术治疗，但 T4 期患者应给予姑息性治疗。

- 发现 CT 未发现的远处转移：对有些患者，肝左叶内的小的转移灶或者少量的恶性腹腔积液可以通过 EUS-FNA 明确诊断，从而避免腹腔镜下肿瘤分期。除此之外，如果 EUS-FNA 发现远处淋巴结有转移（如纵隔），可以避免不必要的手术。
- EUS 对 CT 已确诊有转移的胃癌的作用不大。对于大多数患者，胃癌是靠胃镜确诊的。已确诊的病例，经过后续的检查确定有转移，EUS 分期对他们的作用就不大了。

超声内镜的选择

对胃癌进行分期，可以选择环扫超声内镜，因为其易于操作，并且能提供 360° 扫查范围，能更好的评估病变与周围脏器的关系。对于 < 2cm 的病变或小的广基病变，可以运用小超声探头，因其可以同时在胃镜视野及超声影像下显示病灶。对于伴有淋巴结肿大的病例，为了明确这些淋巴结的性质，以便对其治疗或是排除手术可能性，需要运用线阵超声内镜。

三维超声内镜系统 [Olympus，UM-DG20-25R（20MHz）及 UM-DG12-25R（12MHz）] 已经上市，它像螺旋 CT 扫描一样，能够在显示器上同时提供实时环形超声图像和计算机线性图像信息。三维图像提供的信息，能够更准确地评估胃癌的浸润深度，并且可以测量病变的体积大小。

EUS 分期

> 2cm 的胃部肿瘤，可以用环扫超声内镜扫查。在对胃部病变扫查之前，需将无气水注入胃腔，直至病变完全被没在水中，并将胃腔内气体完全抽出，以便获得最好的超声图像（图 11.1）。这样就能够使得对病变进行扫查时，不至于使超声内镜的球囊或探头直接接触病变，那样的话，可以导致对组织的挤压，从而使 T 分期不够准确。偶尔，也可以改变患者的体位，让患者俯卧、仰卧或右侧卧位可以让病变完全浸没在水里，从而使检查变的更简单。为了获得最佳的超声图像，

尽量使超声探头与病变垂直。环扫超声内镜的扫查时频率大多为 7.5MHz 和 12MHz，它们的扫查深度大约分别为 8cm 和 3cm。虽然在高频率的情况下扫查深度较浅，但是能够提供更好的分辨率，这有利于早期胃癌的检查。

T 分期

胃壁在环扫超声内镜下显示为 5 层结构层次，从内到外依次为：高回声—低回声—高回声—低回声—高回声的结构（图 11.2）。超声的前 2 层相当于组织学上的黏膜层，第 3 层相当于黏膜下层，第 4 层相当于固有肌层，第 5 层相当于浆膜层。在 EUS 下，胃癌的 T 分期如下：

T1：肿瘤累及胃壁黏膜层或黏膜层及黏膜下层
T2：肿瘤累及固有肌层和浆膜下层
T3：肿瘤浸透浆膜但尚未累及周围脏器
T4：肿瘤累及周围脏器或结构

尽管局限于黏膜层的肿瘤，可以通过 EMR

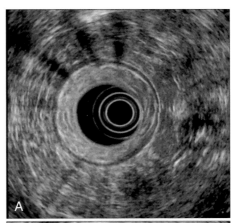

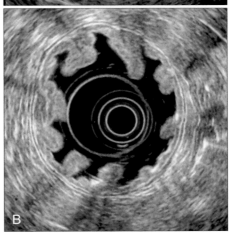

图 11.1　胃壁的超声层次结构。A，当胃腔内没有注水时，胃壁的层次结构在 EUS 下显示不清。**B**，当胃腔内注满水时，胃壁的各种在环扫超声内镜下可以清晰地显示出来。

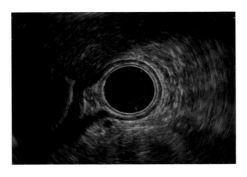

图 11.2　环扫超声内镜在 7.5MHz 下显示胃壁为 5 层结构

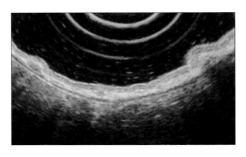

图 11.3　20MHz 的小探头显示胃壁为 9 层结构

切除，但是，当黏膜下层受累时，需要手术治疗，因为当黏膜下层受累时有近 20% 的患者有淋巴结转移的风险[17]。所以治疗前准确的分期是必须的。对于较小的病变（< 2 cm）或是广基病变，适合于使用高频的小探头检查（同时向胃内注水），因为使用小探头时还可以同时在内镜视野先观察病变（视频 11.3）。除此之外，鉴于高频探头较高的分辨率，能够更好地显示病变的浸润深度。然而，由于其有限的扫查深度，不建议用于对较大病变的检查。研究表明，小探头 T 分期的准确性随病变的增大而降低[18]。

胃壁在高频探头下，显示为 9 层结构。除了正常的 5 层结构之外，还有低回声的固有肌层（第 4 层）的界面回声层（第 3 层），低回声的内环肌层（第 6 层），界面回声层（第 7 层），低回声的外纵肌层（第 8 层）（图 11.4）。

N 分期

对原发肿瘤进行 T 分期之后，还应对胃壁周围及区域淋巴结位点进行扫查，看是否有淋巴结转移。淋巴结的超声下回声（低回声或高回声）、边界（清晰或模糊）、形状（圆形或椭圆形）、大小（> 10mm 或 < 10mm）有助于预测淋巴结的良恶性。淋巴结的回声较低、边界清晰、圆形、直径 > 10mm 考虑为恶性。然而，只有 25% 的恶性淋巴结同时具备 4 个特征，并且没有哪个特征可以独立地预测淋巴结良恶性[19]。

M 分期

尽管超声内镜探查远处转移作用有限，但是对于一小部分患者可以提供重要信息，甚至改变

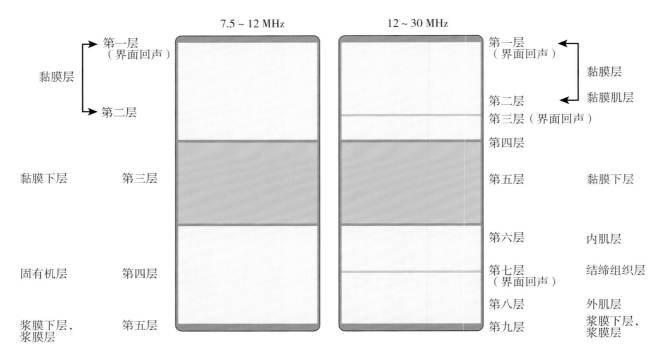

图 11.4　环扫超声内镜及小探头显示正常胃壁层次结构的模式图

后续治疗方案。在扫查原发肿瘤及区域淋巴结位点之后，进镜至胃窦部，仔细扫查，并缓慢退镜，可以对肝左叶、腹膜、脏层胸膜、纵隔淋巴结位点，进行详细扫查。超声内镜很容易发现恶性腹水或胸水（图 11.5）、远处淋巴结转移，如纵隔淋巴结转移，这些发现可以避免不必要的手术[20,21]。除此之外，EUS 还可以探查到 CT 检查不能发现小的肝左叶转移灶[22]。EUS-FNA 对这些部位的穿刺是安全的（图 11.6），其结果可以改变患者的后续治疗[21,22]。

EUS 分期的准确性

胃镜检查之后，EUS 是胃癌病变分期的重要检查。超声内镜对肿瘤浸润深度及淋巴结浸润的标准有所改变，目前的标准依照的是美国癌症联合委员会（AJCC）的分期方案（表 11.1）。多位学者对 EUS 对胃癌 TNM 分期的准确性进行研究（表 11.2），结果显示超声内镜的准确性因使用的器械种类、扫查频率、肿瘤的部位不同而有所差

异。此外，EUS 诊断黏膜层病变的敏感性较深部浸润病变的敏感性高。

T 分期

EUS 对不同浸润深度的胃癌的 T 分期的准确性是不同的。累及黏膜层及黏膜下层的 T1 期癌认

表 11.1

胃癌的 TNM 分期

肿瘤 T 分期

TX	无法评估原发肿瘤
T0	无原发肿瘤证据
Tis	原位癌：上皮内肿瘤未侵袭固有层
T1	肿瘤侵犯固有层或黏膜下层
T2	肿瘤侵及肌层或黏膜下层
T2a	肿瘤侵及肌层
T2b	肿瘤侵及黏膜下层
T3	肿瘤穿透浆膜（脏层腹膜），没有侵犯相邻结构 *
T4	肿瘤侵犯相邻结构 *

淋巴结 N 分期

NX	区域淋巴结无法评估
N0	无区域淋巴结转移
N1	1 ～ 6 个区域淋巴结转移
N2	7 ～ 15 个区域淋巴结转移
N3	多于 15 个区域淋巴结转移

转移 M 分期

Mx	无法评估远处转移
M0	无远处转移
M1	远处转移

组合分期

0 期	Tis	N0	M0
1A 期	T1	N0	M0
	T1	N1	M0
1B 期	T2a/b	N0	M0
	T1	N2	M0
2 期	T2a/b	N0	M0
	T3	N0	M0
3A 期	T2a/b	N2	M0
	T3	N1	M0
	T4	N0	M0
3B 期	T3	N2	M0
4 期	T1-3	N2	M0
	T4	N1-3	M0
	任何 T	-	-

* 胃周围结构包括脾、横结肠、肝、膈肌、胰腺、腹壁、肾上腺、肾、小肠及腹膜后。

From Greene FL, Page DL, Fleming ID, et al, eds. AJCC（American Joint Committee on Cancer）Cancer Staging Manual. 7th ed, New York：Springer；2009.

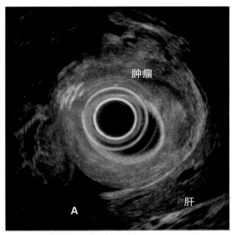

图 11.5　环扫超声内镜显示进展期胃癌伴腹水（A）。

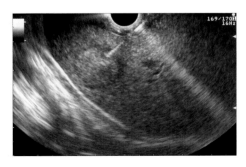

图 11.6　胃癌肝转移。 EUS 下对 CT 检查未发现的胃癌肝左叶转移灶行细针穿刺。

表 11.2

EUS 判定胃癌总的 T 分期的准确性

作者（年份）	MHz	患者（例数）	T 分期的准确性（%）
Murata et al[116]（1988）	7.5 ~ 10	146	79
Tio et al[115]（1989）	7.5 ~ 12	72	81
Akahoshi et al[117]（1991）	7.5 ~ 12	74	81
Botet et al[8]（1991）	7.5 ~ 12	50	92
Caletti et al[76]（1993）	7.5 ~ 12	35	91
Dittler and Siewert[30]（1993）	7.5 ~ 12	254	83
Grimm et al[118]（1993）	7.5	147	78
Ziegler et al[39]（1993）	7.5 ~ 12	108	86
Massari et al[119]（1996）	7.5 ~ 12	65	89
Perng et al[120]（1996）	7.5 ~ 12	69	71
Wang et al[20]（1998）	7.5 ~ 12	119	70
Tseng et al[121]（2000）	7.5 ~ 12	74	85
Willis et al[122]（2000）	7.5 ~ 12	116	78
Habermann et al[123]（2004）	7.5 ~ 12	51	86
Tsendsuren et al[124]（2006）	5 ~ 7.5	41	69
Ganpathi et al[13]（2006）	7.5 ~ 20	126	80
Bentrem et al[125]（2007）	7.5 ~ 12	225	57
Lok et al[126]（2008）	5 ~ 20	123	64

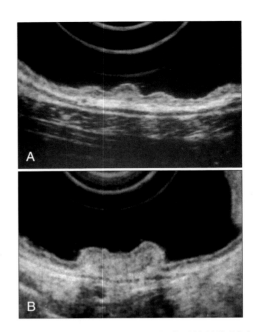

图 11.7　早期胃癌。**A,** 局限于黏膜层的早期胃癌；**B,** 侵及黏膜下层的早期胃癌。

为是早期癌（图 11.7）。早期癌准确分期是非常重要的，因为局限于黏膜的早期癌可以通过微创的方法，如 EMR 或 ESD，而不必行手术切除。不同种类的超声内镜及探头频率的高低，对显示胃壁层次的显示都有一定影响。7.5MHz 和 12MHz 的探头是常用的超声探头，但是它们不能区分 T1M 期癌（局限于黏膜层）和 T1SM 期癌（累及黏膜下层）。与传统的超声探头相比，高频率（15 ~ 20MHz）的小探头对胃壁有更高的分辨率[22,23]。如前面提到的一样，高频的小探头可以用于较小病变的扫查，并能显示消化道壁的九个层次结构，而不像环扫超声内镜那样显示为标准的 5 层结构。

几位学者对高频小探头对早期胃癌的分期进行了研究。总的准确性达 65% ~ 72%。将 T1M 期癌诊断为 T1SM 的概率为 29% ~ 46%，将 T1SM 期癌诊断为 T1M 期癌的概率较低，大约为 6% ~ 48%[18,24-26]。扫查深度有限是高频小探头的自身缺点。扫查 < 2cm 肿瘤其准确性最高。Okamura 等[18] 对 20MHz 的探头进行了研究，发现扫查 < 20mm 的的病变准确性为 85.7%，而 > 20m 的病变则为 50%。高频小探头的准确性还

受胃皱襞、隆起型病变，溃疡型病变造成的声像衰竭的影响。胃壁超声第 3 层层次不规则和出现 > 1mm 的 "树芽" 征，表示早期胃癌浸润至黏膜下层[27]。

EUS 对 T 分期的总准确性为 71% ~ 92%，平均为 83%（表 11.2）。T1、T2 及 T3 期癌分期的准确性较高，而 T2 期癌较低（图 11.3）。一项 Meta 分析显示，T1 期癌分期的敏感性为 88%，T2 为 82%，T3 为 90%，T4 为 99%[28]。说明分辨 T2 期癌（累及固有肌层及浆膜下层）与 T3 期癌（浆膜层）的难度较大（图 11.8），它们比较容易被低估，或被高估。大量研究均显示有 12% ~ 30% 的 T2 期被高估，4% ~ 10% 被低估。微浸润灶是造成低估的主要原因，而高估主要由肿瘤周围纤维化、溃疡形成及炎症反应所致。此外，某些解剖结构也可造成 T 分期不准确。如胃小弯部、胃底后壁，因没有浆膜层，这些部位的透壁性肿瘤病理学上为 T2 期。从专业方面来说，浆膜层并没有受累，但从超声图像显示却为 T3，从而有可能导致病变被高估。其他一些部位如胃结肠韧带、胃肝韧带及大小腹膜腔附着处，胃壁并没有完全被浆膜覆盖，肿瘤从这些部位浸及脂肪层，超声下图像显示为 T3，而实际病理为 T2。

N 分期

EUS 对 N 分期的总准确性为 65% ~ 90%（表

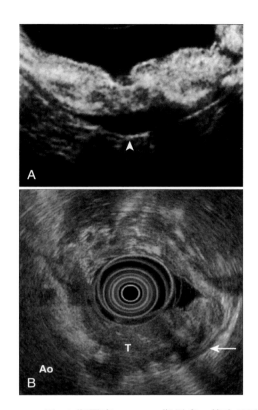

图 11.8　**T2 及 T3 期胃癌**。**A**，T2 期胃癌，箭头显示肿瘤累及浆膜下层。**B**，T3 期胃癌，箭头显示肿瘤累及胃壁浆膜层。Ao：腹主动脉；T：肿瘤。

11.4)。N1 总的敏感性为 58.2%，N2 为 64.9%[28]。总的来说，由于 EUS 很难区分炎性淋巴结与恶性淋巴结，N 分期的准确性较低。由于各研究确定淋巴结良、恶性的标准不同，结构也各不相同。Francois 等[29] 认为，边界清晰、最大径与最小径之比＜ 2 的淋巴结为恶性淋巴结。但是，淋巴结转移与较高 T 分期的肿瘤之间有很强的关联性，例如，T3 及 T4 期癌淋巴结转移的准确性及敏感性均较高[30]。Dittler 和 Siewert 观察发现，当 EUS 未显示 T1 及 T2 期癌伴有淋巴结转移时，可以认为是 N0，当 EUS 显示 T3 及 T4 癌伴有淋巴结转移时，这些淋巴结大多为恶性。由于 T1 期癌很少伴有淋巴结转移，即使有也很难发现，所以诊断 T1 期癌伴有淋巴结转移是比较困难的。EUS 的 N 分期准确性不高的原因还包括探头的穿透深度有限，因而不能发现远处转移淋巴结。

EUS 扫查胃小弯处的转移淋巴结较扫查胃大弯附近及距离原发肿瘤 3cm 以外的淋巴结要容易。因为 EUS 在胃大弯侧扫查范围较大，并且其最大扫查深度大约为 5 ～ 7cm，因而限制了其扫查这些部位淋巴结的能力。

EUS-FNA 在 N 分期的作用有待进一步研究。

表 11.3

EUS 判定胃癌各个 T 分期的准确性

作者（年份）	MHz	患者（例数）	T1（%）	T2（%）	T3（%）	T4（%）
Murata et al[116]（1988）	7.5 ～ 10	146	93	50	41	—
Tio et al[115]（1989）	7.5 ～ 12	72	77	93	81	88
Akahoshi et al[117]（1991）	7.5 ～ 12	74	93	97	100	60
Botet et al[8]（1991）	7.5 ～ 12	50	92		97	86
Caletti et al[76]（1993）	7.5 ～ 12	35	83	100	86	100
Dittler and Siewert[30]（1993）	7.5 ～ 12	254	81	71	87	79
Grimm et al[118]（1993）	7.5	147	74	73	85	85
Ziegler et al[39]（1993）	7.5 ～ 12	108	91	81	84	94
Massari et al[119]（1996）	7.5 ～ 12	65	100	86	85.7	88.8
Perng et al[120]（1996）	7.5 ～ 12	69	58	63	79	83
Wang et al[20]（1998）	7.5 ～ 12	119	68	67	81	53
Tseng et al[121]（2000）	7.5 ～ 12	74	100	74	87	86
Willis et al[122]（2000）	7.5 ～ 12	116	80	63	95	83
Habermann et al[123]（2004）	7.5 ～ 12	51	—	90	79	100
Tsendsuren et al[124]（2006）	7.5	41	83	60	100	25
Ganpathi et al[13]（2006）	7.5 ～ 20	126	79	74	86	73
Bentrem et al[125]（2007）	7.5 ～ 12	225	95		58	
Lok et al[126]（2008）	5 ～ 20	123	24	43	97	33

表 11.4

EUS 判定胃癌各个 N 分期的准确性

作者（年份）	MHz	患者（例数）	N (%)	N0 (%)	N1 (%)	N2 (%)	N3 (%)
Tio et al[115] (1989)	7.5 ~ 12	72	68	50	62	90	—
Botet et al[8] (1991)	7.5 ~ 12	50	78	91	68	82	—
Caletti et al[76] (1993)	7.5 ~ 12	35	69	—	—	—	—
Dittler and Siewert[30] (1993)	7.5 ~ 12	254	66	93	65	52	—
Grimm et al[118] (1993)	7.5	148	83	79	46	91	—
Ziegler et al[39] (1993)	7.5 ~ 12	108	74	71	74	100	—
Massari et al[119] (1996)	7.5 ~ 12	56	68	58	65	73	—
Perng et al[120] (1996)	7.5 ~ 12	69	65	75	53	60	—
Wang et al[20] (1998)	7.5 ~ 12	119	68	73	69	52	—
Willis et al[122] (2000)	7.5 ~ 12	116	77	82	75	64	—
Habermann et al[123] (2004)	7.5 ~ 12	51	90	100	83	84	—
Tsendsuren et al[124] (2006)	7.5	41	66	100	41	—	—
Ganpathi et al[13] (2006)	7.5 ~ 20	126	83	74	78	54	50
Bentrem et al[125] (2007)	7.5 ~ 12	225	71	72	69（N+）		
Lok et al[126] (2008)	5 ~ 20	123	75	85	69（N+）		

但是，当 EUS 很难辨别淋巴结的良恶性时，EUS-FNA 对明确诊断有较大价值。

M 分期

EUS 在扫查纵隔远处淋巴结、腹水及腹膜和肝转移的作用有限，总的敏感性为 73.2%[28]。对胃癌进行 EUS 分期时，可见同时扫查到腹水。Chang 等[31] 通过 EUS-FNA 诊断了 2 例胃癌同时伴有恶性腹水和胸腔积液病例。

尽管，腹水的出现与肿瘤浸润深度及淋巴结转移有很大相关性，但是通过手术发现腹水的发生与腹膜种植转移关系不大。一项包括 301 例胃癌病例的研究，比较了各种诊断方法检测腹膜转移的敏感性，结果显示 EUS 的敏感性（87.1%）较超声联合 CT（16.1%）及腹腔镜或剖腹探查（40.9%）的敏感性高[32]。Chu 等[33] 做了另一项研究，他们对 402 例病理已经确诊为胃腺癌的病例进行小探头检查。通过与腹腔镜或剖腹探查结果比较，得到小探头诊断腹水的准确性。结果显示 EUS 诊断腹水的敏感性为 60.7%，特异性为 99.4%。他们还发现伴有腹水的病例中EUS 扫查到有 63.9% 的患者伴有腹膜转移，没有腹水的病例中有 11.3% 的病变伴有腹膜转移。这些研究显示 EUS 诊断腹水的敏感性略低，但特异性较高。

EUS 分期的局限性

对超声图像的解读是影响 EUS 分期准确性的一个重要因素。EUS 对胃癌分期的真正准确性还不清楚，这需要 EUS 操作者对患者的相关临床信息完全不知情的情况下给患者进行检查，目前还没有这方面的研究。因而学者们担忧 EUS 真正的准确性是否被高估。Meining 等[34] 做了一项这样的研究，他们把 33 例胃癌患者的 EUS 图像信息录制下来，然后对这些资料在盲法下重新解读，并将与起初、非盲下的常规检查结果比较。他们发现起初非盲的情况下 T 分期的总的准确性为66.7%，盲法时的准确性为 45.5%。此外，EUS 图像解读还存在观察者间差异。他们后来还做了一个类似的研究，将 55 例胃癌患者的 EUS 信息录制下来，让 5 位有经验的、互盲的 EUS 检查者重新阅读这些信息，并确定肿瘤的 T 及 N 分期[35]，然后验证他们的结果之间是否存在差异。评估 T1、T2、T3、T4 期病变的 K 值分别为 0.47、0.38、0.39、0.34，结果表明存在较大程度的观察者间差异。在 N 分期中，情况更糟，N0、N1、N2 的 K 值分别为 0.46、0.34、0.34。另外，各个 EUS 操作者能够准确对胃癌进行分期的学习曲线尚未给予评估。

EUS 的诊断能力还受肿瘤的临床特征如肿瘤类别、部位、病理类别和大小的影响。Kim 等[36]

发现肿瘤的分化程度及大小对 EUS 总的 T 分期的准确性有很大影响。他们发现未分化肿瘤及较大肿瘤 EUS 显示的浸润深度错误的频率较高。大于 3cm 的肿瘤常被分期偏高，而分化差的肿瘤常被分期偏低。然而，肿瘤的这些临床特征是否影响 EUS 诊断早期癌和局部进展期癌的能力，还有待于进一步研究。微浸润灶很难在超声图像上显示，因为容易被漏掉。不管使用普通 EUS 还是小探头，很难发现 < 500 μm 的垂直浸润灶。按类型分析，尤其是对于溃疡型肿瘤和周围伴有纤维化的肿瘤，可以降低假阳性检查结果的例数。

前面已提到过，解剖结构的局限性也可以影响 EUS 分期的准确性。如贲门部、胃体上部大弯侧、胃小弯切迹处及幽门管处，在这些部位进行 EUS 检查操作难度较大。此外，血管搏动、呼吸运动、气泡及黏液可以造成伪像，从而影响 EUS 的准确性。超声内镜 3D 技术的发展，对提高 EUS 分期的准确性值得我们期待。

EUS 与其他影像学检查比较

CT 是最早用于胃癌分期的方法。因 EUS 可以显示胃壁的层次结构，所以在 T 分期上 EUS 优于 CT，但是 EUS 评估淋巴结及远处转移的准确性不高（表 11.5 及表 11.6）。在 Ziegler 等[35,39] 的早期研究中，CT 检查漏掉 6 例病变，并且 22 个 T1 期病例中有 12 个被高估。最新的研究使用了多排 CT（MDCT），结果有所好转。一项系统评述[40] 显示，EUS、CT 及磁共振（MRI）总的 T 分期的准确性分别为 65%～92.1%、77.1%～88.9%、71.4%～82.6%，诊断 T4 期肿瘤的敏感性分别为 77.8%～100%、82.8%～100%、89.5%～93.1%，特异性分别为 67.9%～100%、80%～96.8%、91.4%～100%。他们还对各种影像检查在 N 分期的运用作系统评述[41]：EUS 的敏感性及特异性分别为 71%、49%，MDCT 的敏感性及特异性分别为 80%、78%，MRI 的敏感性及特异性分别为 68%、75%。尽管，EUS、MDCI 及 MRI 在 T 分期及 N 分期的准确性相差无几，但是，哪一种检查的结果也不能完全可靠地确定存在或是排除有转移的可能性。

总之，在胃癌分期中，EUS 使用最为普遍，有关 MDCT 的报道较少，有关 MRI 及荧光—葡萄糖正电子发射断层扫描（FDG PET）的报道更少。因而，判断胃癌浸润深度时，EUS 仍然有一定优

表 11.5

比较 EUS、CT 及 MRI 在胃癌 T 分期准确性

作者（年份）	患者（例数）	EUS（%）	CT（%）	MRI（%）	其他 CT
Botet et al[8]（1991）	50	92	42	—	—
Grimm et al[118]（1993）	118	82	11	—	—
Ziegler et al[39]（1993）	108	86	43	—	—
Kuntz and Herfarth[127]（1999）	82	73	51	48	—
Polkowski et al[14]（2004）	88	63	44	—	螺旋 CT
Bhandari et al[128]（2004）	63	88	83	—	多排 CT
Arocena et al[129]（2006）	17	35	—	53	—

表 11.6

比较 EUS、CT 及 MRI 在胃癌 N 分期准确性

作者（年份）	患者（例数）	EUS（%）	CT（%）	MRI（%）	其他 CT
Botet et al[8]（1991）	50	78	48	—	—
Grimm et al[118]（1993）	118	88	21	—	—
Ziegler et al[39]（1993）	108	74	51	—	—
Kuntz and Herfarth[127]（1999）	82	87	65	69	—
Polkowski et al[14]（2004）	60	30	47	—	螺旋 CT
Bhandari et al[128]（2004）	48	79	75	—	多排 CT
Arocena et al[129]（2006）	—	54	—	50	—

势，判断是否有远处转移时，优先选择 CT。

所以，在肿瘤的分期中，这些影像学技术是相互补充的。而 PET-CT 及 MRI 在胃癌的作用有待进一步确定。

EUS 在胃癌治疗中的运用

EUS 在胃癌治疗中的作用如图 11.9 概述。EUS 除了对胃癌进行分期，在下列情况下还能提供有帮助。

为腹腔镜分期选择适合的患者

大多胃癌患者伴有转移，腹膜转移常常很难被 CT 检查发现[42]。因而，腹腔镜推荐用于局灶性胃癌的分期[43]。Power D 等[10] 对 94 例局灶性胃癌进行了一项前瞻性研究，这些患者先进行 EUS 分期，然后进行腹腔镜检查，在 EUS 诊断为 T1 或 T2、N0 期的病变中有 4% 的患者发现腹膜转移病灶，而诊断为 T3 或 T4、N+ 期的病变中有 25% 的患者发现转移病灶。EUS 诊断 T1 或 T2、N0 患者，腹膜转移的阴性预测值为 96%。研究结果表明：并不是所有需要手术的胃癌的患者都需

要腹腔镜分期，但是腹腔镜检查可以有选择性地用于 EUS 诊断为 T3 或 T4 或 N+ 病变的患者。

预测新辅助化疗后的生存期

研究显示，术前接受化疗的胃癌患者，可以改善手术预后[44]。新辅助化疗后影响生存期的预后因素（如 R0 切除、病理类型、治疗反应）均在术后确定，但是不用于评价术前新辅助化疗的效用。在一项前瞻性研究中[45]，40 例患有局灶性进展期胃癌的患者在新辅助化疗前后均给予 CT 及 EUS 检查，然后给予手术治疗。化疗后，CT 及 EUS T 分期的准确性分别为 57% 和 47%，N 分期的准确性分别为 37% 和 39%。EUS T 及 N 分期低的患者，3 年总生存率高于分期高的患者（69% vs. 41%）。同样，EUS 分期低的患者，2 年无瘤生存率也好于分期高的患者。相反，CT 分期低的患者，3 年总生存率及 2 年无瘤生存率较分期的患者均无明显差异。

EUS 探查腹水少作为肿瘤不可切除的预测因素

EUS 诊断腹腔积液的敏感性较经腹超声、CT 及腹腔镜及剖腹探查的敏感性高[32,46]。在一项研究 47 中，EUS 发现 21 例伴有少量腹水的病例，有 11 例经腹腔镜分期确定为不能手术切除，其余 10 例腹腔镜分期认为可以手术切除，术中发现仅 5 例可以手术切除，其余病例则不能手术切除。因而，当 EUS 发现伴有少量腹水是预示有 76% 的病变不能手术切除。研究还显示对少量腹水进行 EUS-FNA 是安全的，其准确率近 80%。

胃原发性非霍奇金淋巴瘤

胃是结外非霍奇金淋巴瘤最常受累部位，占消化道淋巴瘤近 70%[49,50]。胃非霍奇金淋巴瘤可以是原发的，也可以是淋巴结淋巴瘤转移至胃部。胃原发性淋巴瘤大多为胃黏膜相关性淋巴结组织病（MALT）中的结外边缘性 B 细胞淋巴瘤或为

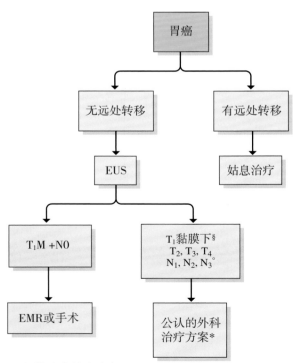

*新辅助或辅助治疗
§ 在日本，有些 T1SMN0 期病变也行 ESD 治疗
○ N3 期病变诊断为 T4 期

图 11.9　EUS 指导下胃癌的治疗。EMR：内镜黏膜切除术

胃癌的检查项目
原发灶：浸润深度
区域淋巴结：胃周围、腹腔干、胃肝韧带
肝左叶：转移灶
腹膜：少量恶性腹水
腹膜：恶性胸水
纵隔淋巴结：肿瘤扩散

弥漫性 B 细胞淋巴瘤（DLBCL）。其他少见类型包括套细胞淋巴瘤、滤泡性淋巴瘤、边缘性 T 细胞淋巴瘤。胃原发性非霍奇金淋巴瘤的治疗以肿瘤的分期而定，EUS 被认为是胃淋巴瘤最准确的局部分期方法[51-55]。继发性胃非霍奇金淋巴瘤占新诊断病例的 20% ～ 60%，因其是一种转移性病变，需要全身检查并系统的治疗。本章重点是介绍 EUS 在胃原发性非霍奇金淋巴瘤的作用。

弥漫性大 B 细胞淋巴瘤

DLBCL 普遍被认为是一种高度恶性的 MALT 淋巴瘤。DLBCL 的患者出现临床症状时大多为进展期病变，表现为严重的全身症状，如腹痛、胃出口梗阻、胃出血或穿孔[56,57]。胃镜下可表现为大的、多发的溃疡型或隆起型病变。病理表现为片状或聚集成群的类似于中心母细胞或免疫母细胞的大细胞[58]。DLBCL 在细胞遗传学、生物学及临床表现上均不同于 MALT 淋巴瘤，预后也更差。高危 MALT 淋巴瘤最好避免用 DLBCL 诊断，因这可能导致不恰当的治疗。尽管，EUS 能够显示肿瘤胃壁浸润深度，但是考虑到肿瘤的扩散及这类肿瘤的患者需要综合治疗，仅仅局部分期还是不够的。

胃黏膜相关组织淋巴瘤

MALT 淋巴瘤是一种能发生于消化道任何部位的低危肿瘤，最常见于胃壁[59,60]。正常的胃是不含有大量淋巴组织的。但是，由于 H. pylori 感染可以导致胃壁形成以 B 细胞及 CD4$^+$ 为主的淋巴组织，从而形成 MALT。H. pylori 进一步刺激可以导致来源于淋巴组织边缘区的中心细胞样细胞形成，并导致 B 细胞单克隆，继而形成所谓的 MALT 淋巴瘤[61,62]。90% 以上的 MALT 淋巴瘤伴有 H. pylor 感染。尽管，只有几项研究显示 H. pylor 感染与 MALT 淋巴瘤有因果关系[63-65]，但是根除 H. pylor 后病变可以缓解，是最有力的证据[66-68]。

大多数早期的 MALT 淋巴瘤患者没有临床症状，或仅表现为非特异性症状，如上腹痛或不适、食欲不振、体重下降、恶心或呕吐、消化道隐匿性出血及早饱[50,59,60]。胃淋巴瘤主要靠胃镜检查并活检诊断。胃淋巴瘤胃镜表现各异，可以表现为黏膜红斑、隆起型或息肉样病变伴或不伴溃疡形成、溃疡病伴结节形成，或胃皱襞粗大[69,70]。在

Taal B 等[71] 的一项研究中，51 例胃淋巴瘤的病例有 27 例活检阴性。因而，考虑胃淋巴瘤时，应多部位活检，包括胃、十二指肠及胃食管连接处，并对镜下表现正常及异常的胃黏膜均给予活检。活检时尽可能咬检大块标本。常规活检可能造成漏诊，因为胃淋巴瘤可以浸润黏膜下层，而不影响胃黏膜，当胃镜下未见明确肿瘤时漏诊的可能性更大。大块活检、圈套活检、深挖活检及穿刺活检可以增加胃淋巴瘤的阳性率。

胃镜活检对诊断患者是否 H. pylor 感染也能重要。MALT 淋巴瘤一旦确诊，接下来还要做潜在的病毒感染的血清学检查，EUS 局部肿瘤分期，腹部、盆腔及胸部 CT 检查。病变的 EUS 表现可能与淋巴瘤的类型有关。例如，在一项研究 EUS 表现为浅表性扩散或弥漫性浸润的病变常见于 MALT 淋巴瘤，而形成隆起型病变的常见于 DLBCL[51]。这类患者是否需要 PET 检查或骨髓穿刺要看病变是否有扩散。

一般来说，早期（黏膜层或黏膜下层病变且不伴有淋巴结受累）H. pylori 阳性的淋巴瘤患者，要根除 HP 治疗。没有 H. pylori 感染的证据患者及伴有 t（11：18）移位的患者，经典治疗为局部放疗。进展期（＞ T2，N+）淋巴瘤的患者，如果 H. pylori 阳性，先给予根除 H. pylori 治疗。然后观察，直到出现临床症状或直接给予化疗或免疫治疗等更积极的治疗[74]。胃切除仅适用于出现并发症的患者，如消化道穿孔或梗阻[75]。由于 MALT 淋巴瘤的治疗与肿瘤的分期有关，因此准确的局部分期对预后至关重要。目前认为，EUS 是 MALT 淋巴瘤局部分期最可靠的方法。

EUS 在 MALT 淋巴瘤诊治中的作用

EUS 在 MALT 淋巴瘤治疗中的作用概括如下：

- 局部分期：EUS 可以准确地确定病变累及胃壁的各个层次结构，并能显示胃壁周围淋巴结。这对 MALT 淋巴瘤治疗非常重要，因局限于黏膜层或黏膜下层的病变，抗 HP 治疗有效，而 T2 ～ T4 期病变则更积极的治疗方案。仅靠 EUS 区分良恶性淋巴结并不完全可靠[76,77]，当联合 FNA 时，总的准确性可达 90%（而 EUS 的准确性只有 66%）[78]。如果对 EUS-FNA 获取的标本

表 11.7

根据 EUS 分期 MALT 淋巴瘤的治疗反应

反应	T1mN0	T1smN0	T2N0	T1mN1	T1smN1
完全反应	12（75%）	11（58%）	1（25%）	2（50%）	2（50%）
病情迁延或复发	4（25%）	8（42%）	3（75%）	2（50%）	2（50%）

From Caletti G，Zinzani P，Fusaroli P，et al. The importance of endoscopic ultrasonography in the management of low-grade gastric mucosa-associated lymphoid tissue lymphoma. Aliment Pharmacol Ther. 2002；16：1715-1722.

做流式细胞分析，准确性还可以更高[79]。

- 组织诊断：诊断 MALT 淋巴瘤的最好方法为胃镜下活检。对于少部分表现为胃皱襞粗大的患者，胃镜活检可能得不到阳性结果，而 EUS-FNA 或 Tru-Cut 活检深层胃壁组织也许可以明确诊断[80,81]。获得更多组织做流式细胞分析对明确诊断也很重要。

- 预测治疗反应：EUS 下肿瘤的分级与治疗反应似乎有直接的关系[82]。病变局限于黏膜层和黏膜下层的患者的预后好于更深层次浸润的患者（表 11.7）。

- 治疗后随访：当治疗有效时，EUS 能够显示胃壁恢复到正常的胃壁层次结构或增厚的胃壁明显变薄[83]。EUS 随访发现胃壁仍较厚，即使镜下活检阴性，仍很可能有肿瘤残余。这些患者很可能淋巴瘤尚未治愈，需要接受进一步治疗。

检查技术和疾病间的关系

EUS 评估 MALT 淋巴瘤的过程与评估胃癌类似。考虑到淋巴瘤弥漫性浸润的特点，常用环扫 EUS 对其分期，探头的频率为 7.5MHz 或 12MHz。也可以选用高频小探头，它能更清晰地显示胃壁层次，但是对评估淋巴结转移作用有限。

T 分期

EUS 对淋巴瘤浸润深度的评估按照 TNM 方案进行。EUS 下淋巴瘤的分期是由肿瘤累及胃壁的层次决定的[84]。目前，大多研究常采用改良的 Ann Arbor 方案对淋巴瘤进行 T 分期（表 11.8 和 11.9）[85]。

T1：肿瘤局限于黏膜层和（或）黏膜下层（图 11.10）

T2：肿瘤位于黏膜层及黏膜下层，并浸润至固有肌层或浆膜下层（图 11.11）

T3：肿瘤浸透浆膜层（图 11.12）

T4：肿瘤浸润邻近结构（图 11.13）

N 分期

EUS 可以探查到小到 3～4mm 的淋巴结。但是，仅靠 EUS 图像表现很难辨别淋巴结的良恶性。Catalano MF 等[86]研究显示，圆的、边界清晰、回声均匀、低回声且直径＞1cm 的淋巴结，考虑为恶性淋巴结，而长的、回声不均、高回声，边界不清的淋巴结良性可能性较大[86]。但是，淋巴结的这些特征的评估有很高的操作者依赖性，微转移灶很难辨别出来。EUS-FNA 诊断淋巴结转移的准确性高于 EUS。

表 11.8

Ann Arbor 方案，由 Musshoff 和 Schmidt-Vollmer 改良

分级	描述
ⅠE	胃肠道淋巴瘤受限制膈膜的一侧
ⅠE1	浸润局限于黏膜和黏膜下层
ⅠE2	淋巴瘤超出下层
ⅡE	淋巴瘤浸润同一侧的膈其他淋巴结
ⅡE1	浸润区域淋巴结
ⅡE2	浸润区域外淋巴结
ⅢE	淋巴瘤浸润胃肠道和（或）膈两侧淋巴结
ⅣE	浸润局部相关的淋巴结，胃肠道外器官弥漫性播散

From Musshoff K，Schmidt-Vollmer H. Proceedings：prognosis of non-Hodgkin's lymphomas with special emphasis on the staging classification. Z Krebsforsch Klin Onkol Cancer Res Clin Oncol. 1975；83：323-341.

表 11.9

改良的 Ann Arbor 方案与 TNM 方案的比较

Ann Arbor	TNM	内容
ⅠE1	T1m-smN0	
ⅠE2	T2-4N0	
ⅡE1	T1-4N1	胃周围淋巴结转移
ⅡE2	T1-4N2	区域淋巴结转移
ⅢE	T1-4N3	横膈上下淋巴结转移
ⅣE	T1-4N0-3M1	颈部淋巴结转移或远处转移

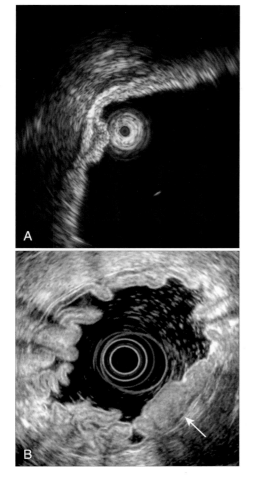

图 11.10　淋巴瘤分期。**A**，12MHz 小探头显示小的广基病变局限于黏膜层（T1m）。**B**，病变累及黏膜下层（T1sm）但没有累及固有肌层（箭头）。

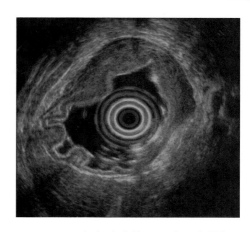

图 11.11　12MHz 环扫超声内镜显示淋巴瘤浸润至固有肌层（T2）。

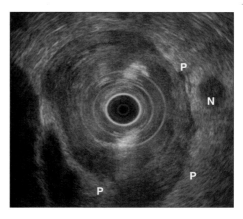

图 11.12　环扫超声内镜显示淋巴瘤浸润至浆膜层（伪足，P）并伴有肿瘤周围淋巴结转移（N）（T3N1）。

EUS 淋巴瘤分期的准确性

胃淋巴瘤在 EUS 下有些特异的表现，并有助于与胃癌鉴别。这些表现包括：①浸润型胃癌常为垂直（透壁）生长，而淋巴结而纵向生长；②与胃癌相比，淋巴瘤的典型表现为胃壁增厚较弥漫，且回声较均匀；③即使淋巴瘤成弥漫型浸润，也很少导致胃腔狭窄或消化道梗阻，且常累及远端胃；④早期淋巴瘤可以表现为近胃壁第 2 层增厚，或第 2 层和第 3 层均增厚，但层次结构上清晰。进展期病变，则表现为胃壁弥漫型增厚，胃壁层次结构消失；⑤弥漫性、浅表浸润大多预示为低度恶性淋巴瘤，而浸润性高度恶性淋巴瘤则常表现为肿块形成[71]。

胃淋巴瘤一旦诊断成立（在制订治疗方案之前），确定有无转移非常重要，因为这是决定预

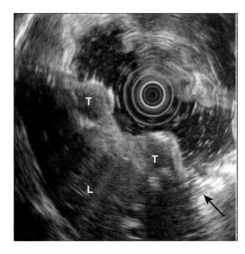

图 11.13　高危胃淋巴瘤浸润胃壁全层（箭头示）并浸润胃周围脏器（肝，L），符合 T4 期病变。T：肿瘤。

后的关键因素。胃淋巴瘤的分期至今仍存在争议。前面已经提到过，MALT 淋巴瘤有好几种分期方案（表 11.10）。EUS 分期常用的方案是 TNM 及调

表 11.10

MALT 淋巴瘤各种分期的对比

淋巴瘤浸润	Paris 分期[88]	TNM 分期[66]	Ann Arbor 分期[130]	Lugano 分期[87]t
黏膜层	T1Mn0M0	T1N0M0	IE1	I 期：局限于消化到（单个原发病变或多发、非连续性）
黏膜下层	T1smN0M0	—	IE2	
固有肌层浆膜层	T2N0M0	T2N0M0		
	T3N0M0	T3N0M0		
胃周淋巴结	T1-3N1M0	T1-3N1M0	IIE1	II 期：扩展至腹部（II1 期：局部淋巴结浸润；II2 期远处淋巴结浸润）
更远区域淋巴结	T1-3N2M0	T1-3N2M0	IIE2	
腹外淋巴结	T1-3N3M0	—	—	
浸润周围组织	—	T4N0M0	IE	IIE 期：浸透浆膜累及周围脏器或组织
膈肌上下淋巴结，和（或）非连续的浸润消化道其他部位	T1-4N3M0	T1-4N3M0	IIIE	
或非连续的浸润	T1-4N0-3M1	T1-4N0-3M1	IVE	
消化道外	T1-4N0-3M2			I 期：弥漫性结外浸润或同时伴有膈肌上下淋巴结浸润
骨穿未做	T1-4N0-3M0-2 BX	—	—	
骨髓未受累	T1-4N0-3M0-2 B0	—	—	
骨髓受累及	T1-4N0-3M2 B1	—	—	

GI：消化道

Adapted from Ferrucci P，Zucca E. Primary gastric lymphoma pathogenesis and treatment：what has changed over the past 10 years? Br J Haematol. 2007；136：521-538.

整的 Ann Arbor 方案（表 11.9）。

TNM 分期能够更详细地评估恶性淋巴增值性疾病，因为它按胃壁受累的深度逐层分期，而改良的 Ann Arbor 分期仅将胃壁受累分为 2 期。因而，改良的 Ann Arbor 分期的 IE1 对应于 T1m 和 T1sm，而 IE2 期对应于 T2 到 T4 期。与 TNM 分期相比，改良的 Ann Arbor 分期不能对胃淋巴瘤浸润层次进行正确的分期。因而，TNM 分期更适用于胃淋巴瘤的分期。此外，引进了 Lugano 分期，它将浸透浆膜层累及周围脏器的 IIE 期整合到改良的 Ann Arbor 分期[87]。这种分期可以准确的记录肿瘤浸润胃壁的层次（T 分期），淋巴结累及程度（N 分期）及远处结外转移（M 分期）。

目前，EUS 仍是胃淋巴瘤评估和分期最准确的影像学检查方法。很多研究将过去以手术切除为标准治疗方案与现在以非手术治疗进行了比较。文献报道的 EUS 胃淋巴瘤 T 分期的准确性大约在 80% ~ 90%（表 11.11）。Caletti 等[76]的单中心研究显示 EUS 的敏感性和特异性分别为 89% 和 97%。Fischbach 等[67]做了一项包括 34 个中心的大样本的研究，他们采用的是改良的 Ann Arbor 分期，结果却不相同。他们将 EUS 分期与术后病理分期进行比较，得到 EUS 对 IE1、IE2 及 IIE2 分期的敏感性分别为 67%，83% 和 71%。但是，在这项研究中只有 5 个中心提供的病例在 2 例以上。这说明那些缺乏经验的中心使得了总的准确性降低。

EUS 能够显示小至 3 ~ 4mm 的淋巴结。以前的研究显示 EUSN 分期的准确性为 77% ~ 90%（表 11.11）。但是，对良、恶性淋巴结的鉴别仍是空白。对图像的解读是操作者依赖性的，并有可能漏掉微转移灶。对可疑淋巴结行 EUS-FNA 可以克服这一缺陷[78]。Yasuda 等[89]通过使用 19G 穿刺针进行 EUS-FNA，成功地诊断 50 例淋巴瘤中的 48 例（96%）。当对穿刺获得的组织进行流式细胞分析及免疫组化检查时，EUS-FAN 诊断淋巴结的总的敏感性、特异性及准确性分别为 74%、93%

表 11.11

EUS 胃淋巴瘤分期的准确性

作者 （年份）	患者 （例数）	T 分期 （%）	N 分期 （%）
ujishima et al[77]（1991）	11	91	82
Caletti et al[76]（1993）	44	92	77
Schüeder et al[131]（1993）	10	80	90
Palazzo et al[52]（1993）	24	91	83

（Adapted from Janssen J. The impact of EUS in primary gastric lymphoma. Best pract res clin Gastroenterol. 2009；23：671-678）

及 81%[79]。当联合其他检查时，EUS-FNA 的敏感性较仅进行常规的细胞学检查的敏感性明显增高。然而，这些研究并不是仅限于胃壁原发性 MALT 淋巴瘤。这些技术诊断诊断淋巴瘤的作用还需要进一步研究，尤其是对早期淋巴瘤，因为准确的分期对治疗选择至关重要。

EUS 评估远处转移作用有限。探查转移性病变，CT 优于 EUS。目前还没其他影像学检查，如 MRI 及 PET-CT 对 MALT 淋巴瘤分期与 EUS 分期的比较。使用高分辨率小探头能够更好的显示浅层病变，并能在胃镜视野下准确定位较小病变。Lu gering 等[90] 应用小探头（12MHz）对胃淋巴瘤的分期进行了研究，发现与普通超声内镜相比小探头更有优势。他们建议使用小探头对胃淋巴瘤进行分期，因为在对患者进行胃镜检查时，可以同时对患者进行 EUS 检查。但是，小探头对淋巴结分期效果不佳。

EUS 在预测治疗反应中的作用

低度恶性 MALT 淋巴瘤占胃原发性淋巴瘤的 35%，对其进行准确的 EUS 分期及随访，对治疗有决定性作用。事实上，EUS 可以预测 MALT 淋巴瘤根除 HP 治疗后的效果。尽管根除 HP 治疗还没有令人振奋的结果的报道，但是，很多研究者在他们的报道中既没有提到 EUS 的分期方法，也没有把 EUS 分期结果与治疗缓解率（当能得到时）联系起来。事实上，在这些不同的研究中，并没有把淋巴瘤患者根据 EUS 分期进行分类，因而这些研究报道的缓解率具有较大差异。值得注意的是，少数深度浸润的患者，根除 HP 治疗后病变完全缓解[66,91]。然而，对于局部性病变的患者，EUS 预测治疗反应更为可靠。

在早期的试验研究，Sackmann 等[92] 研究 EUS 分期是否能够预测 MALT 淋巴瘤的根除 HP 治疗的效果。他们给患者服用 2 周的奥美拉唑及阿莫西林，发现 22 例患者的 H. pylori 均完全根除。在平均随访 10 个月后，14 例 EUS 显示病变局限于第 2 层或第 3 层（黏膜层或黏膜下层）的淋巴瘤患者，有 12 例获得完全缓解，而 10 例浸润至更深层次的患者，没有 1 例完全缓解。

因此，EUS 可以帮助选择早期、浅表浸润的患者接受抗 HP 治疗，他们或许能从抗 HP 治疗中获益，并能够建议其他患者接受化疗或手术治疗。

Ruskoné-Fourmestraux 等[93] 做了另一项研究，他们对胃 MALT 淋巴瘤抗 HP 治疗后影响预后的因素做了评估。他们纳入了 44 例局限性胃 MALT 淋巴瘤患者（Ann Arbor IE 期及 IIE 期），所有患者都做过 EUS。所有患者都接受了 14 天兰索拉唑、阿莫西林、克拉霉素抗 HP 治疗。总体上，只有 43% 的患者获得了病理上缓解，这 19 例有反应的患者平均随访 35 个月。病变局限于黏膜层的患者治疗反应率与那些浸润更深层次的患者相比有很大差异。此外，EUS 发现有淋巴结浸润的患者治疗反应率为 56%，而 EUS 未发现淋巴结浸润的患者治疗反应率增至 79%。因此，他们认为不伴有淋巴结浸润可以作为一个预测治疗有限的因素。

Nakamura 等[3,94] 发现 28 例局限于黏膜层的 MALT 淋巴瘤患者，有 26 例经抗 HP 治疗后完全缓解，而 13 例浸润至黏膜下层的淋巴瘤患者，仅有 3 例完全缓解。其他因素，如高度恶性，胃周围淋巴结浸润及根除 HP 治疗前分期，与可能的治疗缓解成负相关。Levy 等[95] 发现 48 例患者根除 HP 治疗后有 69% 获得完全缓解。他们还发现治疗反应率与镜下表现及病理级别没有明显关系。相反，当 EUS 检查未发现胃周围淋巴结浸润时，治疗缓解率达 76%，而 EUS 发现有淋巴结转移是缓解率仅为 33%。对抗 HP 治疗无效的患者，接受单一的苯丁酸氮芥化疗后，有 58% 的患者缓解。在意大利，Caletti 等[96] 做了一项多中心的研究。51 例低度恶性 MALT 淋巴瘤均给予 TNM 分期。在抗 HP 治疗后，45 例（88%）患者的 H. pylori 完全根除。随访 2 年后，他们发现 51 例患者中，有 28 例患者获得缓解。16 例 T1mN0 期的患者，12 例（75%）达到完全缓解，19 例 T1smN0 的患者，

11 例（58%）达到完全缓解，而 8 例 T1MN1 和 T1smN1 期的患者，仅有 4 例（50%）达到完全缓解，4 例 T2N0 期的患者，仅 1 例（25%）达到完全缓解。T2N1 期患者无一例达到完全缓解（表11.7）。

Fischbach W 等[67] 新近做了一项实验，目的是确定根除 HP 治疗的远期效果。该项多中心研究纳入了 90 例低度恶性的胃 MALT 淋巴瘤患者，并至少随访 12 月。通过三联疗法，88 例患者成功根除 H. pylori。经过长期观察发现，56 例（62%）患者完全缓解，17 例（19%）患者仅有少量残留，11 例（12%）部分缓解，4 例（4%）没有变化，2 例（2%）病情进展。EUS 诊断为 IE1 期的病变较 IE2 期的病变缓解率高。

总之，MALT 淋巴瘤 EUS 下准确分期非常重要，因为它能够帮助临床医师为每一位患者选择最新治疗方案。目前的研究显示，早期病变（T1）仅给予抗 HP 治疗有效。更深层次浸润的病变（T2 ～ T4）可能需要更积极的治疗方案，对这类患者联合化疗、放疗及手术治疗应该是更明智的选择。此外，治疗反应的评估需要长期的定期上消化道内镜检查并结合超声内镜下定位活检的随访。当活检结果阳性，但 EUS 显示消化道壁层次结构正常时，可以使用"等等看"的策略，因为抗 HP 治疗可能需要长达 18 个月的时间才能达到完全缓解[97]。

超声内镜在临床随访中的作用

EUS 的重要性不仅仅在与它能够对 MALT 淋巴瘤治疗前进行分期，还能够对患者进行系统的随访，因为定期的 EUS 检查不但可以确定治疗反应，还能早期发现病变复发。在随访期间，EUS 还可以显示在达到病理缓解之前，胃壁已经了恢复正常的层次结构，有时也可以看到以前已经缓解的患者，胃壁再次出现增厚或层次中断。总的来说，尽管给予足够的抗 HP 治疗，EUS 仍显示胃壁持续增厚，即使胃镜活检结果是阴性，也考虑其他治疗方式，因为淋巴瘤仍存在或复发的可能性都高[96]。

很多关于 EUS 对 MALT 淋巴瘤治疗前分期的研究，也注意到 EUS 随访的重要性。然而，由于长期的随访研究相对缺乏，究竟何时以及多久进行 EUS 检查，以及病变临床表现和组织学与 EUS 确切的相关性，仍在辩论中。Puspok 等[98] 对 33 例原发性胃淋巴瘤患者进行了分析，这 33 例患者治疗前均接受 EUS 检查，治疗后每 3 ～ 6 个月复查 EUS。在这项研究，共进行了 158 次 EUS 检查。

胃壁厚度 ≤ 4mm，5 层层次结构完整，且不伴有可疑淋巴结认为是 EUS 缓解的标准。平均随访 15 个月后，82% 的患者达到病理缓解，而仅有 64% 达到 EUS 缓解。有 18 例患者同时达到病理及 EUS 缓解，并且 EUS 缓解较病理缓解要晚（35 周 vs. 18 周）。而且，5 例病理上复发的患者，EUS 只诊断出其中的 1 例。因而，他们认为 EUS 不能够预测淋巴瘤病理学缓解。导致结果不一致的原因可能是，他们没有按 TNM 分期对胃淋巴瘤进行分期。这样也许能够减低 EUS 预测胃淋巴瘤缓解的能力。

然而，Yeh 等[83] 通过对 20 例低度恶性 MALT 淋巴结根除 HP 治疗前后 EUS 的作用的评价，得出不同的结论。17 例 H.pylori 阳性的患者，14 例（82%）达到病理缓解。研究者发现尽管治疗前 12HMz 小探头显示胃淋巴瘤患者的胃壁较正常对照者的胃壁明显增厚（6.1mm vs. 2.8mm），随访显示增厚的胃壁厚度明显减小。根除 HP 治疗后，胃壁厚度明显减小的患者，12 个月后 MALT 淋巴瘤完全缓解的可能性为 40%，24 个月后完全缓解的可能性则为 84%。在他们的研究中，有一半的患者 EUS 可以观察到胃壁的持续改变，即使在胃镜视野下没有看见明确的病变。这项研究的发现可以概括以下几个方面：①因不能辨别肿瘤和纤维组织，EUS 可能过高估计肿瘤残留；② EUS 可以检查到持续的肿瘤残余，但是不能在病理上明确诊断，因为这些瘤细胞可能限于黏膜下层或更深层次；③大约一半的胃淋巴瘤患者，瘤细胞是以持续的 B 细胞单克隆模式生长的，这类患者的病理缓解可通过分子标记检测[99,100]。在随访中发现大多患者的分子类型缺失，尽管过程可能较慢或各不相同，而分子标记的持续存在可以解释 EUS 发现。分子标记预测肿瘤复发的临床意义仍不明确，仍需要长时间的随访研究。

因而，不要认为 EUS 可以替代胃镜活检。相反，这两项技术应该相互补充，以便为 MALT 淋巴瘤患者的分期及随访提供更多信息。

EUS 分期的局限性

考虑到 EUS 分期与预后有很强的相关性，研究者采用统一的分期方法显得非常重要。这一点非常重要，因为 EUS 是有操作者经验依靠性的技术。比较不同中心的临床实验、对患者进行分层分析，为不同个体制定最适合的治疗方案，即使他们没有被纳入临床研究，好的观察者间一致性都是必须的。

Fusaroli 等[101]（意大利 MALT 淋巴瘤研究组）在一项研究中使用照片对不同 EUS 检查者之间判断胃壁浸润的一致性进行了研究。在这项多中心的胃淋巴瘤患者的研究中，对治疗前后均进行了评估，目的是为了评价 EUS 治疗前分期及治疗后随访的观察者间一致性。在治疗前组中，有 54 个病例纳入研究。随访组，有 42 个病例内科治疗后 6 个月接受重新评估。总体上，治疗前和治疗后，T 分期的观察者间一致性均一般（κ=0.38 和 κ=0.37）。治疗前 N 分期的观察者间一致性较好，治疗后也较一般（κ=0.63 和 κ=0.34）。最低的是 T1sm 期（κ=0.20）和 T2 期病变（κ=0.33）。每位观察者的能力还同本研究中其他 9 位 EUS 操作者进行了比较。结果显示，EUS 操作经验少者，观察者间一致性较低。研究者认为至少完成 100 例 EUS 检查以后，才能具有较好的 EUS 诊断能力。

还用其他一些影响 EUS 分期准确性的因素。解剖因素如一些较难观察的部位，包括贲门、胃小弯、胃窦及幽门部限制了 EUS 360°扫查的优势。血流或黏液、身体运动、呼吸运动、胃潴留均可造成伪像。胃潴留可以影响对胃壁浸润深度的判断，尤其是当表现为胃皱襞粗大时。此外，在患者的术前准备、镇静、解痉药的使用及操作过程中向胃腔内注水给予准确的指导。技术的进步如三维重建探头，可能有助于提高 T 及 N 分期的准确度。

EUS 检查

EUS 诊断为早期（T1m 及 T1sm），且 H. pylori 阳性的患者可以接受抗 HP 治疗，而进展期的患者需要更积极的治疗方案（图 11.14）。治疗后 EUS 随访，可以帮助确定治疗反应，并发现早期复发。有时，在达到病理缓解之前，EUS 能够显示胃壁恢复至正常层次结构，而有时，能够看

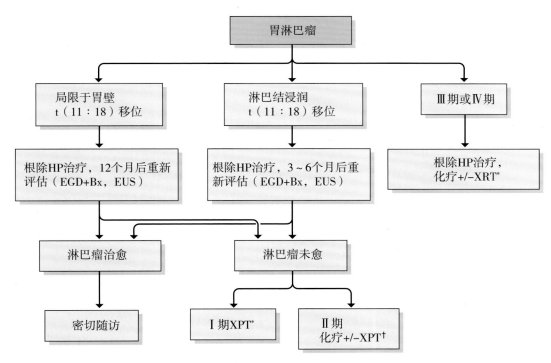

*化疗：根据常规的化疗方案
†XPT：根据常规放疗方案

图 11.14　胃黏膜相关淋巴组织（MALT）淋巴瘤的治疗方案。Bx：活检；EGD：食管胃十二指肠镜检查。（Adapted from Yoon S，Coit D，Portlock C，Karpeh M.The diminishing role of surgery in the treat ment of gastric lymphoma. Ann Surg. 2004；240：28–37.）

到以前缓解的患者，胃壁再次增厚或中断。尽管，给予抗 HP 治疗，EUS 显示胃壁仍持续增厚的患者，即使胃镜活检阴性，也应给予其他治疗，因为这类患者淋巴瘤很可能持续存在。

EUS 评估胃皱襞粗大

EUS 下正常胃壁的厚度为 0.8 ~ 3.6mm[102]。当整个胃壁 5 层结构的厚度超过 4mm 时可以诊断为胃壁增厚[103]。尽管导致胃壁皱襞在胃镜显示下肥大的因素多种多样（表 11.12），临床上有 3 种病变最常见：皮革胃、Menerier 病及淋巴瘤（前一节已经描述过）。

皮革胃

有关皮革胃 EUS 下特征的资料有限，也被叫做硬化性胃癌。胃镜下表现为胃皱襞肥大，胃壁扩张性差很常见。皮革胃病理上表现为，胃壁印戒样恶性细胞弥漫性生长，伴有胃壁黏膜下层显著纤维化及胃壁增厚[104]。因缺乏黏膜病变，且浅表活检组织中缺少深层组织，其诊断有时比较困难。报道显示，达 30% 的患者，尤其是黏膜正常的患者，活检及刷检结合阴性。尽管，有些研究者报道在 EUS 下皮革胃表现胃壁弥漫性全层增厚[105]，而有些研究者报道胃壁增厚与第 2 层、第 3 层及第 4 层增厚多见[106]（图 11.15）。良性病变中很少表现为胃壁第四层增厚，当胃皱襞肥大的病变出现胃壁第 4 层增厚时，要考虑到皮革胃的可能性。胃镜活检阴性的皮革胃可以通过 EUS-FNA 明确诊断[104]。在显微镜下，可以看到含有异形细胞核，细胞质呈泡沫状（类似于变性细胞）的恶性上皮细胞和少量胞浆内含细胞空泡及新月

表 11.12

胃镜下表现为胃皱襞肥大鉴别诊断

类别	病种
恶性病变	腺癌、皮革胃、淋巴瘤 转移性肿瘤
感染	继发性梅毒、结核、巨细胞病毒感染、单纯疱疹病毒感染、组织胞浆菌病、隐球菌病、曲霉病、幽门螺旋杆菌感染、异尖线虫病
浸润性疾病	克罗恩病、结节病、淀粉样变、胃炎性疾病（嗜酸粒细胞性、肉芽肿性、淋巴细胞性）
脉管性病变	门脉高压性胃病、胃静脉曲张
其他类型疾病	Ménétrier 病、卓 - 艾综合征、黏膜皱襞粗大病 胃壁深在性囊性胃炎

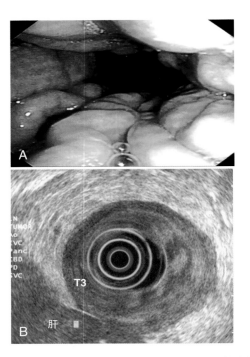

图 11.15 皮革胃。A，胃镜显示胃壁肥厚，胃腔扩张性差。B，环扫超声内镜示胃壁前 4 层增厚，符合皮革胃。

形、深染的细胞核，类似于印戒细胞的细胞。

Ménétrier 病

Ménétrier 病表现为胃壁表层及胃小凹上皮细胞增生。Ménétrier 病的发病机制目前还不完全清楚，但是与转化生长因子 - α（TGF-α）有关。TGF-α 促进胃分泌黏液，而抑制胃酸分泌[107]。TGF-α 能够显著的增加 Ménétrier 病患者胃黏液细胞数量。患者典型表现有上腹痛、乏力、厌食、体重减轻、水肿及呕吐。胃皱襞粗大以胃体及胃底为主。胃皱襞肥大常呈均匀性，偶尔可也呈非均匀性肥大伴有息肉形成。Ménétrier 病的诊断需要组织活检，病理表现为胃小凹过度增生伴有腺体萎缩可以诊断[108,109]。Ménétrier 病 EUS 下表现为胃壁局限性增厚，以超声第 2 层增厚为主，呈高回声而不是低回声（图 11.16）。

EUS 在胃皱襞肥大的运用

Mendis R 等[111]通过对 28 例表现为胃皱襞粗糙的患者进行评估，研究了 EUS 在胃皱襞肥大病变的应用价值，这 28 例患者胃镜下活检均未确定为恶性病变。4 例患者 EUS 显示为胃静脉曲张，未予活检。3 例患者活检结果阴性，但 EUS 发现胃壁 3 及 4 层也增厚，给予手术治疗，术后病理

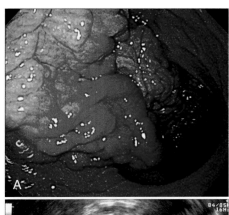
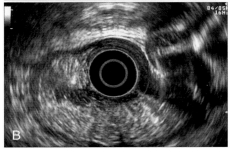

图 11.16　Ménétrier 病。A，胃镜下显示胃底胃皱襞肥大。**B**，EUS 显示胃壁超声第 2 层增厚、呈高回声，符合 Ménétrier 病（经手术证实）。

证实为原发性胃癌。剩余 21 患者中，胃镜下大块活检，发现 16 例为急慢性炎症，4 例为恶性肿瘤，1 例为 Menttrier 病。通过 35 个月的随访，胃壁增厚局限于前 2 层者没有 1 例发展为恶性。因而，他们认为 EUS 显示胃壁增厚局限于黏膜层的患者，胃镜下活检可以明确诊断。EUS 表现胃壁固有肌层异常，也没有溃疡表现，很可能是恶性病变，即使胃镜活检阴性也应给予进一步检查。此外，EUS 可以避免对胃壁静脉曲张活检造成的潜在风险。

　　Songur Y 等[112] 做了另一项研究，他们对 35 例胃皱襞肥大的患者胃壁 EUS 特点进行了分析，发现了各种病变的独有特点。根据他们的观察，当仅有第 2 层增厚，很可能为 Menttrier 病，当仅有第 3 层增厚，考虑是异尖线虫病。大部分硬化性胃癌患者，表现为第 3 层及第 4 层增厚。尽管胃壁第 2 层和第 3 层增厚可以见于单纯胃皱襞粗大的正常人，可以见于胃淋巴瘤患者。胃壁第 4 层显著增厚，仅见于恶性病变。

　　胃壁深在性囊性胃炎是一种少见的胃壁增厚性病变，表现为胃壁黏膜层及黏膜下层多发小囊[113]。EUS 表现及黏膜切除可以明确诊断。EUS 不是一种病理技术，因而常常需要结合胃镜活检。EUS

可以帮助确定病灶的位置，指导活检，可以避免假阴性结果，必要时可以建议大块活检。相反，当 EUS 显示为胃静脉曲张时，活检是禁忌证。

EUS 检查

　　EUS 检查发现可以帮助确定患者患有不明原因的胃皱襞肥大。当 EUS 表现正常，活检结果阴性时，为了早期诊断，需要再次进行胃镜下活检，甚至不同时期多次活检。甚至考虑大块活检及圈套活检。当仅表现为第 2 层异常时，活检常能确诊。当第 2 层级第 3 层异常时，需要大块活检。当第 4 层异常时，即使常规活检结果阴性，也应高度怀疑是恶性病变，因而，对这些患者应该进行 FNA 或 Tru-cut 活检。

参考文献

1. Ferlay J, Bray F, Pisani P, Parkin DM. *Globacan 2000: Cancer Incidence, Mortality and Prevalence Worldwide*. Version 1.0. IARC Cancer Base No. 5. Lyon: IARC Press; 2001.
2. Siewert J, Böttcher K, Stein H, Roder J. Relevant prognostic factors in gastric cancer: ten-year results of the German Gastric Cancer Study. *Ann Surg*. 1998;228:449–461.
3. Nakamura K, Ueyama T, Yao T, et al. Pathology and prognosis of gastric carcinoma: findings in 10,000 patients who underwent primary gastrectomy. *Cancer*. 1992;70:1030–1037.
4. Middleton G, Cunningham D. Current options in the management of gastrointestinal cancer. *Ann Oncol*. 1995;6(suppl 1):17–25.
5. Agboola O. Adjuvant treatment in gastric cancer. *Cancer Treat Rev*. 1994; 20:217–240.
6. Macdonald J, Smalley S, Benedetti J, et al. Chemoradiotherapy after surgery compared with surgery alone for adenocarcinoma of the stomach or gastroesophageal junction. *N Engl J Med*. 2001;345:725–730.
7. Allum W, Hallissey M, Ward L, Hockey M. A controlled, prospective, randomised trial of adjuvant chemotherapy or radiotherapy in resectable gastric cancer: interim report. British Stomach Cancer Group. *Br J Cancer*. 1989;60:739–744.
8. Botet J, Lightdale C, Zauber A, et al. Preoperative staging of gastric cancer: comparison of endoscopic US and dynamic CT. *Radiology*. 1991;181: 426–432.
9. Sussman S, Halvorsen RJ, Illescas F, et al. Gastric adenocarcinoma: CT versus surgical staging. *Radiology*. 1988;167:335–340.
10. Power D, Schattner M, Gerdes H, et al. Endoscopic ultrasound can improve the selection for laparoscopy in patients with localized gastric cancer. *J Am Coll Surg*. 2009;208:173–178.
11. Mouri R, Yoshida S, Tanaka S, et al. Usefulness of endoscopic ultrasonography in determining the depth of invasion and indication for endoscopic treatment of early gastric cancer. *J Clin Gastroenterol*. 2009;43: 318–322.
12. Blackshaw G, Lewis W, Hopper A, et al. Prospective comparison of endosonography, computed tomography, and histopathological stage of junctional oesophagogastric cancer. *Clin Radiol*. 2008;63:1092–1098.
13. Ganpathi I, So J, Ho K. Endoscopic ultrasonography for gastric cancer: does it influence treatment? *Surg Endosc*. 2006;20:559–562.
14. Polkowski M, Palucki J, Wronska E, et al. Endosonography versus helical computed tomography for locoregional staging of gastric cancer. *Endoscopy*. 2004;36:617–623.
15. Sultan J, Robinson S, Hayes N, et al. Endoscopic ultrasonography-detected low-volume ascites as a predictor of inoperability for oesophagogastric cancer. *Br J Surg*. 2008;95:1127–1130.
16. Singh P, Mukhopadhyay P, Bhatt B, et al. Endoscopic ultrasound versus CT scan for detection of the metastases to the liver: results of a prospective comparative study. *J Clin Gastroenterol*. 2009;43:367–373.
17. Hölscher A, Drebber U, Mönig S, et al. Early gastric cancer: lymph node metastasis starts with deep mucosal infiltration. *Ann Surg*. 2009;250: 791–797.
18. Okamura S, Tsutsui A, Muguruma N, et al. The utility and limitations of an ultrasonic miniprobe in the staging of gastric cancer. *J Med Invest*. 1999;46:49–53.
19. Bhutani M, Hawes R, Hoffman B. A comparison of the accuracy of echo features during endoscopic ultrasound (EUS) and EUS-guided fine-needle aspiration for diagnosis of malignant lymph node invasion. *Gastrointest Endosc*. 1997;45:474–479.

20. Wang J, Hsieh J, Huang Y, et al. Endoscopic ultrasonography for preoperative locoregional staging and assessment of resectability in gastric cancer. *Clin Imaging.* 1998;22:355–359.
21. Prasad P, Schmulewitz N, Patel A, et al. Detection of occult liver metastases during EUS for staging of malignancies. *Gastrointest Endosc.* 2004;59:49–53.
22. Yoshida S, Tanaka S, Kunihiro K, et al. Diagnostic ability of high-frequency ultrasound probe sonography in staging early gastric cancer, especially for submucosal invasion. *Abdom Imaging.* 2005;30:518–523.
23. Yasuda K. Development and clinical use of ultrasonic probes. *Endoscopy.* 1994;26:816–817.
24. Yanai H, Noguchi T, Mizumachi S, et al. A blind comparison of the effectiveness of endoscopic ultrasonography and endoscopy in staging early gastric cancer. *Gut.* 1999;44:361–365.
25. Yanai H, Matsumoto Y, Harada T, et al. Endoscopic ultrasonography and endoscopy for staging depth of invasion in early gastric cancer: a pilot study. *Gastrointest Endosc.* 1997;46:212–216.
26. Akahoshi K, Chijiwa Y, Hamada S, et al. Pretreatment staging of endoscopically early gastric cancer with a 15 MHz ultrasound catheter probe. *Gastrointest Endosc.* 1998;48:470–476.
27. Matsumoto Y, Yanai H, Tokiyama H, et al. Endoscopic ultrasonography for diagnosis of submucosal invasion in early gastric cancer. *J Gastroenterol.* 2000;35:326–331.
28. Puli S, Batapati Krishna Reddy J, Bechtold M, et al. How good is endoscopic ultrasound for TNM staging of gastric cancers? A meta-analysis and systematic review. *World J Gastroenterol.* 2008;14:4011–4019.
29. François E, Peroux J, Mouroux J, et al. Preoperative endosonographic staging of cancer of the cardia. *Abdom Imaging.* 1996;21:483–487.
30. Dittler H, Siewert J. Role of endoscopic ultrasonography in esophageal carcinoma. *Endoscopy.* 1993;25:156–161.
31. Chang K, Albers C, Nguyen P. Endoscopic ultrasound-guided fine needle aspiration of pleural and ascitic fluid. *Am J Gastroenterol.* 1995;90:148–150.
32. Lee Y, Ng E, Hung L, et al. Accuracy of endoscopic ultrasonography in diagnosing ascites and predicting peritoneal metastases in gastric cancer patients. *Gut.* 2005;54:1541–1545.
33. Chu K, Kwok K, Law S, Wong K. A prospective evaluation of catheter probe EUS for the detection of ascites in patients with gastric carcinoma. *Gastrointest Endosc.* 2004;59:471–474.
34. Meining A, Dittler H, Wolf A, et al. You get what you expect? A critical appraisal of imaging methodology in endosonographic cancer staging. *Gut.* 2002;50:599–603.
35. Meining A, Rösch T, Wolf A, et al. High interobserver variability in endosonographic staging of upper gastrointestinal cancers. *Z Gastroenterol.* 2003;41:391–394.
36. Kim J, Song K, Youn Y, et al. Clinicopathologic factors influence accurate endosonographic assessment for early gastric cancer. *Gastrointest Endosc.* 2007;66:901–908.
37. Kida M, Tanabe S, Watanabe M, et al. Staging of gastric cancer with endoscopic ultrasonography and endoscopic mucosal resection. *Endoscopy.* 1998;30(suppl 1):A64–A68.
38. Yoshimoto K. Clinical application of ultrasound 3 D imaging system in lesions of the gastrointestinal tract. *Endoscopy.* 1998;30(suppl 1):A145–A148.
39. Ziegler K, Sanft C, Zimmer T, et al. Comparison of computed tomography, endosonography, and intraoperative assessment in TN staging of gastric carcinoma. *Gut.* 1993;34:604–610.
40. Kwee R, Kwee T. Imaging in local staging of gastric cancer: a systematic review. *J Clin Oncol.* 2007;25:2107–2116.
41. Kwee R, Kwee T. Imaging in assessing lymph node status in gastric cancer. *Gastric Cancer.* 2009;12:6–22.
42. Kayaalp C, Arda K, Orug T, Ozcay N. Value of computed tomography in addition to ultrasound for preoperative staging of gastric cancer. *Eur J Surg Oncol.* 2002;28:540–543.
43. Burke E, Karpeh M, Conlon K, Brennan M. Laparoscopy in the management of gastric adenocarcinoma. *Ann Surg.* 1997;225:262–267.
44. Cunningham D, Allum W, Stenning S, et al. Perioperative chemotherapy versus surgery alone for resectable gastroesophageal cancer. *N Engl J Med.* 2006;355:11–20.
45. Park S, Lee J, Kim C, et al. Endoscopic ultrasound and computed tomography in restaging and predicting prognosis after neoadjuvant chemotherapy in patients with locally advanced gastric cancer. *Cancer.* 2008;112:2368–2376.
46. Chen C, Yang C, Yeh Y. Preoperative staging of gastric cancer by endoscopic ultrasound: the prognostic usefulness of ascites detected by endoscopic ultrasound. *J Clin Gastroenterol.* 2002;35:321–327.
47. Fritscher-Ravens A, Schirrow L, Atay Z, et al. [Endosonographically controlled fine needle aspiration cytology: indications and results in routine diagnosis]. *Z Gastroenterol.* 1999;37:343–351 [in German].
48. DeWitt J, LeBlanc J, McHenry L, et al. Endoscopic ultrasound-guided fine-needle aspiration of ascites. *Clin Gastroenterol Hepatol.* 2007;5:609–615.
49. Papaxoinis G, Papageorgiou S, Rontogianni D, et al. Primary gastrointestinal non-Hodgkin's lymphoma: a clinicopathologic study of 128 cases in Greece. A Hellenic Cooperative Oncology Group study (HeCOG). *Leuk Lymphoma.* 2006;47:2140–2146.
50. Koch P, del Valle F, Berdel W, et al. Primary gastrointestinal non-Hodgkin's lymphoma: I. Anatomic and histologic distribution, clinical features, and survival data of 371 patients registered in the German Multicenter Study GIT NHL 01/92. *J Clin Oncol.* 2001;19:3861–3873.
51. Suekane H, Iida M, Yao T, et al. Endoscopic ultrasonography in primary gastric lymphoma: correlation with endoscopic and histologic findings. *Gastrointest Endosc.* 1993;39:139–145.
52. Palazzo L, Roseau G, Ruskone-Fourmestraux A, et al. Endoscopic ultrasonography in the local staging of primary gastric lymphoma. *Endoscopy.* 1993;25:502–508.
53. Van Dam J. The role of endoscopic ultrasonography in monitoring treatment: response to chemotherapy in lymphoma. *Endoscopy.* 1994;26:772–773.
54. Hordijk M. Restaging after radiotherapy and chemotherapy: value of endoscopic ultrasonography. *Gastrointest Endosc. Clin N Am.* 1995;5:601–608.
55. Caletti G, Fusaroli P, Togliani T, et al. Endosonography in gastric lymphoma and large gastric folds. *Eur J Ultrasound.* 2000;11:31–40.
56. Paryani S, Hoppe R, Burke J, et al. Extralymphatic involvement in diffuse non-Hodgkin's lymphoma. *J Clin Oncol.* 1983;1:682–688.
57. Reddy S, Pellettiere E, Saxena V, Hendrickson F. Extranodal non-Hodgkin's lymphoma. *Cancer.* 1980;46:1925–1931.
58. De Paepe P, Achten R, Verhoef G, et al. Large cleaved and immunoblastic lymphoma may represent two distinct clinicopathologic entities within the group of diffuse large B-cell lymphomas. *J Clin Oncol.* 2005;23:7060–7068.
59. Radaszkiewicz T, Dragosics B, Bauer P. Gastrointestinal malignant lymphomas of the mucosa-associated lymphoid tissue: factors relevant to prognosis. *Gastroenterology.* 1992;102:1628–1638.
60. Cogliatti S, Schmid U, Schumacher U, et al. Primary B-cell gastric lymphoma: a clinicopathological study of 145 patients. *Gastroenterology.* 1991;101:1159–1170.
61. Clark E, Ledbetter J. How B and cells talk to each other T. *Nature.* 1994;367:425–428.
62. D'Elios M, Amedei A, Manghetti M, et al. Impaired T-cell regulation of B-cell growth in *Helicobacter pylori*–related gastric low-grade MALT lymphoma. *Gastroenterology.* 1999;117:1105–1112.
63. Eck M, Schmausser B, Haas R, et al. MALT-type lymphoma of the stomach is associated with *Helicobacter pylori* strains expressing the CagA protein. *Gastroenterology.* 1997;112:1482–1486.
64. Wotherspoon A, Ortiz-Hidalgo C, Falzon M, Isaacson P. *Helicobacter pylori*–associated gastritis and primary B-cell gastric lymphoma. *Lancet.* 1991;338:1175–1176.
65. Parsonnet J, Hansen S, Rodriguez L, et al. *Helicobacter pylori* infection and gastric lymphoma. *N Engl J Med.* 1994;330:1267–1271.
66. Steinbach G, Ford R, Glober G, et al. Antibiotic treatment of gastric lymphoma of mucosa-associated lymphoid tissue: an uncontrolled trial. *Ann Intern Med.* 1999;131:88–95.
67. Fischbach W, Goebeler-Kolve M, Dragosics B, et al. Long term outcome of patients with gastric marginal zone B cell lymphoma of mucosa associated lymphoid tissue (MALT) following exclusive *Helicobacter pylori* eradication therapy: experience from a large prospective series. *Gut.* 2004;53:34–37.
68. Carlson S, Yokoo H, Vanagunas A. Progression of gastritis to monoclonal B-cell lymphoma with resolution and recurrence following eradication of *Helicobacter pylori.* *JAMA.* 1996;275:937–939.
69. Spinelli P, Lo Gullo C, Pizzetti P. Endoscopic diagnosis of gastric lymphomas. *Endoscopy.* 1980;12:211–214.
70. Fork F, Haglund U, Högström H, Wehlin L. Primary gastric lymphoma versus gastric cancer: an endoscopic and radiographic study of differential diagnostic possibilities. *Endoscopy.* 1985;17:5–7.
71. Taal B, Boot H, van Heerde P, et al. Primary non-Hodgkin lymphoma of the stomach: endoscopic pattern and prognosis in low versus high grade malignancy in relation to the MALT concept. *Gut.* 1996;39:556–561.
72. Komorowski R, Caya J, Geenen J. The morphologic spectrum of large gastric folds: utility of the snare biopsy. *Gastrointest Endosc.* 1986;32:190–192.
73. Martin T, Onstad G, Silvis S, Vennes J. Lift and cut biopsy technique for submucosal sampling. *Gastrointest Endosc.* 1976;23:29–30.
74. Kuldau JG, Holman PR, Savides TJ. Diagnosis and management of gastrointestinal lymphoma. In: Faigel DO, Kochman ML, eds. *Endoscopic Oncology: Gastrointestinal Endoscopy and Cancer Management.* Totowa, NJ: Humana Press; 2006:139–149 [chapter 13].
75. Yoon S, Coit D, Portlock C, Karpeh M. The diminishing role of surgery in the treatment of gastric lymphoma. *Ann Surg.* 2004;240:28–37.
76. Caletti G, Ferrari A, Brocchi E, Barbara L. Accuracy of endoscopic ultrasonography in the diagnosis and staging of gastric cancer and lymphoma. *Surgery.* 1993;113:14–27.
77. Fujishima H, Misawa T, Maruoka A, et al. Staging and follow-up of primary gastric lymphoma by endoscopic ultrasonography. *Am J Gastroenterol.* 1991;86:719–724.
78. Harada N, Wiersema M, Wiersema L. Endosonography guided fine needle aspiration biopsy (EUS FNA) in the evaluation of lymphadenopathy: staging accuracy of EUS FNA versus EUS alone [abstract]. *Gastrointest Endosc.* 1997;45:31.
79. Wiersema M, Gatzimos K, Nisi R, Wiersema L. Staging of non-Hodgkin's gastric lymphoma with endosonography-guided fine-needle aspiration biopsy and flow cytometry. *Gastrointest Endosc.* 1996;44:734–736.
80. Vander Noot Mr, Eloubeidi M, Chen V, et al. Diagnosis of gastrointestinal tract lesions by endoscopic ultrasound-guided fine-needle aspiration biopsy. *Cancer.* 2004;102:157–163.
81. Caletti G, Brocchi E, Ferrari A, et al. Guillotine needle biopsy as a supple-

ment to endosonography in the diagnosis of gastric submucosal tumors. *Endoscopy.* 1991;23:251–254.

82. Caletti G, Ferrari A, Bocus P, et al. Endoscopic ultrasonography in gastric lymphoma. *Schweiz Med Wochenschr.* 1996;126:819–825.
83. Yeh H, Chen G, Chang W, et al. Long-term follow up of gastric low-grade mucosa-associated lymphoid tissue lymphoma by endosonography emphasizing the application of a miniature ultrasound probe. *J Gastroenterol Hepatol.* 2003;18:162–167.
84. Shimodaira M, Tsukamoto Y, Niwa Y, et al. A proposed staging system for primary gastric lymphoma. *Cancer.* 1994;73:2709–2715.
85. Musshoff K, Schmidt-Vollmer H. Proceedings: prognosis of non-Hodgkin's lymphomas with special emphasis on the staging classification. *Z Krebsforsch Klin Onkol Cancer Res Clin Oncol.* 1975;83:323–341.
86. Catalano MF, Sivak Jr MV, Rice T, et al. Endosonographic features predictive of lymph node metastasis. *Gastrointest Endosc.* 1994;40:442–446.
87. Rohatiner A, d'Amore F, Coiffier B, et al. Report on a workshop convened to discuss the pathological and staging classifications of gastrointestinal tract lymphoma. *Ann Oncol.* 1994;5:397–400.
88. Ruskoné-Fourmestraux A, Dragosics B, Morgner A, et al. Paris staging system for primary gastrointestinal lymphomas. *Gut.* 2003;52:912–913.
89. Yasuda I, Tsurumi H, Omar S, et al. Endoscopic ultrasound-guided fine-needle aspiration biopsy for lymphadenopathy of unknown origin. *Endoscopy.* 2006;38:919–924.
90. Lügering N, Menzel J, Kucharzik T, et al. Impact of miniprobes compared to conventional endosonography in the staging of low-grade gastric MALT lymphoma. *Endoscopy.* 2001;33:832–837.
91. Pavlick A, Gerdes H, Portlock C. Endoscopic ultrasound in the evaluation of gastric small lymphocytic mucosa-associated lymphoid tumors. *J Clin Oncol.* 1997;15:1761–1766.
92. Sackmann M, Morgner A, Rudolph B, et al. Regression of gastric MALT lymphoma after eradication of *Helicobacter pylori* is predicted by endosonographic staging. MALT Lymphoma Study Group. *Gastroenterology.* 1997;113:1087–1090.
93. Ruskoné-Fourmestraux A, Lavergne A, Aegerter P, et al. Predictive factors for regression of gastric MALT lymphoma after anti-*Helicobacter pylori* treatment. *Gut.* 2001;48:297–303.
94. Nakamura S, Matsumoto T, Suekane H, et al. Predictive value of endoscopic ultrasonography for regression of gastric low grade and high grade MALT lymphomas after eradication of *Helicobacter pylori. Gut.* 2001;48:454–460.
95. Levy M, Copie-Bergman C, Traulle C, et al. Conservative treatment of primary gastric low-grade B-cell lymphoma of mucosa-associated lymphoid tissue: predictive factors of response and outcome. *Am J Gastroenterol.* 2002;97:292–297.
96. Caletti G, Zinzani P, Fusaroli P, et al. The importance of endoscopic ultrasonography in the management of low-grade gastric mucosa-associated lymphoid tissue lymphoma. *Aliment Pharmacol Ther.* 2002;16:1715–1722.
97. Zucca E, Cavalli F. Are antibiotics the treatment of choice for gastric lymphoma? *Curr Hematol Rep.* 2004;3:11–16.
98. Püspök A, Raderer M, Chott A, et al. Endoscopic ultrasound in the follow up and response assessment of patients with primary gastric lymphoma. *Gut.* 2002;51:691–694.
99. Thiede C, Wündisch T, Alpen B, et al. Long-term persistence of monoclonal B cells after cure of *Helicobacter pylori* infection and complete histologic remission in gastric mucosa-associated lymphoid tissue B-cell lymphoma. *J Clin Oncol.* 2001;19:1600–1609.
100. Bertoni F, Conconi A, Capella C, et al. Molecular follow-up in gastric mucosa-associated lymphoid tissue lymphomas: early analysis of the LY03 cooperative trial. *Blood.* 2002;99:2541–2544.
101. Fusaroli P, Buscarini E, Peyre S, et al. Interobserver agreement in staging gastric MALT lymphoma by EUS. *Gastrointest Endosc.* 2002;55:662–668.
102. Kimmey M, Martin R, Haggitt R, et al. Histologic correlates of gastrointestinal ultrasound images. *Gastroenterology.* 1989;96:433–441.
103. Botet J, Lightdale C. Endoscopic sonography of the upper gastrointestinal tract. *AJR Am J Roentgenol.* 1991;156:63–68.
104. Feng J, Al-Abbadi M, Kodali U, Dhar R. Cytologic diagnosis of gastric linitis plastica by endoscopic ultrasound guided fine-needle aspiration. *Diagn Cytopathol.* 2006;34:177–179.
105. Levine M, Kong V, Rubesin S, et al. Scirrhous carcinoma of the stomach: radiologic and endoscopic diagnosis. *Radiology.* 1990;175:151–154.
106. Fujishima H, Misawa T, Chijiwa Y, et al. Scirrhous carcinoma of the stomach versus hypertrophic gastritis: findings at endoscopic US. *Radiology.* 1991;181:197–200.

107. Dempsey P, Goldenring J, Soroka C, et al. Possible role of transforming growth factor alpha in the pathogenesis of Ménétrier's disease: supportive evidence form humans and transgenic mice. *Gastroenterology.* 1992;103:1950–1963.
108. Wolfsen HC, Carpenter HA, Talley NJ. Menetrier's disease: a form of hypertrophic gastropathy or gastritis? *Gastroenterology.* 1993;104:1310–1319.
109. Sundt 3rd TM, Compton CC, Malt RA. Ménétrier's disease: a trivalent gastropathy. *Ann Surg.* 1988;208:694–701.
110. Hizawa K, Kawasaki M, Yao T, et al. Endoscopic ultrasound features of protein-losing gastropathy with hypertrophic gastric folds. *Endoscopy.* 2000;32:394–397.
111. Mendis R, Gerdes H, Lightdale C, Botet J. Large gastric folds: a diagnostic approach using endoscopic ultrasonography. *Gastrointest Endosc.* 1994;40:437–441.
112. Songür Y, Okai T, Watanabe H, et al. Endosonographic evaluation of giant gastric folds. *Gastrointest Endosc.* 1995;41:468–474.
113. Okada M, Iizuka Y, Oh K, et al. Gastritis cystica profunda presenting as giant gastric mucosal folds: the role of endoscopic ultrasonography and mucosectomy in the diagnostic work-up. *Gastrointest Endosc.* 1994;40:640–644.
114. Greene FL, Page DL, Fleming ID, et al. *AJCC (American Joint Committee on Cancer) Cancer Staging Manual.* 6th ed, New York: Springer-Verlag; 2002:99.
115. Tio T, Schouwink M, Cikot R, Tytgat G. Preoperative TNM classification of gastric carcinoma by endosonography in comparison with the pathological TNM system: a prospective study of 72 cases. *Hepatogastroenterology.* 1989;36:51–56.
116. Murata Y, Suzuki S, Hashimoto H. Endoscopic ultrasonography of the upper gastrointestinal tract. *Surg Endosc.* 1988;2:180–183.
117. Akahoshi K, Misawa T, Fujishima H, et al. Preoperative evaluation of gastric cancer by endoscopic ultrasound. *Gut.* 1991;32:479–482.
118. Grimm H, Binmoeller K, et al. Endosonography for preoperative locoregional staging of esophageal and gastric cancer. *Endoscopy.* 1993;25:224–230.
119. Massari M, Cioffi U, De Simone M, et al. Endoscopic ultrasonography for preoperative staging of gastric carcinoma. *Hepatogastroenterology.* 1996;43:542–546.
120. Perng D, Jan C, Wang W, et al. Computed tomography, endoscopic ultrasonography and intraoperative assessment in TN staging of gastric carcinoma. *J Formos Med Assoc.* 1996;95:378–385.
121. Tseng L, Mo L, Tio T, et al. Video-endoscopic ultrasonography in staging gastric carcinoma. *Hepatogastroenterology.* 2000;47:897–900.
122. Willis S, Truong S, Gribnitz S, et al. Endoscopic ultrasonography in the preoperative staging of gastric cancer: accuracy and impact on surgical therapy. *Surg Endosc.* 2000;14:951–954.
123. Habermann C, Weiss F, Riecken R, et al. Preoperative staging of gastric adenocarcinoma: comparison of helical CT and endoscopic US. *Radiology.* 2004;230:465–471.
124. Tsendsuren T, Jun S, Mian X. Usefulness of endoscopic ultrasonography in preoperative TNM staging of gastric cancer. *World J Gastroenterol.* 2006;12:43–47.
125. Bentrem D, Gerdes H, Tang L, et al. Clinical correlation of endoscopic ultrasonography with pathologic stage and outcome in patients undergoing curative resection for gastric cancer. *Ann Surg Oncol.* 2007;14:1853–1859.
126. Lok K, Lee C, Yiu H, et al. Current utilization and performance status of endoscopic ultrasound in a community hospital. *J Dig Dis.* 2008;9:41–47.
127. Kuntz C, Herfarth C. Imaging diagnosis for staging of gastric cancer. *Semin Surg Oncol.* 1999;17:96–102.
128. Bhandari S, Shim C, Kim J, et al. Usefulness of three-dimensional, multidetector row CT (virtual gastroscopy and multiplanar reconstruction) in the evaluation of gastric cancer: a comparison with conventional endoscopy, EUS, and histopathology. *Gastrointest Endosc.* 2004;59:619–626.
129. Arocena M, Barturen A, Bujanda L, et al. MRI and endoscopic ultrasonography in the staging of gastric cancer. *Rev Esp Enferm Dig.* 2006;98:582–590.
130. Musshoff K. [Clinical staging classification of non-Hodgkin's lymphomas (author's transl)]. *Strahlentherapie.* 1977;153:218–221 [in German].
131. Schüder G, Hildebrandt U, Kreissler-Haag D, et al. Role of endosonography in the surgical management of non-Hodgkin's lymphoma of the stomach. *Endoscopy.* 1993;25:509–512.

第四篇

胰和胆管系统

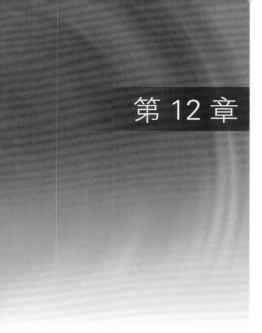

第 12 章　EUS 在胰、胆管和肝中的操作

Robert H. Hawes・Paul Fockens・Shyam Varadarajulu

（王树森 译　李 文 校）

胰

　　成功的胰成像需要呈现整个腺体。通常通过胃后壁获得胰体、尾部成像，胰颈部也可以通过胃来成像。但如需完整的胰头部成像，则需将换能器置于十二指肠内 3 个不同位置成像：十二指肠球部顶端（顶部图像）、乳头对侧（"对吻乳头"）和乳头远端来。对于正在学习超声内镜（EUS）或经验有限的医生，这种有步骤、分站式的胰成像是非常关键的。在操作环扫和线阵超声内镜时，尽管在相同的位置，由于操作技术上的差异，所产生的图像却是不一样的。因此，在不同的位置，环扫和线阵超声内镜都有其代表性的图像。同时参考相关的教学视频对学习超声内镜也非常重要。对于超声内镜操作者来讲，如何获得胰和胆道系统完整、准确、高品质的影像，极具挑战性。

胰尾部的检查

　　胰尾部的检查，首先将超声内镜探头定位于胃食管的交界处。在这个位置比较容易发现主动脉并以此作为标志。环扫超声内镜检查时，主动脉为圆型无回声的结构。线阵超声内镜检查时，主动脉则为纵向无回声结构。

环扫超声内镜

　　将内镜的前端置于鳞柱状上皮交界处远端，操作者应充盈水囊并将换能器定位于中心。定位主动脉后，操作者应处于合适的位置（身体和内镜都不能扭曲或旋转镜身），通过电子旋转将主动脉定位于 6 点钟位置（视频 12.1）。这时通常会看到一个低回声结构从食管壁移至主动脉处并部分围绕主动脉；这些结构组成了膈肌脚。轻轻推进超声内镜，保持主动脉呈横断面形态，而不是呈细长形态。 如果在推进的过程中主动脉呈现细长形态，则提示超声内镜的头端不直或进入了胃壁（常在一个裂孔疝袋内）。如果发生这种情况，必须重新调整内镜头端的位置，以保持主动脉呈横断面形态。如果反复尝试失败，那么应该将超声内镜从裂孔疝撤出。通过这种方法，首先能发现门静脉汇合处（6 点钟方向），然后便可见胰腺影像。

　　随着继续推进，当膈肌脚消失后，可见腹腔干从主动脉处分离出来向传感器走行（图 12.1）。使用环扫内镜，在某些情况下可见脾动脉在毗邻传感器的位置呈现为圆型 的无回声结构。这时继续推进 1 ~ 2cm 即可见到脾动脉从腹腔干分出。腹腔干分支为肝动脉和脾动脉，应用环扫超声内镜成像时，这个分支看起来像鲸鱼的尾巴（图 12.2）。轻轻推进超声内镜，越过腹腔干即可以看到胰体的图像。胰腺位于传感器的正下方，胰实质相对于周围组织，略呈低回声，类似一个均匀的"胡椒盐"外观。在这个位置深入，胰呈现为无回声结构，看似像一个高尔夫球杆的头部。 这就是门静脉汇合处的位置，通常被形象描述为球杆头（图 12.3）。

　　一旦确认球杆头后，其余胰体和胰尾的成像就相对简单了。顺时针旋转并后撤内镜即可找到胰尾。在这个操作中，左侧肾将会出现在视野

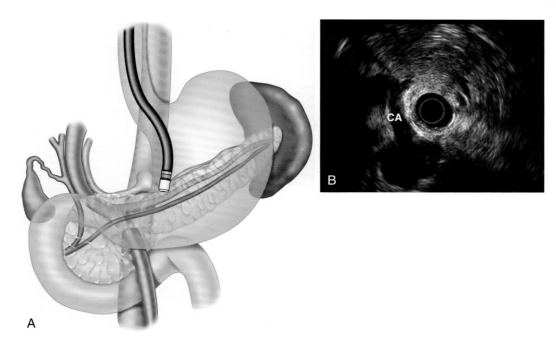

图 12.1　胰体和胰尾的检查：环扫超声内镜。A，环扫超声内镜检查胰体、胰尾部的起点。从食管 - 胃结合部位开始推进内镜，追踪到主动脉。主动脉的第一个分支是腹腔。**B**，通过寻找到腹腔动脉，可以发现胰体、胰尾的影像。

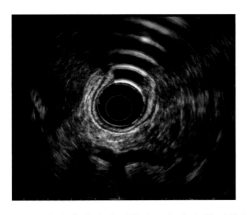

图 12.2　肝、脾动脉从腹腔干分出，超声内镜下像鲸鱼的尾巴。

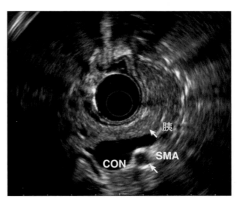

图 12.3　门静脉汇合处（CON）看似高尔夫球杆的头部，位于胰的深部，因此被称为杆头。在这个画面中胰位于传感器的正下方，呈现为类似一个均匀的"胡椒盐"外观。SMA，肠系膜上动脉。

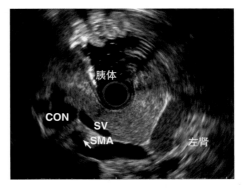

图 12.4　左侧肾表现为为低回声皮质和强回声髓质。这里大致上可以作为胰体尾交界处的标志。CON，门静脉汇合处。SMA，肠系膜上动脉。SV，肠系膜上静脉。

中，呈现为一个椭圆形低回声均匀外"壳"（皮质）和回声不均匀中心呈强回声结构（髓质）的图片。大致上肾可以作为胰体尾交界处的标志图（图 12.4）。进一步后撤探头，在换能器的正下方可以看到脾动脉和脾静脉，在图像的右侧呈现为均匀低回声的豆形结构。这就是脾，可以看到脾动脉和静脉穿入脾门。这个图像的出现提示着完成了胰体远端和胰尾的检查。从胰尾处推进内镜，逆时针旋转镜身，稍翻转内镜，图像返回到门静脉汇合处，继续推进内镜并逆时针旋转镜身，则可以看到胰颈部的成图像。胰管因为穿过胰颈部，看似从传感器下潜过。在上述的操作中，可能需要内镜头端向左、右偏转，从而获得拉长的胰成像。看到这个拉长的胰影像后，缓慢并有目的地推进和后撤，即可获得包括胰管在内的整个胰的图像。

站点式操作超声内镜的一个重要原则是在检查过程中（无论是在哪个站点操作）如果失去或不能看到该站典型的图像，那么必须立即返回该站点起始位置，重复标准的操作。以胰体和胰尾为例，要求返回食管胃结合部，顺着主动脉，直到找到腹腔干，并以此类推。在特殊的站点应多次检查，直到超声内镜处于合适的位置并且完成整个检查。有时，虽然经过反复尝试仍不能得到特定站点的优质图像，则可继续检查其他的站点，

之后再返回该困难站点重复检查。往往这种操作步骤可以成功检查该困难站点。

线阵超声内镜

应用线阵超声内镜检查胰体和胰尾应遵循环扫超声内镜检查的基本步骤。检查从食管胃结合部开始（视频 12.2）。使用线阵超声内镜时操作者必须顺时针旋转镜身，直到看到主动脉。使用上 - 下调节钮，主动脉应轻轻从右到左向下倾斜。与应用环扫内镜一样，可见膈肌脚位于换能器和主动脉之间，呈低回声结构。这个标志性结构非常重要，当推进内镜离开膈肌脚后即可看见腹腔干（图 12.5）。

环扫内镜的推进是一个被动的操作（因为其

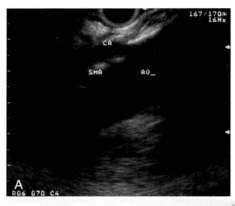

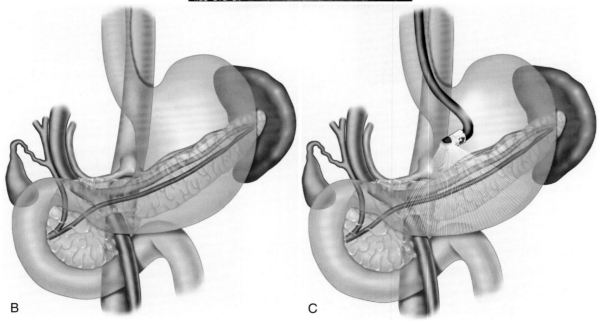

图 12.5　胰体和胰尾的检查：线阵超声内镜。A ~ C，EUS 图像（A）以及相关插图（B，C）表示应用弯曲的线阵超声内镜检查胰体和胰尾的起始部位。发现主动脉后从食管 - 胃结合部位推进内镜。主动脉的第一个分支代表了腹腔干，通过追踪腹腔干可以发现胰体和胰尾。

360°的图像），与此不同的是，线阵内镜必须通过轻轻顺时针或逆时针旋转镜身来发现主动脉的位置。腹腔干从主动脉处分出，如果没有进行系统地来回扫描，很可能错过该部位。定位腹主动脉后，则可追踪腹腔干分叉位置。当分叉位置确定后，继续推进 1～2cm 并轻轻向下转动上 - 下调节钮，则可看到胰腺和门静脉交汇处。在此位置顺时针旋转镜身并回撤内镜即可见胰体和胰尾的影像（图 12.6），逆时针旋转镜身并推进内镜则可看到胰腺颈部的图像（图 12.7）。与环扫超声内镜一样，胰成像应追踪到其尾部，直到看到脾门。使用线阵超声内镜时，轻柔地顺时针和逆时针旋转镜身是必要的操作。应用线阵超声内镜时，内镜头端向左或右偏转则并不重要。

胰头部和钩突部的检查

胰头部的检查必须获得上述 3 个位置（十二指肠球顶部、乳头、乳头远端）的图像。其中最有效的位置是十二指肠球部的顶端，通过这个位置，同时可见绝大部分胰头部、远端胆管和门静脉的图像。在其他站点，环扫内镜和线阵内镜的定位是相同的，但如何通过细微操作手法来获得

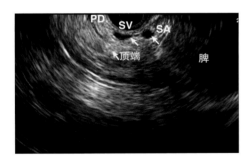

图 12.6 从门静脉汇合处顺时针旋转镜身并逐渐退回内镜，能够显示胰体和胰尾。PD，胰管；SA，脾动脉；SV，脾静脉。

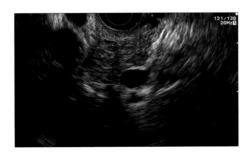

图 12.7 逆时针旋转并推进内镜，可以显示胰颈部。

高质量影像却是不同的。

胰头

环扫超声内镜 这个位置可以显示整个胰头部（有时候钩突部分除外），并且还可以获得包括远端胆总管的图像。应用环扫超声内镜，将内镜沿胃大弯慢慢推进，见到幽门时，继续推进使内镜头端穿过幽门，在这个位置充气并将超声内镜头端轻轻向下偏转（视频 12.3）。通过这个内镜操作可以直接看见十二指肠球部的顶端。一旦看到球部顶端后，继续推进超声内镜头端，直到球部顶端的水平。然后充盈水囊，直至其充满十二指肠肠腔（图 12.8），并排出十二指肠腔内残存的气体（内镜下完成）。此时 EUS 成像开始，操作者开始注意观察 EUS 的成像情况。首要的任务就是寻找肝。

肝位置确认后，电子旋转图像（不要旋转镜身镜头），使得肝影像被定位在屏幕的左上角。这种操作技术提供了统一的模式，使得操作者可以鉴别该站的正常结构和任何异常图像。当肝位于左上角，胰头在 6 点钟的位置，呈无回声管状的胆管靠近换能器，并在 6 点钟区域从肝下方穿过。

从这个位置上，应该寻找 4 个标志性图像（图 12.9）。其中最重要的是十二指肠降部。这是一个低回声线性结构，代表十二指肠壁固有肌层。可见其顺着感应器走形并逐渐远离。此线性结构的右侧，图像混乱，代表了十二指肠管腔内的空气和液体混合物。第 2 个标志是胆总管，为一个无回声的管状结构，紧贴着传感器从十二指肠壁向肝延伸。此结构通常具有一个 3 层回声结构。循胆总管，逆时针旋转镜身并轻轻回撤内镜并且可追踪至肝门，顺时针旋转镜身并且推进镜头使图像向乳头方向移动。第 3 个标志是胰管。胰管可能不会和胆管在同一平面上成像。常常需要轻轻推进内镜并结合头端向上或向下偏转以获得胰管的图像。在顶部位置成像的过程中，操作者应轻柔的向上或向下调节旋钮以获得完整的图像。第四个标志是门静脉，在最左边成像区域呈现为较大管状结构的影像。利用彩色多普勒超生更加容易定位门静脉。

为了区分肝和胃十二指肠动脉和胆管，可能还需借助彩色多普勒成像来实现。当胆总管、胰

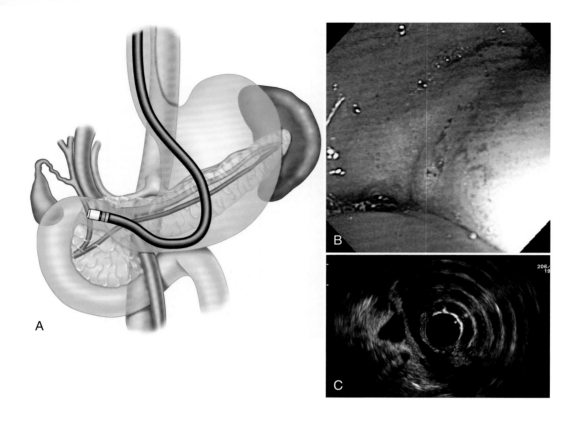

图 12.8　胰头部检查：环扫超声内镜。**A**，从十二指肠球部评估胰头的图解。**B**，充盈水囊至充满十二指肠球部顶端。**C**，肝位于屏幕左上角，胰头位于 6 点钟位置，无回声管状结构的胆管位于换能器附近，从肝向下走行至 6 点钟区域。

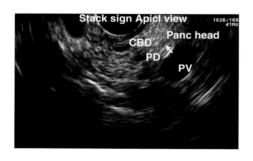

图 12.9　堆叠现象。堆叠现象出现于检查胰头时，特征为胆总管、胰管、门静脉三者形似互相堆叠。另外注意十二指肠降部，代表性结构为十二指肠壁的固有肌层。

管、门静脉出现在一个视野中，看起来他们好像是堆叠在一起。这个图像即为堆叠现象。获得顶端标志影像后，即可实施包括顺时针和逆时针地旋转镜身，向前推进和回撤镜头，内镜头端向上和向下偏转，向左和向右定位的一些小的操作，这些操作都需要根据这个标志来判定相关位置的解剖特点。

线阵超声内镜　线阵超声内镜下的球顶端部位成像与环扫内镜相同。内镜应沿着胃大弯推进

并通过幽门，充起水囊并轻柔的将内镜头端向下偏转，内镜头端置于在球部的顶点，然后头端轻柔向上偏转（视频 12.4）。水囊在线阵超声内镜成像中并不重要，但也有一些操作者习惯于利用前述环扫内镜的方法，在顶部充盈水囊。但此时需要逆时针方向旋转镜身。

通过这个位置，可以获得整个胰头（可能不包括钩突部分）的图像（图 12.10）。应用线阵内镜在这个位置最易辨认的结构是门静脉。通过彩色多普勒可以进一步确认门静脉影像。胆管与门静脉并行（更接近传感器）。基本上不需推进或回撤内镜，简单地旋转镜身即可发现胆管从肝分出，向下穿过胰头直到乳头部。胰管在胰头部与胆管平行走向，但可能需轻柔旋转镜身才能发现，因为胰管和胆管很可能不在同一平面（图 12.11）。应用线阵超声内镜，操作者必须熟练掌握这个位置的操作。这个位置可以提供判定胰头肿物和门静脉的关系的最佳图像。这里也是实施 EUS-FNA位置，因为肿物比较靠近传感器，向肿物进针时，十二指肠后壁可以阻止内镜推移肿物（特别是当

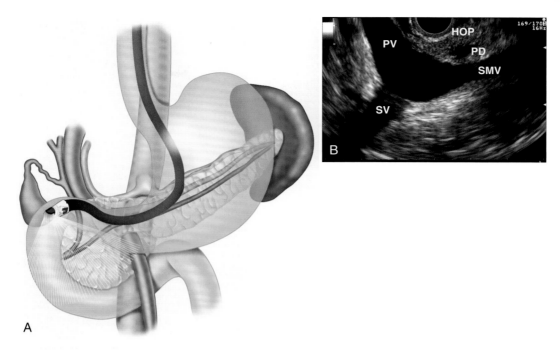

图 12.10　这里可能是观察胰头并穿刺胰头最重要的位置。A，换能器位于十二指肠球部顶端。B，通过调整内镜头端，可以看见胰腺颈部和门静脉汇合处位于胰腺深部。PD：胰管；PV：门静脉；SMV：肠系膜上静脉；SV：脾静脉。

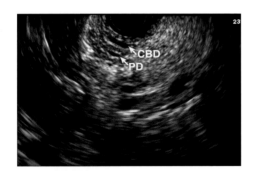

图 12.11　胰管与胆总管在胰头部平行走行。需轻柔旋转内镜来确认并追踪此管状结构。

肿物质地较硬时）。

乳头

环扫超声内镜　胰头成像的第二个标志性位置来自乳头平面。这里是利用内镜影像来定位 Vater 壶腹部的最佳位置。看到这个结构时，充盈水囊至乳头（图 12.12）。最好尝试将传感器与乳头呈垂直方向定位，这样头端向上偏转就可以使水囊按压住乳头（视频 12.5）。当定位完成后即可获得超声影像。旋转超声影像，使得乳头部在 EUS 影像中定位于 6 点钟位置，胰头呈为新月形。随着换能器轻柔地进出，可见胆管和胰管向十二指肠肠壁走形。相对于胆管，胰管的位置较深，离换能器稍远。因为这里常可看到两个管道的图像，故被称为"蛇眼"。通过这个位置，较易辨别胰腹侧和背侧的起始部。相对于背侧胰，腹侧起始部呈低回声结构（图 12.13）。腹侧起始部呈三角形，并占据呈月牙形的胰头部的左侧部分，而背侧部则占据右侧部分。除了可以看到腹侧和背侧的起始部，还可以见到肠系膜上静脉（靠近胰）和肠系膜上动脉（位置比肠系膜上静脉深、管壁更厚）。

这里也可以获得详细 Vater 壶腹的图像，用来评估壶腹部腺瘤或癌或寻找嵌入的结石（例如胆石性胰腺炎）。单独乳头部显示，应使用丁溴东莨菪碱（解痉灵）或胰高血糖素来松弛十二指肠。十二指肠被松弛后，将水灌入十二指肠来获得与乳头的超声耦合，从而避免压缩气囊。如能实现传感器与乳头的垂直定位，获得足够的水耦合，并保持十二指肠固定，则可获得壶腹部的绝佳图像（图 12.14）。壶腹肿瘤分期的重要解剖标志是十二指肠壁肌层，如果肌层遭进行性破坏，则预示着存在肿瘤浸润。

线阵超声内镜　线阵超声内镜定位壶腹部与环扫超声内镜相同。得到乳头部位图像后，调

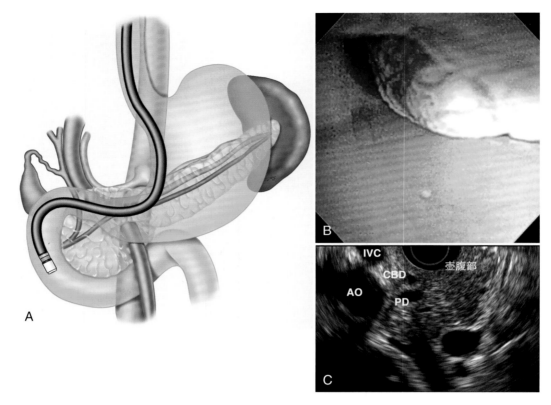

图 12.12　**Vater** 部乳头检查：环扫超声内镜。**A**，评估 Vater 部乳头所需的位置。**B**，充盈水囊直到"对吻"到乳头，但不能造成机械性挤压。**C**，轻柔移动换能器，观察到十二指肠壁内走行的胆总管和胰管。这两个管道的图像被命名为蛇眼。AO，主动脉；ⅣC，下腔静脉。

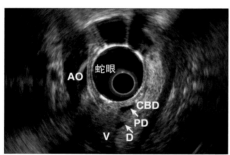

图 12.13　腹侧起始部呈现为低回声、三角形的多异构结构，并占据呈月牙形的胰头部的左侧部分，而背侧部起始部则占据右侧部分。

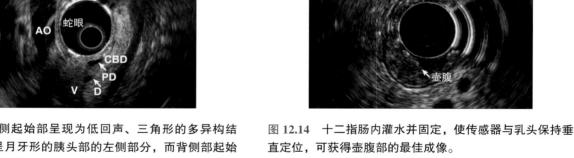

图 12.14　十二指肠内灌水并固定，使传感器与乳头保持垂直定位，可获得壶腹部的最佳成像。

整换能器位置使其垂直于壶腹（图 12.15）。具体来说，应将镜头向上偏移，使换能器正面压向乳头（视频 12.6）。如需乳头部位的精确影像，则需按照环扫超声内镜操作方法，麻痹十二指肠并且将水注入十二指肠肠腔。然而在某些情况下，无论使用环扫或线阵超声内镜，十二指肠弯曲的角度较大，势必会影像换能器与乳头间保持垂直位置，这时则应尽可能将内镜头端向上偏转。在这种情况下，壶腹成像呈一种切线状；这将降低整

个成像的质量和处理的精度。胰头出现新月形状形态，但与环扫超声内镜不同，环扫超声内镜下可见胆管和胰管的横截面（蛇眼状），在线阵超声内镜下，胆管和胰管呈线性走行，胆管位置稍浅，而胰管位置较深。缓慢回撤并轻柔顺时针、逆时针旋转内镜进行成像，直到看到门静脉融合位置。看到这个标志性位置的影像提示完成了这个站点的检查。

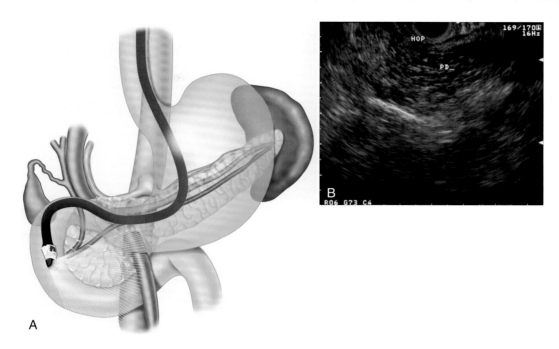

图 12.15　壶腹部乳头检查：线阵超声内镜。A，换能器放置在与壶腹部乳头呈垂直角度的位置。**B，**这里胰呈新月形，可以看到胆管和胰管出现在乳头部。

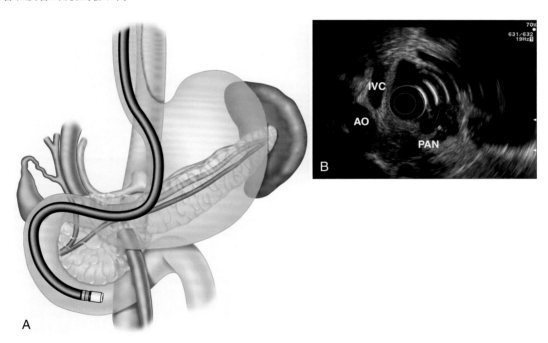

图 12.16　钩突部检查：环扫超声内镜。A，显示超声内镜位于十二指肠降部。**B，**这里，稍微回撤内镜可以在主动脉右侧显示胰腺钩突部位。IVC，下腔静脉。

钩突

　　环扫超声内镜　将换能器定位于 Vater 壶腹位置后可以获得钩突的图像。在这个位置上，主动脉是关键的解剖结构。将上 - 下调节钮最大程度向上调节，左 - 右控制钮应锁定在"右"的位置上。轻柔逆时针旋转内镜即可获得主动脉图像，如果超声内镜在十二指肠内足够深入，则可首先确认纵向走行的主动脉。在这个位置，使用电子旋转，将主动脉影像置于屏幕最左侧，呈上下走行（视频 12.7）。然后开始缓慢回撤。回撤内镜，主动脉的图像也慢慢地从线性变为椭圆，最终变为圆形的横截面成像。在这个位置上，可见下腔静脉，位置比主动脉表浅。在这里向主动脉右边观察，可见钩突的影像开始出现（图 12.16）。胰最初成像呈三角形，当内镜回撤到乳头水平时则变成月牙形状。定位主动脉的重要性在于如果不能从主动脉右侧看到胰，那么很难确认钩突是否准确成像。

退出这个位置可能会遇到的一个问题是，超声内镜可能会突然翻转回到十二指肠球部。这个问题可以通过类似操作结肠镜的方式来操作超声内镜来解决：摒弃缓慢、平稳的回撤，采用少许回撤再适当推进的方式。如果能够保持这种一对一的动作来轴向操作超声内镜，那么就可避免不受控制的快速回撤。

线阵超声内镜 换能器应通过壶腹远端，并根据需要进行顺时针或逆时针旋转镜身来定位主动脉。一旦看到主动脉后，则应旋转（通常为顺时针）并缓慢回撤超声内镜（视频 12.8）。随着这个动作，在换能器旁到主动脉右侧的位置开始出现钩突的图像（图 12.17）。操作者应来回旋转内镜并缓慢回撤。

想要通过参考书来获得成功的胰成像是不可能的。成功的成像有无数的细微差别，并且每个患者的解剖结构也是不同的。每个病例都有其独特的挑战，无论超声内镜操作者具有多么丰富的经验，也不可能在所有的患者中获得完整、成功的成像。每一个患者的个体解剖特点都不尽相同的这一限制，超声内镜操作者必须接受。

胆管

胆管的 EUS 成像相对简单，但总体来说，利用环扫超声内镜扫描更加简单、高效。基本上，要想充分评估肝外胆管，有两个位置的成像必须要获得。第一个是前面所提到的顶部位置。第二个位置是"对吻"乳头的位置，这里对于获得整个胆管的成像非常重要。应用环扫超声内镜扫描，在顶部位置通常十分容易获得胆管的成像。

推进内镜至胃内并在此获得顶部的位置。超声内镜沿着胃大弯前行并使头端稍向下偏移以获得幽门的成像。在进入幽门前，镜头端稍向上偏移，进入十二指肠球部后充盈水囊并稍向下偏移头端以获得十二指肠球部顶部的图像（视频 12.3）。然后内镜头端置于顶部区域，水囊充水直至充满肠腔，镜身稍稍顺时针旋转。开启超声后首先寻找肝结构的图像。转动图像，将肝定位在屏幕的左侧上部。在这个位置，可能需要稍微推

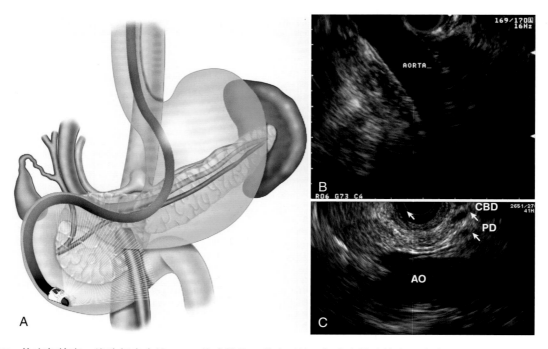

图 12.17 钩突部检查：线阵超声内镜。A，传感器位于乳头远端，超声内镜头端向上移动。**B，**这里可见主动脉，胰腺与之毗邻。**C，**轻微回撤并旋转超声内镜可以显 现胰腺钩突部位。AO，主动脉；CBD 胆总管；PD，胰管。

进或回撤超声内镜，即可见到至少部分胆管的影像。胆管呈现为无回声的管状结构，在右侧紧贴着换能器走行（见图 12.9，图 12.18）。

顶部位置的最重要的标志性影像是十二指肠降部。这里标志着十二指肠固有肌层，紧邻传感器走形，然后从屏幕 6 点钟位置直接消失。看到胆管后，可以通过其 3 个层面来确认。逆时针旋转并回撤超声内镜可以看到胆管向肝门走行，顺时针旋转并推入内镜可见远端胆管进入乳头。

顶部成像最常见的错误是操作者将传感器陷入十二指肠球部。对超声内镜轴向施加少许压力可以防止这个问题的出现。当然如果压力过大，头端也会沿着顶部滑入十二指肠降部。如果出现这种倾向，应继续充盈水囊以顶住球部的顶端。一旦从顶部位置获得图像后 30s 内还未确认胆管的图像，操作者应重新将传感器定位于顶部位置，重新获得超声影像。要获得合适的胆管成像可能

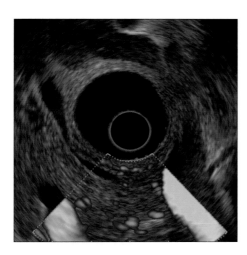

图 12.18　利用彩色多普勒超声鉴别胆管与其周围血管样结构。

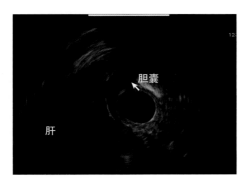

图 12.19　超声内镜固定在十二指肠球部，头端偏转可以显示肝影像。图 12.8A 显示可以获得肝成像的超声内镜位置。GB．胆囊。

需要在顶部进行 3 ～ 4 次重新定位。

有时，结石嵌顿在远端胆管。这时唯一可能探测到结石的方法就是将换能器位置垂直于乳头（视频 12.5）。具体操作手法如同操作 ERCP，即通过推进超声内镜至十二指肠降部然后向后拉来使内镜处于垂直于乳头的位置。将十二指肠麻痹并将水注入十二指肠肠腔，即可获得乳头的影像。然后水囊轻度充水，但不能充水过多而使水囊紧紧顶住乳头。然后来回扫描整个乳头并在乳头处寻找胆管（见图 12.12C）。此时需仔细观察，如果较小结石嵌顿在壶腹部，可能只会看到阴影，并没有在胆管或胆囊内观察到的有强回声边缘的结石。与通常一样，完整的胆管成像可能需要在每个位置上多次尝试。

利用线阵超声内镜成像胆管的技术与应用环扫设备的方法一样。两个标志点也相同：顶部和乳头。由于线阵内镜成像比环扫内镜更受限制，可能较难获得胆管的长轴图像。线阵内镜应定位于十二指肠球部的顶端，但常常需要逆时针旋转内镜来获得胆管的图像，有些时候还需将头端向左、右偏移（视频 12.4 和 12.6）。原则是相同的，但从这个位置回撤内镜将获得朝向肝门的图像，而推进超声内镜则获得朝向乳头的图像（见图 12.11）。应用线阵内镜行胆管成像需更加小心跟踪，因为一个位置只能获得一小部分胆管的成像。应用线阵内镜，比环扫内镜更易获得乳头的垂直视图。当然，应用彩色多普勒可以有助于区分胆管和周围血管结构（见图 12.18）。

肝

肝的 EUS 影像有三个基础定位。不管超声内镜操作者如何努力，患者的解剖结构还是主要决定了可以获得何种程度的肝影像。一般来说，应利用设备的最低频率来最大限度地提高穿透性，肝成像的几个基础定位应反复检查后才能结束肝的扫描。无论是环扫还是线阵电子扫描超声内镜，都能比机械性旋转超声内镜获得更深位置的肝成像。

第一个位置就是十二指肠球部（见图 12.8A，图 12.19）。如果应用环扫内镜，水囊应该充分甚至过度充水来使其固定住于球部（视频 12.9）。在这个位置，偏转头端使其牢牢地顶住肝。然后最大限度地推进和回撤超声内镜，同时做顺时针和

逆时针旋转。最大限度推进是指要推进到肝脏影像消失后，而回撤时应撤至幽门处，此处通常会感受到阻力。十二指肠球部也是胆囊成像的最佳位置，应用过度水囊充水技术来获得整个胆囊的成像。这个位置上的检查结束后，水囊回缩，传感器重新定位。当内镜头端在球部腔内并且气囊充气时（图 12.20），超声内镜头端应牢牢地压到

胃壁上，其解剖位置紧邻肝（视频 12.10）。在检查肝左叶时应也需最大程度地推进和回撤内镜。第 3 个位置是胃底部（图 12.21）。从胃食管交界处开始，将换能器向肝左叶方向挤压胃壁（视频 12.11）。这个位置上，缓慢进镜，操作者通过顺时针和逆时针旋转镜身来扫描整个肝。直到肝的影像完全消失，则停止进镜。

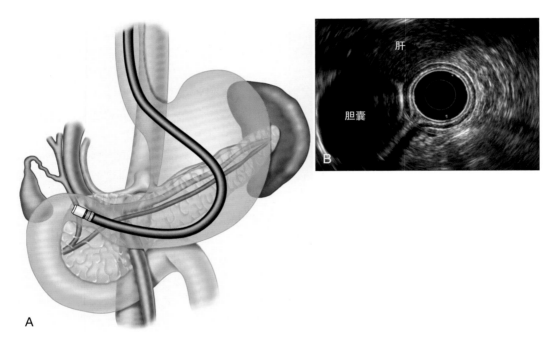

图 12.20　肝检查。**A**，超声内镜位于胃窦部可以显现肝左叶。**B**，超声内镜头端应应牢牢地压到胃壁上以获得肝的影像。GB：胆囊。

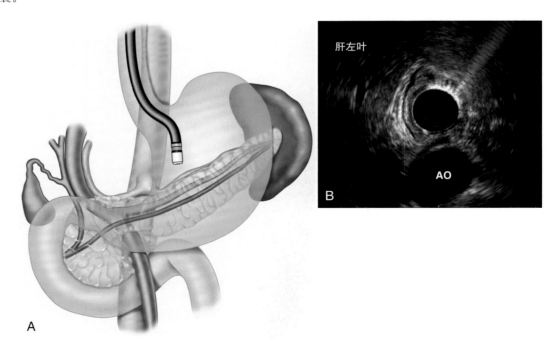

图 12.21　肝检查。**A**，超声内镜位于胃窦部。**B**，超声内镜头端应应牢牢地压到胃壁上以获得肝左叶的影像。AO，主动脉。

技术上讲，扫描肝时线阵内镜和环扫内镜是一样的。应用线阵内镜，需要加大旋转镜身的力度来尽可能完成对肝的扫描。

肝的解剖相对简单。具有回声壁的分支结构代表了门静脉系统，和门静脉并行的无回声（无彩色多普勒信号）结构代表了胆管树的分支。肝囊肿是常见的无回声结构，具有沿边缘回声增强的特征性。肝转移肿瘤一般回声较差，无明显的边界。瘤体可能非常小，因此需要操作者小心缓慢的扫描。肝静脉向肝上部走形并汇入下腔静脉，也具无回声的特点。

肝的超声内镜检查过程中令人烦恼的是，操作者不能确认是否已经获得了完整的肝成像。因此需要操作者在上述各个位点处尽可能充分反复检查，这样才能获得满意的肝成像。

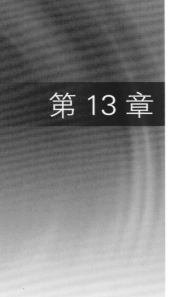

第 13 章　EUS 在胰腺炎性疾病中的应用

Joseph Romagnuolo

（陈　青　译　张国梁　校）

内容要点

· 当存在胰腺钙化灶或是九项诊断标准中的五项及以上时，EUS 诊断慢性胰腺炎准确率很高。检查发现少于等于两个诊断依据存在时，具有较高的阴性预测价值；当检查发现三个或是四个诊断标准存在时，不能排除慢性胰腺炎的诊断。

· FNA 不能提供更多诊断慢性胰腺炎的有用信息，并且增加了穿刺后胰腺炎并发症的风险。

· 磁共振胆胰管造影检查（MRCP）有适中的慢性胰腺炎检出率，但是如果与胰泌素定量血流动力学相结合，能提高对微小病变检出的敏感性。

· 尽管还不是很完美，即使不做 FNA，EUS 在鉴别炎性假瘤和真性肿瘤的诊断方面仍具极高价值。正电子发射断层扫描术（PET）也很有应用前景。

· 在无法解释的胰腺炎性包块发生时，应考虑到自身免疫性胰腺炎的可能，可选择检测血清 IgG4，但是对于可疑自身免疫性胰腺炎病例，进行切割活检有助于诊断。

· EUS 应用于急性胰腺炎的诊断和分期方面的研究还很有限。

· EUS 对胆囊淤泥、肿瘤或其它原因导致的明显的"特发性"急性胰腺炎诊断有较高准确率。尤其是胆囊仍存在的患者和老年患者排除肿瘤的可能性是非常有用的。

· EUS 在发现胰腺分裂方面也有较好的准确率——至少等同于 MRCP——但是特异性高于敏感性。发现从主乳头到背侧胰腺走形的胰管是诊断的可靠依据。

· EUS 超声造影及弹性成像是有应用前景的新型技术，可以提高 EUS 的诊断准确率。其它成像和反散射分析技术正处在早期研究阶段。

概述

　　EUS 在胰腺疾病方面的应用研究较为深入是因为探头能很好的接近胰腺实质，并且早在 1980 年最初开发超声内镜就用于此目的[1-3]。EUS 拥有实时动态成像，并且对实质有较高的分辨率，这些特征使 EUS 比静态断层成像有更大的优势，同时，EUS 避免了空气和脂肪对经腹超声的影响。由于较高的频率意味着较低的穿透深度，腹部超声需选择较低的频率（具有与之相关的较低分辨率）来克服皮肤和腹膜后腔之间的距离。由于其

无创性，EUS 不行 FNA 时，可以避免 ERCP 引起的胰腺炎。关于慢性胰腺炎的研究著作，在后面章节会详细介绍，EUS 的敏感性至少等同于传统影像学检查和 ERCP，并且能够鉴别其他检查不易发现的早期病变。

　　急性胰腺炎与 EUS 分级还未被研究。不管怎样，EUS 通过识别未能确诊的慢性胰腺炎，胆泥或胰腺分裂，在特发性复发性胰腺炎的诊断中起作用。与其它成像方法相比，EUS 可以更大程度上区别急性炎症团块和肿瘤。EUS 对可疑包括和淋巴结行细针抽吸细胞学检查可很大程度上提高

对疾病的评估，是其他影像学检查不能比拟的。然而，EUS 下行细针抽吸细胞学检查（EUS -FNA）对慢性胰腺炎整体诊断率既不安全也不准确，除外患有可疑自身免疫性疾病的患者亚群。EUS 新附加的弹性成像系统和超声造影通过区分组织硬度和灌注的差异或许有助于区分正常和异常组织。

基于现有的文献进行系统回顾得出结论，使用医学主题词目（MeSH）"超声内镜"和"胰腺炎"在 PubMed 中搜索（从 1966 年至 2004 年 12 月），显示 148 条摘要（第一版），且另有 451 篇文章在 2004 年 12 月至 2009 年 10 月份期间发表出版。先查阅相关摘要再阅读全文，多个主题方面的综述也被纳入研究 [4-24]，包括参考文献，以找出遗漏的文章。

EUS 与非炎症性胰腺疾病

EUS 技术检测胰腺疾病在第十二章已有叙述。一旦获得良好位置和清晰的图像，EUS 可用来鉴别哪些结构是正常的。简单的说，正常非炎性胰腺表现为均匀回声，其间伴有单个无回声（多普勒阴性）光滑的管状结构代表主胰管。胰体和胰尾具有均匀、弥漫斑点样（"盐和胡椒样"）结构，反射波超过肝（亮），因为其脂肪含量较高（例如，少量均匀、弥漫不均匀是正常的），当在应用高倍放大时应谨慎标记小回声灶或是短链回声（这些在萎缩的腺体或是腺体内较小的胰管时需要用到），腺体轮廓一般较光滑，胰管壁勉强可见，并且其回声与周围胰腺组织大致相似。

以目前的技术，在许多患者中可观察到分支胰管。研究发现，即使应用旧设备在对照组中有一半的人可看到清晰的分支胰管 [25]，在胰头、胰体、胰尾部分支胰管平均直径分别为 0.7mm、0.5mm、0.4mm [26]，分支胰管直径 > 1mm 时才被认为是异常的 [15]。主胰管的走形可以轻度弯曲，但是串珠样结构不应存在（大小交替），并且胰管是从头部向尾部逐渐变细；正常的胰管直径在胰头、胰体、胰尾分别是 3mm、2mm、1mm [27,28]。在大于 60 岁的患者中，在任何部位主胰管直径超过正常值 1mm 被认为是正常的，因为周围胰腺组织存在萎缩。然而，在年轻人组成的对照组中 [26] 超出上述每个部位的胰管直径 1mm，正因这样，最终共识小组将胰体部胰直径 3.5mm，或是胰尾部 1.5mm 定义为胰管扩张 [15]。站立位时胰腺的厚度约是 10 至 15mm [25,26]。萎缩在慢性胰腺炎诊断中的重要性还不明确。

背侧胰腺一般比胚胎学的腹侧胰腺（原基）回声高（较亮）。应用 EUS 检查，随着从腹部到背部的过渡区域，45% 至 75% 的人可见到腹部原基 [25,26,29]，超过计算机体层成像技术（CT）的 2 倍，胰头比胰体和胰尾的回声更不均匀。

慢性胰腺炎的诊断和分期

慢性胰腺炎的诊断较困难。CT 和核磁共振成像（MRI）诊断诊断依据是可见主胰管扩张、中等大小的囊肿和钙化，所有这些都是 ERCP 剑桥指南中严重疾病的标志 [32]。磁共振胰胆管造影（MRCP）可以根据主胰管不规则和扩张分支胰管的存在进一步验证；遗憾的是，当不存在胰管扩张时，分辨率太低以至于不能准确地评估慢性胰腺炎的存在。添加促胰液素可以有更好的胰管成像和功能评估；萎缩和胰腺实质的改变均可被发现 [24,33,34]。ERCP 检查有导致胰腺进一步损伤的风险，尤其是在胰腺尾部和分支胰管的显影过程中 [35]，另外除了胰实质钙化灶足够大不透 X 线时 X 线片才能显示，仅仅胰管成像是适合的。

相反的，胰管诊断标准外，EUS 可使用胰腺实质标准做出慢性胰腺炎的诊断。较小的囊肿或微小的扩张或是杵状分支胰管有助于诊断的确定。小至几毫米大小的钙化灶，可以很容易地通过高回声伴声影确定。

标准定义及其可靠性检测

解读 EUS 文献关于慢性胰腺炎的部分困难在于，常规上，EUS 诊断依赖于现有标准的数量，这种方法通常假定这些标准有相同的权重。共同特性（标准数量的搜索）和标准的定义是可变的（表 13.1）。现在有九项标准被广泛接受认可 [36]：4 项胰腺实质诊断指标（强回声灶、高回声链、低回声小叶和囊肿）和 5 项胰管诊断指标（主胰管扩张、分支胰管扩张、主胰管不规则、胰管边缘高回声和结石）。低回声小叶，在不同的出版物，也被简称为"减少回声灶"、"低回声灶"和"假小叶"。

美国胃肠内镜学会（ASGE)- 认可 2007 年 4 月在伊利诺伊州罗斯蒙特召开的国际会议上 EUS 专家所达成的共识，尝试将一些标准作为评估主要

表 13.1

慢性胰腺炎的诊断标准和阈值

作者（年份）	确诊所需临界标准数目	实质标准						胰管标准				
		高回声灶	高回声链	低回声小叶，灶，或区	增强的小叶结构	不规则腺边缘或腺体积增大	囊肿	不规则胰管轮廓	可见分支胰管	高回声胰管壁	主胰管扩张	结石
Chong 等人[50] (2007)	钙化，≥3 在没有钙化时（根据 ROC）	x	x	x			x	x	x	x	x	x
Varadarajulu 等人[52] (2007)	≥4（没有钙化）（根据 ROC）	x	x	x			x	x	x	x	x	x
Pungpapong 等人[85] (2007)	≥4（根据 ROC）	x	x	x			x	x	x	x	x	x
Kahl 等人[53] (2002)	≥1	x* (> 3mm)	x*	x	*	x 腺体积增大	x	x	x	x	x	x
Hollerbach 等人[60] (2001)	≥2	x（高回声小叶 同隔）	x 同隔				x	x				x
Hastier 等人[84] (1999)	不清楚（可能≥1）	x	x	x			x	x	x	x	x	x
Catalano 等人[25] (1998)	1～2 称为轻度，≥3 用于与 ERCP 比较时扩张	x†	x 间隔	‡	‡	x 壁不规则	x	x	x		x	
Sahai 等人[36] (1998)	<3 项标准排除疾病，>4 项标准确诊疾病	x 1～2mm	x 2～5mm	x			x > 2mm	x	x	x	x§	x
Buscail 等人[76] (1995)	还未报道	x	x	x		x	x	x	x	x‖	x	x
Wiersema 等人[26] (1993)	≥3 根据（ROC）	X^π > 3mm	x^π	x^π		x^π	x	x^π	x^π	x	x^π	x

* 低回声区和有同隔包围的低回声区是两个不同的标准。

† 被称为钙化的病灶在本文中附带说明，但目前尚不清楚是否需要有声影。

‡ 胰实质病变是个额外的标准，独立于条状及柱状病灶。

§ >3 mm 在胰头中，> 2 mm 在胰体部，>1 mm 在胰尾处。

‖ 在这项研究中，弥漫性高回声，胆厚，是其他胰实质诊断使用的标准，而回声不均匀是指强回声条条和柱状，管壁回声被认为是正常的，但如果是高回声被认为是异常的。

π 多元分析的重要性。

ERCP，内镜逆行胰胆管造影；ROC，受试者工作特性曲线；x：诊断标准阳性。

方面，其他的标准作为次要标准[15]。最终结论清晰地概括呈现在表 13.2 和表 13.3[15]。目前尚不清楚这些标准是否被广泛应用，不管出于临床目的或是实验研究，以及 EUS 协会是否应该等待验证研究。这些研究需要被用来验证新系统至少发挥和传统系统相同的作用，并且提供采用较复杂的罗斯蒙特系统和由此造成的混乱的一系列标准的切换所带来的充足优势。

图 13.1 中列举了几个例子，关于正常胰腺胰体的线阵和环扫视图和传统标准，但是这些标准与实际的组织学相关性却不清楚[15]，已有相关性假设（表 13.4）。表 13.2 提供了正常胰腺的例子，胰腺胰管周围的纤维化或许可以解释增厚的

表 13.2	
慢性胰腺炎的传统和罗斯蒙特 EUS 诊断标准	
传统标准	**罗斯蒙特标准**
实质标准	**主要标准 A**
高回声灶	高回声灶（长或宽> 2mm 且伴有声影）
	主胰管结石（主胰管内高回声伴有声影）
高回声链	**主要标准 B**
低回声小叶，灶或区	小叶化（≥ 3 个小叶紧密相连 = 蜂窝状）
囊肿	**最低标准**
胰管标准	囊肿
胰管轮廓不规则可见的分支	（有或无间隔的圆形或椭圆形无回声区域）
高回声胰管壁	胰管扩张
扩张的胰总管	（胰体 ≥ 3.5mm 或者胰尾部 > 1.5mm）
结石	胰管轮廓不规则（不均匀或不规则轮廓和扩张的走形
	分支胰管扩张
	（> 3 个管状无回声结构，每个宽度 ≥ 1mm，从主胰管发出）
	高回声链
	（相关成像平面上至少在 2 个不同方向上测量 ≥ 3mm）
	高回声灶
	（在宽度或长度上 > 2mm 且无声影）
	小叶化
	（> 5mm，不连续的小叶）

如果出现最低标准中的任一项，患者不能被定义为"正常"
MDP：主胰管
Rosemont criteria adapted from Catalano MF, Sahai A, Levy M, et al. EUS-based criteria for the diagnosis of chronic pancreatitis：the Rosemont classification. Gastrointest Endosc. 2009；69（7）：1251-1261.

表 13.3	
基于 EUS 的诊断标准的患者分类	
传统标准	**罗斯蒙特标准**
正常（低可能性）	**一致拥有**
0 ~ 2 条标准	2 条主要标准 A
不确定或中等程度可能	1 条主要标准 A+ 主要标准 B
3 ~ 4 条标准	1 条主要标准 A+ ≥ 3 条次要标准
高可能性	
5 ~ 9 条标准	**提示**
钙化、结石	主要 A 标准 +<3 条次要标准
	≥ 5 条次要标准，没有主要标准
	不确定性
	只有 B 标准 +<3 条次要标准
	正常
	<3 条次要标准，没有主要标准

Rosemont criteria adapted from Catalano MF, Sahai A, Levy M, et al. EUS-based criteria for the diagnosis of chronic pancreatitis：the Rosemont classification. Gastrointest Endosc. 2009;69（7）：1251-1261.

管壁回声，小叶间纤维化可解释高回声条索的出现（也可能是灶性，这可能代表这些条索的横截面图），以及由纤维束隔开的聚集的小叶岛（解剖学的）或许能解释低回声小叶的出现（每个单独的 EUS 小叶是真正的解剖学小叶群聚集岛）。

最早的有偿志愿者和有胰性疼痛症状的患者比较研究[26]发现，暂行的 11 条中的 5 条标准的是当排除仅有钙化患者时异常 ERCP 检查结果的重要预测指标：①区域性回声减低，②胰管轮廓不规则，③主胰管扩张，④分支胰管扩张和⑤灶性回声（> 3mm）。其他 3 项标准，其中有一些也是现在普遍使用的，在多变量分析中无预测作用（管壁回声、增强的小叶结构和囊肿）；条索状回声没有被评估。

一些 EUS 专家认为腺体轮廓（小叶和光滑度）很重要，但是一些人不这么认为[15]。无论怎样，最好避免应用"分叶状"这个词汇，因为腺小叶边界易与低回声小叶相混淆[25]。缺失一个独特的腹侧胰原基通常没有被作为一个单独的标准列出，并且还没有像这样被检测过，但是这种现象在炎症性胰疾病的发生率比对照组更高（71% 比 25%）[29]。

最小标准术语（MST）已经发展成为这些标准（目前为 3.0 版）和其他 EUS 在胰腺和其它组织器官中的调查结果。世界消化内镜（OMED）文件和标准化组织委员会定期对 MST 进行更新升级（表 13.5）[37,38]。

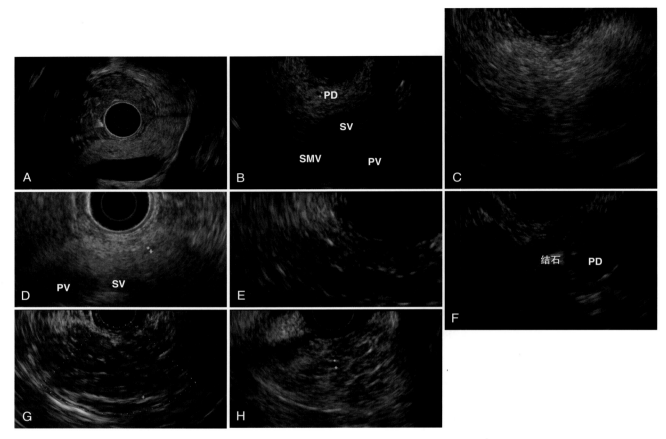

图 13.1　正常胰腺和慢性胰腺炎的 EUS 表现。A，正常胰腺：电子环扫 EUS。**B**，正常胰腺：线阵 EUS。PD，胰管；PV，门静脉；SMV，肠系膜上静脉；SV，脾静脉。**C** 和 **D**，分别为线阵脂肪 / 暴发性胰腺炎的线阵 EUS（**C**）和电子环扫 EUS（**D**）的表现：由于胰腺炎的加重，脾动脉与 SV 和 PV 模糊的几乎不能辨别；胰管很难看见。**E**，暴发性胰腺炎不规则胰管的线阵 EUS。**F**，线阵 EUS 发现胰头部胰管结石，伴声影和上段胰管扩张。**G**，加宽的分支胰管（细箭头）通过小功率彩色多普勒血管很像暴发性胰腺炎时线阵 EUS 下的分支血管。**H**，（深色）呈小叶（*）周围明亮的高回声的部分，在暴发性胰腺炎的线阵 EUS 中具有反射波的胰管壁（卡钳）。

表 13.4

慢性胰腺炎 EUS 标准与组织学相关性的猜测及其替代解释

EUS 发现	提出的组织学关联性（和可选择的非慢性胰腺炎解释）
高回声或胰管边缘增厚	胰管周围纤维化 这种"界面"可以增强（较明亮或较厚）当组织学密度出现改变导致声抗在组织和胰管间突然的改变。
胰管和（或）分支扩张	胰管和（或）分支扩张（小血管类似小胰管分支；阻塞的胰管）
胰管轮廓不规则	纤维化导致的不规则
结石	结石 （脾血管壁钙化）
囊肿	囊肿和（或）囊性分支 （囊肿和囊性分支可以代表囊性肿瘤）
高回声灶或链	灶状或线状分布的小叶间纤维化；圆形灶可能代表回声链在横截面上的截断，或者小钙化灶或蛋白质密度不足引起声影（声抗的改变导致线状或链状发射；这个伪影不能解释不平行于探头的回声链的产生）
低回声小叶	解剖小叶伴有灶状水肿或萎缩，常被小叶间纤维化包裹（EUS 小叶，尤其是在胰腺癌家族中，能代表结节不典型增生或肿瘤形成）

表 13.5

用选定的最低标准条款定义 EUS 胰腺炎症诊断标准

术语	定义	注解
囊肿	异常的无回声区（即没有回声），呈圆形或椭圆形	明确叙述大小、分隔、壁增厚或附壁结节、碎片、连接主胰管或分支，并且相关的固体团块炎性囊肿一般壁较薄，有单独一个或者没有分隔，常常包含碎片，且常与主胰管相沟通
钙化	实质器官或团块中伴有声影的高回声病变（来自强烈衰减或者反射结构的回声减少）	一般不建议用于描述胰腺，除非用于描述囊肿或团块成分
结石	胰管或胆囊中高回声病变伴声影（来自强烈衰减或反射机构的回声减少）	所有胰腺钙化（不包括团块和囊肿）被定义为胰管内的，尽管存在于分支胰管内的太小以至于不能鉴别出 一般结石和胰腺 "钙化" 都被认为是 "胰管" 特征 尺寸测量是不准确的，因为通常高回声病变近端部分被视为是可发生回波的 明确叙述数量，近似大小，腺体中的位置（头 / 体 / 尾），以及是否存在于只要胰管中
高回声灶	小的清楚的反射物	一些人分别研究了 < 3mm 和 ≥ 3mm 大小高回声灶，但是相对意义尚不清楚 一般没有声影 明确叙述范围、位置
高回声链	小的、线状、高回声（回声较正常更亮，且 / 或比周围组织亮）结构	明确叙述范围、位置
低回声小叶	由另一个回声链分割成的均匀圆形区域	大概符合定义，回声小叶和链共存，且灶状结构也常常共存 "分叶状" 可被用来描述腺体小叶，但是有时易与腺小叶边缘相混淆，最好是避免应用这个词汇 必须小心确保 > 1cm 的小叶确实不是团块 明确叙述范围、位置
不规则胰管轮廓	胰管粗糙、凹凸不平	明确叙述范围、位置
扭曲的胰管	胰管带有很多波折和弯曲	与不规则相区别，不一定异常
胰管壁高回声	区域胰管回声较正常亮和（或）比周围组织亮	被正常组织围绕的正常的胰管壁几乎没有可察觉的回声，并且基本上是与周围实质等回声
胰管扩张	口径异常增加	胰管尺寸应从离探测器最近的回声墙，到离探测器最远的回声墙最近侧之间测量 大小、位置、串珠（粗细口径相互交替）、局部缩窄（狭窄）应被注意

"低回声灶" 和 "增强小叶结构" 没有被列入最低标准术语。

Adapted from International Working Group for Minimum Standard Terminology for Gastrointestinal Endosonography. Reproduction of minimum standard terminology in gastrointestinal endosonography. Dig Endosc. 1998;10:158-184; World Organisation of Digestive Endoscopy (OMED) Committee of Documentation and Standardization. Minimum standard terminology (MST v 3.0). <http://www.omed.org/index.php/resources/re_mst/>; 3.0 ed; 2009 Accessed 05.19.10.

可重复性和观察者之间的一致性

试验研究定义了什么是正常，什么是异常后，进行了第一次诊断测试评估，包含检查的重复性和观察者之间的评估标准的可靠性[39]。由 Wiersema 等[26] 进行的研究，得出与这 5 项标准相一致的结论，这三个评论认为这种多元分析的意义从 83% 提高至 94%。除了观察者同意的比例，人们可以通过 kappa（K）统计衡量的一致性（κ < 0 表示一致性较差，0 是没有机会一致，1 是完美一致）[39]。一致性的最低阈值从 0.20 至

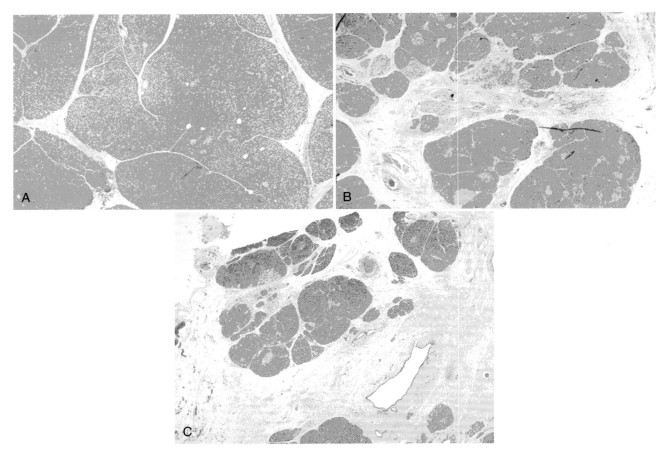

图 13.2　正常胰腺和慢性胰腺炎的组织学特征。**A**，正常胰腺的组织学特征。苏木伊红染过的胰腺低倍镜（2×目镜）表现。胰腺腺泡的组织是主要的细胞成分。有少量的脂肪［小叶内圆而清晰的（白色箭头）并且也有位于少量纤维组织中；黑色箭头］。没有发现明显的纤维组织。**B**，轻度慢性胰腺炎。低倍镜（2×目镜）胰腺伊红染色表现。可见小叶萎缩和小叶间纤维化（黑色箭头）。明显的胰岛（白色箭头）。**C**，中度慢性胰腺炎。低倍镜（2×目镜）的胰腺伊红染色表现。小叶萎缩和小叶间纤维化（黑色箭头）引起"蜂窝"出现多个相邻"呈小叶"（多个解剖小叶在集群，周围成群纤维化）。明显的胰岛（白色箭头）。在图像的右下侧红色箭头可见一个大且已经纤维化的胰管。

0.40 不等 [40-42]。

　　Wallace 等人 [27] 根据 11 个有经验的 EUS 专家检测观察者间的可靠性，得出整体上慢性胰腺炎的诊断率 κ 值为 0.45，个别标准的可靠性更低，既不是高级的培训也不是经验（>1000 例操作）提高了一致性 [27]。这 9 项中只有 2 项的 κ 值大于 0.440：主胰管的扩张（0.61）和具有小叶特性（0.51）[27]。诊断标准重要性的排名是可变的，除了结石（κ=0.38）一直被认为是最重要的 [27]。可能是因为 EUS 专家在轻微扩张的认知的不同，也许是因为对不同年龄有调整，使得胰管尺寸还没有达成一致意见。尽管初看这些可靠性价值较低，Wallace 等人 [27] 指出鉴别出血性溃疡皮肤红斑（K=0.34 ~ 0.66）[43]，放射学家通过脑 CT 中风定位（K=0.56 ~ 0.62）[43] 和心音解释（κ=0.56 ~ 0.62）[45]，具有可

比性或观察者间的可靠性更低。MRCP 在专家间可能有较好的一致性，但是社区间的一致性尚未知 [46]。

　　评估测试的可靠性另一个方面是重测可靠性或是观察者间的一致性，后者是指衡量在以后出现相同的图像时一个人同意以前自己的诊断时的概率，在随后的多个机构间进行研究，观察者的可靠性结果很好（90% 一致性；平均 κ 值 0.75）[47]，并且至少与 ERCP 一样好，ERCP 在个人之间只有 61% ~ 78% 的时间相一致 [48]。

　　根据最近的 Rose mont 文件共识 [15]，本书的最后版本中提到一些关于标准解释的争论在很大程度上得到暂时性的解决，这些争议包括判定异常分支胰管和索条样回声大小值、病灶大小临界阈值，关于是否存在蜂窝状（例如，索条样，回

声、病灶和小叶混合）应当额外的测量和考虑，关于判断一个单独的小叶是否正常，和关于轻微的胰管扩张（例如胰腺体部胰管 2.5mm）是否可被忽略（见表 13.1）。Rose mont 标准的应用是繁琐的，但是，并没有经过验证。尽管他们根据一些标准定义解决一些争端，仍然没有证据表明，整体上他们将实现提高可靠性的目标，最终仍存在其他一些争议，比如如何更好地诊断胰头部的慢性炎症病灶（因为胰头部孤立的发现通常被忽略），腺体边缘的"分叶状"是否有意义，及萎缩是否应该被纳入诊断标准（因为其常在 MRI 和 CT 中见到）。

需要探讨多少标准？ 多少标准算多？

不同标准探求和阈值的概括分析被呈现在表 13.1 中。不幸地是，判定异常的阈值变化多端，从一个或多个到 6 个或更多波动，并且寻求的共同特性也是变化很大，从 5 ~ 10 或更多。研究发现所有标准中胰管标准的应用最一致，关于胰腺实质的标准，最广泛应用的是高回声灶（尽管关于尺寸大小标准的定义还不是很一致）、囊肿和低回声小叶（也被一些研究者称作低回声区域或是低回声灶）。

钙化

钙化或是胰管结石被认为是诊断慢性胰腺炎的依据（视频 13.1）。正因为如此，有钙化的患者大部分被排除在阈值探讨的研究之外，不可"认作"标准。然而，需要寻求一些支持性发现，正如 Rose mont 文件[15]中建议的那样，并且应当注意钙化不仅只与脾血管有关。在行胰管括约肌切开的患者中胰管内气体影可疑似是结石。Chong等[50]发现在他们进行外科手术的 71 例患者中有30 例 EUS 检查发现钙化，但是只有其中 16 例（58%）术前经 MRI 和 CT 检查发现。另一项小样本研究表明，在 16 例被评估的患者中 7 例被发现有小钙化灶，但却被其他成像检查漏掉了[51]。EUS 可以说是检查钙化或结石最敏感的方法，一个对诊断慢性胰腺炎非常特异的方法。

无钙化

在没有钙化的患者中，诊断标准的数量（除剩余的 8 项）变得重要起来（视频 13.2）。

Wiersema 等人[26]使用 ROC 分析，发现 3 个或更多标准是最好的。Sahai 等[36]非正式地观察这些阈值，并且显示少于 3 个诊断标准时，ERCP 能有效的排除中度和重度慢性胰腺炎。ERCP 检查出现5 项或更多诊断标准提示至少存在轻度慢性胰腺炎。这些研究中钙化都不作为一个标准，因为这些患者均被排除在分析之外。南卡罗来纳医科大学（MUSC）通过消化不良流行病的调查研究发现有症状对照组的诊断标准平均为 1.9 ± 1.8 个，非对照组有超过 6 项的标准[28]，并且 67% 少于 4 项标准。这些结果将更加显著，对照组中有饮酒史的（这样平均来看需要加倍诊断标准）已经被排除。

Chong 等人[50]也把那 71 例患者的 EUS 的发现同外科病理相比较，在没有钙化的患者中（n=41），ROC 曲线分析提示三个或更多个 EUS 标准能使诊断敏感性和特异性达到最佳平衡。另一个类似的在 21 例患者中的研究（但是应用了更高的组织学纤维化评分阈值），发现 4 项或更多 EUS诊断标准是最好的 ROC 推断的中止[52]。

确诊慢性胰腺炎的标准

诊断检查多个值或是连续测量均显示高水平被认为是深思熟虑的诊断方法（例如，脂肪酶超过正常值上限的 3 倍），低水平被认为是安慰性的（如囊肿液癌胚抗原 < 5），并且值接近或者正好在"最佳截断"此时是不确定的。关于 EUS 诊断慢性胰腺炎标准的数量解释也不例外：有 3 个或4 个标准被认为是可疑的，因为结果落在或靠近"最佳截断"。这一发现基本上便可疑疾病的预测基本不变，似然比接近 1。因此，疾病预测的危险因素的存在增加了对可疑疾病的预测性，如酗酒、吸烟、家族史，或者提示胰腺疾病的症状出现[53]，这些结果值可能代表慢性胰腺炎。与其他连续措施相似，较低的结果数（少于 3 个标准）非常可靠，较高的结果（5 个或是更多标准）对诊断疾病非常具有特异性。这些级别的设定是为了表示概率，不是严重程度[15]。这仅与具有高度纤维化[50,52]或更严重的 ERCP 剑桥评分中度相关。

根据统计数据调整阈值

不支持为不同年龄、性别和危险因素分组的患者制订特殊调整或修正[15]。Rajan 等人发现在年龄和诊断标准数量之间存在某种联系。但是在校正其他因素的多变量分析时这种联系意义不大[35]，且这些研究者不考虑到老年患者的胰管尺寸阈值应调高。另外一些研究表明有饮酒史的与无饮酒史的研究对象相比有更多发现，并且 EUS 关于慢性胰腺炎的标准可预测他们的饮酒史[56]。Yusoff 和 Sahai[57] 也没能找到年龄的关联性。吸烟和酗酒史都预示着更多诊断标准的发现，但是因为这两者都是慢性胰腺炎的已知危险因素不应再进行折中，相反，更多数量的诊断标准出现可能代表着无临床症状的患者亚临床胰腺疾病的可能。在这两项研究中，男性的性别独立因素使其与 EUS 特征有更多的关联性[54,57]。这个研究结果的原因还不是很清楚，可能是男性比女性更易暴露于酗酒和吸烟这些情况，并且暴露程度可能被低估了，性别因素作为特定的危险因素存在也是有可能的。最后，没有针对这些群组进行诊断阈值调整提出意见。

准确性及其检测

参考标准和比较技术

经过可信的测试，下一步就是根据参考标准以评估其准确性[39]。不幸的是，慢性胰腺炎的参照标准也是一个问题。尽管复杂先进的统计技术已存在并试图用来解释这不完美的参考标准[58]，但是至今仍没有在文献中使用。即使组织学，分级和诊断不很标准化，且局限于在很小范围内应用[59,60]。所需组织学标准在研究与研究之间是任意的并且不同的[50,52]。疾病可以是不完整的，正如肝硬化的表现，FNA 表现出其不可靠性，且没有显著提高准确性，现在尚不清楚诊断是否需有慢性炎症和纤维化的存在（通常，检出的全是纤维化病变）。ERCP 和促胰液素刺激胰液分析历来被认为是非组织学的参考标准，但是这两项技术很有可能漏诊早期疾病。

不是所有慢性胰腺炎导致的胰管疾病足以可以用 ERCP 看到，且胰腺具有强大的功能储备，导致胰泌素刺激实验出现假阴性结果直至疾病晚期。ERCP 诊断依据为胰管（主胰管及分支胰管）的不规则和扩张，胰管内充盈缺损或有结石，与主胰管交通的炎性囊肿，分级标准被广泛接受，尽管是共识衍生的，剑桥分级（表 13.6），ERCP 并不能看到胰腺实质的纤维化或炎性改变直到它们引起胰管不规则改变或阻塞。

多种类型的非侵入性胰腺功能检测是可行的，包括粪便中酶类的测定（如粪便弹性蛋白酶），测量尿、血和呼出气中的一些蛋白酶标志物的裂解产物[16,62]。侵入性检测包括测试食物或激素刺激（例如，胰泌素试验）后碳酸氢盐或酶（催化剂）。虽然一些研究者认为胰腺功能测试为慢性胰腺炎和胰腺功能不全最敏感和可靠的测试方法，精确性可达 80% ~ 90%[16]，在疾病初期敏感性可下降到低于 40%[6]。日本一项中等规模的研究比较了胰泌素实验和组织学结果（与日本胃肠病学会共识一致的组织学评分系统（0 到 4 个等级），在 108 例患者中（其中 39 例组织学检查异常）显示敏感性 < 70%[63,64]，其他早些的组织学结果的比较发现相似的中等敏感性[65,66]。与 ERCP[67] 或者侵入性胰腺功能检查相比[68,69] 当病变轻微时粪弹性蛋白酶诊断敏感性为 45% ~ 63%，在疾病严重时敏感性可达 73% ~ 100%[67-69]。

研究表明 MRCP 尽管与 ERCP 相比分支胰管的分辨率较差[70,71]，但可以很好地显示主胰管，尤其是在应用胰泌素的情况下。Calvo 等[72] 研究了在 78 例患者，发现在胰管异常检出率方面 MRCP 与 ERCP 相比有 86% 的敏感性和 94% 的特异性，相反，Alcaraz 等[73] 研究了 81 例患者同时接受 MRCP 和 ERCP 检查，但结果显示在诊断慢性胰腺炎方面

表 13.6	
内镜逆行胰胆管造影慢性胰腺炎剑桥分级	
分级	**定义**
0：正常	可见均匀管道系统，侧支无腺泡混浊，呈现正常主胰管和侧支结构
1：模棱两可	正常主胰管 1 ~ 3 侧支异常
2：轻度	正常主胰管 > 3 侧支异常
3：中度	主胰管不规则扩张 > 3 侧支异常 小囊肿（< 10mm）
4：重度	大囊肿（> 10mm） 主胰管不规则交叉 胰管内结石 狭窄 梗阻伴随严重扩张

From：Axon AT，Classen M，Cotton PB，et al. Pancreatography in chronic pancreatitis：international definitions. Gut. 1984；25：1107-1112.

MRCP 只有 50% 的敏感性（特异性为 99%），另一项研究发现 MRCP 对轻微疾病的敏感性只有 25%，在严重疾病时为 82% ~ 100%[24]。对于 MRCP 需要进一步研究和验证的一些方面包括：萎缩腺体的标注，较低 T2 腺体信号强度[74]，对于测试餐和胰泌素刺激的分泌反应[33,74]（胰管扩张或十二指肠充盈）、较低的 T1（灌注）强度、（虚拟）胰管镜检查术[75] 和弥散加权胰泌素 -MRCP（观察水分子的运动以评估弥散和微循环的变化）[24]。

虽然关于 MRCP 的在慢性胰腺炎方面的比较文献远远不及关于 EUS 的广泛，较新的研究发表于 2007 年和 2008 年。一项研究比较了胰泌素 -MRCP 和胰腺功能检查（尿的胰月桂酰和粪弹性蛋白酶 -1）。胰泌素 -MRCP 的检查结果在有脂肪泻的患者中是异常的，但是很多假阳性（4% ~ 18%），假阴性率（16% ~ 25%），与胰腺功能测试相比是很显著地[33]。另一项研究表明，虽然重度胰腺炎患者胰泌素刺激流量减少（5.6ml/min），但与对照组（7.4ml/min）表现相似，轻度胰腺炎为（7.5ml/min），中度胰腺炎为（7.0ml/min）[34]。

其他特征如 T1/T2 强度和萎缩已经被提出，并且被一些研究者所用，但是还需要进一步验证。与 EUS 相反，MRCP 相关文献没有提出一个用来计数或加权评分系统，而是在任何这些特征被发现时指出胰腺炎是"疑似"或者"可能"。

检测和研究的局限性

尽管有上述局限，同 ERCP 和胰泌素刺激胰腺功能测试相比较 EUS 已成为诊断慢性胰腺炎的最合适的参考标准。有和没有进行随访的的临床研究都总结于表 13.7、13.8 和图 13.3。

试验和回顾性研究

在 1993 年，Wiersema 等[26] 把 20 名健康志愿者同 69 名有胰腺疼痛的患者相比较。30 名患者通过 ERCP 检查诊断为慢性胰腺炎[19]。ERCP 和胰泌素刺激纯胰液收集（PPJ）[3]，仅 PPJ[6] 和临床诊断标准[2] 有 30 名患者诊断为慢性胰腺炎。EUS 与 ERCP 相比诊断慢性胰腺炎的敏感性和特异性分别为 100% 和 79%，80% 和 86%。与最终诊断（ERCP，胰泌素测试，或"临床诊断标准"）相

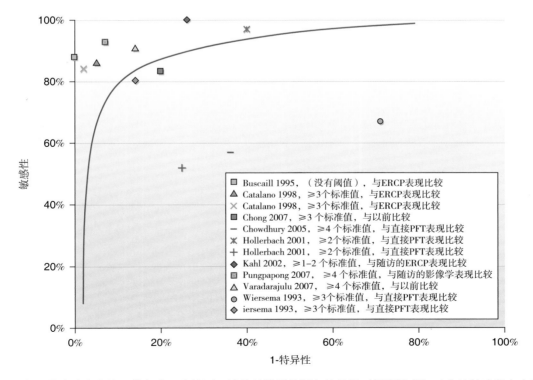

图 13.3　**EUS 在慢性胰腺炎中作用的各种研究检测**。性能的检测是用与特异性（假阳性率）对应的敏感度来表示。许多研究要么没有、要么有很少钙化性胰腺炎患者。这是一个粗略的定性总结曲线。由于不统一的参考标准，这个曲线中没有进行定量计算。ERCP，内镜逆行胰胆管造影；PFT，胰腺功能测试。

表 13.7

没有临床随访的文献综述，关于 EUS 在慢性胰腺炎的诊断检测

作者（年份）	患者数目 n	设计	结果	注解
Wiersema 等人[26]（1993）	69	对照组检查20例，研究69例有胰腺或胆囊疼痛的患者。69例患者均进行ERCP检查，其中16例行PPI测试	30例诊断为慢性胰腺炎。ERCP检出（19）例，ERCP联合PPJ检出3例，PPI单独检出6例，结合临床检出2例 ERCP：灵敏性100%，特异性79% PPJ+EUS"敏感性67%，特异性29% PPI+ERCP敏感性33%，特异性86%	总共11项标准，5项Logistic回归很有意义 病灶 > 3mm的20例对照组患者没有被用来进行精确性评估
Buscail 等人[76]（1995）	44	81例连贯患者，有44人行ERCP检查，外加对照组18例	灵敏性88%，特异性100%	非连贯性纳入"精心挑选"的对照组 所谓的胰管壁回声正常 非标准术语和标准 没有阈值报道
Catalano 等人[25]（1998）	80	复发性胰腺炎患者	ERCP灵敏性86%，特异性95%； ERCP+PPI：灵敏性84%，特异性98% 0项标准：100%的阴性预测值； ≥6项标准：100%阳性预测值； 3～5项标准：ERCP有92%的阳性结果，PPJ为50%； 1～2项标准：ERCP有17%的阳性结果，PPJ为13%；	甚至有1项诊断标准即被认为异常 待最后一次打击后等待6周 EUS偏盲（不是ERCP）
Sahai 等人（1998）	126	前瞻性双盲不明原因或ERCP检查怀疑胰腺炎	<3项标准：阴性预测值为85%； ≥6项标准：阳性预测值为85%； 没有实际的灵敏性/特异性	使用9项标准 胰头被忽略 称灶<3mm
Hollerbach 等人（2001）	37	怀疑慢性胰腺炎，且27例患者行FNA检查	ERCP不伴FNA：敏感性为97%，特异性为60%； ERCP伴FNA：敏感性100%，特异性67%（n=27）； 间接胰腺功能测试：敏感性52%，特异性75%；	总共5项标准 加权标准 7%为FNA后导致胰腺炎
Chowdhury et al[60]（2005）	21	进行过EUS和胰泌素刺激试验的患者回顾性研究	≥4项标准对于ROC较理想； ≥4项标准敏感性57%，特异性64%； ≥6项标准时敏感性为92%	9项EUS标准 刺激十二指肠（碳酸氢钠） 出现异常峰值≥80mEq/L
Chong et al[79]（2007）	71	对因胰腺疼痛接受外科手术治疗的患者及其术中超声记录进行回顾性研究	30例有钙化的患者中只有58%在术前EUS成像中可见到这些发现 71例患者中的41例没有钙化发现 ≥3项标准对于ROC较理想（非钙化） ≥3项标准时：敏感性为83%，特异性为80% ≥5项标准时：特异性为100% ≤2项标准时：敏感性为90% 标准数量与组织学严重程度相关系数r=0.40	9项EUS标准 12项组织学标准（≥2项为异常） 胃肠病理学家偏盲 有团块病变的被排除
Varadarajulu et al[50]（2007）	42	在不存在钙化，因各种适应证≥性胰腺外科手术前进行术前EUS检查的前瞻性研究	≥4项标准对于ROC较理想 ≥4项标准时：敏感性为91%；特异性86% 标准数量和组织学严重程度相关系数r=0.85	9项EUS标准 12项组织学标准（≥6项为异常） 胃肠病理学家偏盲 包括团块可切除的患者，"从团块的最远端"检查胰腺

ERCP：内镜逆行胰胆管造影；FNA：针吸细胞学检查；PPJ：胰液泌素刺激碳酸氢测试。

比，基于 ROC 分析复合标准当三个或更多标准出现定义为异常。EUS 的敏感性和特异性分别为 67% 和 29%，在 16 例进行 PPJ 的患者中（包括九个异常结果），ERCP 的敏感性和特异性分别为 33%、86%。由于诊断测试的截断只在内部进行了验证，截断终点和检测特点可能有所偏颇[39]。

Buscail 等[76] 连续回顾了 81 例被怀疑胰腺疾病的患者，把 44 例患者进行 ERCP 检查的结果与对照组 18 例的结果进行比较。EUS 的定义在某些程度上有些不标准（"管壁回声"被认为正常，非标准用语（如广泛回声不均匀、弥漫性高回声、低回声区、肥厚被用来描述异常发现）。进行确诊时标准的阈值数量是模糊的，但是据报道敏感性和特异性分别为 88% 和 100%。

虽然试点研究设计是较为常见和可接受的，通过比较"病例组"与"对照组"来评估诊断是比较容易出现范围偏差，换句话说，它更容易鉴别真正正常（对照组）和确实存在异常的患者（病例组），可以鉴别临床可疑患者是正常还是异常[39,77,78]。

Chowdhury 等人[25] 在佛罗里达大学进行的另一项回顾性研究，审视怎样进行将 EUS 和侵入性胰腺功能检查（胰泌素实验，正常峰值刺激十二指肠碳酸氢盐的分泌浓度 80mEq/L 的比较研究）。从 21 名患者来自这两个测试的数据得出，6 个或更多的标准的阈值（来自这 9 个）有 92% 的特异性。ROC 曲线分析表明应用 4 个或更多的标准的截断可使灵敏性和特异性得到最佳的平衡。但是这种方法仅有中等程度的成效（敏感性 57%，特异性 64%）[79]。

前瞻和序列研究

Catalano 等人[25] 在一项前瞻性对比试验中比较了 80 例复发性胰腺炎患者。患者在急性胰腺炎发作后至少 6 周进行 EUS、ERCP 和胰泌素实验。EUS 诊断轻度慢性胰腺炎的定义为存在两个或更多的诊断特征；出现 3 项或 5 项标准定义为"中度"，超过 5 项定义为"重度"，这 10 项标准中包括被称为"异质性"的术语。正常的结果被定义为没有发现任何诊断标准。EUS 与 ERCP 相比，有 86% 的敏感性和 95% 的特异性，并且与 ERCP，胰泌素实验的测试相比，有 EUS 的敏感性特异性分别为 84% 和 98%。EUS 对正常组织或严重病变的组织的检查结果 ERCP 和胰泌素实验相比，有 100% 的高度一致，分级也常一致

（κ=0.82）。EUS 发现 3～5 项诊断标准（中度疾病）与 ERCP 有 92% 的一致性，但是与胰泌素实验只有 50% 的一致性。"轻度"胰腺炎（有 1～2 个诊断标准）ERCP 检测结果异常率为 17%，胰泌素测试为 13%。

"轻度""中度""重度"这些术语更像是分级用语而不是疾病疾病可能性的预测，现在应避免使用，也包括由同一单位撰写的文件共识。ERCP 内镜医生无视 EUS 的检查结果是造成偏见的原因之一。迄今为止最大的前瞻性研究是来自 MUSC，由 Sahai 等人[36] 在 1998 年主持。在这项研究中，126 例不明原因腹痛状或是经 ERCP 检查怀疑胰腺炎的的患者首先进行 EUS 检查，然后在屏蔽 EUS 结果的情况下行 ERCP 检查。9 项平等的标准被应用，并且对低回声灶（1～2mm），低回声小叶（2～5mm），胰管尺寸（胰头部 > 3mm，胰体部 > 2mm，胰尾部 > 1mm），囊肿（> 2mm）的尺寸进行了定义。异常的 ERCP 检查结果被定义为剑桥 3 级（25%）或更高（21%）；ERCP 检查的异常或者模棱两可（剑桥 < 2 级）（24%）和"轻微的"慢性胰腺炎（剑桥 2 级）（29%）被视为是正常的（见表 13.7）。在这项研究中少于 3 个标准出现阴性预测价值 "> 85%"，超过 6 项标准的发现阳性预测价值在 85% 以上。其他更具体的性能数据没有被公布。无论是每个独立的标准还是标准的数量对于进行多元分析都是很重要的。在一个二次多变量分析中（异常的 ERCP，定义为剑桥 2 级或者更高），关于腺体标准的数量较重要。概括说来，这项研究揭示了在中度或者重度慢性胰腺炎中（经 ERCP 检查）只存在 1～2 项标准的现象是不常见的，ERCP 检查诊断的中度或者重度胰腺炎中常可发现 7 项及以上标准。

有关细针穿刺或活检的研究

2001 年，Hollerbach 等人[60] 研究了 37 例临床疑似慢性胰腺炎德国患者 84% 有异常 ERCP 结果）。患者（n=27）行 EUS 检查，并且联合或者没有联合 FNA 和非侵入性胰腺功能检测（粪糜蛋白酶和弹性蛋白酶 1，尿胰性月桂酰检测）。5 项标准（高回声小叶、高回声链 ["隔板"]、胰管不规则、钙化、囊肿），并且被分成三等级：第一级，高回声小叶或是链，第二级，在第一级的基础上加上胰管不规则，第三级，第一级到第二

级再加上结石或囊肿。胰腺功能测试和 ERCP 相比其敏感度和特异度分别为 52% 和 75%，EUS 有 97% 的敏感度（与 FNA 联合敏感度为 100%）和 60% 的特异性（与 FNA 联合特异性为 67%）。27 例患者中有 2 例（占 7%）发生 FNA 术后并发症，需要输液和镇痛 1 天。

Dewitt 等人[80]尝试为 16 名经 EUS 检查怀疑慢性胰腺炎（≥ 3 项标准）的患者进行 EUS 引导下的切割活检，其中 13 例的结果与 ERCP 相比较。活检的结果不论是与 EUS 还是与 ERCP 的诊断结果相比一致性都很差（κ 值分别为 0 和 0.25）。在 ERCP 检查结果显示为正常的 5 名患者中，Tru 切割组织学检查结果显示（4 个检查结果异常，还有一个不能确诊）。在 8 个 ERCP 检查结果异常的患者中，只有一例 Tru 切割活检结果发现异常（3 个结果正常；4 个不能确诊）。2 名患者（13%）因疼痛症状需要隔夜观察。因此 FNA 和 Tru- 切割活检对诊断的帮助有限，而且可能误导 EUS 的诊断，有 5% ～ 15% 的不良事件发生率（未预料到的医住院天数）。AGSE 指南认同这一观点[17]。

比较外科病理学的研究

在一项研究中分两组[50,52]，其中一组来源于 MUSC，将 EUS 检查与手术病理进行了比较。MUSC 研究了 71 例因怀疑慢性胰腺炎或因有胰腺疼痛症状（如难治性胰腺狭窄或胰腺分裂而行外科手术的患者）[50]。在没有钙化灶的患者中（n=41），3 项及以上 EUS 标准（根据 ROC 曲线分析）有 83% 的敏感性和 80% 的特异性。5 项或者更多项标准数量截断有 100% 的特异性；两项或者更少的标准诊断有 10% 的假阴性率（敏感性为 90%）。在无钙化患者亚群中，组织学检查阳性率从用核心或者楔形活检样本中，12 例中有 8 例出现阳性（67%），到取用活组织块（即，惠普尔程序，远端胰腺切除术）进行活检，29 例中有 28 例出现阳性（97%）。取样错误可能是参照标准使用的限制。

Alabama 大学的研究者前瞻性地研究了 EUS 和手术病理的相关性，在 42 例因各种适应证行手术的患者中，包括可切除的囊肿和肿瘤[52]。研究者发现 4 项或者更多项标准的出现时（ROC 曲线分析），敏感性和特异性分别为 91% 和 86%[52]。EUS 标准的数量和组织纤维化严重程度评分之间的相关性（r=0.85）高于 MUSC 研究（r=0.40），二者都有统计学意义。MUSC 研究者与 Alabama 研究者相比使用了较为保守的更低纤维化评分阈值（Ammann 分类中要求 2/12[81]。最终，在一项狗的研究模型中，使用胰管支架引发狗胰腺炎，EUS 检查结果和尸检结果存在相关性[82]。

关于临床或者放射学随访研究

因为"金标准"在一定程度上受到挑战，一些研究旨在随访有"假阳性 EUS"结果患者以发现是否早期慢性胰腺炎（即，这些表现可能与传统金标准诊断方法有出入）可进展成更严重地疾病，研究结果相互矛盾（见表 13.8 和图 13.3）。

由 Chen 等人[83]在 2002 年主持的 MUSC 研究中，51 例患者中有 6 例的 ERCP 检查结果正常但是 EUS 检查结果异常的患者，进行重复 ERCP 检查在超过 1 年之后。其中 5 人（83%）的 ERCP 检查结果变成异常（即尽管 ERCP 检查结果正常仍有 > 80% 的阳性预测价值）。相反地，248 例患者中的 13 例 EUS 和 ERCP 检查结果都正常的患者在超过 1 年以后行 ERCP 检查，只有 1 例（7%）发现异常结果（即，阴性预测价值约 93%）。

Hastier 等人[84]研究了 72 名酒精肝硬化（不伴胰腺炎症状）的法国患者和 32 例年龄和性别相匹配伴有腹部疼痛和 ERCP 检查结果异常，且既往没有胰腺炎和酗酒史的对照组。共 8 项标准（5 项关于胰管的标准和 3 项关于胰腺实质的标准）。在这些患者中，18 例有一项或者更多标准及行 ERCP 检查失败（n=1）或者 ERCP 结果异常（n=18）行 EUS 复查（n=18），并且（n=10）患者于以后的 12 ～ 38 个月内复查 ERCP 检查，其余患者没有行 ERCP 复查。在所有患者中，EUS 的检查结果无改变；10 例行 ERCP 复查的患者的结果仍然正常。

德国由 Kahl 等人[53]进行的第二次研究，研究了 32 例有疑似慢性胰腺炎症状的患者，他们的 ERCP 检查结果正常但 EUS 的检查结果异常（> 1 个标准）；及 92 例 ERCP 检查结果正常的患者。超过一半（57%）的患者在 6 ～ 25 个月的随访期间有饮酒。十项标准（5 项关于胰腺实质，包括"腺体大小"和 5 项胰管标准）得到探究；所有患者存在小叶和"隔板"。32 例患者中的 22 例（69%）后续进行了 ERCP 检查，并且所有检查结

表 13.8

关于 EUS 在慢性胰腺炎的诊断性能表现文献回顾和临床随访，

作者	患者数目（n）	设计	结果	注解
Hastier 等人[84]（1999）	18	72 例有酒精性肝硬化但无胰腺症状的患者 对照组 32 例有腹部疼痛症状但 ERCP 检查正常，且既往无胰腺炎和酒精饮用史 18 例只有 EUS 检查的实质标准，并且既不行 EUS 也不行 ERCP 随访	仅 EUS 检查发现有胰腺实质标准的患者没有一个在 EUS 随访中有病情进展或 ERCP 检查发现新异常（n=10）	8 项标准被探寻 分母为 104 例患者 可能由临床因素导致的混杂设计而产生的选择偏倚导致重复的 EUS 或 ERCP 检查 KasugaiERCP 分级 无偏盲
Chen 等[83]（2002）（摘要）	19	对于 12 个月后复行 EUS 和 ERCP 检查正常的患者的回顾性研究	ERCP 结果正常但 EUS 异常的 6 名患者中的 5 个（83%）ERCP 检查结果正常 EUS 和 ERCP 检查正常的 13 名患者中 1 个（7%）在随访的 ERCP 检查中有异常结果	分母为 299 例患者 可能由临床因素导致的混杂设计而产生的选择偏倚导致重复的 ERCP 检查
Kahl 等人[53]（2002）	38	症状疑似慢性胰腺炎但是 ERCP 检查结果正常 32 例 EUS 检查结果异常，其中 22 例进行了 ERCP 随访，且第二次 ERCP 检查结果异常	第二次 ERCP 检查异常的患者中一半剑桥 1 级，一半为剑桥 2 级，在 EUS 检查正常的患者中以第二次的 ERCP 检查结果作为金标准 ERCP 敏感性为 81% EUS 敏感性为 100%；特异性为 16%（使用第二次 ERCP 检查结果作为金标准时特异性为 74%）	10 项标准被探寻 ERCP 剑桥分级 无盲法 大多数的 ERCP 进展很细微
Singh 等人[86]（2004）（摘）要	39	对 EUS 检查≤ 3 项标准的患者进行回顾性研究	18% 在随后的平均 5 年内发展为糖尿病，高出年龄 - 性别预期大鼠的许多倍	没有数据关于 ERCP 是否在基准线上 提议 1 ~ 3 条标准的出现可能意味着结构损伤

果是异常的（接近一半为剑桥 1 级，一半为剑桥 2 级）。如果把第二次 ERCP 的异常结果作为参照标准，那么第一次 ERCP 敏感性为 81%，EUS 的敏感性为 100%。值得注意的是，在这项研究中尽管阳性 EUS 检查结果只需要一项标准，值得注意的是小叶结构（最常见的发现）——正如前面所提及的——真正是两项标准：回声链和回声小叶。

来自明尼苏达州罗切斯特的梅奥医院，由 Pungpapong 等[85] 的一项研究中，将后续的 ERCP（非盲法），影像学检查 [当 ERCP 结果正常时（剑桥 1 级或 0 级），出现> 2 次的阴性影像检查结果]，及临床随访（中位数为 15 个月，最少 7

个月）的结果作为组合的参照标准来评估在 99 例有症状的患者中，当出现 9 项标准中的 4 项或更多时（由 ROC 曲线衍生），EUS 的诊断敏感性和特异性均为 93%。MRI 或 MRCP 使用一项及以上标准诊断时其敏感性和特异性分别为 65% 和 90%[85]。

这些研究结果之间相互矛盾，可能是因为在用 EUS 诊断时使用不同的诊断胰腺炎的标准，不同的 ERCP 分级方法（Kasu gai[84] vs. Cambridge[53,85]）无症状[84] 和有症状[53,85] 的患者群体，不同程度的饮酒和一些 ERCP 测试可发现相对微小的病变[53,58]。所有研究中分歧的重要来源是在这三个研究中，医生对随访的影像检查的结果解释时没有回避原始评估。

基本上还没有关于胰腺内分泌功能的比较和随访的报道，主要是因为内分泌功能缺失（糖耐量受损或者糖尿病）的发现较晚，由于腺体内分泌功能强大的储备功能。一项有趣的研究描述了随访的39名经EUS检查（≤3项标准）考虑患慢性胰腺炎的概率很低的患者，发现其中7名患者（18%）在超过5年的时间内进展为糖尿病[86]。发病率明显高于和其年龄和性别匹配的5年标准化发病率。

分期

EUS的标准阈值和范围并没有被普遍应用于慢性胰腺炎严重程度的分期，而是评估疾病发生的概率。实际上，EUS可发现如下特征（结石、狭窄、胰管和分支扩张）这些特征构成ERCP剑桥分级。因此，可以用EUS预测剑桥严重程度级别。

慢性胰腺炎诊断标准的低、中、高数量只是笼统地与组织学特征进展或者进展的剑桥分级有关。因此，这些指标一般不应该用于严重疾病的分期。低概率不应该被称为"轻微"，中等概率不应该被称为"中度"等。这一原则得到学术会议的认可。

肿瘤肿块与炎性假瘤的鉴别

慢性胰腺炎的急性加重可导致局灶水肿。这种水肿在CT上无法与肿瘤瘤块相鉴别；在此情形下有16%和23%的错误报道率[87,88]。虽然慢性胰腺炎的特征共存增加了炎症怀疑，癌症仍可存在，因为2%～4%的非家族性慢性胰腺炎患者在10～20年后患上胰腺癌[89]。假阴性的结果可能会导致严重后果（错失可切除肿瘤的手术切除时机），假阳性结果也一样（导致不必要的胰头十二指肠切除术）。

无痛（或痛苦）陈述、消瘦、明显黄疸，持续性或渐进性（与波动性）胆汁淤积，近期发生或者恶化的糖尿病或横断面成像显示血管侵犯，可有助于区分良性和恶性肿块的病因。胰腺炎危险因素的缺乏如酒精，是另一个危险信号。不幸的是，呈现良性疾病的患者可以不按常规的伴有消瘦，尤其是在坏死性急性胰腺炎中或者慢性胰腺炎患者伴有进食减少，进餐导致的恶心，疼痛或者胰腺功能不全的患者中。在良性病变，慢性

炎症急性发作的患者中糖尿病也可突然加重，或者如果腺体功能已濒临边缘促使新发糖尿病。糖类抗原（CA199）在良性与恶性疾病之间有大范围的重叠，尤其是胆管梗阻存在时。淋巴结，包括腹腔节点，在良性和恶性胰腺疾病中均可很明显。不幸地是胆管或胰管扩张（包括双管征）在良性和恶性疾病中均很常见。胰管不规则在这两种类型疾病中也都很常见[90]。良性胰管狭窄也可有类似的紧缩和不规则，并且胰管细胞产量在肿瘤发生时较低[91,92]。由于这种重叠，使得做出判断决定很困难。

EUS针对胰腺癌诊断的准确性，伴或不伴FNA，已经进行了深入的研究[93]，在第十四章将会详述。不幸地是，绝大多数研究没有把肿瘤和非肿瘤病例进行一个较好的组合。举个例子，由Mallery等[94]进行的研究报道称恶性肿瘤的患病率为92%。

EUS能独特地显示胰腺实质细节。不仅仅依赖胰大小，腺体不对称，上游胰管的扩张来评估假性肿瘤，其与周围组织相比显得更均质并伴有特殊的回声。实质的一般特征和胰管结构在瘤体中呈灶状缺失。瘤体组织很少钙化，因此团块中有钙化灶出现时提示更可能是良性病变。当恶性肿瘤中出现胰腺钙化灶往往会将把钙化实质推向一边。EUS在发生钙化的慢性胰腺炎一个明显的局限性是钙化灶声影可掩盖腺体病变比例而影响评估。血管侵犯的迹象常高度提示恶性肿瘤，然而，在某些情况下，与炎症相关的血管结构的压缩，炎性粘连可导致界面的缺失（见图13.6），或者血栓可出现在良性炎性疾病中。

Barthet等[95]在对5例（来源于85例）有25～3.5cm团块组织，并且都伴有黄疸和消瘦的钙化慢性胰腺炎患者全面评估的基础上，认为EUS有100%的敏感性。两名患者FNA检查结果为阴性，并且随访良好；其他3个有腺癌。然而，EUS的敏感性结果在这是有偏倚的（验证偏差）[77,96]，因为研究者的"验证"（即收集的随访数据）只有EUS阳性的患者。Kaufman和Sivak[97]研究了25名患者（其中10名有恶性疾病）：有1例假阴性结果（90%的敏感性）和2例假阳性结果（87%的特异性）。

Nattermann等[98]持续研究了130名患者（其中61例有恶性疾病），发现的几个特点，在癌症和炎症灶中有不同的发生率（7% vs. 23%高回

声灶，30% vs.7% 与管腔壁分界的缺失，28% vs. 9% 血管之间的分隔缺失，10% vs.0% 的血管侵入），尽管这些特征中没有一条具有统计学意义。Glasbrenner 等[99] 连续研究了 95 例患者（其中 50 例患有恶性疾病）：（非盲法）EUS，不伴 FNA，敏感性和特异性分别为 78% 和 93%。

Varadarajulu 等[100] 的研究显示 EUS-FNA 敏感度在当存在慢性胰腺炎时（33 例患者中 25% 有胰腺肿块）与不存在慢性胰腺炎时相比显著降低（74% vs.91%；$P =0.02$）。在这项研究中慢性胰腺炎的患者需要更多 EUS-FNA 来明确诊断（中位数，5 vs. 2，$P < 0.01$）。这些研究者同时也指出 EUS-FNA 在当患者没有慢性胰腺炎证据时阴性预测价值较低（89% vs. 86%）（即，当 EUS 检查结果为阴性时，仍不能让人太放心）。

在胰腺癌时可能存某些基因过表达[101-110]，然而在慢性胰腺炎时存在其他基因的过表达或表达差异[111-115]。因此，在这些诊断难题中对 FNA 获得的标本补充逆转录聚合酶链反应进行细胞学检查有较大潜力。胰管冲刷不能增加检出率[91,92]。尽管我们的研究显示成果很好[117]，k-ras 分析（敏感性为 42%）没有比刷洗细胞学更好。p53 免疫组化结果是相互矛盾的，检出率可能低至 51%[119]。

数字图像分析（DIA）和荧光原位杂交（FISH）技术也被纳入以增加 EUS FNA 诊断准确率；这些技术评估核 DNA 含量和非整倍体的存在以用来诊断恶性肿瘤。在 42 例患者的研究中，包括 19 例行胰腺 FNA，DIA/FSH 敏感性较低（87% vs. 97%），但是特异性可比拟常规细胞学检查[120]增强 EUS 与对比谐波成像和 EUS 与弹性成像在稍后讨论。免疫性胰腺炎（AIP）随后也将进一步被讨论，并且相应的诊断流程将被提出以助于区分炎性假瘤和癌性肿瘤[121]

其他竞争性成像技术在这方面应用也被研究。胰管内超声在一些病例的诊断中可起到较有帮助的辅助作用，因为其有很高的图像分辨率，但是整体上诊断结果互相冲突和诊断率较低。氟脱氧葡萄糖正电子发射断层扫描（FDG-PET）显示出巨大前景，据报道敏感性高达 88%；然而，这种方法通过使用代谢活动来区分炎症和肿瘤性病变，并且在这个标志有明显的重叠[122-125]。实际上，在一个对超过 200 例的胰腺肿物的回顾研究中，发现 8 例假阴性结果。此外，高达 20% 的癌症组织

有一个减少的延迟吸收，这是良性疾病 PET 上的表现[126]。在另一项研究中，6 个癌性肿瘤患者中的 5 个被检测到有慢性胰腺炎（敏感性 83%）；假阳性率为 13%[127]。研究结果在 AIP（自身免疫性胰腺炎）的诊断也常表现为阳性和误导性同时存在[128]。

自身免疫性胰腺炎

AIP 是胰腺激素敏感性炎症状况，占调查的急慢性胰腺炎患者不到 5%[129]，并且能够模拟癌变产生灶状炎性团块[14]。大约 2%AIP 在因可疑胰腺癌而行胰头十二指肠切除术切除的标本中被发现。AIP 可表现为胰腺功能不全和体重减轻，伴有轻微疼痛，并且与黄疸和恶性胆管狭窄相关。

在一些出版物中对诊断标准进行了详细描述，包括日本、韩国协作单位[19]，美国（梅奥医院）[130]，和最近的日本的报告[20]。在美国和欧洲，1 型 AIP（淋巴浆细胞硬化性胰腺炎）比 2 型（特发性胰管中心性胰腺炎或 AIP 伴有粒细胞上皮损害）更常见[18]。1 型是一种自身免疫性疾病，可能为一种全身性疾病在胰腺中的表现（包括胆管狭窄、腹膜后纤维化、肾受累和唾液腺肿大），伴有血清免疫球蛋白 G4（(IgG4）升高；通常发生于年龄超过 50 岁的人。升高的血清 IgG4（> 140mg/dl）对诊断 AIP 的敏感性和特异性分别为 73% ～ 76% 和 93%[131,132]。当 IgG4 高于正常上限值两倍时（> 280 mg / dl），特异性可达 99%[131]。AIP 另一个血清学标志（纤溶酶原绑定蛋白抗体 [PBP]）进行了测试，并且发现其敏感性和特异性可达 95%；它比 IgG4 有更高的诊断准确性[133]。2 型 AIP 患者有更广泛的年龄和性别范围，往往没有 IgG4 的水平增高。因此，2 型 AIP 似乎更需要组织学诊断。然而，这两型 AIP 均与胆管狭窄发生相关。当临床高度怀疑此病时，只伴 IgG4 的轻度升高即可足够做出诊断；在其他情况下，肿块 FNA 检查的阴性结果和更高水平的 IgG4 的升高（超过上限值的 2 倍）的诊断条件是必须的[18]。其他任何部位出现 IgG4 相关疾病也是可作为支持性证据，包括壶腹部受累（壶腹部活检 IgG4 染色阳性）[134,135]。

组织学活检和 ERCP 检查在诊断 AIP 中的作用存在争议（图 13.4 和图 13.5）。细针穿刺细胞学检查往往不能确诊，表现为非特异性慢性炎症，尽管高分化细胞结构的基质碎片有提示作

用[136,137]。切割活检（Tru-Cut）的有效性尚不能确定，并且这项检查已知有操作后疼痛和胰腺炎发生的风险。梅奥医院研究小组[138]和其他研究小组[139]研究认为 Tru-Cut 技术非常有用（比 FNA 有用）（图 13.4）。然而，其他研究者持相反观点[140]。一项研究表明只有 1/4 的 AIP 诊断是通过超声引导下组织学检查；IgG4 阳性细胞在 25% 酒精引发的胰腺炎患者和 10% 胰腺癌患者中也可很明显[140]。尽管亚洲（日本 - 韩国）和日本共识声明要求需行 ERCP 进行诊断，北美通

常避免行诊断性胰腺造影术，并且依赖于组织学、影像学、血清学、其他器官受累和类固醇治疗（HISORt）一致性。ERCP 多中心临床试验中被证明初步结果可靠性较差[141]。

经典地，在横截面成像上，胰腺延迟强化弥漫扩大显著，不伴胰管扩张，伴或不伴局部团块。团块周边可显示呈低密度，像一个光环[14]。EUS 可看到类似的特征：弥漫性扩大，有点小叶，香肠状腺体伴低回声区，有时伴有灶状放大或低回声团块，无胰管扩张[137,142]胰腺狭窄（一般没有上游扩张），胆管壁增厚和狭窄也可在 EUS 看到。

尽管 AIP 通常讲是类固醇敏感性疾病，研究者指出在一个多中心超过 500 名患者的研究中，高达 74% 的患者没有应用类固醇激素治疗而自发缓解，相比之下经类固醇激素治疗缓解率为 98%[143]。通常在治疗 2 ~ 4 周后开始好转，这能确保诊断的可靠性；然而，腺癌和淋巴瘤也可对类固醇激素治疗做出部分反应。尽管一些研究者提出长期的类固醇激素治疗，并在 3 ~ 6 个月逐渐减量[143]，北美中心更常使用类固醇激素 30 ~ 40mg/d，4 ~ 6 周后再进行临床和放射学评估，然后在未来 1 ~ 2 个月内减小剂量[144]。不幸的是，复发率为 30% ~ 40%；初始使用类固醇激素治疗可能与较低的复发率相关，可能使 IgG4 水平正常，避免近端胰管的累及[143,145]。大多数日本患者采用

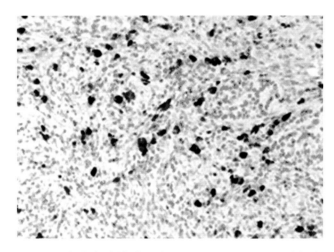

图 13.4 自身免疫性胰腺炎。 EUS 引导 Tru-cut 活检标本可见自身免疫性胰腺炎中有淋巴细胞浸润，且其免疫球蛋白 G4 阳性（每个高倍镜视野均有 30 个以上的阳性细胞）。

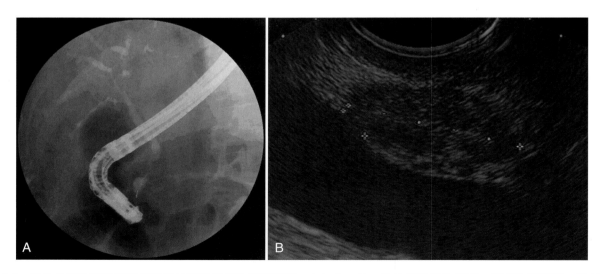

图 13.5 自身免疫性慢性胰腺炎导致的胆道狭窄和胰腺表现。 A 与 B，是一位具有无痛性黄疸，轻度体重下降，没有饮酒或胰腺炎病史的 70 岁亚洲人。A，内镜逆行胰胆管造影显示远端胆管狭窄，但是胆汁细胞学检查结果阴性。有肝异常表现。计算机断层扫描的胰腺是正常的。B，在胰腺头部和对接门静脉与短损失的接口处（弧形支架），有一 5×25mm 低回声区域，与相邻的非红肿区域相区别。胰腺的其他部分正常（没有慢性胰腺炎诊断指标）。细针穿刺活检显示为没有浆细胞的良性细胞。没有做血清免疫球蛋白 G4 的检测，并且病理学检查发现胰腺头部的慢性胰腺炎病灶可能是自身免疫性的。

维持治疗（通常采用低剂量的类固醇激素），然而，北美患者只有在药物减量过程中缓解期不能持续维持的情况下给予维持治疗（例如，免疫调节剂硫唑嘌呤）。

感染性胰腺炎

感染是急性或亚急性胰腺炎或胰腺炎性团块较罕见的病因。一个案例报告显示 EUS FNA 可以检测出贾第鞭毛虫感染[146]。胰周结核性淋巴结病也被描述[147,148]。

有家族高胰腺癌风险的慢性胰腺炎诊断标准

在有家族胰腺癌和在有 Peutz-Jeghers 综合征时，关于慢性胰腺炎诊断标准的做出解释时需要谨慎。这些相同的内镜影像发现可能有不同的组织学联系。来自美国约翰霍普金斯大学的 Canto 等[149] 提出了一个关注问题，在这群患者中，慢性胰腺炎诊断标准应与发育异常而不是炎症和纤维化相联系。在他们研究群体中的 38 例患者中，45% 有三项或者四项诊断标准，且亚群中 35% 无酒精饮用史的患者也有这一发现。另一项来自美国约翰霍普金斯大学的研究显示胰腺上皮内瘤样病变和胰管内乳头状黏液性瘤病变都与所谓的小叶胰腺萎缩相关，类似慢性胰腺炎[150]。西雅图的 Brentnall 等[151] 在经 ERCP 和 EUS 检查有高风险"慢性胰腺炎"的患者中发现了胰腺上皮内瘤的证据。与慢性胰腺炎推荐诊断指南相反（通常避免应用 FNA），在有孤立小叶、囊肿或结节的患者中通常需行 FNA 检查，或者至少，严密监视，甚至在一些患者中行选择性手术切除。

急性胰腺炎

急性胰腺炎诊断和分期

鉴别积液和评估腺体坏死比例是急性胰腺炎重要预测因素，通常用增强 CT 检查[21]。除了钙化灶，所有用于慢性胰腺炎诊断和分期的标准也可在急性胰腺炎中见到（包括囊肿和胰管扩张）。这是为什么通常建议在急性胰腺炎发作至少 4 ~ 6 周后再查找慢性胰腺炎的诊断依据。然而基本上不存在关于 EUS 在对急性胰腺炎检测和分期作用的文献数据。对比增强 EUS（稍后讨论）还没有被用于胰腺局部灌注不足评估的研究；这在理论上是可行的。用 MRI 评估灌注和积液表现有一定可行性[152,153]。MRI 和 EUS 在评估急性胰腺炎中的应用在一些患者中受到限制，尤其是肾衰竭或者应用静脉 CT 造影可能会对患者造成一定危害的的患者中，但是仍需要进一步研究。

自发性（复发）急性胰腺炎和胰腺分裂

急性胰腺炎 80% 的病因是酗酒或胆泥或结石阻塞胆总管。EUS 在胆总管结石诊断中的作用将在第 16 章讨论。其他 20% 的病例考虑是特发性，但是高达一半的病因可解释为多种原因，包括：药物、小结石病、肿瘤（尤其是年龄 > 60 岁的患者）、括约肌功能障碍（胆管或胰腺）、胰腺分裂、代谢原因（高钙血症、高甘油三酯血症）、自身免疫性疾病、遗传原因、罕见感染和其他状况。这些患者中高达一半出现慢性胰腺炎；把出现的这种情况称为一个原因可能是不正确的，然而，这种情况可能是间歇性急性发作的后遗损伤，而不是一个原因。因为接近 80% 的"特发性"病例在排除了明显病因（药物、代谢原因、老年患者、肿瘤）的情况下不再复发，通常没有必要进行更广泛的检查，除非问题再次出现[154]。EUS 在检测大多数急性胰腺炎病因的作用可比 MRCP，因此检测急性胰腺炎病因时这两种方法可交替使用。然而 EUS 有较高的肿瘤（在老年患者中）检出率和漏诊的胆道结石病检出率（在仍有胆囊，且常规成像检查正常的患者中），说明 EUS 可能是 MRCP 较好的辅助方法。图 13.6 显示了一个例子：CT 和 MRCP 检查漏诊的胆囊淤泥被 EUS 检出。

Yusoff 等[155] 在蒙特利尔研究了 370 例经 EUS 检查诊断为特异性胰腺炎的患者；169 例（46%）为复发性胰腺炎（即 54% 的人只发作过一次），124 例（34%）曾行胆囊切除术（即 66% 的人仍保留胆囊）。根据胆囊状态（缺失或存在），22% ~ 32% 的患者关于 EUS 有一个可能的解释（考虑慢性胰腺炎作为一个潜在的原因，患者的比例上升到 51% 和 63%）。在已经行胆囊切除术的复发性胰腺炎患者中胆道结石发现率低至 0%，但是另一个极端，在只发作过一次并且保留胆囊的胰腺炎患者中结石检出率高达 9%。在保留胆囊的患者中，11%EUS 检查可发现胆泥（在先前的成像检查中漏诊）。胰腺分裂的检出率也根据胆囊状态而不同，可能是因为胆道结石病与胰腺分裂相

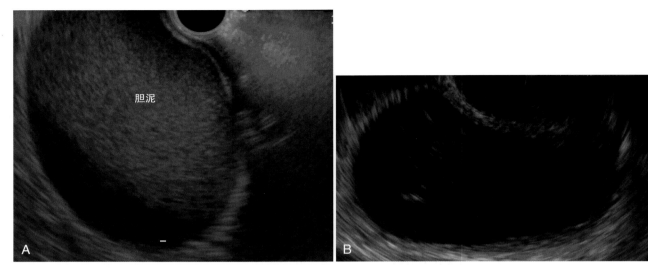

图 13.6　在其他影像上没有发现胆泥。**A**，急性特发性胰腺炎患者的胆囊（GB）线阵 EUS（7.5MHz）上发现了广泛的胆泥。计算机断层扫描和磁共振成像上没发现胆泥。**B**，在外部触诊和推动胆囊（通过按压右上腹）后，在线阵 EUS（7.5MHz）上发现一动态无影像的 1mm 回声带。

关性较小。当胆囊仍然存在时胰腺分裂检出率只有 5%，尽管已行胆囊切除术但当发生胰腺炎时检出率可达 11%。3% ～ 5% 的患者患有肿瘤。这项研究的局限性在于 EUS 在最后发作后 4 周就进行了。其他一个重要局限性是在"特发性"胰腺炎群组中包含酒精相关性胰腺炎［≤ 12 个在 2 周内有酒精饮用史（> 120g/d）的患者被纳入研究］。这两个因素可能使复发组慢性胰腺炎检出率增加，尤其在复发性胰腺炎中。

Tandon 和 Topazian 等 [156] 回顾了他们在 31 例特发性急性胰腺炎患者（一半为复发性，10% 为胆囊切除术后）中 EUS 的应用经验。检查结果包括微结石（16%）、胰腺分裂（7%）和癌症（3%）。在 45% 的病例中发现有慢性胰腺炎但是再一次强调，这未必是一个原因。这个研究的另一个局限性在于包括一大群受单次打击仍保留胆囊的患者几乎 10% 甚至还没有行过超声扫描，并且一些患者可能不需要任何先进的成像检查，除非是为了排除老年患者中肿瘤的可能性。另外，16 例（52%）患者有中到重度的饮酒，而且在最后一次打击后 2 ～ 3 周即行 EUS 检查，或许这些可以解释慢性胰腺炎的高检出率。

Norton 和 Alderson [157] 报道了他们研究的 44 例特发性胰腺炎患者（23% 为复发性，18% 为胆囊切除术后）。发现包括胆囊结石（50%）、胆总管结石病（9%）、胰腺分裂（2%）和肿瘤（2%）。慢性胰腺炎检出率为 9%。

Coyle 等 [158] 发表了他们研究的 90 名特发性胰腺炎患者（73% 为复发性，50% 为胆囊切除术后）的研究结果，其中 56 名进行了 EUS 检查加用胆囊收缩素（CCK）——刺激十二指肠采样。慢性胰腺炎检出率 30%。80% 患者的病因是通过 ERCP 检查，并行测压和选择性胆汁采样的方法发现，其中包括 31% 伴有 Oddi 括约肌功能障碍的患者。18 例患者有胆道原因；在 3 例患者中只有 EUS 检查发现这些异常。CCK- 刺激后的十二指肠采样和直接胆汁采样胆汁结晶之间的一致性还没有被报道。

Liu 等 [159] 前瞻性地评估了 89 例特发性胰腺炎患者中隐匿性的胆石病的发病率，在 50% 患者复查超声，甚至在 72% 患者行 ERCP 检查之后。在 18 例胆囊尚存的患者中 14 例被检出有胆石症；其中 3 例患者（17%）有胆总管结石症。所有这些病例经 ERCP 和胆囊切除术确诊。另一项研究在 42 例患有特发性复发性急性胰腺炎的患者中行 EUS 检查，显示了一个较高的胆石病和胆总管结石病的发病率。但是研究者没有注意在行 EUS 检查时他们研究的队列中有多少人的胆囊还在 [160]。

用 EUS 在十二指肠采样，用或者不用 CCK，还是很容易做到的，但准确性还没有很好地研究过，很多机构缺乏基础设施，及离心分离和检测胆汁晶体的经验。Lee 等 [161] 和 Ros [162] 的研究表明 73% ～ 74% 的患者的十二指肠抽取物存在结晶或胆泥并且合并不明原因的胰腺炎。看起来 EUS

也许比十二指肠晶体分析更准确（96%vs.67%）[63]需要更多的研究来验证当淤泥和结石不可见时，十二指肠提取物是否对于特发性胰腺炎是一种有效的辅助诊断手段。

EUS 对于不明原因的胰腺炎的成本效益尚不清楚。我们的研究[164]表明 EUS 在原位的胆囊用 EUS 诊断会降低费用，除了也许存在 50% 的机会寻找到失踪的胆囊结石，并且 20 个患者里有一个会有胆管结石。这些数字比之前 3 个研究[155,156,158]所报道的要高很多。当胆石症存在的概率＜ 41% 的时候更习惯用 ERCP。系统回顾支持在老年患者（尽管年龄阶段还不清楚）和那些胆囊位置正确的患者应用 EUS，但是调查者赞同年轻并有胆囊切除后复发性胰腺炎的患者，用 ERCP 测压或治疗胰腺分裂更好一些[22]。

胰腺分裂的检测

EUS 在探查胰腺分裂方面有中高度的准确性（视频 13.3）。尽管一些早期 MRCP 研究表明它有高度的准确性（有大量排除和验证依据），MRCP 的准确性应该说是适中。Bhutani[166]做的一个小型研究表明"堆栈现象"（通过十二指肠顶点的十二指肠内视图结果可见一门静脉，胰管和胆管同时走行的长轴视图）的不可视性是由于未发育的胰管增加了胰腺分裂的可能性。在这个研究中[166]，堆栈现象在 6 名胰腺分裂的患者中 67% 无法见到，相反的，30 名无胰腺分裂患者为 17%。2 个假阴性结果分别是由于扩张的腹侧胰管和腹侧胰管过长引起的。

Chen 等[167]也表明在胰腺分裂患者中不容易获得堆栈现象（49% 的胰腺分裂患者对比 .6% 无胰腺分裂患者）。然而，人们要谨慎地把这当作唯一的观察工具，因为之前的研究清楚的表明堆栈现象在 1/3 到一半的胰腺分裂患者中可见到。其他特征包括突出的背侧胰管（16% vs. 0%）和横管征（8% vs. 0%）。横管征表示看到 Santorini 环绕总胆管，因为它朝向十二指肠小乳头走形，但是可出现假阳性结果因为突出的未闭合的 Santorini 在普通患者中也可见到。

来自 Minneapolis 的 162 名患者的前瞻性研究提示[168]，14% 患者发生了胰腺分裂，这研究表明线阵 EUS 对于胰腺分裂有着高准确性（敏感性 95%）。主胰管从十二指肠大乳头处一直到胰腺体或一直穿越腹侧去排除胰腺分裂[168]。然而，35

（8%）个检查由于不完全可见性被排除出去了。如果这些患者被分为阴性检查，敏感性、特异性、阴性率和阳性率分别是 82%、98%、86% 和 97%。假阳性 EUS 检查包括胰体和胰头之间的胰管狭窄，并且 2 个患者有胰腺分裂。相反的是，41 位患者做了 ERCP，敏感性和特异度分别只有 60% 和 89%。一个胰腺分裂的病例给出了 MRCP 下的假阳性结果。

Vaughan 等[169]在对所有用过 EUS 检查的 MUSC 患者做回顾性研究时发现，敏感性和特异性要低得多。提到 MRCP，这些研究者也注意到了 MRCP 在给 111 名患者诊断胰腺分裂时准确度较低：在社区结果是 32% 的敏感性和在三级中心结果是 67% 的敏感性[170]。

Catalano[171]研究了 22 个胰腺分裂的患者并试图通过评估胰泌素的分泌判定哪个患者会对胰腺分裂支架植入术起反应。尽管这些调查表明了 81% 的敏感性和 83% 的特异性，观察者之间的可靠度是适中的（κ=0.58），他们定义的异常反应是不明确的。

增强 EUS 在胰腺炎的应用

EUS 刺激胰腺分泌和胰管超声在本书的其他地方详述。这里集中讲述 EUS 的两个辅助常规：对比增强和超声弹性成像。其他 EUS 的增强功能是图像的数字分析和特殊频谱分析，但是这些技术方面的资料太少。一个研究发现对于感兴趣部分的强回声区域的术后电脑分析往往和 EUS 的功能数字有关[172]。另一个研究看上去是 EUS 图像的术后电脑程序没什么用处，应用一种形式的数字图像分析和人工神经网络产生的灰度直方图，研究者能够区分癌症、慢性胰腺炎和正常组织[173]。然而，研究者标明的感兴趣的区域并不倾向于最终诊断。一个较早的研究表明相对于之前的研究，有着较差的特异度[174]。

一个从克利夫兰的验证性研究描述了 EUS 的散射超声射频频谱，这是用来收集数据后进行数字分析的示波器[175]。内容是：散射信号取决于有效形状和不均匀组织内的散射体的浓度，并且也是一个空间的组织的声阻抗的函数。这个 24 患者的研究表明 93% 的准确度来区分正常组织和非正常胰腺，77% 的准确度来区别癌症和慢性胰腺炎；

然而，这里面只有 3 个有慢性胰腺炎，模型重叠了 [175]。之前的技术也包括了这些研究内容。

对比增强 EUS

评估正常组织、炎症组织和癌症的不同灌注是增强 CT 最重要的一部分。直到最近，EUS 仍不能评估灌注。用血管内微泡评估病变部位灌注已经在评估淋巴结和团块组织病变中被研究 [90,176-180]。最相关的设置是区分胰腺炎症改变和恶性肿瘤。微泡（由无生命力外壳和充填物组成的气泡，比直径 6~8μm 的红血细胞还小，可较早地通过肺的脉管系统）可被超声波扭转；在超声"力量"（或机械指数）媒介下微泡不对称的压缩和松弛产生"非线性"反射可通过扩展谐波的捕获和其他技术被检测到。当前在美国没有批准任何可用于腹部成像的试剂。

Becker 等 [90] 研究了为区分炎症和瘤性团块静脉注射了造影剂（以白蛋白为基础的产品，Optison,Mallinckrodt,St. Louis）的德国患者。外科病理或 6 个月疾病无进展被当做结果。23 例非囊性肿块的患者中，5 例有急性胰腺炎史，其中 80% 最终被确诊为炎症。15 例低密度组织的患者均是是恶性的，高密度组织的 8 名患者中有 7 例是炎症（100% 的阳性预测价值和 88% 的阴性预测价值）。高密度组织单独诊断为恶性，那个患者 FNA 检查结果也为阳性；CT 也表现出高密度损害。ERCP 有 2 个假阴性预测结果和 4 个假阳性预测结果。最近，EUS 使用第二代药物，如 Sonovue（六氟化硫脂质微球体，Bracco,Milan）并且在早期的评估最佳设置（如最佳机械指数）试点研究中，显示出了可行性 [177]。Sonovue 在美国之外被用于腹部 EUS，尤其是由于它能够探查肝组织 [178,179]。但是在美国却不能够这样应用。德国的一个关于 EUS 和 Sonovue 的研究表明 EUS 的敏感性和特异性（73% 和 83%）在胰腺癌诊断方面各自上升到 91% 和 93%，由于增强 EUS 的应用 [180]。

MUSC 的研究者使用 Definity(Lantheus Medical Imaging, North Billerica, Massachusetts)，第二代全氟丙烷脂质微球造影剂，在美国被批准用于心脏超声造影，原型线性奥林巴斯内镜（XGF-UC180, Olympu），AlokaProsound，Alpha10 处理器（Aloka, Tokyo, Japan）共同对 21 例患者进行检查。用扩展纯谐波检测间断或连续的成像是。EUS 内镜医师被要求在对比增强检查前后对病变进行 Likert 特量表评分，以检测病变的进程。EUS 的对比增强谐波，不伴 FNA，其阳性和阴性预测价值均超 80%。它在纠正一些诊断的同时可以解决一些 EUS 检查未确诊的病例（图 13.7）。这种技术能区分实体和囊性病变，并且它可检测到肝血管瘤的独特血管模式并且与将它和胰腺转移区区分开来。然而，在 16 个胰腺组织成像中，与传统 EUS 没有明显争议；因此，遗憾的是，在小样本中，其在检测胰腺组织的附加值并不清楚 [176]。

假阴性结果（在肿瘤组织中灌注均匀）可发生在神经内分泌肿瘤和淋巴瘤，检查可见正常灌注或者高灌注区。假阳性结果（良性病变出现低灌注）可发生在坏死、瘢痕或小囊性病变区，因为这些地方没有血流灌注。

EUS 与弹性成像

弹性成像是 EUS 的附加功能，可以允许评定并测量组织弹性。恶性淋巴瘤和肿瘤较良性淋巴瘤和组织往往更坚硬和弹性更差。然而，已知与炎性过程中的重叠 [181]。这项技术是基于检测由压缩所导致的 B 结构图像中小结构的变形。变形度（斑点动态）被用作是组织硬度的指标 [181]。现在的软件，根据相应弹性（坚固的蓝色到柔软的红色），绘制病变的色彩图，因此同质性或异构模式可以评估其"硬度"。

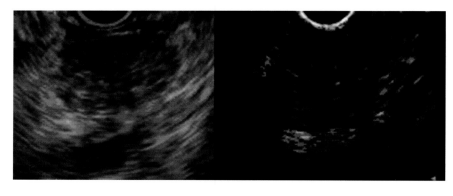

图 13.7 胰体癌的对比度增强谐波 EUS。 胰体癌的线阵 B 结构的 EUS 发现，脾静脉（左）除了一个用 Definity（右）的后期门脉期的对比度增强谐波 EUS 影像外，都具有典型的分散灌注和低灌注缺陷。

一项德国试点研究包括与 20 名正常人、20 名慢性胰腺炎患者和 33 个弹性成像发现胰腺炎，发现慢性胰腺炎和肿瘤之间有巨大的重叠[181]。这些研究者没发现这项技术在区分这两种组织之间的用处。纤维化应该比正常组织更坚硬；然而，结果虽然没有被正式评估，调查人员相信弹性成像在区分正常胰腺和慢性胰腺炎方面没有用处，除非是在进展更明显的病例中[181]。一个 222 名患者（在 121 例患者中评估胰腺肿块）的欧洲的多中心内镜研究显示，增强 EUS 较传统 EUS 在敏感性上没有什么提高（均为 92%），但是它显示特异性的有小幅提高（80% vs. 69%）[182]。

EUS 在区分炎症和肿瘤方面的局限在于，并不是所有的肿瘤都是坚硬的或实性的，并且慢性局灶性胰腺炎可以是很坚硬的[181]。这项技术在诊断慢性胰腺炎方面是有限的，因为在早期病例中，极小的纤维化灶在弹性成像上没什么变化。另外，颜色编码的图像是由软件执行有关到其他组织中存在的图像帧，而不是"校准"到一个已知的组织硬度[181]。这个软件试图用全彩色结构即使病灶处是匀质柔软的或者匀质坚硬的。因此，这个区域的血管和其他结构可能影响应用的色彩结构或者某一特定部位的标记的色彩。

小结

EUS 对诊断慢性胰腺炎有较高的准确性：钙化或 5 项及以上标准的出现与 ERCP 和胰腺外分泌功能检测结果有较好的关联性。如果诊断标准发现不足 3 项，尤其是无诊断标准时，可有效地排除慢性胰腺炎。3 项或 4 项标准的出现是最好的整体截断；研究正好处在或者接近这个整体截断时是基本不能确定诊断的，并且不能改变对一个人怀疑某种疾病的预测值。不推荐通过 FNA 获得组织学标本活检或 Tru-cut 活检。使用出现的诊断标准的数量来对慢性胰腺炎严重程度进行分期（即轻度、中度、重度）也是不被推荐的。功能性 MRCP 检查是个有竞争性技术，但是在早期疾病的诊断中准确率不高。

EUS 在鉴别复发性特发性胰腺炎病因时很有用。EUS 在老年患者和胆囊仍在原位的患者中诊断率是最高的，对这些患者来说甚至是除 MRCP 外较有用的检测方法。检出率在没有胆囊的年轻患者中较受限制。共存的慢性胰腺炎也能被较可靠的诊断，EUS 可能与处于疼痛状态的慢性胰腺炎患者特别相关。尽管需要更多的研究证实，EUS 诊断胰腺分裂表现出特异性，并且似乎比 MRCP 更灵敏（尤其是当 MRCP 结果在社区环境中被阅读）。无法实现的堆栈现象增加了胰腺分裂的可疑，但是出现遵循（或不遵循）胰管从大壶腹到膝部（或从腹侧到背侧）的走行更可靠。

尽管不是很完美，但 EUS 仍是区分胰腺炎症（炎性假瘤）和胰腺癌性肿瘤最好的检测技术之一。FNA 通常不是必需的，因为 EUS 检查发现炎性改变单独出现或者病变松散且没有可察觉的炎性团块此时有很强的阴性预测价值。在团块性质不能确定时，FNA 确实是比较有用的。大多数情况下，这种类别需要在接近一个月的时间内做一些类型的后续成像检查来检测罕见的 EUS 假阴性结果，并确定诊断及良性团块的稳定性。EUS 可怀疑 AIP 可能性，且 Tru-cut 活检在一些选定的患者中有用，但是血清 IgG4 检测在大多数病例中更安全可靠。促胰液素刺激 EUS 检查，EUS 和成像分析，对比增强 EUS，EUS 与弹性成像是有前途的 EUS 附加检查方法，需要进一步研究。

致谢

感谢 David Lewin 博士（Professor，Department of Pathology，Medical University of South Carolina）为他在工作中帮我获得数据以展示 EUS 结果的可能病理联系，感谢 Michael Levy（Associate Professor，Department of Medicine，Mayo Clinic，Rochester，Minnesota），在他的帮助下获得了描绘 EUS 引导下获得典型 AIP 标本组织特征的显微镜图像。

参考文献

1. Hisanaga K, Hisanaga A, Nagata K, Ichie Y. High speed rotating scanner for transgastric sonography. *AJR Am J Roentgenol.* 1980;135:627–639.
2. DiMagno EP, Buxton JL, Regan PT, et al. Ultrasonic endoscope. *Lancet.* 1980;22:629–631.
3. DiMagno EP, Regan PT, Clain JE, et al. Human endoscopic ultrasonography. *Gastroenterology.* 1982;83(4):824–829.
4. Snady H. Endoscopic ultrasonography in benign pancreatic disease. *Surg Clin North Am.* 2001;81(2):329–344.
5. Inui K, Nakazawa S, Yoshino J, Okushima K, Nakamura Y. Endoluminal ultrasonography for pancreatic diseases. *Gastroenterol Clin North Am.* 1999;28(3):771–781.
6. Clain JE, Pearson RK. Diagnosis of chronic pancreatitis: is a gold standard necessary? *Surg Clin North Am.* 1999;79:829–845.
7. Raimondo M, Wallace MB. Diagnosis of early chronic pancreatitis by endoscopic ultrasound: are we there yet? *JOP.* 2004;5(1):1–7.
8. Etemab B, Whitcomb DC. Chronic pancreatitis: diagnosis, classification, and new genetic developments. *Gastroenterology.* 2001;120:682–707.
9. Bhutani MS. Endoscopic ultrasound in pancreatic diseases: Indications, limitations and the future. *Gastroenterol Clin North Am.* 1999;28:

747–770.

10. Wallace MB, Hawes RH. Endoscopic ultrasound in the evaluation and treatment of chronic pancreatitis. *Pancreas*. 2001;23(1):26–35.

11. Dancygier H. Endoscopic ultrasonography in chronic pancreatitis. *Gastrointest Endosc Clin N Am*. 1995;5:795–804.

12. Wiersema MJ, Wiersema LM. Endosonography of the pancreas: normal variation versus changes of early chronic pancreatitis. *Gastrointest Endosc Clin N Am*. 1995;5:487–496.

13. Kahl S, Glasbrenner B, Zimmerman S, Malfertheiner P. Endoscopic ultrasound in pancreatic diseases. *Dig Dis*. 2002;20:120–126.

14. Finkelberg DL, Sahani D, Deshpande V, Brugge WR. Autoimmune pancreatitis. *N Engl J Med*. 2006;355(25):2670–2676.

15. Catalano MF, Sahai A, Levy M, et al. EUS-based criteria for the diagnosis of chronic pancreatitis: the Rosemont classification. *Gastrointest Endosc*. 2009;69(7):1251–1261.

16. Forsmark CE. Chronic pancreatitis. In: Feldman M, Tschumy WOJ, Friedman LS, Sleisenger MH, eds. *Sleisenger & Fordtran's Gastrointestinal and Liver Disease*. 7th ed, Philadelphia: Elsevier; 2002:943–969.

17. Adler DG, Lichtenstein D, Baron TH, et al. The role of endoscopy in patients with chronic pancreatitis. *Gastrointest Endosc*. 2006;63(7):933–937.

18. Chari ST, Longnecker DS, Kloppel G. The diagnosis of autoimmune pancreatitis: a Western perspective. *Pancreas*. 2009;38(8):846–848.

19. Otsuki M, Chung JB, Okazaki K, et al. Asian diagnostic criteria for autoimmune pancreatitis: consensus of the Japan-Korea Symposium on Autoimmune Pancreatitis. *J Gastroenterol*. 2008;43(6):403–408.

20. Okazaki K, Kawa S, Kamisawa T, et al. Japanese clinical guidelines for autoimmune pancreatitis. *Pancreas*. 2009;38(8):849–866.

21. DiMagno EP, Chari S. Acute pancreatitis. In: Feldman M, Tschumy WOJ, Friedman LS, Sleisenger MH, eds. *Sleisenger & Fordtran's Gastrointestinal and Liver Disease*. 7th ed, Philadelphia: Elsevier; 2002:913–942.

22. Wilcox CM, Varadarajulu S, Eloubeidi M. Role of endoscopic evaluation in idiopathic pancreatitis: a systematic review. *Gastrointest Endosc*. 2006;63(7):1037–1045.

23. Burns PN, Wilson SR. Microbubble contrast for radiological imaging: 1. Principles. *Ultrasound Q*. 2006;22(1):5–13.

24. Sugiyama M, Haradome H, Atomi Y. Magnetic resonance imaging for diagnosing chronic pancreatitis. *J Gastroenterol*. 2007;42(suppl 17):108–112.

25. Catalano MF, Lahoti S, Geenen JE, Hogan WJ. Prospective evaluation of endoscopic ultrasonography, endoscopic retrograde pancreatography, and secretin test in the diagnosis of chronic pancreatitis. *Gastrointest Endosc*. 1998;48(1):11–17.

26. Wiersema MJ, Hawes RH, Lehman G, et al. Prospective evaluation of endoscopic ultrasonography and endoscopic retrograde cholangiopancreatography in patients with chronic abdominal pain of suspected pancreatic origin. *Endoscopy*. 1993;25:555–564.

27. Wallace MB, Hawes RH, Durkalski V, et al. The reliability of EUS for the diagnosis of chronic pancreatitis: interobserver agreement among experienced endosonographers. *Gastrointest Endosc*. 2001;53(3):294–299.

28. Sahai AV, Mishra G, Penman ID, et al. EUS to detect evidence of pancreatic disease in patients with persistent or nonspecific dyspepsia. *Gastrointest Endosc*. 2000;52:153–159.

29. Savides TJ, Gress FG, Zaidi SA, et al. Detection of embryologic ventral pancreatic parenchyma with endoscopic ultrasound. *Gastrointest Endosc*. 1996;43:14–19.

30. Donald JJ, Shorvon PJ, Lees WR. A hypoechoic area within the head of the pancreas: a normal variant. *Clin Radiol*. 1990;41:337–338.

31. Atri M, Nazarnia S, Mehio A, et al. Hypoechogenic embryologic ventral aspect of the head and uncinate process of the pancreas: in vitro correlation of US with histopathologic findings. *Radiology*. 1994;190:441–444.

32. Axon AT, Classen M, Cotton PB, et al. Pancreatography in chronic pancreatitis: international definitions. *Gut*. 1984;25:1107–1112.

33. Gillams A, Pereira S, Webster G, Lees W. Correlation of MRCP quantification (MRCPQ) with conventional non-invasive pancreatic exocrine function tests. *Abdom Imaging*. 2008;33(4):469–473.

34. Gillams AR, Lees WR. Quantitative secretin MRCP (MRCPQ): results in 215 patients with known or suspected pancreatic pathology. *Eur Radiol*. 2007;17(11):2984–2990.

35. Cheon YK, Cho KB, Watkins JL, et al. Frequency and severity of post-ERCP pancreatitis correlated with extent of pancreatic ductal opacification. *Gastrointest Endosc*. 2007;65(3):385–393.

36. Sahai AV, Zimmerman M, Aabakken L, et al. Prospective assessment of the ability of endoscopic ultrasound to diagnose, exclude, or establish the severity of chronic pancreatitis found by endoscopic retrograde cholangiopancreatography. *Gastrointest Endosc*. 1998;48(1):18–25.

37. International Working Group for Minimum Standard Terminology for Gastrointestinal Endosonography. Reproduction of minimum standard terminology in gastrointestinal endosonography. *Dig Endosc*. 1998;10:158–184.

38. World Organisation of Digestive Endoscopy (OMED) Committee of Documentation and Standardization. *Minimum standard terminology (MST v 3.0)*. 3.0 ed. 2009. Available at http://www.omed.org/index.php/resources/re_mst/; Accessed May 19, 2010.

39. Romagnuolo J, Joseph L, Barkun AN. Interpretation of diagnostic tests. In: Rosenberg L, Joseph L, Barkun AN, eds. *Surgical Arithmetic: Epidemiological, Statistical, and Outcome-Based Approach to Surgical Practice*. Landes Bioscience: Georgetown, Tex; 2000:64–83.

40. Altman DG. *Practical Statistics for Medical Students*. London: Chapman and Hall; 1991.

41. Landis JR, Koch GG. An application of hierarchical kappa-type statistics in the assessment of majority agreement among multiple observers. *Biometrics*. 1977;33(2):363–374.

42. Fleiss JL. *Statistical Methods for Rates and Proportions*. 2nd ed, New York: John Wiley & Sons; 1981.

43. Lau JY, Sung JJ, Chan AC, et al. Stigmata of hemorrhage in bleeding peptic ulcers: an interobserver agreement study among international experts. *Gastrointest Endosc*. 1997;46:33–36.

44. von Kummer R, Holle R, Gizyska U, et al. Interobserver agreement in assessing early CT signs of middle cerebral artery infarction. *AJNR Am J Neuroradiol*. 1996;17:1743–1748.

45. Lok CE, Moragan CD, Ranganathan N. The accuracy and interobserver agreement in detecting the "gallop sounds" by cardiac auscultation. *Chest*. 1998;114:1283–1288.

46. Takehara Y, Ichijo K, Tooyama N, et al. Breath-hold MR cholangiopancreatography with a long-echo-train fast spin-echo sequence and a surface coil in chronic pancreatitis. *Radiology*. 1994;192(1):73–78.

47. Lieb J, Palma D, Leblanc J, et al. Intraobserver agreement and variability Among endosonographers for EUS features of chronic pancreatitis [abstract]. *Gastrointest Endosc*. 2009;69:AB239.

48. Reuben A, Johnson AL, Cotton PB. Is pancreatogram interpretation reliable? A study of observer variation and error. *Br J Radiol*. 1978;51(612):956–962.

49. Romagnuolo J. EUS in inflammatory disease of the pancreas. In: Hawes RH, Fockens P, eds. *Endosonography*. Vol 1, London: Elsevier; 2006:155–176.

50. Chong AK, Hawes RH, Hoffman BJ, et al. Diagnostic performance of EUS for chronic pancreatitis: a comparison with histopathology. *Gastrointest Endosc*. 2007;65(6):808–814.

51. Morris-Stiff G, Webster P, Frost B, et al. Endoscopic ultrasound reliably identifies chronic pancreatitis when other imaging modalities have been non-diagnostic. *JOP*. 2009;10(3):280–283.

52. Varadarajulu S, Eltoum I, Tamhane A, Eloubeidi MA. Histopathologic correlates of noncalcific chronic pancreatitis by EUS: a prospective tissue characterization study. *Gastrointest Endosc*. 2007;66(3):501–509.

53. Kahl S, Glasbrenner B, Leodolter A, et al. EUS in the diagnosis of early chronic pancreatitis: a prospective follow-up study. *Gastrointest Endosc*. 2002;55(4):507–511.

54. Rajan E, Clain JE, Levy MJ, et al. Age-related changes in the pancreas identified by EUS: a prospective evaluation. *Gastrointest Endosc*. 2005;61(3):401–406.

55. Chong AK, Romagnuolo J. Gender-related changes in the pancreas detected by EUS. *Gastrointest Endosc*. 2005;62(3):475.

56. Thuler FP, Costa PP, Paulo GA, et al. Endoscopic ultrasonography and alcoholic patients: can one predict early pancreatic tissue abnormalities? *JOP*. 2005;6(6):568–574.

57. Yusoff IF, Sahai AV. A prospective, quantitative assessment of the effect of ethanol and other variables on the endosonographic appearance of the pancreas. *Clin Gastroenterol Hepatol*. 2004;2(5):405–409.

58. Joseph L, Gyorkos TW, Coupal L. Bayesian estimation of disease prevalence and the parameters of diagnostic tests in the absence of a gold standard. *Am J Epidemiol*. 1995;141:263–272.

59. Fekete PS, Nunez C, Pitlik DA. Fine-needle aspiration biopsy of the pancreas: a study of 61 cases. *Diagn Cytopathol*. 1986;2:301–306.

60. Hollerbach S, Klamann A, Topalidis T, Schmiegel WH. Endoscopic ultrasonography (EUS) and fine-needle aspiration (FNA) cytology for diagnosis of chronic pancreatitis. *Endoscopy*. 2001;33(10):824–831.

61. Regev A, Berho M, Jeffers LJ, et al. Sampling error and intraobserver variation in liver biopsy in patients with chronic HCV infection. *Am J Gastroenterol*. 2002;97(10):2614–2618.

62. Romagnuolo J, Schiller D, Bailey RJ. Using breath tests wisely in a gastroenterology practice: an evidence-based review of indications and pitfalls in interpretation. *Am J Gastroenterol*. 2002;97:1113–1126.

63. Hayakawa T, Kondo T, Shibata T, et al. Relationship between pancreatic exocrine function and histological changes in chronic pancreatitis. *Am J Gastroenterol*. 1992;87:1170–1174.

64. Research Committee for Chronic Pancreatitis, Japanese Society of Gastroenterology. Yamagata S, ed. *Clinical Diagnostic Criteria for Chronic Pancreatitis*. Igakutosho: Tokyo; 1984.

65. Heij HA, Obertop H, van Blankenstein M, et al. Relationship between functional and histological changes in chronic pancreatitis. *Dig Dis Sci*. 1986;31:1009–1013.

66. Heij HA, Obertop H, van Blankenstein M, et al. Comparison of endoscopic retrograde pancreatography with functional and histologic changes in chronic pancreatitis. *Acta Radiol*. 1987;28:289–293.

67. Hardt PD, Marzeion AM, Schnell-Kretschmer H, et al. Fecal elastase 1 measurement compared with endoscopic retrograde cholangiopancreatography for the diagnosis of chronic pancreatitis. *Pancreas*. 2002;25(1):e6–e9.

68. Loser C, Mollgaard A, Folsch UR. Faecal elastase 1: a novel, highly sensitive, and specific tubeless pancreatic function test. *Gut*. 1996;39(4):580–586.

69. Lankisch PG, Schmidt I, Konig H, et al. Faecal elastase 1: not helpful in diagnosing chronic pancreatitis associated with mild to moderate exocrine pancreatic insufficiency. *Gut*. 1998;42(4):551–554.

70. Lomas DJ, Bearcroft PW, Gimson AE. MR cholangiopancreatography: prospective comparison of a breath-hold 2D projection technique with diagnostic ERCP. *Eur Radiol*. 1411;9(7):1411–1417.

71. Manfredi R, Costamagna G, Brizi MG, et al. Severe chronic pancreatitis versus suspected pancreatic disease: dynamic MR cholangiopancreatography after secretin stimulation. *Radiology*. 2000;214(3):849–855.

72. Calvo MM, Bujanda L, Calderon A, et al. Comparison between magnetic

resonance cholangiopancreatography and ERCP for evaluation of the pancreatic duct. *Am J Gastroenterol.* 2002;97:347–353.

73. Alcaraz MJ, De la Morena EJ, Polo A, et al. A comparative study of magnetic resonance cholangiography and direct cholangiography. *Rev Esp Enferm Dig.* 2000;92(7):427–438.

74. Czako L, Endes J, Takacs T, et al. Evaluation of pancreatic exocrine function by secretin-enhanced magnetic resonance cholangiopancreatography. *Pancreas.* 2001;23(3):323–328.

75. Kalapala R, Sunitha L, Nageshwar RD, et al. Virtual MR pancreatoscopy in the evaluation of the pancreatic duct in chronic pancreatitis. *JOP.* 2008;9(2):220–225.

76. Buscail L, Escourrou J, Moreau J, et al. Endoscopic ultrasonography in chronic pancreatitis: a comparative prospective study with conventional ultrasonography, computed tomography, and ERCP. *Pancreas.* 1995;10:251–257.

77. Begg CB. Biases in the assessment of diagnostic tests. *Stat Med.* 1987;6:411–423.

78. Lachs MS, Nachamkin I, Edelstein PH, et al. Spectrum bias in the evaluation of diagnostic tests: lessons from the rapid dipstick test for urinary tract infection. *Ann Intern Med.* 1992;117(2):135–140.

79. Chowdhury R, Bhutani MS, Mishra G, et al. Comparative analysis of direct pancreatic function testing versus morphological assessment by endoscopic ultrasonography for the evaluation of chronic unexplained abdominal pain of presumed pancreatic origin. *Pancreas.* 2005;31(1):63–68.

80. DeWitt J, McGreevy K, LeBlanc J, et al. EUS-guided Trucut biopsy of suspected nonfocal chronic pancreatitis. *Gastrointest Endosc.* 2005;62(1):76–84.

81. Ammann RW, Heitz PU, Kloppel G. Course of alcoholic chronic pancreatitis: a prospective clinicomorphological long-term study. *Gastroenterology.* 1996;111(1):224–231.

82. Bhutani MS, Ahmed I, Verma D, et al. An animal model for studying endoscopic ultrasound changes of early chronic pancreatitis with histologic correlation: a pilot study. *Endoscopy.* 2009;41(4):352–356.

83. Chen RYM, Hino S, Aithal GP, et al. Endoscopic ultrasound (EUS) features of chronic pancreatitis predate subsequent development of abnormal endoscopic retrograde pancreatogram (ERP) [abstract]. *Gastrointest Endosc.* 2002;55:AB242.

84. Hastier P, Buckley MJ, Francois E, et al. A prospective study of pancreatic diseases in patients with alcoholic cirrhosis: comparative diagnostic value of ERCP and EUS and long-term significance of isolated parenchymal abnormalities. *Gastrointest Endosc.* 1999;49:705–709.

85. Pungpapong S, Wallace MB, Woodward TA, et al. Accuracy of endoscopic ultrasonography and magnetic resonance cholangiopancreatography for the diagnosis of chronic pancreatitis: a prospective comparison study. *J Clin Gastroenterol.* 2007;41(1):88–93.

86. Singh P, Vela S, Agrawal D, et al. Long term outcome in patients with endosonographic findings suggestive of mild chronic pancreatitis [abstract]. *Gastrointest Endosc.* 2004;59:AB231.

87. Delhaze M, Jonard P, Gigot JF, et al. [Chronic pancreatitis and pancreatic cancer: an often difficult differential diagnosis]. *Acta Gastroenterol Belg.* 1989;52:458–466 [in French].

88. DelMaschio A, Vanzulli A, Sironi S, et al. Pancreatic cancer versus chronic pancreatitis: diagnosis with CA 19-9 assessment, US, CT, and CT-guided fine-needle biopsy. *Radiology.* 1991;178:95–99.

89. Lowenfels AB, Maisonneuve P, Cavallini G, et al. Pancreatitis and the risk of cancer. *N Engl J Med.* 1993;328:1433–1437.

90. Becker D, Strobel D, Bernatik T, Hahn EG. Echo-enhanced color- and power-Doppler EUS for the discrimination between focal pancreatitis and pancreatic carcinoma. *Gastrointest Endosc.* 2001;53(7):784–789.

91. McGuire DE, Venu RP, Brown RD, et al. Brush cytology for pancreatic carcinoma: an analysis of factors influencing results. *Gastrointest Endosc.* 1996;44(3):300–304.

92. Vandervoort J, Soetikno RM, Montes H, et al. Accuracy and complication rate of brush cytology from bile duct versus pancreatic duct. *Gastrointest Endosc.* 1999;49(3 Pt 1):322–327.

93. Kochman ML. EUS in pancreatic cancer. *Gastrointest Endosc.* 2002;56:S6–S12.

94. Mallery JS, Centeno BA, Hahn PF, et al. Pancreatic tissue sampling guided by EUS, CT/US, and surgery: a comparison of sensitivity and specificity. *Gastrointest Endosc.* 2002;56:218–224.

95. Barthet M, Portal I, Boujaoude J, et al. Endoscopic ultrasonographic diagnosis of pancreatic cancer complicating chronic pancreatitis. *Endoscopy.* 1996;28(6):487–491.

96. Sackett DL, Haynes RB, Guyatt GH, Tugwell P. *Clinical Epidemiology: A Basic Science for Clinical Medicine.* 2nd ed. Boston: Little, Brown; 1991.

97. Kaufman AR, Sivak Jr MV. Endoscopic ultrasonography in the differential diagnosis of pancreatic disease. *Gastrointest Endosc.* 1989;35:214–219.

98. Nattermann C, Goldschmidt M, Dancygier H. [Endosonography in the assessment of pancreatic tumors: a comparison of the endosonographic findings of carcinomas and segmental inflammatory changes]. *Dtsch Med Wochenschr.* 1995;120:1571–1576 [in German].

99. Glasbrenner B, Schwartz M, Pauls S, et al. Prospective comparison of endoscopic ultrasound and endoscopic retrograde cholangiopancreatography in the preoperative assessment of masses in the pancreatic head. *Dig Surg.* 2000;17:468–474.

100. Varadarajulu S, Tamhane A, Eloubeidi MA. Yield of EUS-guided FNA of pancreatic masses in the presence or the absence of chronic pancreatitis. *Gastrointest Endosc.* 2005;62(5):728–736; quiz 751, 753.

101. Yu XJ, Long J, Fu DL, et al. Analysis of gene expression profiles in pancreatic carcinoma by using cDNA microarray. *Hepatobiliary Pancreat Dis Int.* 2003;2(3):467–470.

102. Chhieng DC, Benson E, Eltoum I, et al. MUC1 and MUC2 expression in pancreatic ductal carcinoma obtained by fine-needle aspiration. *Cancer.* 2003;99(6):365–371.

103. Crnogorac-Jurcevic T, Missiaglia E, Blaveri E, et al. Molecular alterations in pancreatic carcinoma: expression profiling shows that dysregulated expression of S100 genes is highly prevalent. *J Pathol.* 2003;201(1):63–74.

104. Iacobuzio-Donahue CA, Ashfaq R, Maitra A, et al. Highly expressed genes in pancreatic ductal adenocarcinomas: a comprehensive characterization and comparison of the transcription profiles obtained from three major technologies. *Cancer Res.* 2003;63(24):8614–8622.

105. Jonckheere N, Perrais M, Mariette C, et al. A role for human MUC4 mucin gene, the ErbB2 ligand, as a target of TGF-beta in pancreatic carcinogenesis. *Oncogene.* 2004;23(34):5729–5738.

106. Juuti A, Nordling S, Louhimo J, et al. Loss of p27 expression is associated with poor prognosis in stage I-II pancreatic cancer. *Oncology.* 2003;65(4):371–377.

107. Missiaglia E, Blaveri E, Terris B, et al. Analysis of gene expression in cancer cell lines identifies candidate markers for pancreatic tumorigenesis and metastasis. *Int J Cancer.* 2004;112(1):100–112.

108. Su SB, Motoo Y, Iovanna JL, et al. Expression of p8 in human pancreatic cancer. *Clin Cancer Res.* 2001;7(2):309–313.

109. Maacke H, Jost K, Opitz S, et al. DNA repair and recombination factor Rad51 is over-expressed in human pancreatic adenocarcinoma. *Oncogene.* 2000;19(23):2791–2795.

110. Biankin AV, Morey AL, Lee CS, et al. DPC4/Smad4 expression and outcome in pancreatic ductal adenocarcinoma. *J Clin Oncol.* 2002;20(23):4531–4542.

111. Boltze C, Schneider-Stock R, Aust G, et al. CD97, CD95 and Fas-L clearly discriminate between chronic pancreatitis and pancreatic ductal adenocarcinoma in perioperative evaluation of cryocut sections. *Pathol Int.* 2002;52(2):83–88.

112. Casey G, Yamanaka Y, Friess H, et al. p53 mutations are common in pancreatic cancer and are absent in chronic pancreatitis. *Cancer Lett.* 1993;69(3):151–160.

113. Di Sebastiano P, di Mola FF, Di Febbo C, et al. Expression of interleukin 8 (IL-8) and substance P in human chronic pancreatitis. *Gut.* 2000;47(3):423–448.

114. Liao Q, Kleeff J, Xiao Y, et al. Preferential expression of cystein-rich secretory protein-3 (CRISP-3) in chronic pancreatitis. *Histol Histopathol.* 2003;18(2):425–433.

115. Logsdon CD, Simeone DM, Binkley C, et al. Molecular profiling of pancreatic adenocarcinoma and chronic pancreatitis identifies multiple genes differentially regulated in pancreatic cancer. [erratum appears in *Cancer Res.* 2003;63(12):3445]. *Cancer Res.* 2003;63(10):2649–2657.

116. Mitas M, Cole DJ, Hoover L, et al. Real-time reverse transcription-PCR detects KS1/4 mRNA in mediastinal lymph nodes from patients with non-small cell lung cancer. *Clin Chem.* 2003;49:312–315.

117. Yamaguchi Y, Watanabe H, Yrdiran S, et al. Detection of mutations of p53 tumor suppressor gene in pancreatic juice and its application to diagnosis of patients with pancreatic cancer: comparison with K-ras mutation. *Clin Cancer Res.* 1999;5(5):1147–1153.

118. Sturm PD, Rauws EA, Hruban RH, et al. Clinical value of K-ras codon 12 analysis and endobiliary brush cytology for the diagnosis of malignant extrahepatic bile duct stenosis. *Clin Cancer Res.* 1999;5(3):629–635.

119. Stewart CJ, Burke GM. Value of p53 immunostaining in pancreaticobiliary brush cytology specimens. *Diagn Cytopathol.* 2000;23(5):308–313.

120. Levy MJ, Clain JE, Clayton A, et al. Preliminary experience comparing routine cytology results with the composite results of digital image analysis and fluorescence in situ hybridization in patients undergoing EUS-guided FNA. *Gastrointest Endosc.* 2007;66(3):483–490.

121. Chari ST, Takahashi N, Levy MJ, et al. A diagnostic strategy to distinguish autoimmune pancreatitis from pancreatic cancer. *Clin Gastroenterol Hepatol.* 2009;7(10):1097–1103.

122. Keogan MT, Tyler D, Clark L, et al. Diagnosis of pancreatic carcinoma: role of FDG PET. *AJR. Am J Roentgenol.* 1998;171(6):1565–1570.

123. Rajput A, Stellato TA, Faulhaber PF, et al. The role of fluorodeoxyglucose and positron emission tomography in the evaluation of pancreatic disease. *Surgery.* 1998;124(4):793–797.

124. Bares R, Klever P, Hauptmann S, et al. F-18 fluorodeoxyglucose PET in vivo evaluation of pancreatic glucose metabolism for detection of pancreatic cancer. *Radiology.* 1994;192(1):79–86.

125. Higashi T, Saga T, Nakamoto Y, et al. Diagnosis of pancreatic cancer using fluorine-18 fluorodeoxyglucose positron emission tomography (FDG PET): usefulness and limitations in "clinical reality." *Ann Nucl Med.* 2003;17:261–279.

126. Nakamoto Y, Higashi T, Sakahara H, et al. Delayed (18)F-fluoro-2-deoxy-D-glucose positron emission tomography scan for differentiation between malignant and benign lesions in the pancreas. *Cancer.* 2000;89:2547–2554.

127. van Kouwen MC, Jansen JB, van Goor H, et al. FDG-PET is able to detect pancreatic carcinoma in chronic pancreatitis. *Eur J Nucl Med Mol Imaging.* 2005;32(4):399–404.

128. Kajiwara M, Kojima M, Konishi M, et al. Autoimmune pancreatitis with multifocal lesions. *J Hepatobiliary Pancreat Surg.* 2008;15(4):449–452.

129. Sah RP, Pannala R, Chari ST, et al. Prevalence, diagnosis, and profile of autoimmune pancreatitis presenting with features of acute or chronic pancreatitis. *Clin Gastroenterol Hepatol.* 2010;8(1):91–96.

130. Chari ST, Smyrk TC, Levy MJ, et al. Diagnosis of autoimmune pancreati-

tis: the Mayo Clinic experience. *Clin Gastroenterol Hepatol.* 2006;4(8): 1010–1016; quiz 934.

131. Ghazale A, Chari ST, Smyrk TC, et al. Value of serum IgG4 in the diagnosis of autoimmune pancreatitis and in distinguishing it from pancreatic cancer. *Am J Gastroenterol.* 2007;102(8):1646–1653.

132. Choi EK, Kim MH, Lee TY, et al. The sensitivity and specificity of serum immunoglobulin G and immunoglobulin G4 levels in the diagnosis of autoimmune chronic pancreatitis: Korean experience. *Pancreas.* 2007; 35(2):156–161.

133. Frulloni L, Lunardi C, Simone R, et al. Identification of a novel antibody associate with autoimmune pancreatitis. *N Engl J Med.* 2009;361(22): 2135–2142.

134. Kubota K, Kato S, Akiyama T, et al. Differentiating sclerosing cholangitis caused by autoimmune pancreatitis and primary sclerosing cholangitis according to endoscopic duodenal papillary features. *Gastrointest Endosc.* 2008;68(6):1204–1208.

135. Kamisawa T, Tu Y, Egawa N, et al. A new diagnostic endoscopic tool for autoimmune pancreatitis. *Gastrointest Endosc.* 2008;68(2):358–361.

136. Deshpande V, Mino-Kenudson M, Brugge WR, et al. Endoscopic ultrasound guided fine needle aspiration biopsy of autoimmune pancreatitis: diagnostic criteria and pitfalls. *Am J Surg Pathol.* 2005; 29(11):1464–1471.

137. Farrell JJ, Garber J, Sahani D, Brugge WR. EUS findings in patients with autoimmune pancreatitis. *Gastrointest Endosc.* 2004;60(6):927–936.

138. Levy MJ, Reddy RP, Wiersema MJ, et al. EUS-guided trucut biopsy in establishing autoimmune pancreatitis as the cause of obstructive jaundice. *Gastrointest Endosc.* 2005;61(3):467–472.

139. Mizuno N, Bhatia V, Hosoda W, et al. Histological diagnosis of autoimmune pancreatitis using EUS-guided trucut biopsy: a comparison study with EUS-FNA. *J Gastroenterol.* 2009;44(7):742–750.

140. Bang SJ, Kim MH, Kim do H, et al. Is pancreatic core biopsy sufficient to diagnose autoimmune chronic pancreatitis? *Pancreas.* 2008;36(1):84–89.

141. Sugumar A, Levy MJ, Kamisawa T, et al. Utility of endoscopic retrograde pancreatogram (ERP) to diagnose autoimmune pancreatitis (AIP): an international, double blind randomized, multicenter study [abstract]. *Gastrointest Endosc.* 2009;69:AB124.

142. Hoki N, Mizuno N, Sawaki A, et al. Diagnosis of autoimmune pancreatitis using endoscopic ultrasonography. *J Gastroenterol.* 2009;44(2):154–159.

143. Kamisawa T, Shimosegawa T, Okazaki K, et al. Standard steroid treatment for autoimmune pancreatitis. *Gut.* 2009;58(11):1504–1507.

144. Pannala R, Chari ST. Corticosteroid treatment for autoimmune pancreatitis. *Gut.* 2009;58(11):1438–1439.

145. Ghazale A, Chari ST, Zhang L, et al. Immunoglobulin G4-associated cholangitis: clinical profile and response to therapy. *Gastroenterology.* 2008; 134(3):706–715.

146. Carter JE, Nelson JJ, Eves M, Boudreaux C. *Giardia lamblia* infection diagnosed by endoscopic ultrasound-guided fine-needle aspiration. *Diagn Cytopathol.* 2007;35(6):363–365.

147. Cherian JV, Somasundaram A, Ponnusamy RP, Venkataraman J. Peripancreatic tuberculous lymphadenopathy: an impostor posing diagnostic difficulty. *JOP.* 2007;8(3):326–329.

148. Boujaoude JD, Honein K, Yaghi C, et al. Diagnosis by endoscopic ultrasound guided fine needle aspiration of tuberculous lymphadenitis involving the peripancreatic lymph nodes: a case report. *World J Gastroenterol.* 2007;13(3):474–477.

149. Canto MI, Goggins M, Yeo CJ, et al. Screening for pancreatic neoplasia in high-risk individuals: an EUS-based approach. *Clin Gastroenterol Hepatol.* 2004;2:606–621.

150. Brune K, Abe T, Canto M, et al. Multifocal neoplastic precursor lesions associated with lobular atrophy of the pancreas in patients having a strong family history of pancreatic cancer. *Am J Surg Pathol.* 2006; 30(9):1067–1076.

151. Brentnall TA, Bronner MP, Byrd DR, et al. Early diagnosis and treatment of pancreatic dysplasia in patients with a family history of pancreatic cancer. *Ann Intern Med.* 1999;131:247–255.

152. Lecesne R, Taourel P, Bret PM, et al. Acute pancreatitis: interobserver agreement and correlation of CT and MR cholangiopancreatography with outcome. *Radiology.* 1999;211:727–735.

153. Arvanitakis M, Delhaye M, De Maertelaere V, et al. Computed tomography and magnetic resonance imaging in the assessment of acute pancreatitis. *Gastroenterology.* 2004;126:715–723.

154. Ballinger AB, Barnes E, Alstead EM, Fairclough PD. Is intervention necessary after a first episode of acute idiopathic pancreatitis? *Gut.* 1996;38: 293–295.

155. Yusoff IF, Raymond G, Sahai AV. A prospective comparison of the yield of EUS in primary vs. recurrent idiopathic acute pancreatitis. *Gastrointest Endosc.* 2004;60:673–678.

156. Tandon M, Topazian M. Endoscopic ultrasound in idiopathic acute pancreatitis. *Am J Gastroenterol.* 2001;96(3):705–709.

157. Norton SA, Alderson D. Endoscopic ultrasonography in the evaluation of idiopathic acute pancreatitis. *Br J Surg.* 2000;87(12):1650–1655.

158. Coyle WJ, Pineau BC, Tarnasky PR, et al. Evaluation of unexplained acute and acute recurrent pancreatitis using endoscopic retrograde cholangiopancreatography, sphincter of Oddi manometry and endoscopic ultrasound. *Endoscopy.* 2002;34(8):617–623.

159. Liu CL, Lo CM, Chan JK, et al. EUS for detection of occult cholelithiasis in patients with idiopathic pancreatitis. *Gastrointest Endosc.* 2000;51(1):28–32.

160. Morris-Stiff G, Al-Allak A, Frost B, et al. Does endoscopic ultrasound have anything to offer in the diagnosis of idiopathic acute pancreatitis? *JOP.* 2009;10(2):143–146.

161. Lee SP, Nicholls JF, Park HZ. Biliary sludge as a cause of acute pancreatitis. *N Engl J Med.* 1992;326:589–593.

162. Ros E, Navarro S, Bru C, et al. Occult microlithiasis in "idiopathic" acute pancreatitis: prevention of relapses by cholecystectomy or ursodeoxycholic acid therapy. *Gastroenterology.* 1991;101:1701–1709.

163. Dahan P, Andant C, Levy P, et al. Prospective evaluation of endoscopic ultrasonography and microscopic examination of duodenal bile in the diagnosis of cholecystolithiasis in 45 patients with normal conventional ultrasonography. *Gut.* 1996;38:277–281.

164. Wilcox CM, Kilgore M. Cost minimization analysis comparing diagnostic strategies in unexplained pancreatitis. *Pancreas.* 2009;38(2):117–121.

165. Bret PM, Reinhold C, Taourel P, et al. Pancreas divisum: evaluation with MR cholangiopancreatography. *Radiology.* 1996;199(1):99–103.

166. Bhutani MS, Hoffman B, Hawes RH. Diagnosis of pancreas divisum by endoscopic ultrasonography. *Endoscopy.* 1999;31:167–169.

167. Chen RYM, Hawes RH, Wallace MB, Hoffman BJ. Diagnosing pancreas divisum in patients with abdominal pain and pancreatitis: is endoscopic ultrasound (EUS) accurate enough? [abstract]. *Gastrointest Endosc.* 2002; 55:AB96.

168. Lai R, Freeman ML, Cass OW, Mallery S. Accurate diagnosis of pancreas divisum by linear-array endosonography. *Endoscopy.* 2004;36:705–709.

169. Vaughan R, Mainie I, Hawes RH, et al. Accuracy endoscopic ultrasound in the diagnosis of pancreas divisum in a busy clinical setting [abstract]. *Gastrointest Endosc.* 2006;63:AB263.

170. Carnes ML, Romagnuolo J, Cotton PB. Miss rate of pancreas divisum by magnetic resonance cholangiopancreatography in clinical practice. *Pancreas.* 2008;37(2):151–153.

171. Catalano MF, Lahoti S, Alcocer E, et al. Dynamic imaging of the pancreas using real-time endoscopic ultrasonography with secretin stimulation. *Gastrointest Endosc.* 1998;48:580–587.

172. Irisawa A, Mishra G, Hernandez LV, Bhutani MS. Quantitative analysis of endosonographic parenchymal echogenicity in patients with chronic pancreatitis. *J Gastroenterol Hepatol.* 2004;19(10):1199–1205.

173. Das A, Nguyen CC, Li F, Li B. Digital image analysis of EUS images accurately differentiates pancreatic cancer from chronic pancreatitis and normal tissue. *Gastrointest Endosc.* 2008;67(6):861–867.

174. Norton ID, Zheng Y, Wiersema MS, et al. Neural network analysis of EUS images to differentiate between pancreatic malignancy and pancreatitis. *Gastrointest Endosc.* 2001;54(5):625–629.

175. Kumon RE, Pollack MJ, Faulx AL, et al. In vivo characterization of pancreatic and lymph node tissue by using EUS spectrum analysis: a validation study. *Gastrointest Endosc.* 2009;71(1):53–63.

176. Romagnuolo J, Vela S, Hoffman B, et al. Accuracy of contrast-enhanced harmonic endoscopic ultrasound (CEH-EUS) using Definity® [abstract]. *Gastrointest Endosc.* 2009;69:AB324–AB325.

177. Kitano M, Sakamoto H, Matsui U, et al. A novel perfusion imaging technique of the pancreas: contrast-enhanced harmonic EUS (with video). *Gastrointest Endosc.* 2008;67(1):141–150.

178. Wilson SR, Jang HJ, Kim TK, Burns PN. Diagnosis of focal liver masses on ultrasonography: comparison of unenhanced and contrast-enhanced scans. *J Ultrasound Med.* 2007;26(6):775–787. quiz 788–790.

179. Trillaud H, Bruel JM, Valette PJ, et al. Characterization of focal liver lesions with SonoVue-enhanced sonography: international multicenter-study in comparison to CT and MRI. *World J Gastroenterol.* 2009; 15(30):3748–3756.

180. Hocke M, Schulze E, Gottschalk P, et al. Contrast-enhanced endoscopic ultrasound in discrimination between focal pancreatitis and pancreatic cancer. *World J Gastroenterol.* 2006;12(2):246–250.

181. Janssen J, Schlorer E, Greiner L. EUS elastography of the pancreas: feasibility and pattern description of the normal pancreas, chronic pancreatitis, and focal pancreatic lesions. *Gastrointest Endosc.* 2007;65(7):971–978.

182. Giovannini M, Thomas B, Erwan B, et al. Endoscopic ultrasound elastography for evaluation of lymph nodes and pancreatic masses: a multicenter study. *World J Gastroenterol.* 2009;15(13):1587–1593.

第 14 章

EUS 在胰腺肿瘤中的应用

Mohammad Al−Haddad・John DeWitt

（李红洲 译 李 文 校）

内容要点

- *EUS 是发现胰腺肿瘤最敏感的成像方法，尤其用于诊断 CT 等其他方法无法发现的肿瘤。*
- *胰腺无异常表现基本可排除胰腺癌可能。对伴或不伴肿块的慢性胰腺炎患者，可疑胰腺癌时可以随访 EUS、CT 或相关手术探查。*
- *当前一些研究并不能证明早先研究认为的 EUS 在胰腺肿瘤分期上较 CT 有优势。可能原因为 CT 技术的提高、外科探查标准改变或是各研究中分期标准不同。*
- *由于解剖及设备闲置，EUS 发现转移癌能力不及 CT、MRI。对肝转移灶、腹水、腹腔肿大淋巴结行 EUS-FNA 可避免不必要手术。*
- *在发现肿瘤侵犯门静脉方面 EUS 较 CT、血管造影具有优势。在发现肠系膜上静脉和上腹部大动脉侵犯方面 CT 优于 EUS。*
- *在血管受累征象中，发现管壁不规则、管腔内可见肿块或出现周围侧支静脉都大大增加胰腺癌侵犯可疑性。*
- *EUS-FNA 诊断胰腺肿瘤敏感性达 85%，特异性达 100%。通过实时细胞病理学检查，诊断效率大为提高。如 EUS-FNA 阴性可行经胃 EUS 引导 Tru-Cut 活检来诊断胰腺肿瘤。*
- *评估胰腺癌可切除性方面 EUS、CT、MRI 没有明显差异。但是术前通常会联合 EUS、CT 或 MRI 评估血管受累情况或先前未发现的转移灶。最佳的术前评估依赖于 EUS 应用情况，具体方案应该个体化。*
- *EUS 是发现胰腺神经内分泌肿瘤最准确的方法，尤其是 < 2cm 的肿瘤。对可疑神经内分泌肿瘤患者应联合应用 EUS、EUS-FNA、生长抑素受体闪烁成像等方法诊断。*
- *EUS-FNA 很少能诊断长期恶性肿瘤病史或同时发生恶性肿瘤患者的胰腺转移灶。通常转移灶较胰腺原发癌边界清楚。*

概述

对胰腺及上腹部腹膜后结构进行 EUS 检查具有很大的挑战性。这些区域很难用 EUS 形象化显示。但一旦掌握这些技能，就能在术前对胰腺进行详尽的检查。本章节将介绍 EUS 在胰腺肿瘤中的应用。

胰腺肿瘤的诊断

EUS 是发现胰腺良恶性病变最敏感的成像方法（图 14.1 和 14.2）。一项长达 21 年包含 1096 例共 23 个研究的总结分析指出 EUS 发现胰腺肿块的敏感性在 85% ~ 100%[1-23]。但这些研究中包括胰腺疾病和壶腹肿瘤 [1-4,11,12,17-19] 可能导致分析结果有偏差。因此用这些数据推断胰腺恶性肿瘤应该谨慎。16 个比较同时期 EUS、CT 发现胰腺肿瘤的敏感性的研究中 [3,4,6-13,16-19,21,22]EUS 为 98%，较 CT 的 77% 高（表 14.1）。EUS 诊断胰腺肿瘤明显优于传统 CT[3,4,6,16] 及经腹超声 [2-4,6,12]，相当于 [13] 或超过 [11,17-19] 螺旋 CT。

目前常用的 CT 为 32 排或 64 排，能获得薄层图像，也能三维重建 [24,25]。一些研究比较了 EUS 与多排 CT 发现胰腺肿瘤的优劣，发现 EUS 较 4 排 CT 有优势。Agarwal 等 [21] 报导 EUS 诊断胰腺癌的敏感性为 100%，多排 CT 为 86%。Dewitt 等 [22] 也有类似报道，对 80 例胰腺癌患者，EUS 敏感性为 98%，优于多排 CT 的 86%。EUS 与 MRI

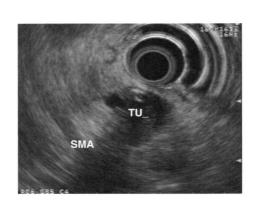

图 14.1　线阵 EUS 图像（5MHz）。胰头部肿瘤，大小 22mm×21mm，低回声，边界不清，未累及肠系膜上动脉，可探及塑料胆道支架。CT 检查未能发现此肿瘤。TU，肿瘤；SMA，肠系膜上动脉。

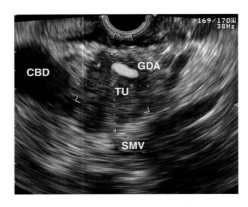

图 14.2　线阵 EUS 图像（6MHz）。胰头肿块，大小 2.5cm，阻塞胃十二指肠动脉。多普勒显示血管内血流。未见肿瘤侵犯十二指壁及肠系膜上静脉。胆总管梗阻，梗阻以上胆管扩张。TU，肿瘤；CBD，胆总管；GDA，胃十二指肠动脉；SMV，肠系膜上静脉。

表 14.1

EUS 与其他成像方法诊断胰腺肿瘤敏感性比较

作者（年份）	病例（ *n* ）	敏感性（%）					
		EUS	CT	MRI	US	PET	ERCP
Lin et al[2]（1989）	33	94	—		91		—
Rosch et al[3]（1991）	102	99	77		67		90
Rosch et al[4]（1992）	60	98	85		78		
Palazzo et al[6]（1993）	49	91	66		64		
Muller et al[7]（1994）	33	94	69	83			
Marty et al[8]（1995）	37	92	63				
Melzer et al[9]（1996）	12	100	83				
Dufour et al[10]（1997）	24	92	88				
Howard et al[11]（1997）	21	100	67				
Sugiyama et al[12]（1997）	73	96	86		81		
Legmann et al[13]（1998）	30	100	92				
Gress et al[16]（1999）	81	100	74				
Midwinter et al[17]（1999）	34	97	76				
Mertz et al[18]（2000）	31	93	53			87	
Rivadeneira et al[19]（2003）	44	100	68				
Ainsworth et al[20]（2003）	22	87	—	96			
Agarwal et al[21]（2004）	71	100	86				
Dewitt et al[22]（2004）	80	98	86				
总例数	837	837	782	55	317	31	102
总敏感性	—	98	77	88	76	87	90

敏感性比较的报道不多见。有研究称 EUS 等同于[7]或优于 MRI[20]。诊断胰腺肿块 EUS 与 3.0T 或更高的 MRI 的比较研究还有待进行。

　　EUS 尤其适用于诊断其他成像方法不能发现的小肿瘤[1,3,7,13,17,21,22]。对于 20mm 以上的肿瘤，EUS 敏感性在 90% ～ 100%，而 CT 为 40% ～ 67%，MRI 为 33%[7,13]。薄层扫描或强化 CT[24,26] 能发现小的胰腺肿块[22]。对于 CT 或 MRI 未能发现肿块的梗阻性黄疸患者，应行 EUS 检查以发现肿块或排除非肿瘤性疾病。

　　对慢性胰腺炎、癌灶广泛侵润、明显胰腺分裂、急性胰腺炎近期（< 4 周）患者 EUS 不易发现胰腺肿块。Catanzaro 等[27] 对 80 例临床可疑胰腺癌患者进行 EUS 检查并随访，发现 EUS 正常者 24 个月内未发展成胰腺癌。因此，EUS 检查未发现异常基本可排除胰腺癌，但对未见肿块的慢性胰腺炎患者应随访 EUS 或其他检查。胆胰管内支架声影可掩盖小的胰腺结节。

　　EUS 能提供高分辨率成像，可利用这一技术检查无症状高风险人群以发现早期胰腺癌。Brentnall 等[28] 首先报道了应用 ERCP、EUS、螺旋 CT、血清 CEA、CA19-9 检测三个胰腺癌家族 14 名患者，其中 7 人有临床症状，EUS、ERCP 表现异常，存在解剖变异。使用决策分析模型，研究者指出[29] 对胰腺癌高风险人群进行内镜检查是划算的，如果异常超过 16% 或 EUS 敏感性超过 84%，检查仍是划算的。

　　Canto 等报道了一项前瞻性队列研究[30]，对 38 例 Peutz-Jeghers 综合征或 3 项或以上胰腺癌高风险因素无症状人群行 EUS 检查并，发现 6 例胰腺良恶性肿瘤，而临床诊断胰腺肿瘤只有 5.3%（2/38）。新的研究[31] 发现对无症状高风险人群行 EUS 检查优于 MRI。对胰腺癌或其他家族性癌症史个体第一次 EUS 检查时可以发现腺癌和乳头状黏液瘤[32]。这些研究表明对无症状的胰腺癌高风险人群行 EUS 检查是可行的。但当前一些数据还不足以推荐 EUS 作为一项常规检查。

　　自身免疫性胰腺炎（AIP）和原发性胰腺淋巴瘤（PPL）能发展成原发性胰腺癌，适当的术前检查可避免不必要的手术。AIP 最明显的症状是隐性黄疸、腹痛和体重减轻[33,34]。AIP 的 EUS 图像表现为胰腺弥漫性增大、局部低回声肿块、胆管壁增厚或是胰周淋巴结病[33-36]。EUS-FNA 提示非特异性浆细胞浸润慢性炎症改变，但敏感性、特异性较低，其诊断可依靠 EUS 引导 Tru-Cut 活检（EUS-TCB）[36]。PPL 肿块不易与腺癌区分，虽然 EUS 和放射成像单独应用均无助于 PPL 确诊，但 EUS-FNA 细胞学检查可以正确诊断 PPL[37]。如有相应的临床症状未能发现恶性病变，又有大量异型淋巴细胞就要怀疑 PPL 可能。

　　对比增强 EUS（CE-EUS）可有助于鉴别不易区分的胰腺肿瘤。Dietrich 等[38] 报道利用 Levoist 造影剂行 CE-EUS，发现 62 例胰腺管状癌中 57 例（92%）肿块为低血供，其他恶性病变则为中等血供或富血供肿块。而 CE-EUS 最大的作用是鉴别慢性胰腺炎和管状胰腺癌。Becker 等[39] 对 23 例胰腺肿瘤和慢性胰腺炎使用 Optison 增强造影，CE-EUS 诊断胰腺癌的敏感性和特异性分别为 94% 和 100%。Hocke 等[40] 报道用 SonoVue 行 CE-EUS 鉴别胰腺良恶性病变敏感性和特异性分别是 73.2% ～ 91.1% 和 83.3% ～ 93.3%。CE-EUS 成本高、技术要求高限制了其常规应用。

检查清单

1. 淋巴结：顺序检查下列可疑部位：腹侧、胰周、肝门、肝胃韧带、下腔静脉，甚至后纵隔，转移性淋巴瘤通常是圆形，边界清，低回声，直径 5mm 以上。但不是所有转移淋巴瘤都有此特征。如怀疑有淋巴结转移注意其特征及与肿瘤的距离，一旦怀疑远处淋巴结转移应行 EUS-FNA 检查。

2. 肝：可经胃、经十二指肠查找转移灶，肝转移灶一般为低回声，边界清，一个或多个转移灶，对可疑转移癌可行 EUS-FNA 检查。

3. 腹水：胃或十二指肠壁外三角形或不规则无回声区，是腹腔转移或血管阻塞继发改变。可行 EUS 引导下穿刺送检。

4. 血管侵犯：对胰头部肿瘤应记录肿瘤与门静脉、上腔静脉、肝动脉及胃十二指肠动脉的关系。对胰体肿瘤应确认与腹主动脉、上腔静脉、门静脉汇合处，肝动脉、脾静脉的关系，对胰尾的肿瘤应查看脾静脉和腹主动脉。仔细检查肿瘤与血管的关系。记录如下内容：肿瘤血管交界面高回声是否完整、规则，是否有侵犯及阻塞血管，有无门静脉或肠系膜上静脉侵犯，注意肝门及十二指肠周围区域侧支静脉，对脾静脉阻塞应注意脾门、胃底侧支静脉。

5. 肿瘤：记录肿块的特征如最大直径，壁是否规则或边界是否清楚，回声特点，实性或囊性结构。

6. EUS-FNA：取样从最远处转移灶开始，如已明确有

检查清单一续

腹水、转移淋巴瘤或肝转移灶，应先取这些部位，如活检结果阴性对可疑灶再取检，每次活检应记录：获取组织数量，是否使用吸引，获取标本的预处理是否有效。

7. 分期：所有可疑胰腺恶性肿瘤依照 AJCC 分期标准进行 TNM 分期。

胰肿瘤分期

胰恶性肿瘤分期依照 AJCC TNM 分期标准制定，分别描述 T、N、M 分期，据报道 EUS T 分期准确率在 63%～94%（表 14.2）[4,6,7,13,14,16,17,19,22,41-45]，数据变化较大主要是因为 MDCT 发现肿瘤远处转移或血管侵犯增多，从而导致这类患者手术治疗减少，排除这类患者后再与早期研究相比 T 分期准确率有所下降。一些医疗中心尝试通过血管重

建切除已有门静脉或肠系膜上静脉侵犯的肿瘤达到切缘阴性的目的（图 14.3～14.5）[52,53]。为适应手术变化，2003 年 AJCC 更新了 1997 版分期标准，从不可切除（T4）分出可能切除（T3），2003 版分期标准定义但凡有腹主动脉或上腔静脉侵犯则定为 T4 期（表 14-3）。

胰腺癌 T 分期较多而 N 仅分 N0 和 N1，代

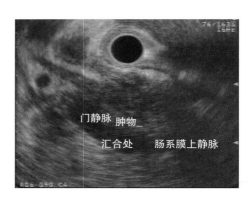

图 14.3　胰头肿块（7.5MHz）侵犯肠系膜上静脉。肿瘤累及门静脉汇合处及门静脉。

表 14.2

胰腺癌 EUS TN 分期准确率

作者（年份）	病例纳入（n）	胰腺癌手术（n）	准确率（%） T 分期	准确率（%） N 分期
Ahmad et al[41]（2000）	NA	89	69	54
Akahoshi et al[14]（1998）	96	37	64	50
Buscail et al[42]（1999）	73	26	73	69
DeWitt et al[22]（2004）	104	53	67	41
Gress et al[16]（1999）	151	75	85	72
Grimm et al[44]（1990）	NA	26	85	72
Giovannini et al[43]（1994）	90	26	NR	80
Legmann et al[13]（1998）	30	22	90	86
Midwinter et al[17]（1999）	48	23	NR	74
Mukai et al[45]（1991）	26	26	NR	65
Muller et al[7]（1994）	49	16	82	50
Palazzo et al[6]（1993）	64	49	82	64
Ramsay et al46（2004）	27	22	63	69
Rivadeneira et al[19]（2003）	NA	44	NR	84
Rosch et al[4]（1992）	60	40	NR	72
Rosch et al[47]（1992）	46	35	94	80
Soriano et al[48]（2004）	127	62	62	65
Tio et al[50]（1990）	43	36	92	74
Tio et al[49]（1996）	70	52	84	69
Yasuda et al[51]（1993）	NA	29	NR	66

N，淋巴分期；NA，不适用；NR，未报道；T，肿瘤分期

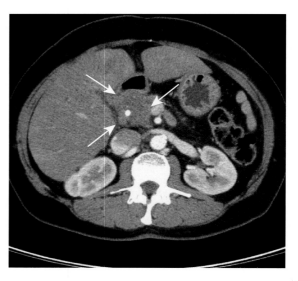

图 14.4　上图同一患者腹部 CT 图。箭头所示肠系膜上静脉受累。

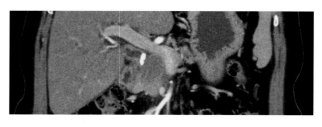

图 14.5　上图同一患者 CT 三维重建图。同样可见肠系膜上静脉受累。

表无或有淋巴结转移，EUS 评估胰腺肿瘤 N 分期的准确率为 41% ～ 86%[4,6,7,13,14,16,17,19,22,42-51,54]。准确率随转移淋巴瘤图像特征而异，图像特征包括直径 > 1cm，低回声，边界清楚，圆形，当 4 个特征都出现于一个淋巴结上则 80% ～ 100% 发生转移[55,56]，EUS 单独诊断转移瘤的敏感性在 28% ～ 92%[6,7,14,17,18,46,48,49]，但绝大多数研究报告 EUS 敏感性低于 65%。较低敏感性有两个原因：第一多数转移淋巴结不全具有上述 4 个图像特点[55]，因此错误地诊断为良性病变。第二，肿瘤周围有炎症反应和肿块较大误诊为腺瘤[57]。

EUS 诊断胰腺转移癌的特异性是 26% ～ 100%[6,7,14,17,19,46,48,49]，大多数研究报道其特异性超过 70%。EUS-FNA 或许能提高特异性但少有这样的研究，Cahn 等[58] 报道 EUS-FNA 诊断出 13 例胰腺癌中的 7 例，淋巴转移占 62%。胰头肿瘤、转移淋巴结可手术一并切除，因此诊断这类淋巴结转移并非必要[22]。对胰头癌周围淋巴结常规 EUS-FNA 检查没有必要。如有腹部淋巴结转移，手术治疗可能不能进行。所以对该区域仔细检查对决定是否手术至关重要。有研究显示 EUS 诊断的胰腺肿瘤病例中有 7% 有淋巴结转移[59]，所以对胰周检查有助于疾病分期。

早期研究发现在胰腺癌 T 和 N 分期时 EUS 较 CT 优越[4,6,7,45]（图 14.4），但一项新近的研究显示在 T 分期上 EUS 优于 CT[22]。多数研究认为两者在 T、N 分期上无明显差异[13,17,19,22,46,48]。相反 Soriano 等[48] 发现评估局部扩张时螺旋 CT 优于 EUS。早期研究也表明对胰腺肿瘤分期 EUS 优于 MRI[6,7]，但最近两项研究显示[46,48]，在 T、N 分期上 EUS 和 MRI 没有差别。显然，在肿瘤分期上 EUS 较其他方法的优势不明显。进一步比较 EUS 和 MDCT 及强磁场 MRI 的研究及 EUS 在胰腺肿瘤分期中的更进一步作用还有待阐述。

对非结节性肿瘤，CT 和 MRI 优于 EUS，因为 EUS 受上消化道解剖及 EUS 观察范围限制。大多数患者 EUS 可以观察肝左叶及尾状叶，肝右叶不易观察，所以必要时用其他检查手段来补充诊断。EUS 评估肝转移瘤最主要的优势是发现其他方法发现不了的小病变[60,61]和通过 EUS-FNA 获取标本活检[60-62]（图 14.6 和 14.7）。文献报道 EUS 诊断肝的良恶性病变的敏感性为 82% ～ 94%[62,63]。胰腺癌肝转移通常不采取手术切除治疗[63]。EUS

可以发现并穿刺抽吸已明确诊断或其他方法未发现的腹水[64,65]（图 14.8 ～ 14.10）。EUS-FNA 诊断恶性腹水或肝转移癌预示患者生存率不佳[66]。

胰腺肿瘤血管侵犯

EUS 评估肿瘤侵犯血管的准确性很难分析，原因众多。首先大多数研究中血管侵犯的组织关系在术中才能发现，术中发现的血管侵犯可能被高估或低估[67,68]，至 EUS 分期信息不正确。第二，EUS 评估胰腺胰或其他器官肿瘤图像没有统一的标准。很多的学者都报道过各自的标准。

EUS 评估肿瘤血管侵犯的准确率为 40% ～ 100%（表 14.5）[9,10,16,18,19,42,45,46,48]，敏感性及特异性在 42% ～ 91% 和 89% ～ 100% 之间[16,42,46,48,49]，有研究显示 EUS 准确率较 CT 高[9,16,18,19,46]，但也报道增强 CT 准确率高于 EUS[10,46,48]，据报道 MRI 的准确率等同[48]或高于[46]EUS。报道称对静脉侵犯 EUS 等同[8]或优于[6]CT。EUS 评估动脉侵犯的敏感性和准确率为 56% 和 50%[6]。血管造影不及 EUS 和 CT，因此在胰腺肿瘤分期中目前还无一种绝对的方法[4,45,48]。

EUS 诊断门静脉及汇合处血管侵犯的敏感性是 60% ～ 100%[14,12,17,47,70,71]，多数研究超过 80%，其敏感性高于 CT[4,12,17,47]及血管造影[4,12,47,70]。EUS 发现肠系膜上静脉，肠系膜上动脉和腹主动脉的敏感性分别为 17% ～ 83%[42]、17%[18] 和约 50%[4,47]，CT 对肠系膜上动脉[17,18]及腹主动脉[4,47]敏感性高于 EUS。EUS 很难观察肠系膜血管全貌及胰头部肿瘤造成的闭塞[71]，相反 EUS 能较易观察脾动静脉（图 14.11）[1,47,70,71]。从现有数据看，联合应用 EUS 和 CT 或 MRI 评估肿瘤可切除性优于单独应用 EUS。

有研究者探讨了镜下图像反应胰腺恶性肿瘤血管侵犯的准确性。Yasuda 等[1] 用"血管受压边缘不规整"标准发现恶性肿瘤门静脉侵犯敏感性、特异性和准确率分别为 79%、87% 和 81%。Rosh 等[4] 用"形态异常，高回声界面消失，紧密接触"发现门静脉侵犯敏感性、特异性和准确率分别为 91%、89% 和 94%。Snady 等[72] 也有类似报道，以"出现侧支循环，管腔内肿物，高回声界面消失"为标准特异性达 100%。Brugge 等[70] 报道依据选择的 EUS 标准，发现门静脉侵犯的敏感性、特异性分别在 40% ～ 80% 和 23% ～ 100% 之间，标准的选择可权衡敏感性和特异性，高特异性标准需要手术验证。综上，评估肿瘤血管侵犯的良好标

准有管壁不规整，侧支循环及管腔可见肿物等。

胰腺肿瘤可切除性

胰腺癌根治性切除即切缘组织学阴性（Ro 切除）是唯一的治愈性治疗，也是预后生存的独立因素[73,74]。因此术前评估否能手术切除很重要，有助于准确手术切除病灶也可避免对不可切除肿瘤患者进行不必要的手术。

一项含 9 个研究 33 例患者的记录分析指出 EUS 评估胰腺癌可切除性的敏感性和特异性分别为 69% 和 82%（表 14.6）[11,13,16,22,41,42,46,48,69]。报道出的敏感性和特异性范围分别在 23% ～ 91% 和 63% ～ 100%。EUS 评估肿瘤可切除性准确性是 77%，9 项研究中 8 项比较了 EUS 和其他成像方法的准确性。

众多研究报道 EUS 与 CT、MRI 效果类似，一些研究者声最佳的选择是联合利用多种手段评估肿瘤可切除性。通过决策分析，Soriano 等[48] 发现对肿瘤进行可切除性评估，先行 CT 或 EUS 检查，再行另一项检查，准确性最高，成本最低。Ahmad 等[41] 报道尽管单独应用 EUS、MRI 敏感性不高，但可提高阳性预测值。Tierney 等[69] 建议先常规行 CT 检查，然后多数人再查 EUS，因为 EUS 能发现血管侵犯。DeWitt 等[22] 报道当 MDCT 和 EUS 评估一致时即可行手术治疗，单独应用其准确性无明显差异。其他研究也表明术前应行 EUS 检查，防止不可切除肿瘤行手术切除[42]，也有助于发现 CT 未能发现的肿瘤及进行肿瘤分期[13,22]。

对可疑胰腺肿瘤术前评估还没有统一共识

表 14.3

AJCC2003 胰腺癌 TNM 分期

分期	标准
原发肿瘤（T）	
TX	未发现原发肿瘤
T0	无原发肿瘤证据
Tis	原位癌
T1	肿瘤局限于胰腺，直径 ≤ 2 cm
T2	肿瘤局限于胰腺，直径 > 2 cm
T3	肿瘤超出胰腺，未累及腹腔干或肠系膜上动脉
T4	肿瘤累及腹腔干或肠系膜上动脉（不能手术切除）
区域淋巴结（N）	
NX	未发现
N0	无转移
N1	有转移
远处转移（M）	
MX	未发现
M0	无转移
M1	有转移
AJCC 分期	
0 期	TisN0M0
ⅠA 期	T1N0M0
ⅠB 期	T2N0M0
ⅡA 期	T3N0M0
ⅡB 期	T1，N1，M0 T1N1M 或 T2N1M0 或 T3N1M0
Ⅲ 期	T4 任何 NM0
Ⅳ 期	任何 T 任何 NM1

From Greene FL，Page DL，Fleming ID，et al.，eds. *American Joint Committee on Cancer: AJCC Cancer Staging Manual.* 6th ed. Philadelphia：Springer；2002；179-188.

表 14.4

EUS 与 CT、MRI、超声 TNM 分期准确率比较

作者（年份）	病例（n）	EUS 准确率(%) T	EUS 准确率(%) N	CT 准确率（%）T	CT 准确率（%）N	MRI 准确率(%) T	MRI 准确率(%) N	US 准确率(%) T	US 准确率(%) N
Mukai et al[45]（1991）	26	—	65	—	38	—	—	—	58
Rosch et al[4]（1992）	40	—	72	—	38	—	—	—	53
Palazzo et al[6]（1993）	64	82	64	45	50	50	56	—	37
Muller et al[7]（1994）	16	82	50	56	38	57	50	—	—
Legmann et al[13]（1998）	22	90	86	86	77	—	—	—	—
Midwinter et al[17]（1999）	23	—	74	—	65	—	—	—	—
Rivadeneira et al[19]（2003）	44	—	84	—	68	—	—	—	—
Soriano et al[48]（2004）	62	63	67	73	56	62	60	—	—
Ramsay et al[46]（2004）	27	63	69	76	63	83	56	—	—
DeWitt et al[22]（2004）	53	67	44	41	47	—	—	—	—

CT，计算机断层扫描；MRI，磁共振；N，N 分期；T，T 分期；US，超声

（表 14.7）。基于 EUS 的评估方法还是被推荐的（图 14.12）。EUS 的作用取决于 EUS 的应用情况及操作者的技术情况。深层次的成本决策分析及 EUS 与先进 CT、MRI 的对比研究还有待进行。

EUS-FNA 在胰腺癌中的应用

EUS 出现之前，胰腺肿块 FNA 或切片活检通常在术中进行[75,76] 或 CT、B 超引导下经腹穿刺取检[77-80]。术中 FNA 是一项准确安全的技术，但会相对延长手术时间。经腹 FNA 因针道肿瘤播种应用逐渐减少。EUS-FAN 逐渐兴起[81-84]。

EUS-FNA 在线阵超声镜下进行，患者一般镇静，适当心电监护，在内镜头端装上传感器超声监视下可以看见穿刺针穿进病变区域。市面上有各种型号的穿刺针，从 19G 到 25G。穿刺过程中可应用多普勒技术查看穿刺途径，可有效避免穿入血管，减少对正常组织的损伤。通过胃或十二指肠壁穿入目标区域后，拔出穿刺针芯，开始抽吸。在肿块个方向来穿刺 30 ～ 45s。时刻注意穿刺针的回声像，避免穿刺过深，穿透组织。穿刺后穿刺针收回鞘内，整个过程结束。穿刺针腔内的组织平铺于两张玻璃片上，一张空气干燥，迅速染色，实时观察。另一张用酒精固定留待观察。

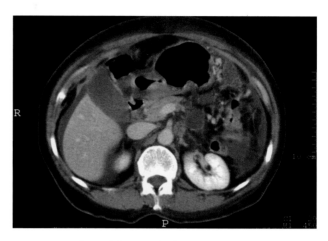

图 14.8　CT 提示胰体 3cm 囊性病变和肝周腹水。

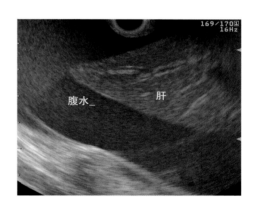

图 14.9　线阵 EUS 图（6MHz）肝周腹水。

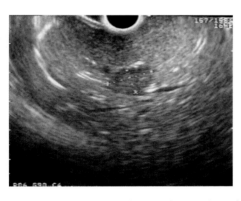

图 14.6　线阵 EUS 图（6MHz）肝左叶 6mm 低回声结节。患者胰头 2.5cm 肿块，CT 未能发现肝病变。

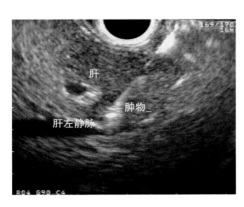

图 14.7　上图同一患者肝结节 EUS-FNA 细胞学证实为转移腺癌，因此原发肿瘤不能手术切除。

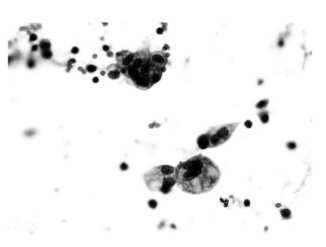

图 14.10　腹水细胞学检查证实为转移性腺癌。（Diff-Quik 染色，×100）

抽吸组织标本时避免标本组织过少及标本中血液过多。

使穿刺针通过弯的通道时技术备受挑战。通常短镜身操作更有利，抽吸标本时病变在视野中，但这种位置不稳定，易滑入胃腔，良好镜身运动、角度控制及气体控制有利于保持短镜身。

胰腺勾突部位病变活检通常采用长镜身，将内镜推至十二指肠球顶部或降段。长镜身较短镜身稳定，但进针会困难些。一旦发现病变，将内镜头端贴近病变，吸出腔内气体使病变和内镜头端贴近。使内镜头端和病变间距离最短，这样穿刺针道内获取的正常组织就少。长镜身的镜身弯曲可导致出针困难，遇到这种情况时，调整内镜至胃或十二指肠再次寻找病变图像，定位准确后再次出针，穿刺针穿出活检孔道后，调整内镜头端寻找病变位置，该部位病变通常选用 25G 穿刺针。

胰尾病变活检通常采用短镜身，如进针途中有血管，可微调内镜头端，一般可避开血管取到组织。

1992 年 Vilmann 等[84]首次报道 EUS-FNA 用于胰腺肿瘤，多位研究者讲述了多达 1700 例胰腺肿瘤 EUS-FNA 经验（表 14.8）[21,55,58,85-101]。EUS-FNA 诊断胰腺肿瘤的敏感性及特异性分别为 85% 和 98%（图 14.13）。一些研究者报道 ERCP 或其他检查阳性的患者 EUS-FNA 敏感性超过 90%[92,94]，尽管敏感性很高，但 EUS-FNA 对胰腺肿瘤阴性预测值仅为 55%[21,85,87,89,90,91,94,97,100,101]。因此如活检结果为阴性或不能诊断时不能完全排除恶性肿瘤可

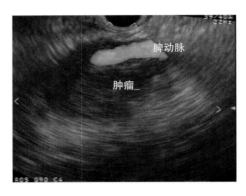

图 14.11　胰体肿块（6MHz），大小 3cm，侵犯脾动脉，多普勒显示血管内血流。

表 14.5

EUS 与 CT、超声、血管造影、MRI 评估胰腺癌血管侵犯准确性比较

作者（年份）	病例（n）	方法	敏感性（%）	特异性（%）	阳性预测值（%）	阴性预测值（%）	准确率（%）
Mukai et al[45*]（1991）	26	EUS	—	—	—	—	77
		CT	—	—	—	—	38
		US	—	—	—	—	50
		血管造形术	—	—	—	—	56
Melzer et al[9]（1996）	13	EUS	—	—	—	—	92
		CT	—	—	—	—61	
Dufour et al[10]（1997）	24	EUS	—	—	—	—	40
		CT	—	—	—	—	90
Buscail et l[42+]（1999）	32	EUS	67	100	100	83	88
Gress et al[16]（1999）	75	EUS	91	96	94	93	93
		CT	15	100	100	60	62
Mertz et al[18]（2000）	6	EUS	—	—	—	—	100
		CT	—	—	—	—	50
Tierney et al[69]（2001）	45	EUS	87	—	—	—	—
		CT	33	—	—	—	—
Rivadeneira et al[19]（2003）	9	EUS	—	—	—	—	100
		CT	—	—	—	—	45
Ramsay et al[46]（2004）	19	EUS	56	89	—	—	68
		CT	80	78	—	—	89
		MRI	56	100	—	—	78
Soriano et al48（2004）	62	EUS	42	97	89	74	76
		CT	67	94	89	80	83
		MRI	59	84	72	74	74
		血管造形术	21	100	100	64	67

* 腹膜后血管；+ 包括一些壶腹癌患者；NPV，阴性预测值；PPV，阳性预测值

表 14.6

EUS 评估胰腺癌可切除性图像特征

作者（年份）	病例（n）	敏感性（%）	特异性（%）	阳性预测值（%）	阴性预测值（%）	准确率（%）
Howard et al[11]* （1997）	21	75	77	67	83	76
Legmann et al[13] （1998）	27	90	83	95	75	92
Buscail et al[42] （1999）	26	47	100	100	50	65
Gress et al[16] （1999）	75	95	92	93	94	93
Ahmad et al[41] （2000）	63	61	63	69	55	62
Tierney et al[69] （2001）	24	93	67	82	83	83
Soriano et al[48] （2004）	62	23	100	100	64	67
Ramsay et al[46] （2004）	26	56	83	91	38	63
DeWitt et al[22] （2004）	53	88	68	71	86	77
总计	377	69	82	86	72	77

* 包括 6 例壶腹癌；NPV，阴性预测值；PPV，阳性预测值

能。Fritscher-Ravens 等 [22] 研究 207 例胰腺局灶性病变患者，发现 EUS-FNA 诊断恶性实质的敏感性（89%）高于慢性胰腺炎实质（54%）。慢性胰腺炎使得病理学诊断很困难，减低了 EUS-FNA 对胰腺肿物诊断的敏感性 [103]。

由于绝大数报道 EUS-FNA 敏感性超过 80%，所以多数超声内镜术者也应达到这一水平。要达到这一水平初学者至少得完成 40 例 EUS-FNA 练习 [104]。短期培训有助于提高 EUS-FNA 水平，显著降低不合格标本的数量 [105]。ASGE 指南推荐至少完成 25 例 EUS-FNA 才能达到熟练程度。EUS-FNA 的练习最好在正式医疗机构专家指导下进行。

在先进的诊疗中心，实时细胞病理学结果可以反馈给术者，以确定所取标本的质量。实时诊断与最终诊断相关 [106]，两者均能提高诊断确定性和降低不确定性 [107]。有两项研究 [108,109] 提示至少取 5 ～ 7 次才能使诊断率达最大。当没有快速病理结果回报时，这些信息有助于 EUS-FNA 术者。我们推荐如能进行实时病理学检查，EUS-FNA 可在社区医院或个人诊所进行。有时获取组织不够对可疑病灶不能确诊，可能与肿瘤坏死、纤维化或富血管有关。调整镜头不同方向进针获取病变周围组织能提高诊断率。增加取标本次数也能提高诊断率，但会增加标本中血液含量。如遇到这种情况，换用大号穿刺针可减少血液含量。再者可考虑 EUS-TCB 取标本。

EUS-FNA 穿刺针一般为 19G、22G 或 25G，有研究比较了 22G 和 25G 穿刺针效果。Lee 等 [110] 报道两组细胞学诊断无明显差异，另一项前瞻性随机对照研究中，Siddiqwi 等 [111] 发现每组 67 例使用相同的标本数，两者诊断结果类似。

EUS-FNA 并发症率为 0.5% ～ 2.5%[90,93,98,112-114]。由于风险较小，EUS-FNA 术后通常不需要用抗生素。Gress 等 [93] 报道 EUS-FNA 术后胰腺炎发生率为 1.2%，严重出血发生率为 1%。另一项前瞻性研究报道 [113]EUS-FNA 术后 2% 的患者发生急性胰腺炎。两项研究中患者均有近期胰腺炎病史。因此对有胰腺炎病史患者行 EUS-FNA 应格外小心。Eloubeidi 等 [90] 报道 EUS-FNA 术后 6.3% 的患者出现一些自限性并发症，包括低氧血症、腹痛、活检部位出血、咽部溃疡，术后 3 天，78 例患者中 20 例出现至少一种症状，1 例发生轻型胰腺炎，2 例进入急诊室观察，其中 1 例诊断为脱水。

另一项前瞻性研究中，At-Haddad 等 [12] 报道对 127 例 EUS-FNA 术患者为其 30 天随访，没有发现迟发性并发症。O'Toole 等 [114] 报道 134 例 EUS-FNA，并发症率为 0%，EUS-FNA 腹膜肿瘤细胞种植概率为 2.2%，明显低于 CT 引导的 FNA（16.3%）[115]。

至今还没有比较 EUS-FNA 和经腹 FNA 准确率的研究报道。Qian 和 Hecht[116] 报道 CT-FNA 优于 EUS-FNA，但 Mallery 等 [117] 报道两者间并无

表 14.7

EUS 与 CT、MRI、血管造影评估胰腺癌可切除性比较

作者（年份）	病例（n）	方法	敏感性（%）	特异性（%）	阳性预测值（%）	阴性预测值（%）	准确率（%）
Howard et al[11]* （1997）	22	EUS	75	77	67	83	76
		CT	63	100	100	80	86
		血管造形术	38	92	75	71	71
Legmann et al[13] （1998）	27	EUS	90	83	95	75	92
		CT	90	100	100	77	93
Gress et al[16] （1999）	75	EUS	95	92	93	94	93
	58	CT	97	19	58	83	60
Ahmad et al[41] （2000）	63	EUS	61	63	69	55	62
		MRI	73	72	77	68	73
Tierney et al[69] （2001）	24	EUS	93	67	82	83	83
		CT	100	33	71	100	75
Ramsay et al[46] （2004）	26	EUS	56	83	91	38	63
		CT	79	67	88	50	76
		MRI	81	83	93	67	83
Soriano et al[48] （2004）	62	EUS	23	100	100	64	67
		CT	67	97	95	77	83
		MRI	57	90	81	73	75
		血管造形术	37	100	65	71	
DeWitt et al[22] （2004）	53	EUS	88	68	71	86	77
		CT	92	64	70	90	77

*包括 6 例壶腹癌，NPV 阴性预测值 PPV 阳性预测值

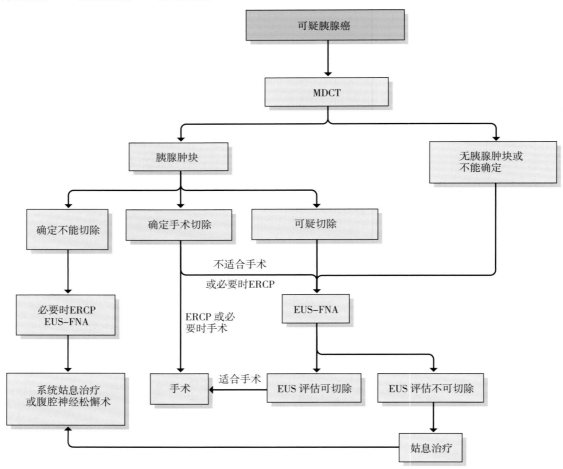

图 14.12　可疑胰腺癌 EUS 处理流程。

显著差别。尽管这样，两项研究的结果很难推广，因为选择喜好不一样，EUS-FNA 所取肿瘤不易与 CT 或其他成像方法看到的肿瘤比较。对于显而易见容易获取的胰腺肿瘤，经腹 FNA 是较能接受的方法，其他病变 EUS-FNA 比经腹 FNA 更合适。另外对于可疑胰腺恶性肿瘤患者应用 EUS 及 EUS-FNA 是较为合算的 [118,119]。

　　尽管胰腺肿块行 EUS-FNA 准确率很高，严重并发症少，但其应用仍有一定限制。首先获取的标本需要实时细胞学检查。第二，PPL 和分化良好的管状细胞癌单凭细胞学很难诊断。最后 EUS-FNA 阴性预测值较低，对阴性结果不能排除恶性可能。为克服这些限制，发明了一种螺旋弹簧 19G Tru-Gut 活检针（Quick-Core，Wilson-Cook，Winston-Salem，NC）在标准线阵超声内镜下获取组织标本 [120]。Larghi 等 [121] 报道使用 EUS-TCB 获取 23 例胰腺实质肿块成功率为 74%，经胃成功率为 100%，而经十二指肠成功率降至 41%。研究者称经十二指肠穿刺对操作者相对较困难，因为穿刺针不易出活检孔道，需反复调整镜头位置。

　　Varadarajulu 等 [122] 比较了多中心 EUS-TCB 和 EUS-FNA 发现两者诊断率无明显差别。最近有

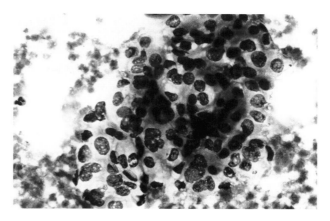

图 14.13　EUS-FNA 细胞学图像。异型细胞重叠、核浆比增加提示腺癌（HE 染色，20 倍）

一项 113 例 EUS-TCB 的报道 [123]，包括胰头、胰颈、胰体、胰尾，其中 90 例（80%）被诊断恶性疾病。EUS-TCB 敏感性和准确率分别为 62% 和 68%，诊断胰腺各部位病变时没有明显差异。

　　TCB 推荐用于 AIP[36] 和淋巴瘤 [124] 的诊断。另外 TCB 还用于实时 FNA 可疑或标本不理想时。

　　一些研究者还研究了胰腺肿块 EUS-FNA 组织中异常基因表达（表 14.9）[125-131]。Tada 等 [131] 定量分析了 26 例胰腺癌 8 例慢性胰腺炎共 34 例

表 14.8

胰腺癌 EUS-FNA 特征

作者（年份）	病例 （n）	特异性 （%）	敏感性 （%）	阳性预测值 （%）	阴性预测值 （%）	准确率 （%）
Giovannini et al[86]（1995）	43	75	—	—	—	—
Wegener et al[87]（1995）	11	44	100	100	29	55
Cahn et al[58]（1996）	50	85	100	—	—	—
Faigel et al[85]（1997）	45	94	100	—	82	—
Chang et al[89]（1997）	47	83	80	—	—	88
Bhutani et al[101]（1997）	47	64	100	100	16	—
Wiersema et al[98]（1997）	124	86	100	—	—	88
Gress et al[93]（1997）	121	80	100	—	—	85
Binmoeller et al[88]（1998）	45	76	100	—	—	—
Hunerbein et al[95]（1998）	26	88	100	—	—	—
Fritscher-Ravens et al[91]（1999）	45	80	100	100	80	—
Williams et al[99]（1999）	144	82	100	—	—	85
Voss et al[97]（2000）	90	75	88	98	26	—
Gress et al[92]（2001）	102	93	100	—	—	—
Harewood et al[94]（2002）	185	94	—	96	63	92
Ylagan et al[100]（2002）	80	78	100	100	78	—
Raut et al[96]（2003）	233	91	100	—	—	92
Eloubeidi et al[90]（2003）	158	84	97	99	64	84
Agarwal et al[21]（2004）	81	89	100	100	56	90
总计	1 677	85	98	98	55	88

表 14.9

胰腺癌基因标志物研究概括

作者（年份）	病例（n）	病变	技术	目标基因
Tada et al[131]（2002）	34	PDC，CP	PCR	K-ras
Itoi et al[125]（2005）	62	PDC，CP	IHC	P53 蛋白
Kitoh et al[126]（2005）	17	PDC	PCR	PDC- 相关基因
Mishra et al[129]（2006）	70	PDC，囊肿	PCR 端粒酶	
Laurell et al[127]（2006）	12	PDC，正常胰腺	RT-PCR	PDC- 相关基因
Maluf-Filho et al[128]（2007）	74	PDC，CP，NET	PCR	K-ras
Salek et al[130]（2007）	101	PDC，CP	CGCE，SSCP	K-ras，p53 和 p16 蛋白

CGCE，电细管梯度电冰；CP，慢性胰腺炎；IHC，免疫组化；NET，神经内分泌瘤；SSCP，单链构象多态性；PDC，胰腺导管癌。

患者 FNA 标本中 K-ras 基因表达情况。26 例标本中 20 例（77%）基因突变超过 2%，相反，胰腺良性病变中基因突变表达或缺失水平较低。Maluf-Filho 等[128] 研究显示使用 K-ras 基因分析诊断 74 例胰腺癌准确率无明显提高，为 59% ～ 89%。当 FNA 结果可疑时，联合应用 p53 和 p16、K-ras 基因分析可提高发现癌的敏感性至 100%[130]。由于 EUS-FNA 诊断正确率较高，再者基因检测成本较高和试剂缺乏，EUS-FNA 标本基因分析多限于科学研究和诊断可疑时。

胰腺神经内分泌瘤

胰腺神经内分泌瘤（PNET）占胰腺肿瘤不到 10%，患病疗率为 10/1 000 000[132]，约 1/3 为功能性 PNET，其产生较多内分泌激素可有明显临床症状。最重要的两个功能性 PNET 是促胃液素和胰岛素瘤。当有难治性低血糖、腹痛、腹泻或消化性溃疡等明显临床症状，影像学提示胰腺肿块时，则高度怀疑 PNET，检测到过高内分泌物则可以确定诊断。如 PNET 无明显临床症状则考虑诊断非功能性 PNET（NFPNET）[133]，由于缺乏特异性表现非功能性 PNET 诊断时已较晚，肿物较大，非特异性症状包括黄疸、体重减轻、腹痛和胰腺炎等[134,135]。

术前鉴别 PNET 良恶性很困难，有远处转移时诊断为恶性，良性诊断则依据临床表现[137]，原发性管状腺癌是能通过手术切除治愈的[138,139]。因此术前评估高度怀疑的患者可积极地选择手术切除治疗。

一系列比较 EUS 与其他成像方法的敏感性研究中（表 14.10），EUS 诊断 PNET 敏感性为 77% ～ 94%（图 14.14）[140-147]。EUS 尤其适用于其他检测方法不能发现的小的 PNET（< 25mm）（图 14.15）。经腹超声敏感性在 7% ～ 29%[141,144,147]。早期研究显示 CT 敏感性也较低，为 14% ～ 30%[141,144,147]。Gouya 等[145] 报道了一个 30 例 32 个胰岛素瘤追踪 13 年的队列研究，EUS 敏感性为 94%，非 螺旋 CT 为 29%，MDCT 为 57%。比较 EUS 与 MRI 的早期研究提示 MRI 敏感性为 25% ～ 29%[144,147]。但一些近期研究显示 MRI 敏感性为 85% ～ 100%[148,149]，阳性预测值为 96%[150]。PNET 为富血管肿瘤，可疑 PNET 患者血管造影胰腺可呈雾浊状，但其敏感性不足 30%[140,144]。

生长抑素受体闪烁成像（SRS）诊断胰岛素瘤的临床应用受到限制，其敏感性为 14% ～ 60%[144,146,147]。报道称 SRS 诊断其他 PNET 敏感性高达 58% ～ 86%。Proye 等[146] 将已明确诊断胰岛素瘤 20 例和促胃液素瘤 20 例分组，EUS 发现肿瘤的敏感性为 77%，阳性预测值为 94%。同样的患者，SRS 诊断胰岛素瘤和促胃液素瘤的敏感性和阳性预测值为 60% 和 100% 及 25% 和 100%。联合应用两项检查 9 例胰岛素瘤和 14 例胃液素瘤，EUS 和 SRS 敏感性分别为 89% 和 93%。因此术前可联合应用 EUS 和 SRS 检查。血管造影具有侵入性，其应用受到限制。同胰腺癌一样[118,119]，PNET 早期应用 EUS 术前检查是划算的，特别是减少侵入检查及其带来的并发症[153]。

应用 EUS-FNA 可诊断原发或转移的 PNET（图 14.16 ～ 14.18）。Ardengh 等[154] 报道了一项 30 例患者的回顾性研究，EUS-FNA 的敏感性，特异性、阳性预测值、阴性预测值和准确率分别为 82.6%、85.7%、95%、60% 和 83.3%。Gines 等[155] 研究了 10

表 14.10

EUS 与其他成像方法诊断 PNET 比较

作者（年份）	病例（n）	肿瘤（n）	方法	敏感性（%）	特异性（%）	阳性预测值（%）	阴性预测值（%）	准确率（%）
Rosch et al[140]（1992）	37	胰岛瘤（31）	EUS	82	95	—	—	—
		胃泌素瘤（7）	CT	0				
		胰高血糖素瘤（1）	US	0				
			血管造形	27				
Palazzo et al[141]（1993）	30	胰岛瘤（13）	EUS	79	—	—	—	—
			CT	14				
			US	7				
		胃泌素瘤（17）	EUS	79				
Zimmer et al[147]（1996）	20	胃泌素瘤（10）	EUS	79				
			CT	29				
			MRI	29				
			US	29				
			SRS	86				
		胰岛瘤（10）	EUS	93				
			CT	21				
			MRI	7				
			US	7				
			SRS	14				
Proye et al[146]*（1998）	41	所有 PNETs	EUS	77	—	94		
		胰岛瘤（20）	SRS	60	100			
		胃泌素瘤（21）	SRS	25	100			
		胰岛瘤（9）	EUS+S	89				
		胃泌素瘤（14）	RS	93				
De Angelis et al[144]（1999）	23	胰岛瘤（12）	EUS	87	—	—	—	—
			CT	30				
			MRI	25				
			US	17				
			SRS	15				
			血管造形	27				
Ardengh et al[143]（2000）	12	胰岛瘤（12）	EUS	83				
			CT	17				
Anderson et al[142]（2000）	75	胃泌素瘤（36）	EUS	100	94	95	100	97
	14	胰岛瘤（36）	EUS	88	100	100	43	89
			血管造形	44				
Gouya et al[145]+（2003）	38	胰岛瘤（38）	EUS	94	—	—	—	—
			CT	29-94				

* 对 9 例胰岛素瘤，14 例促胃液素瘤，联合 EUS 、SRS 敏感性分别为 89%、93%

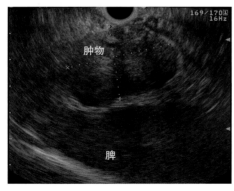

图 14.14　线阵 EUS 图像（6.0MHz）胰尾肿块大小 4.5cm，边界清楚，低回声，患者无症状。

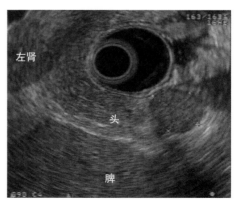

图 14.15　多发性内分泌瘤病（MEN-1）患者胰尾亚厘米级低回声影，CT 未能发现。

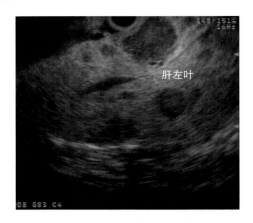

图 14.16　肝左叶多发低回声结节，考虑转移癌。

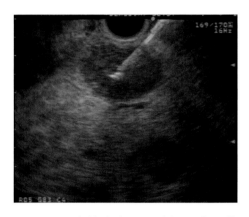

图 14.17　图 14.14 中的患者肝左叶低回声结节之一行 **EUS-FNA**。

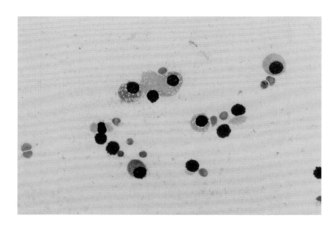

图 14.18　**EUS-FNA** 细胞学显示浆细胞核异型，类似恶性神经内分泌肿瘤。患者无明显症状，属非功能性 PNET 伴肝转移。

例功能性 PNETS，肿瘤平均大小为 12mm，EUS-FNA 敏感性达 90%。这些研究表明 EUS 不仅能发现 PNET，也能鉴别 PNET。免疫组化使神经内分泌瘤诊断更容易[156-159]，如神经元特异性烯醇酶，

突触小泡蛋白，嗜铬粒蛋白免疫组化检测敏感性及特异性均超过 90%，如果取到适当的组织免疫组化更有价值。

术前 EUS 引导下注射印度墨汁可指导术中胰岛素瘤的定位[160]，这些有助于疾病的确诊及指导治疗。FNA 获取的标本还可进行基因测序，一项包含 29 例 PNET，平均随访 33 个月的研究显示，等位基因缺失和患者预后、病程进展及死亡率有关[161]。

胰腺转移癌

孤立的胰腺结节通常为局部慢性胰腺炎或胰腺原发的良恶性病变。胰腺继发性转移瘤非常少见，占切除胰腺的 2% ~ 3%[162-164]。正常诊断胰腺孤立结节非常重要。积极的手术切除有助于患者长期存活[165-167]。对其他患者正常的诊断可避免不必要的手术和有针对性选择非手术治疗。

转移胰腺癌 EUS 图像特点不同于原发性胰腺癌。Palazzo 等[168]研究了 7 例转移性胰腺癌患者 EUS 图像，发现 16 个结节中 15 个呈圆形，回声均匀，边界清楚。DeWitt 等[169]比较了 80 例原发癌与 24 例转移癌图像，发现转移癌边界清楚。Bechade 等[170]报道 11 例肾细胞癌胰腺转移患者，发现 10 例转移瘤比较清楚。因此，有恶性肿瘤病史患者发现胰腺有边界清楚的结节高度怀疑转移癌。

EUS-FNA 能提供转移病变的细胞学检查（图 14.19 和 14.20；视频 14.1）。Fritscher-Ravens 等研究了 12 例胰腺转移癌患者发现原发癌 3 例来自肾细胞癌，2 例来自乳腺癌，2 例来自食管癌，2 例来自结肠癌，1 例来自小细胞肺癌。De-Witt 等[169]

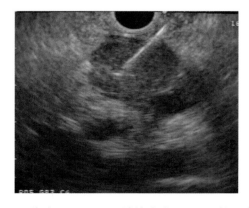

图 14.19　胰头 **EUS-FNA**，肿块大小 **1.5cm**，低回声，边界清楚。患者肾癌病史 12 年。

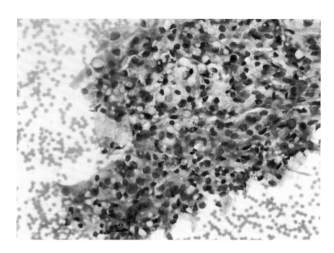

图 14.20　图 14.19 患者 EUS-FNA 细胞学清楚显示肾癌转移。 手术证实此诊断。

报道了 24 例转移癌 EUS-FNA 结果，发现原发癌 10 例来自肾，6 例来自皮肤，4 例来自肺，2 例来自结肠，1 例来自肝，1 例来自胃。胰腺转移癌可发生于原发肿瘤诊断多年后，尤其是肾细胞癌。详细了解患者恶性肿瘤病史有助于疾病诊断。对恶性肿瘤病史较长患者，可行细胞学及免疫组化检查以确定胰腺转移癌或肿瘤复发[169]。

参考文献

1. Yasuda K, Mukai H, Fujimoto S, et al. The diagnosis of pancreatic cancer by endoscopic ultrasonography. *Gastrointest Endosc.* 1988;34:1–8.
2. Lin JT, Wang JT, Wang TH. The diagnostic value of endoscopic ultrasonography in pancreatic disorders. *Taiwan Yi Xue Hui Za Zhi.* 1989;88:483–487.
3. Rosch T, Lorenz R, Braig C, et al. Endoscopic ultrasound in pancreatic tumor diagnosis. *Gastrointest Endosc.* 1991;37:347–352.
4. Rosch T, Braig C, Gain T, et al. Staging of pancreatic and ampullary carcinoma by endoscopic ultrasonography: comparison with conventional sonography, computed tomography, and angiography. *Gastroenterology.* 1992;102:188–199.
5. Snady H, Cooperman A, Siegel J. Endoscopic ultrasonography compared with computed tomography with ERCP in patients with obstructive jaundice or small peri-pancreatic mass. *Gastrointest Endosc.* 1992;38:27–34.
6. Palazzo L, Roseau G, Gayet B, et al. Endoscopic ultrasonography in the diagnosis and staging of pancreatic adenocarcinoma: results of a prospective study with comparison to ultrasonography and CT scan. *Endoscopy.* 1993;25:143–150.
7. Muller MF, Meyenberger C, Bertschinger P, et al. Pancreatic tumors: evaluation with endoscopic US, CT, and MR imaging. *Radiology.* 1994;190:745–751.
8. Marty O, Aubertin JM, Bouillot JL, et al. [Prospective comparison of ultrasound endoscopy and computed tomography in the assessment of locoregional invasiveness of malignant ampullar and pancreatic tumors verified surgically]. *Gastroenterol Clin Biol.* 1995;19:197–203.
9. Melzer E, Avidan B, Heyman Z, et al. Preoperative assessment of blood vessel involvement in patients with pancreatic cancer. *Isr J Med Sci.* 1996;32:1086–1088.
10. Dufour B, Zins M, Vilgrain V, et al. [Comparison between spiral x-ray computed tomography and endosonography in the diagnosis and staging of adenocarcinoma of the pancreas: clinical preliminary study]. *Gastroenterol Clin Biol.* 1997;21:124–130.
11. Howard TJ, Chin AC, Streib EW, et al. Value of helical computed tomography, angiography, and endoscopic ultrasound in determining resectability of periampullary carcinoma. *Am J Surg.* 1997;174:237–241.
12. Sugiyama M, Hagi H, Atomi Y, Saito M. Diagnosis of portal venous invasion by pancreatobiliary carcinoma: value of endoscopic ultrasonography. *Abdom Imaging.* 1997;22:434–438.
13. Legmann P, Vignaux O, Dousset B, et al. Pancreatic tumors: comparison of dual-phase helical CT and endoscopic sonography. *AJR Am J Roentgenol.* 1998;170:1315–1322.
14. Akahoshi K, Chijiiwa Y, Nakano I, et al. Diagnosis and staging of pancreatic cancer by endoscopic ultrasound. *Br J Radiol.* 1998;71:492–496.
15. Harrison JL, Millikan KW, Prinz RA, Zaidi S. Endoscopic ultrasound for diagnosis and staging of pancreatic tumors. *Am Surg.* 1999;65:659–664; discussion 664–655.
16. Gress FG, Hawes RH, Savides TJ, et al. Role of EUS in the preoperative staging of pancreatic cancer: a large single-center experience. *Gastrointest Endosc.* 1999;50:786–791.
17. Midwinter MJ, Beveridge CJ, Wilsdon JB, et al. Correlation between spiral computed tomography, endoscopic ultrasonography and findings at operation in pancreatic and ampullary tumours. *Br J Surg.* 1999;86:189–193.
18. Mertz HR, Sechopoulos P, Delbeke D, Leach SD. EUS, PET, and CT scanning for evaluation of pancreatic adenocarcinoma. *Gastrointest Endosc.* 2000;52:367–371.
19. Rivadeneira DE, Pochapin M, Grobmyer SR, et al. Comparison of linear array endoscopic ultrasound and helical computed tomography for the staging of periampullary malignancies. *Ann Surg Oncol.* 2003;10:890–897.
20. Ainsworth AP, Rafaelsen SR, Wamberg PA, et al. Is there a difference in diagnostic accuracy and clinical impact between endoscopic ultrasonography and magnetic resonance cholangiopancreatography? *Endoscopy.* 2003;35:1029–1032.
21. Agarwal B, Abu-Hamda E, Molke KL, et al. Endoscopic ultrasound-guided fine needle aspiration and multidetector spiral CT in the diagnosis of pancreatic cancer. *Am J Gastroenterol.* 2004;99:844–850.
22. DeWitt J, Devereaux B, Chriswell M, et al. Comparison of endoscopic ultrasonography and multidetector computed tomography for detecting and staging pancreatic cancer. *Ann Intern Med.* 2004;141:753–763.
23. Fisher L, Segarajasingam DS, Stewart C, et al. Endoscopic ultrasound guided fine needle aspiration of solid pancreatic lesions: performance and outcomes. *J Gastroenterol Hepatol.* 2009;24:90–96.
24. Rafique A, Freeman S, Carroll N. A clinical algorithm for the assessment of pancreatic lesions: utilization of 16- and 64-section multidetector CT and endoscopic ultrasound. *Clin Radiol.* 2007;62:1142–1153.
25. Prokesch RW, Schima W, Chow LC, Jeffrey RB. Multidetector CT of pancreatic adenocarcinoma: diagnostic advances and therapeutic relevance. *Eur Radiol.* 2003;13:2147–2154.
26. Bronstein YL, Loyer EM, Kaur H, et al. Detection of small pancreatic tumors with multiphasic helical CT. *AJR Am J Roentgenol.* 2004;182:619–623.
27. Catanzaro A, Richardson S, Veloso H, et al. Long-term follow-up of patients with clinically indeterminate suspicion of pancreatic cancer and normal EUS. *Gastrointest Endosc.* 2003;58:836–840.
28. Brentnall TA, Bronner MP, Byrd DR, et al. Early diagnosis and treatment of pancreatic dysplasia in patients with a family history of pancreatic cancer. *Ann Intern Med.* 1999;131:247–255.
29. Rulyak SJ, Kimmey MB, Veenstra DL, Brentnall TA. Cost-effectiveness of pancreatic cancer screening in familial pancreatic cancer kindreds. *Gastrointest Endosc.* 2003;57:23–29.
30. Canto MI, Goggins M, Yeo CJ, et al. Screening for pancreatic neoplasia in high-risk individuals: an EUS-based approach. *Clin Gastroenterol Hepatol.* 2004;2:606–621.
31. Langer P, Kann PH, Fendrich V, et al. Five years of prospective screening of high-risk individuals from families with familial pancreatic cancer. *Gut.* 2009;58:1410–1418.
32. Poley JW, Kluijt I, Gouma DJ, et al. The yield of first-time endoscopic ultrasonography in screening individuals at a high risk of developing pancreatic cancer. *Am J Gastroenterol.* 2009;104:2175–2181.
33. Farrell JJ, Garber J, Sahani D, Brugge WR. EUS findings in patients with autoimmune pancreatitis. *Gastrointest Endosc.* 2004;60:927–936.
34. Raina A, Yadav D, Krasinskas AM, et al. Evaluation and management of autoimmune pancreatitis: experience at a large US center. *Am J Gastroenterol.* 2009;104:2295–2306.
35. Hoki N, Mizuno N, Sawaki A, et al. Diagnosis of autoimmune pancreatitis using endoscopic ultrasonography. *J Gastroenterol.* 2009;44:154–159.
36. Levy MJ, Reddy RP, Wiersema MJ, et al. EUS-guided Trucut biopsy in establishing autoimmune pancreatitis as the cause of obstructive jaundice. *Gastrointest Endosc.* 2005;61:467–472.
37. Khashab M, Mokadem M, DeWitt J, et al. Endoscopic ultrasound-guided fine-needle aspiration with or without flow cytometry for the diagnosis of primary pancreatic lymphoma: a case series. *Endoscopy.* 2010;42:228–231.
38. Dietrich CF, Ignee A, Braden B, et al. Improved differentiation of pancreatic tumors using contrast-enhanced endoscopic ultrasound. *Clin Gastroenterol Hepatol.* 2008;6:590–597.
39. Becker D, Strobel D, Bernatik T, Hahn EG. Echo-enhanced color- and power-Doppler EUS for the discrimination between focal pancreatitis and pancreatic carcinoma. *Gastrointest Endosc.* 2001;53:784–789.
40. Hocke M, Schulze E, Gottschalk P, et al. Contrast-enhanced endoscopic ultrasound in discrimination between focal pancreatitis and pancreatic cancer. *World J Gastroenterol.* 2006;12:246–250.
41. Ahmad NA, Lewis JD, Siegelman ES, et al. Role of endoscopic ultrasound and magnetic resonance imaging in the preoperative staging of pancreatic adenocarcinoma. *Am J Gastroenterol.* 2000;95:1926–1931.
42. Buscail L, Pages P, Berthelemy P, et al. Role of EUS in the management of pancreatic and ampullary carcinoma: a prospective study assessing resectability and prognosis. *Gastrointest Endosc.* 1999;50:34–40.

43. Giovannini M, Seitz JF. Endoscopic ultrasonography with a linear-type echoendoscope in the evaluation of 94 patients with pancreatobiliary disease. *Endoscopy*. 1994;26:579–585.

44. Grimm H, Maydeo A, Soehendra N. Endoluminal ultrasound for the diagnosis and staging of pancreatic cancer. *Baillieres Clin Gastroenterol*. 1990;4:869–888.

45. Mukai H, Nakajima M, Yasuda K, et al. [Preoperative diagnosis and staging of pancreatic cancer by endoscopic ultrasonography (EUS): a comparative study with other diagnostic tools]. *Nippon Shokakibyo Gakkai Zasshi*. 1991;88:2132–2142.

46. Ramsay D, Marshall M, Song S, et al. Identification and staging of pancreatic tumours using computed tomography, endoscopic ultrasound and mangafodipir trisodium-enhanced magnetic resonance imaging. *Australas Radiol*. 2004;48:154–161.

47. Rosch T, Dittler HJ, Lorenz R, et al. [The endosonographic staging of pancreatic carcinoma]. *Dtsch Med Wochenschr*. 1992;117:563–569.

48. Soriano A, Castells A, Ayuso C, et al. Preoperative staging and tumor resectability assessment of pancreatic cancer: prospective study comparing endoscopic ultrasonography, helical computed tomography, magnetic resonance imaging, and angiography. *Am J Gastroenterol*. 2004;99:492–501.

49. Tio TL, Sie LH, Kallimanis G, et al. Staging of ampullary and pancreatic carcinoma: comparison between endosonography and surgery. *Gastrointest Endosc*. 1996;44:706–713.

50. Tio TL, Tytgat GN, Cikot RJ, et al. Ampullopancreatic carcinoma: preoperative TNM classification with endosonography. *Radiology*. 1990;175:455–461.

51. Yasuda K, Mukai H, Nakajima M, Kawai K. Staging of pancreatic carcinoma by endoscopic ultrasonography. *Endoscopy*. 1993;25:151–155.

52. Howard TJ, Villanustre N, Moore SA, et al. Efficacy of venous reconstruction in patients with adenocarcinoma of the pancreatic head. *J Gastrointest Surg*. 2003;7:1089–1095.

53. Al-Haddad M, Martin JK, Nguyen J, et al. Vascular resection and reconstruction for pancreatic malignancy: a single center survival study. *J Gastrointest Surg*. 2007;11:1168–1174.

54. Ahmad NA, Lewis JD, Ginsberg GG, et al. EUS in preoperative staging of pancreatic cancer. *Gastrointest Endosc*. 2000;52:463–468.

55. Bhutani MS, Hawes RH, Hoffman BJ. A comparison of the accuracy of echo features during endoscopic ultrasound (EUS) and EUS-guided fine-needle aspiration for diagnosis of malignant lymph node invasion. *Gastrointest Endosc*. 1997;45:474–479.

56. Catalano MF, Sivak Jr MV, Rice T, et al. Endosonographic features predictive of lymph node metastasis. *Gastrointest Endosc*. 1994;40:442–446.

57. Nakaizumi A, Uehara H, Iishi H, et al. Endoscopic ultrasonography in diagnosis and staging of pancreatic cancer. *Dig Dis Sci*. 1995;40:696–700.

58. Cahn M, Chang K, Nguyen P, Butler J. Impact of endoscopic ultrasound with fine-needle aspiration on the surgical management of pancreatic cancer. *Am J Surg*. 1996;172:470–472.

59. Hahn M, Faigel DO. Frequency of mediastinal lymph node metastases in patients undergoing EUS evaluation of pancreaticobiliary masses. *Gastrointest Endosc*. 2001;54:331–335.

60. Nguyen P, Feng JC, Chang KJ. Endoscopic ultrasound (EUS) and EUS-guided fine-needle aspiration (FNA) of liver lesions. *Gastrointest Endosc*. 1999;50:357–361.

61. tenBerge J, Hoffman BJ, Hawes RH, et al. EUS-guided fine needle aspiration of the liver: indications, yield, and safety based on an international survey of 167 cases. *Gastrointest Endosc*. 2002;55:859–862.

62. Hollerbach S, Willert J, Topalidis T, et al. Endoscopic ultrasound-guided fine-needle aspiration biopsy of liver lesions: histological and cytological assessment. *Endoscopy*. 2003;35:743–749.

63. DeWitt J, LeBlanc J, McHenry L, et al. Endoscopic ultrasound-guided fine needle aspiration cytology of solid liver lesions: a large single-center experience. *Am J Gastroenterol*. 2003;98:1976–1981.

64. Chang KJ, Albers CG, Nguyen P. Endoscopic ultrasound-guided fine needle aspiration of pleural and ascitic fluid. *Am J Gastroenterol*. 1995;90:148–150.

65. Nguyen PT, Chang KJ. EUS in the detection of ascites and EUS-guided paracentesis. *Gastrointest Endosc*. 2001;54:336–339.

66. DeWitt J, Yu M, Al-Haddad M, et al. Survival in patients with pancreatic cancer following the diagnosis of malignant ascites or liver metastases by EUS-FNA. *Gastrointest Endosc*. 2010;71:260–265.

67. Furukawa H, Kosuge T, Mukai K, et al. Helical computed tomography in the diagnosis of portal vein invasion by pancreatic head carcinoma: usefulness for selecting surgical procedures and predicting the outcome. *Arch Surg*. 1998;133:61–65.

68. Ishikawa O, Ohigashi H, Sasaki Y, et al. Intraoperative cytodiagnosis for detecting a minute invasion of the portal vein during pancreatoduodenectomy for adenocarcinoma of the pancreatic head. *Am J Surg*. 1998;175:477–481.

69. Tierney WM, Francis IR, Eckhauser F, et al. The accuracy of EUS and helical CT in the assessment of vascular invasion by peripapillary malignancy. *Gastrointest Endosc*. 2001;53:182–188.

70. Brugge WR, Lee MJ, Kelsey PB, et al. The use of EUS to diagnose malignant portal venous system invasion by pancreatic cancer. *Gastrointest Endosc*. 1996;43:561–567.

71. Rosch T, Dittler HJ, Strobel K, et al. Endoscopic ultrasound criteria for vascular invasion in the staging of cancer of the head of the pancreas: a blind reevaluation of videotapes. *Gastrointest Endosc*. 2000;52:469–477.

72. Snady H, Bruckner H, Siegel J, et al. Endoscopic ultrasonographic criteria of vascular invasion by potentially resectable pancreatic tumors. *Gastrointest Endosc*. 1994;40:326–333.

73. Benassai G, Mastrorilli M, Quarto G, et al. Factors influencing survival after resection for ductal adenocarcinoma of the head of the pancreas. *J Surg Oncol*. 2000;73:212–218.

74. Richter A, Niedergethmann M, Sturm JW, et al. Long-term results of partial pancreaticoduodenectomy for ductal adenocarcinoma of the pancreatic head: 25-year experience. *World J Surg*. 2003;27:324–329.

75. Saez A, Catala I, Brossa R, et al. Intraoperative fine needle aspiration cytology of pancreatic lesions: a study of 90 cases. *Acta Cytol*. 1995;39:485–488.

76. Schadt ME, Kline TS, Neal HS, et al. Intraoperative pancreatic fine needle aspiration biopsy: results in 166 patients. *Am Surg*. 1991;57:73–75.

77. Brandt KR, Charboneau JW, Stephens DH, et al. CT- and US-guided biopsy of the pancreas. *Radiology*. 1993;187:99–104.

78. Bret PM, Nicolet V, Labadie M. Percutaneous fine-needle aspiration biopsy of the pancreas. *Diagn Cytopathol*. 1986;2:221–227.

79. Di Stasi M, Lencioni R, Solmi L, et al. Ultrasound-guided fine needle biopsy of pancreatic masses: results of a multicenter study. *Am J Gastroenterol*. 1998;93:1329–1333.

80. Sperti C, Pasquali C, Di Prima F, et al. Percutaneous CT-guided fine needle aspiration cytology in the differential diagnosis of pancreatic lesions. *Ital J Gastroenterol*. 1994;26:126–131.

81. Caturelli E, Rapaccini GL, Anti M, Fabiano A, Fedeli G. Malignant seeding after fine-needle aspiration biopsy of the pancreas. *Diagn Imaging Clin Med*. 1985;54:88–91.

82. Ferrucci JT, Wittenberg J, Margolies MN, Carey RW. Malignant seeding of the tract after thin-needle aspiration biopsy. *Radiology*. 1979;130:345–346.

83. Smith FP, Macdonald JS, Schein PS, Ornitz RD. Cutaneous seeding of pancreatic cancer by skinny-needle aspiration biopsy. *Arch Intern Med*. 1980;140:855.

84. Vilmann P, Jacobsen GK, Henriksen FW, Hancke S. Endoscopic ultrasonography with guided fine needle aspiration biopsy in pancreatic disease. *Gastrointest Endosc*. 1992;38:172–173.

85. Faigel DO, Ginsberg GG, Bentz JS, et al. Endoscopic ultrasound-guided real-time fine-needle aspiration biopsy of the pancreas in cancer patients with pancreatic lesions. *J Clin Oncol*. 1997;15:1439–1443.

86. Giovannini M, Seitz JF, Monges G, et al. Fine-needle aspiration cytology guided by endoscopic ultrasonography: results in 141 patients. *Endoscopy*. 1995;27:171–177.

87. Wegener M, Pfaffenbach B, Adamek RJ. Endosonographically guided transduodenal and transgastral fine-needle aspiration puncture of focal pancreatic lesions. *Bildgebung*. 1995;62:110–115.

88. Binmoeller KF, Thul R, Rathod V, et al. Endoscopic ultrasound-guided, 18-gauge, fine needle aspiration biopsy of the pancreas using a 2.8 mm channel convex array echoendoscope. *Gastrointest Endosc*. 1998;47:121–127.

89. Chang KJ, Nguyen P, Erickson RA, et al. The clinical utility of endoscopic ultrasound-guided fine-needle aspiration in the diagnosis and staging of pancreatic carcinoma. *Gastrointest Endosc*. 1997;45:387–393.

90. Eloubeidi MA, Chen VK, Eltoum IA, et al. Endoscopic ultrasound-guided fine needle aspiration biopsy of patients with suspected pancreatic cancer: diagnostic accuracy and acute and 30-day complications. *Am J Gastroenterol*. 2003;98:2663–2668.

91. Fritscher-Ravens A, Schirrow L, Atay Z, et al. [Endosonographically controlled fine needle aspiration cytology: indications and results in routine diagnosis]. *Z Gastroenterol*. 1999;37:343–351.

92. Gress F, Gottlieb K, Sherman S, Lehman G. Endoscopic ultrasonography-guided fine-needle aspiration biopsy of suspected pancreatic cancer. *Ann Intern Med*. 2001;134:459–464.

93. Gress FG, Hawes RH, Savides TJ, et al. Endoscopic ultrasound-guided fine-needle aspiration biopsy using linear array and radial scanning endosonography. *Gastrointest Endosc*. 1997;45:243–250.

94. Harewood GC, Wiersema MJ. Endosonography-guided fine needle aspiration biopsy in the evaluation of pancreatic masses. *Am J Gastroenterol*. 2002;97:1386–1391.

95. Hunerbein M, Dohmoto M, Haensch W, Schlag PM. Endosonography-guided biopsy of mediastinal and pancreatic tumors. *Endoscopy*. 1998;30:32–36.

96. Raut CP, Grau AM, Staerkel GA, et al. Diagnostic accuracy of endoscopic ultrasound-guided fine-needle aspiration in patients with presumed pancreatic cancer. *J Gastrointest Surg*. 2003;7:118–126; discussion 127–118.

97. Voss M, Hammel P, Molas G, et al. Value of endoscopic ultrasound guided fine needle aspiration biopsy in the diagnosis of solid pancreatic masses. *Gut*. 2000;46:244–249.

98. Wiersema MJ, Vilmann P, Giovannini M, et al. Endosonography-guided fine-needle aspiration biopsy: diagnostic accuracy and complication assessment. *Gastroenterology*. 1997;112:1087–1095.

99. Williams DB, Sahai AV, Aabakken L, et al. Endoscopic ultrasound guided fine needle aspiration biopsy: a large single centre experience. *Gut*. 1999;44:720–726.

100. Ylagan LR, Edmundowicz S, Kasal K, et al. Endoscopic ultrasound guided fine-needle aspiration cytology of pancreatic carcinoma: a 3-year experience and review of the literature. *Cancer*. 2002;96:362–369.

101. Bhutani MS, Hawes RH, Baron PL, et al. Endoscopic ultrasound guided fine needle aspiration of malignant pancreatic lesions. *Endoscopy*. 1997;29:854–858.

102. Fritscher-Ravens A, Brand L, Knofel WT, et al. Comparison of endoscopic ultrasound-guided fine needle aspiration for focal pancreatic lesions in patients with normal parenchyma and chronic pancreatitis. *Am J Gastro-*

enterol. 2002;97:2768–2775.

103. Schwartz DA, Unni KK, Levy MJ, et al. The rate of false-positive results with EUS-guided fine-needle aspiration. *Gastrointest Endosc*. 2002;56: 868–872.

104. Mertz H, Gautam S. The learning curve for EUS-guided FNA of pancreatic cancer. *Gastrointest Endosc*. 2004;59:33–37.

105. Harewood GC, Wiersema ML, Halling AC, et al. Influence of EUS training and pathology interpretation on accuracy of EUS-guided fine needle aspiration of pancreatic masses. *Gastrointest Endosc*. 2002;55:669–673.

106. Eloubeidi MA, Tamhane A, Jhala N, et al. Agreement between rapid onsite and final cytologic interpretations of EUS-guided FNA specimens: implications for the endosonographer and patient management. *Am J Gastroenterol*. 2006;101:2841–2847.

107. Klapman JB, Logrono R, Dye CE, Waxman I. Clinical impact of on-site cytopathology interpretation on endoscopic ultrasound-guided fine needle aspiration. *Am J Gastroenterol*. 2003;98:1289–1294.

108. Erickson RA, Sayage-Rabie L, Beissner RS. Factors predicting the number of EUS-guided fine-needle passes for diagnosis of pancreatic malignancies. *Gastrointest Endosc*. 2000;51:184–190.

109. LeBlanc JK, Ciaccia D, Al-Assi MT, et al. Optimal number of EUS-guided fine needle passes needed to obtain a correct diagnosis. *Gastrointest Endosc*. 2004;59:475–481.

110. Lee JH, Stewart J, Ross WA, et al. Blinded prospective comparison of the performance of 22-gauge and 25-gauge needles in endoscopic ultrasound-guided fine needle aspiration of the pancreas and peri-pancreatic lesions. *Dig Dis Sci*. 2009;54:2274–2281.

111. Siddiqui UD, Rossi F, Rosenthal LS, et al. Aslanian HR. EUS-guided FNA of solid pancreatic masses: a prospective, randomized trial comparing 22-gauge and 25-gauge needles. *Gastrointest Endosc*. 2009;70:1093–1097.

112. Al-Haddad M, Wallace MB, Woodward TA, et al. The safety of fine-needle aspiration guided by endoscopic ultrasound: a prospective study. *Endoscopy*. 2008;40:204–208.

113. Gress F, Michael H, Gelrud D, et al. EUS-guided fine-needle aspiration of the pancreas: evaluation of pancreatitis as a complication. *Gastrointest Endosc*. 2002;56:864–867.

114. O'Toole D, Palazzo L, Arotcarena R, et al. Assessment of complications of EUS-guided fine-needle aspiration. *Gastrointest Endosc*. 2001;53:470–474.

115. Micames C, Jowell PS, White R, et al. Lower frequency of peritoneal carcinomatosis in patients with pancreatic cancer diagnosed by EUS-guided FNA vs. percutaneous FNA. *Gastrointest Endosc*. 2003;58:690–695.

116. Qian X, Hecht JL. Pancreatic fine needle aspiration: a comparison of computed tomographic and endoscopic ultrasonographic guidance. *Acta Cytol*. 2003;47:723–726.

117. Mallery JS, Centeno BA, Hahn PF, et al. Pancreatic tissue sampling guided by EUS, CT/US, and surgery: a comparison of sensitivity and specificity. *Gastrointest Endosc*. 2002;56:218–224.

118. Harewood GC, Wiersema MJ. A cost analysis of endoscopic ultrasound in the evaluation of pancreatic head adenocarcinoma. *Am J Gastroenterol*. 2001;96:2651–2656.

119. Chen VK, Arguedas MR, Kilgore ML, Eloubeidi MA. A cost-minimization analysis of alternative strategies in diagnosing pancreatic cancer. *Am J Gastroenterol*. 2004;99:2223–2234.

120. Levy MJ, Jondal ML, Clain J, Wiersema MJ. Preliminary experience with an EUS-guided Trucut biopsy needle compared with EUS-guided FNA. *Gastrointest Endosc*. 2003;57:101–106.

121. Larghi A, Verna EC, Stavropoulos SN, et al. EUS-guided Trucut needle biopsies in patients with solid pancreatic masses: a prospective study. *Gastrointest Endosc*. 2004;59:185–190.

122. Varadarajulu S, Fraig M, Schmulewitz N, et al. Comparison of EUS-guided 19-gauge Trucut needle biopsy with EUS-guided fine-needle aspiration. *Endoscopy*. 2004;36:397–401.

123. Thomas T, Kaye PV, Ragunath K, Aithal G. Efficacy, safety, and predictive factors for a positive yield of EUS-guided Trucut biopsy: a large tertiary referral center experience. *Am J Gastroenterol*. 2009;104:584–591.

124. Eloubeidi MA, Mehra M, Bean SM. EUS-guided 19-gauge Trucut needle biopsy for diagnosis of lymphoma missed by EUS-guided FNA. *Gastrointest Endosc*. 2007;65:937–939.

125. Itoi T, Takei K, Sofuni A, et al. Immunohistochemical analysis of p53 and MIB-1 in tissue specimens obtained from endoscopic ultrasonography-guided fine needle aspiration biopsy for the diagnosis of solid pancreatic masses. *Oncol Rep*. 2005;13:229–234.

126. Kitoh H, Ryozawa S, Harada T, et al. Comparative genomic hybridization analysis for pancreatic cancer specimens obtained by endoscopic ultrasonography-guided fine-needle aspiration. *J Gastroenterol*. 2005;40:511–517.

127. Laurell H, Bouisson M, Berthelemy P, et al. Identification of biomarkers of human pancreatic adenocarcinomas by expression profiling and validation with gene expression analysis in endoscopic ultrasound-guided fine needle aspiration samples. *World J Gastroenterol*. 2006;12:3344–3351.

128. Maluf-Filho F, Kumar A, Gerhardt R, et al. Kras mutation analysis of fine needle aspirate under EUS guidance facilitates risk stratification of patients with pancreatic mass. *J Clin Gastroenterol*. 2007;41:906–910.

129. Mishra G, Zhao Y, Sweeney J, et al. Determination of qualitative telomerase activity as an adjunct to the diagnosis of pancreatic adenocarcinoma by EUS-guided fine-needle aspiration. *Gastrointest Endosc*. 2006;63:648–654.

130. Salek C, Benesova L, Zavoral M, et al. Evaluation of clinical relevance of examining K-ras, p16 and p53 mutations along with allelic losses at 9p and 18q in EUS-guided fine needle aspiration samples of patients with chronic pancreatitis and pancreatic cancer. *World J Gastroenterol*. 2007;

13:3714–3720.

131. Tada M, Komatsu Y, Kawabe T, et al. Quantitative analysis of K-*ras* gene mutation in pancreatic tissue obtained by endoscopic ultrasonography-guided fine needle aspiration: clinical utility for diagnosis of pancreatic tumor. *Am J Gastroenterol*. 2002;97:2263–2270.

132. Jensen RT, Norton JA. Pancreatic endocrine tumors. In: Feldman M, Scharschmidt BF, Sleisenger MH, eds. *Sleisenger and Fordtran's Gastrointestinal and Liver Disease*. 7th ed, Philadelphia: WB Saunders; 2002: 988–1016.

133. Modlin IM, Tang LH. Approaches to the diagnosis of gut neuroendocrine tumors: the last word (today). *Gastroenterology*. 1997;112:583–590.

134. Madura JA, Cummings OW, Wiebke EA, et al. Nonfunctioning islet cell tumors of the pancreas: a difficult diagnosis but one worth the effort. *Am Surg*. 1997;63:573–577; discussion 577–578.

135. Lam KY, Lo CY. Pancreatic endocrine tumour: a 22-year clinico-pathological experience with morphological, immunohistochemical observation and a review of the literature. *Eur J Surg Oncol*. 1997;23:36–42.

136. Kloppel G, Heitz PU. Pancreatic endocrine tumors. *Pathol Res Pract*. 1988;183:155–168.

137. Schindl M, Kaczirek K, Kaserer K, Niederle B. Is the new classification of neuroendocrine pancreatic tumors of clinical help? *World J Surg*. 2000; 24:1312–1318.

138. Akerstrom G, Hellman P, Hessman O, Osmak L. Surgical treatment of endocrine pancreatic tumours. *Neuroendocrinology*. 2004;80(suppl 1): 62–66.

139. Azimuddin K, Chamberlain RS. The surgical management of pancreatic neuroendocrine tumors. *Surg Clin North Am*. 2001;81:511–525.

140. Rosch T, Lightdale CJ, Botet JF, et al. Localization of pancreatic endocrine tumors by endoscopic ultrasonography. *N Engl J Med*. 1992;326: 1721–1726.

141. Palazzo L, Roseau G, Chaussade S, et al. [Pancreatic endocrine tumors: contribution of ultrasound endoscopy in the diagnosis of localization]. *Ann Chir*. 1993;47:419–424.

142. Anderson MA, Carpenter S, Thompson NW, et al. Endoscopic ultrasound is highly accurate and directs management in patients with neuroendocrine tumors of the pancreas. *Am J Gastroenterol*. 2000;95:2271–2277.

143. Ardengh JC, Rosenbaum P, Ganc AJ, et al. Role of EUS in the preoperative localization of insulinomas compared with spiral CT. *Gastrointest Endosc*. 2000;51:552–555.

144. De Angelis C, Carucci P, Repici A, Rizzetto M. Endosonography in decision making and management of gastrointestinal endocrine tumors. *Eur J Ultrasound*. 1999;10:139–150.

145. Gouya H, Vignaux O, Augui J, et al. CT, endoscopic sonography, and a combined protocol for preoperative evaluation of pancreatic insulinomas. *AJR Am J Roentgenol*. 2003;181:987–992.

146. Proye C, Malvaux P, Pattou F, et al. Noninvasive imaging of insulinomas and gastrinomas with endoscopic ultrasonography and somatostatin receptor scintigraphy. *Surgery*. 1998;124:1134–1143; discussion 1143–1134.

147. Zimmer T, Stolzel U, Bader M, et al. Endoscopic ultrasonography and somatostatin receptor scintigraphy in the preoperative localisation of insulinomas and gastrinomas. *Gut*. 1996;39:562–568.

148. Semelka RC, Custodio CM, Cem Balci N, Woosley JT. Neuroendocrine tumors of the pancreas: spectrum of appearances on MRI. *J Magn Reson Imaging*. 2000;11:141–148.

149. Van Nieuwenhove Y, Vandaele S, Op de Beeck B, Delvaux G. Neuroendocrine tumors of the pancreas. *Surg Endosc*. 2003;17:1658–1662.

150. Thoeni RF, Mueller-Lisse UG, Chan R, et al. Detection of small, functional islet cell tumors in the pancreas: selection of MR imaging sequences for optimal sensitivity. *Radiology*. 2000;214:483–490.

151. Gibril F, Reynolds JC, Doppman JL, et al. Somatostatin receptor scintigraphy: its sensitivity compared with that of other imaging methods in detecting primary and metastatic gastrinomas. A prospective study. *Ann Intern Med*. 1996;125:26–34.

152. van Eijck CH, Lamberts SW, Lemaire LC, et al. The use of somatostatin receptor scintigraphy in the differential diagnosis of pancreatic duct cancers and islet cell tumors. *Ann Surg*. 1996;224:119–124.

153. Bansal R, Tierney W, Carpenter S, et al. Cost effectiveness of EUS for preoperative localization of pancreatic endocrine tumors. *Gastrointest Endosc*. 1999;49:19–25.

154. Ardengh JC, de Paulo GA, Ferrari AP. EUS-guided FNA in the diagnosis of pancreatic neuroendocrine tumors before surgery. *Gastrointest Endosc*. 2004;60:378–384.

155. Ginès A, Vazquez-Sequeiros E, Soria MT, et al. Usefulness of EUS-guided fine needle aspiration (EUS-FNA) in the diagnosis of functioning neuroendocrine tumors. *Gastrointest Endosc*. 2002;56:291–296.

156. Baker MS, Knuth JL, DeWitt J, et al. Pancreatic cystic neuroendocrine tumors: preoperative diagnosis with endoscopic ultrasound and fine-needle immunocytology. *J Gastrointest Surg*. 2008;12:450–456.

157. Chang F, Vu C, Chandra A, et al. Endoscopic ultrasound-guided fine needle aspiration cytology of pancreatic neuroendocrine tumours: cytomorphological and immunocytochemical evaluation. *Cytopathology*. 2006;17: 10–17.

158. Collins BT, Cramer HM. Fine-needle aspiration cytology of islet cell tumors. *Diagn Cytopathol*. 1996;15:37–45.

159. Kidd M, Modlin IM, Mane SM, et al. Q RT-PCR detection of chromogranin A: a new standard in the identification of neuroendocrine tumor disease. *Ann Surg*. 2006;243:273–280.

160. Zografos GN, Stathopoulou A, Mitropapas G, et al. Preoperative imaging and localization of small sized insulinoma with EUS-guided fine needle

tattooing: a case report. *Hormones (Athens)*. 2005;4:111–116.

161. Fasanella KE, McGrath KM, Sanders M, et al. Pancreatic endocrine tumor EUS-guided FNA DNA microsatellite loss and mortality. *Gastrointest Endosc*. 2009;69:1074–1080.

162. Roland CF, van Heerden JA. Nonpancreatic primary tumors with metastasis to the pancreas. *Surg Gynecol Obstet*. 1989;168:345–347.

163. Nakeeb A, Lillemoe KD, Cameron JL. The role of pancreaticoduodenectomy for locally recurrent or metastatic carcinoma to the periampullary region. *J Am Coll Surg*. 1995;180:188–192.

164. Sperti C, Pasquali C, Liessi G, et al. Pancreatic resection for metastatic tumors to the pancreas. *J Surg Oncol*. 2003;83:161–166; discussion 166.

165. Z'Graggen K, Fernandez-del Castillo C, Rattner DW, et al. Metastases to the pancreas and their surgical extirpation. *Arch Surg*. 1998;133:413–417; discussion 418–419.

166. Ghavamian R, Klein KA, Stephens DH, et al. Renal cell carcinoma metastatic to the pancreas: clinical and radiological features. *Mayo Clin Proc*. 2000;75:581–585.

167. Faure JP, Tuech JJ, Richer JP, et al. Pancreatic metastasis of renal cell carcinoma: presentation, treatment and survival. *J Urol*. 2001;165:20–22.

168. Palazzo L, Borotto E, Cellier C, et al. Endosonographic features of pancreatic metastases. *Gastrointest Endosc*. 1996;44:433–436.

169. DeWitt J, Jowell P, Leblanc J, et al. EUS-guided FNA of pancreatic metastases: a multicenter experience. *Gastrointest Endosc*. 2005;61:689–696.

170. Bechade D, Palazzo L, Fabre M, Algayres JP. EUS-guided FNA of pancreatic metastasis from renal cell carcinoma. *Gastrointest Endosc*. 2003;58:784–788.

171. Fritscher-Ravens A, Sriram PV, Krause C, et al. Detection of pancreatic metastases by EUS-guided fine-needle aspiration. *Gastrointest Endosc*. 2001;53:65–70.

第 15 章　EUS 在诊断胰腺囊肿中的应用

Ian D. Penman · Anne Marie Lennon

（张姝翌 译 李　文 校）

内容要点

· 胰腺囊肿病变的鉴别诊断是广泛的：这些病变大部分都是假性囊肿，但黏液性肿瘤的检测是最重要的，因为它们可能是恶性的或有恶性潜能。

· 超声内镜对形态学特点诊断的精确性是有限的，正如流式细胞学的价值和肿瘤标记物的检测一样。

· 超声内镜特征、流式细胞学、癌胚抗原和淀粉酶水平的结合可能会提高检测（有潜能）恶性病变的精确性。

· 在抗生素保护下对囊性病变行针吸细胞学检测是安全的，很少会发生出血、感染和胰腺炎。

· 胰腺囊性病变的精确诊断和处理需要仔细评估临床背景、其他成像模式和多学科合作。

概述

胰腺囊性病变以前认为是罕见的，但现在很频繁地检测出，都是 CT 和 MRI 大量应用的结果。多达 20% 的非胰腺病变患者行成像检测都会发现有至少 1 个胰腺囊肿，一项前瞻性活检系列研究报道了胰腺囊性病变的发病率为 24%[1,2]。这些病变代表了从单纯性囊肿到增生性囊肿再到肿瘤的一系列病理变化。胆胰管问题的患者中大部分（80% ~ 90%）病变是假性囊肿，先天性囊肿或单纯性囊肿以及其他罕见病变据统计约 10%。囊性肿瘤、大部分浆液囊腺瘤、黏液囊腺瘤、黏液囊腺癌和胰腺导管内乳头状黏液瘤占了剩下的 10%。胰腺囊性病变因此代表了一个重要的而且发病率不断增加的疾病负担，提出了一个困难的诊断和处理问题：怎样精确地预测哪些病变是黏蛋白的，哪些病变需要切除，相反，这些可能会被忽视或定期成像进行安全随访。

尽管 CT 和 MRI 很先进，但对于正确描述这些病变以及区分良恶性病变的的横断层面成像方式的能力是有限的。超声内镜理想地适用于胰腺病变的成像中，因为它的高分辨率和对囊性病变和邻近淋巴结取样的能力。这一章讨论胰腺囊性病变的不同类型、它们的细胞学特征以及细针穿刺对细胞学和肿瘤标记物分析的作用。胰腺囊性病变患者的诊断方法在文章已提及。对于假性囊肿的超声内镜特征也已提及，并且这些病变的治疗在第 22 章进一步讨论，顽固的胰腺肿瘤在第 14 章讨论。

超声内镜和其他的成像模式

胰腺囊性病变的鉴别诊断是广泛的（表 15.1）。处理和结果依赖这些病变的精确鉴定，因为黏液病变有恶性潜能，在适宜患者中应该考虑切除。相反，浆液性囊腺瘤是良性的，很少变成恶性，手术适用于那些逐渐增大或引起症状的病变。其中存在着一个问题，不同的胰腺囊性病变在术前精确诊断通常是困难的。

用超声检查、CT 和 MRI 进行非侵袭性成像诊断中，对于精确性的研究很少有包含不同病变类型的回顾病例。只报道了一些精心设计的前瞻性研究。当然，报道的精确性会有很大差异，从 20% 到 88% 不等[3,4]，很难得出有意义的结论。在 100 例浆液性囊腺瘤（68 例得到组织性证实）的一项前瞻性研究中，超声、CT 和 MRI 的精确度分别是 53%、54% 和 74%[5]。这一发现强调了横断层面成像的局限性，甚至是在那些同种或具有明显特征的研究中。Oh 等 [12]（表 15.2）总结了 CT[3,4,6-11] 诊断的精确性，此研究已发表。

虽然已经报道了超声内镜评估这些病变的众多病例，但这些研究也受小尺寸局限性、回顾性设计、缺乏盲法、缺乏组织性证实的影响（表 15.3）。此外，目前已发表的研究中很少会包括超声内镜、CT、MRI。在 2 个大规模前瞻性系列报道中，Brugge 等 [13] 做了一项多中心合作研究，确定超声内镜特点、细胞学所见、囊肿液肿瘤标志物精确结合用于区分黏液病变。341 例患者行超声内镜、细针穿刺以及 CEA、CA72-4、CA125、CA19-9 和 CA15-3 的检测。

这些患者中有 112 例随后进行手术切除，超声内镜形态学准确度只有 51%，细胞学准确度稍好些，也只有 59%。CEA 浓度 > 192ng/ml 时对区分黏液病变的准确度为 79%，试验不结合的话就

表 15.1

胰腺囊性病变分类法

病变类型	病例比例（%）
假性囊肿	80 ～ 90
肿瘤	5 ～ 10
浆液囊腺瘤	
黏液囊腺瘤	
黏液囊腺癌	
导管内乳头状黏液性肿瘤	
囊性内分泌肿瘤	
胰腺实性—假乳头状瘤	
腺泡细胞囊腺癌	
良性病变	5 ～ 10
单纯性囊肿	
多囊性病	
囊性纤维化	
希佩尔 - 林道病（von Hippel-Lindau-associated cysts）	
其他	
淋巴上皮的囊肿	罕见
寄生虫感染（例如阿米巴、蛔虫感染）	

表 15.2

CT 扫描对诊断胰腺囊性病变精确度方面的研究

作者（年）	患者（n）	比较	精确度（%）
Johnson 等 [4]（1988）	35	SCA，MCN	对 SCA 和 MCN 为 93 ～ 95
Procacci 等 [6]（1997）	26	SCA	61
Procacci 等 [7]（1999）	100	SCA，MCN	60
Le Borgne 等 [3]（1999）	349	SCA，MCA，MCAC	20 ～ 30
Curry 等 [8]（2000）	50	SCA，MCN	对 SCA 为 23 ～ 41
Walsh 等 [9]（2002）	34	SCA，MCN，PC	38 ～ 8
Cohen-Scali [10] 等（2003）	33	大囊型 SCA，PC/MCA	对 SCA 为 83
Bassi 等 [5*]（2003）	100	SCA	54
Gerke 等 [11]（2006）	41	良性与 M/PM	71

* 前瞻性研究

MCV，黏液囊腺瘤；MCAC，黏液囊腺癌；MCN，黏液囊腺瘤；M/PM，恶性 / 潜在恶性；PC，假性囊肿；SCA，浆液囊腺瘤。

Adapted from Oh HC, Kim MH, Hwang CY, et al. Cystic lesions of the pancreas：challenging issues in clinical practice. Am J Gastroenterol. 2008；103：229-239.

表 15.3

超声内镜对胰腺囊性病变诊断准确度的研究

作者（年）	技术	患者（n）	组织性证实	超声准确度（%）	细胞学准确度（%）
Brugge 等 [13*]（2004）	超声内镜，细针穿刺	341	112	51	59
Frossard 等 [14*]（2003）	超声内镜，细针穿刺	127	67	77	97
Sedlack 等 [39]（2002）	超声内镜，细针穿刺	34	34	82	55
Hernandez 等 [40]（2002）	超声内镜，细针穿刺	43	9	预计 8/9 为恶性	恶性灵敏度 2/9
Gress 等 [21]（2000）	超声内镜	35	35	未阐述	—
Koito 等 [41]（1997）	超声内镜	52	52	92 ～ 96（恶性病变）	—
Ahmad 等 [42]（2001）	超声内镜	98	48	没有特征可预见恶性	—
Ahmad 等 [43]（2003）	超声内镜	31	31	观察者间差异 40 ～ 93++	
Chatelain 等 [44]（2002）	超声内镜	8	8	未阐述	
Gerke 等 [45]（2006）	超声内镜	66	43	65	

不会强于单独囊液 CEA 浓度的检测结果。肿瘤标志物的作用在随后会详细讨论。

　　一项 67 例患者的法国单中心研究发现，超声内镜对所有类型囊性病变的形态学准确度是 73%，根据病变类型具有显著变异。浆液病变的灵敏度只有 43%，然而黏液囊腺瘤的灵敏度是 65%，囊性肿瘤的灵敏度是 88%。与美国研究相比，黏液病变细胞学、恶性黏液病变、浆液病变和假性囊肿的灵敏度分别是 94%、100%、100% 和 100%。分析多种肿瘤标记物，虽然 CEA 低水平（< 5ng/ml）可预见浆液病变，高淀粉酶或脂肪酶浓度与假性囊肿有关，肿瘤标记物分析很少会导致细胞学结果。

先天或单纯性囊肿

　　先天或单纯性囊肿在腹部 CT 成像（图 15.1）时通常被认为巧合发现。他们通常在成年型多囊肾病人群中发病，也在冯·希佩尔 - 林道综合征（图 15.2）时发病，虽然浆液性囊腺瘤也在随后的时间里发生。偶然发现的小的、单发囊肿的重要性现在还未知或很少有人知道，观察性随访研究已经只进行到现在。一个 86 例切除的小囊肿研究发现其中有 75 例是良性的，剩余的大部分是交界性或"原位"恶性。在超声内镜中，这些囊肿通常是体积小、壁薄、均匀无回声的，并且没有附壁结节或乳头成分。周围胰腺未见慢性胰腺炎的典型特征，一旦吸气，囊液看起来就变淡，包含小数目炎性细胞以及低浓度 CEA 和淀粉酶。

假性囊肿

　　分析 80% 的胰腺囊性病变，假性囊肿通常发生在急性胰腺炎或隐匿的慢性胰腺炎患者中，大部分都是中等年龄。临床呈现出的信息在解释假性囊肿从囊性肿瘤精确分化是必要的。假性囊肿

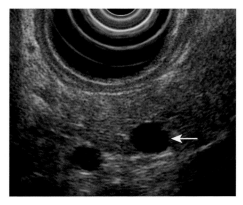

图 15.1　单纯胰腺囊肿。在胰腺内可见一薄壁、大小约 4mm 的囊肿。没有坚硬的囊壁成分，在囊内也没有碎片，没有大量破坏，周围胰腺组织是正常的。

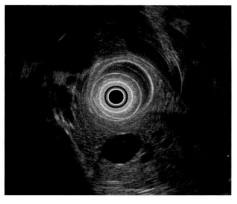

图 15.2　冯·希佩尔 - 林道综合征。在此位患有冯·希佩尔 - 林道综合征的患者中胰腺体可见一大小约 1cm 的囊肿。囊肿是很多的，但他们是单纯的或是胰腺的良性浆液囊腺瘤，尽管其他部位在这种条件下可能会高度恶性。

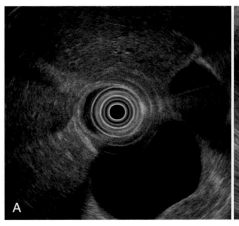
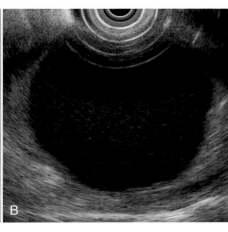

图 15.3　假性囊肿。A，一位拥有一系列胰腺炎症状的患者的超声内镜图像揭示了一个直径 3cm、薄壁的、无回声囊性病灶，与胃壁相邻。**B，**类似的表现存在于另一位慢性腹痛的患者，患有慢性胰腺炎及假性囊肿。

缺乏真正的上皮层，囊壁包括炎性和纤维组织。这个壁在假性囊肿早期是很薄的，在其成熟时会变厚。假性囊肿通常会很大，虽然它们通常是单房并且无回声（图 15.1，表 15.3）。如果囊内存在坏死碎片或感染，流体密度就可能增加，偶然这种囊肿也会认为是囊性肿瘤（图 15.4 和 15.5）。分隔很少见但也会发生（图 15.6）；它们发生的特点是存在急慢性胰腺炎，可能直接和腺管相关，并且支持假性囊肿而不是肿瘤的诊断。

其他应该注意的特点是肠壁和囊腔之间的距离，多普勒超声检查以及侧副管存在使得节段性门静脉高压症的发病率排于肝脾静脉血栓之后。

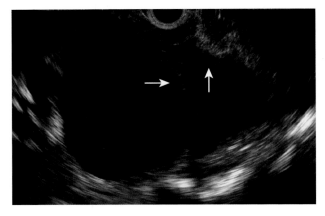

图 15.6　一名长期患有假性囊肿的患者，囊肿中的薄层分隔（↑）。

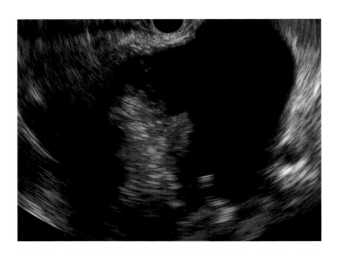

图 15.4　重症胰腺炎患者合并假性囊肿感染、发热。囊内不规则、高回声的物质提示有囊性肿瘤的可能，但没有囊壁改变的依据。细针穿刺活检细胞学检查只发现了巨噬细胞及细胞碎屑；淀粉酶的浓度＞ 6000U/ml。

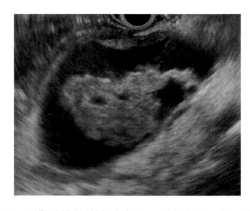

图 15.5　不典型的假性囊肿表现。患者表现为慢性腹痛及体重减轻。超声内镜提示黏液性肿瘤的可能性大，但是细针穿刺表现为陈旧的血染的液体及炎症细胞，低浓度的癌胚抗原，淀粉酶浓度＞ 66 000U/ml。由于症状迁延不愈，病灶被切除，最终证实为假性囊肿。

炎性淋巴结一般在假性囊肿附近发现。

因为假性囊肿缺乏上皮层，在细针穿刺时也不会发现上皮细胞，除非在穿刺时受到胃或十二指肠上皮的污染。吸取的囊液是低黏度的、色暗、混浊、甚至有少量出血，并且含有炎性细胞，例如巨噬细胞和组织细胞。淀粉酶（＞ 5000U/ml）及脂肪酶（＞ 2000U/ml）升高，但其他肿瘤标记物的水平应该低，虽然感染存在时 CEA 水平也会升高。

浆液囊腺瘤

浆液囊腺瘤（假性囊肿中最多的一种）占病例的 10% ～ 45%。浆液囊腺瘤在女性更多见，通常发生在（＞ 80%）胰腺体或尾部[16]，虽然一些调查报道在胰腺头及颈部发病率高。这些病变包括在隔膜[6]上可见大量界限清楚的微囊（＜ 2cm）病变（图 15.7 和图 15.8）。在少于 20% 的病例中，囊肿和中英纤维、钙化有关。浆液囊腺瘤的固体和巨大囊性成分已经描述过，固体成分来自多个微囊（1 ～ 2mm）的结合[17-19]。聚集的囊壁结节、浓缩的囊内黏蛋白、漂浮的碎片、发生回波的导管壁浓缩或胰管膨大都是不常见的，暗示病变实际上是黏液肿瘤[20-22]。

浆液囊腺瘤的形态学特征通常可以诊断病变（图 15.2）[19]。然而细胞学检查通常会提高超声内镜诊断的准确性。细针穿刺对于病变血管邻近的小囊肿是困难的。细胞学上包括含有小立方细胞的浆液，其受糖原而不是黏蛋白的影响。有时吸出物含有血性，包含由于病变血管而出现的充满

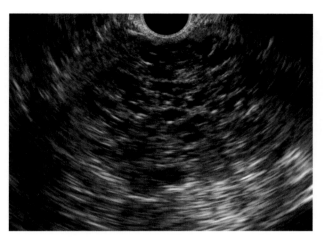

图 15.7　**浆液性囊腺瘤**。直径 2.5cm 浆液腺瘤的典型表现，包含多发小的，无回声的囊性区域和"蜂窝状"的表现。有时病灶中心可表现为纤维化或钙化，但本病例未表现。

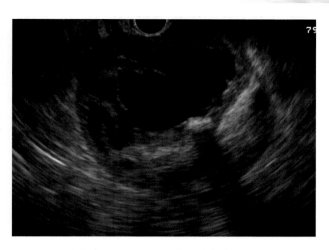

图 15.10　**黏液囊腺瘤**。这个巨囊、单房病灶包含后壁，周围局灶钙化及可回声的内容物。

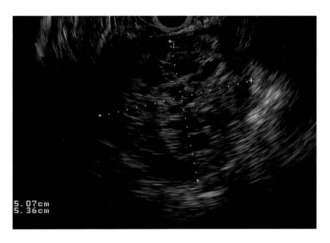

图 15.8　**胰体部的直径 5cm 的实性复杂的黏液腺瘤**。多发小囊肿伴薄层分隔。

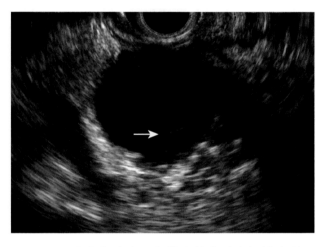

图 15.11　**黏液囊腺瘤**。小附壁结节（↑）被发现于 15mm 直径的病灶中。穿刺物的黏蛋白染色为阳性，但癌胚抗原及淀粉酶无升高。

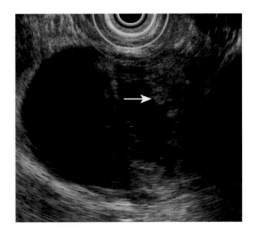

图 15.9　**黏液性囊腺瘤**。多发实性的、乳头投影于囊壁上的影像可被看到（↑）。细针穿刺活检提示黏液阳性立方细胞，手术提示为良性黏液腺瘤。

含铁血黄素的巨噬细胞。

　　浆液性囊肿的特征影像学表现经常可以诊断胰腺囊肿。然而，细胞学的检查将使超声内镜的检查更加准确（视频 15.2）[19]。FNA 对于体积小的及血管丰富的囊肿变得比较困难。囊肿的细胞学表现是浆液包含小立方细胞黏连糖蛋白，而非粘蛋白。有时因囊肿本身富含血供，抽吸物是血性物或充满铁黄素的巨噬细胞[23]。囊液一般含有较低浓度的淀粉酶、CA15-3、CA72-4 及 CEA。如果 CEA 的浓度 < 5 ng/ml，实际上排除了黏液腺瘤的可能，并提供了诊断浆液腺瘤的证据[23,24]。预后一般较满意，尽管有一项研究报道有 3% 的恶

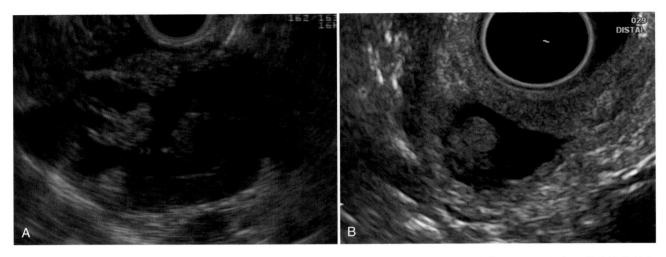

图 15.12　主胰管型 IPMN。**A**，主胰管明显扩张，管壁形成的高回声结节；**B**，一位主胰管型 IPMN 患者，附壁结节是由于胰管管壁回声形成的。

性概率 [25]。在这项研究中，良恶性的区别较微小，只有当转移灶出现时才能区别开 [25]。

黏液性囊腺瘤和腺癌

黏液性囊性病变比浆液性病变少，大约占囊性病变的 10%。不同于浆液性病变，黏液性囊性病变分为良性、交界性及恶性。良性及交界性病变都有转变为恶性病变的潜力，经常发生于年轻及中年女性（90%）、单独囊肿位于胰体及胰尾、伴卵巢基质富含雌激素及孕酮受体的患者。大囊肿（> 2cm）的形态学表现少量分隔（图 15.9）[21,22]。约 15% 的患者病灶有钙化，但也可出现于固态及假乳头肿瘤中 [4,26]。在胰腺其他部位出现囊肿及扩张导管并不常见，如果出现，那么胰导管内乳头状黏液腺瘤应该被诊断。

恶性病变的危险因素包括：大囊肿（> 3cm）[27]，囊壁的增厚及不规则，囊肿中有实性肿块，有相连的实性肿块（图 15.10 及 15.11），或者狭窄，梗阻的及异位的胰管都提示恶性转变（视频 15.3）[21,28]。FNA 可帮助明确诊断。囊壁、分隔及内容物应被穿刺为标本。如果囊液较黏，穿刺将变得困难，但如果换用 19G 号针头将变得简单些。细胞学解释了黏液的组成，包括黏蛋白及柱状上皮细胞。上皮柱状细胞并不是特征性表现，因为这些表现也可在胰导管内乳头状黏液腺瘤中被找到 [23]。胃和十二指肠的柱状上皮细胞使得细胞学解释更加复杂，因此在初期穿刺中应避免使用细探针。

胰导管内乳头状黏液腺瘤

本病发病率较低，约占胰腺外分泌肿瘤的 1% ~ 3%[29,30]，表现为男性发病率略占优（62%），发病高峰为 60 ~ 70 岁，大多发生于胰头部。IPMN 因发生于主胰管及分支胰管进行分类，也可以是混合型的。内镜表现包括扩张的主胰管及侧支，紧靠着肿物 [18,21,31]。在 25% ~ 50% 的患者中发现乳头开口分泌出黏液 [32]。在主胰管及侧支间发现交通是一个有意义的征象，尽管黏液阻塞使得这不经常发生。ERCP 及 MRCP 中胰管的充盈缺损可能是肿瘤结节或者黏液栓（视频 15.4）。有时 IPMN 可以表现为实性肿块，虽然这很少见。IPMN 也包括胰管梗阻后的软组织改变，这种表现

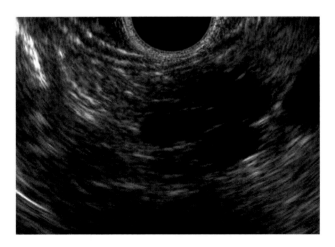

图 15.13　发生在胰体部侧支型 IPMN，可以看到胰腺导管分支呈串珠样扩张，没有明显的结节样或团块样病变。

使 IPMN 很难与慢性胰腺炎区别。

特征表现如：局部缩小的肿块、壁结节（图 15.2）及大的单房囊肿都是恶性的表现。高频导管探头的超声内镜已经被使用在区分 IPMN 中，可以提供病变长度范围的信息、壁结节及胰腺实质侵犯范围。结合 MRCP，超声内镜可通过测量病变沿主胰管的长度辅助计划外科手术切除范围[33,34]。胰管镜检查和超声内镜是困难的，劳动密度大的技术需求昂贵的费用及经验。超声内镜很难从胰管测量大小，这限制了它的应用。胰管镜及超声内镜的应用被限制在少量大型医疗中心，而且这种情况将维持一段时间。

IPMN 存在临床及病理的异型性。囊肿的异型性从最小到严重，甚至恶性，表现与黏液囊性瘤和导管腺癌相似。

砂粒样钙化很少见，但高度提示 IPMN。已经检测到不同类型的黏蛋白免疫组化模式[29,35]，但并不知道是否对预后有重要影响。这些模式表明了分子异型性。病变中肿瘤标志物的检测鲜为报道；检测到的模式通常与黏液性肿瘤很相似，检测到的 CEA 水平可以变化很大。淀粉酶的高浓度很显著，与病变起源及是否与胰管交通有关。

在如何最好地治疗 IPMN 上存在争议：一些专家主张将所有病灶切除，通过有限的能力来预测恶性肿瘤的存在进行术前评估。其他专家主张对于无高危特征的病变进行观察（包括分支导管起源，尺寸 < 3 cm，实性病变或附壁结节，FNA 检测没有高度异型增生），理由是这些病变恶性肿瘤的风险较低（图 15.13）。该决定也取决于病变

的位置（例如，在胰头部与尾部的）及患者的年龄和健康状况，所有这一切都关系到外科手术的风险以及病人的优势。有研究对 IPMN 及其治疗方案进行了全面回顾[29]。

囊实性假乳头状瘤

囊实性假乳头状瘤曾经被认为是罕见的，这种特殊的病变目前被越来越多地认识和报道。它占胰腺囊性肿瘤的 10%，通常在年轻女性中偶然发现，可以在胰腺中的任何地方发生，病变可能非常大。在一些患者中，体征与肿瘤的大小或出血诱发疼痛有关，并由此表现出临床症状。这种病变的特点是中央出血性囊肿变性，可发生钙化的假包膜。因此，实性、囊性和"假乳头状"的病变都可以在 EUS 上看到（图 15.14）。病变的细胞来源是未知的，但具有嗜酸性粒细胞胞浆和内分泌、上皮及间质的混合免疫组化特征。这些肿瘤生长缓慢，手术切除预后良好。

只有少数腹部超声、超声内镜的病例报告或小案例系列报道[36,37]。病变通常边界清楚，EUS 呈现实性或囊实性，带或不带分隔。外周钙化可能限制内部回声结构检查。尽管 FNA 可为诊断提供线索，显示组织学特征，但出血性变性的结果往往导致出血，FNA 组织坏死。

囊性内分泌肿瘤

胰腺的大部分神经内分泌肿瘤是实性的，但也极少数是囊性的，表现为囊性变或继发囊性变

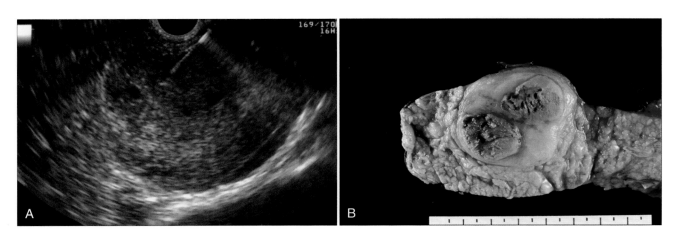

图 15.14　胰腺囊性病变。A，胰腺体部囊性病变的超声内镜图像，显示了其中的实性和囊性成分。细针穿刺证明这是一个囊实性假乳头状肿瘤。**B**，此图显示的是切除胰腺远端相应的手术标本。

（图 15.15）。EUS 的图像是多样的，细胞学检查发现为均匀小细胞胞浆。几乎没有关于这些病变肿瘤标志物水平的检测资料。

其他囊性病变

胰腺导管腺癌偶尔会显示囊性变，它可以呈现混浊的临床图像。淋巴上皮囊肿是罕见的，发生在中年男性，在 EUS 呈现实性表现[38]。这些囊肿内衬角化鳞状上皮，CEA 水平高表达。许多其他的胰腺囊性病变也很少见，包括皮样囊肿，胰腺的转移病变和寄生虫感染（例如，阿米巴病、蛔虫感染）。应该始终牢记这些可能出现的病变，尤其是在临床和影像学特征不典型的囊性病变。

囊性病变的超声内镜表现

超声内镜检查胰腺的方法在第 12 章中详细描述，并且细针抽吸技术也将在第 20 章讲述。超声内镜对于胰腺囊性病变的检查在本节中讲述，特殊的囊性病变在前面的章节中也讲述过。

如果囊性病变已经得到确诊，那么就应注意它的大小、具体位置和相邻血管及器官的关系、是否存在局部或远处转移，因为这些信息可能会影响以后的操作。此外还应该检查囊肿本身的壁厚、是否存在局部不规则、乳头状突起或附加的质量。囊肿大小、隔膜的厚度、是否存在高回声黏液或碎屑都应被评估，因为这些特点常常出现在恶性囊性肿瘤中。

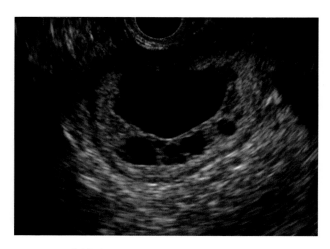

图 15.15　囊性内分泌肿瘤。注意厚厚的囊壁。用一个 19G 针核心活检囊肿壁并行免疫组化，证实囊性神经内分泌肿瘤。

一些研究者试图确定可以预测恶性肿瘤的超声内镜特点[13,14,21,39-45]。Koito 等发现，厚壁或隔膜、一个突出的肿物以及微囊型一般都与恶性肿瘤相关，而薄隔膜和单发的囊肿常和良性有关。这些研究者发现，这个方法对良、恶性病变的准确度分别为 96% 和 92%。Gress 等报告，黏液性囊腺癌更容易出现低回声囊性固体块或一个复杂的囊肿，并且此病变通常与扩张的主胰管有关。良性胰腺导管内乳头状黏液肿瘤的特征是扩张的主胰管与强回声增厚的管壁相结合。导管内乳头状癌也有类似的特征，但另外也会显示一个低回声团块。Sedlack 等[39] 发现，壁厚为 3 mm 或以上、巨大隔膜（囊肿直径＞10mm）、快速并向内增长、主胰管的囊状扩张都预测了这可能是个恶性或潜在恶性的囊性病变，其准确度为 82%。Song 等[20] 比较了囊性肿瘤与假性囊肿在内镜表现上的不同，发现实性改变、隔膜以及囊壁瘤都是囊性肿瘤的独立危险因素。超声内镜对于胰腺囊性病变的准确度研究总结在表 15.3 中。

然而，并非所有的研究都证实单纯超声内镜的表现可以区分良恶性胰腺囊性病变[42]。对于不同内镜特点以及区分肿瘤和非肿瘤胰腺囊性病变方面，观察者所达成的一致性很适合检测实性成分、异常胰管、碎片或隔膜的存在，也适用于诊断肿瘤与非肿瘤性病变[43]。如前所述，一个美国的大型多中心前瞻性研究[51] 发现超声内镜成像对黏液性病变诊断的准确度只有 51%，因此，尽管它的分辨率很高，但超声内镜清晰度仍有局限性。当以前的外科手术或由一个大病变压迫所致解剖结构发生改变时，超声内镜将面临技术上的挑战性。超声内镜成像在检测直径＞6 cm 的病变时因超声波束的衰减而具有局限性。

超声内镜引导下细针穿刺

在超声、CT 或超声内镜引导下的细针穿刺细胞学检查已被安全应用多年。当病变很小时超声检查或 CT 很难进行，至于超声检测，常涉及气体的干扰。在瞄准标本技术上的困难也限制了成像模式的应用。CT 引导下的细针穿刺虽然风险低，但癌细胞可以播散腹膜[45,46]。超声内镜克服了这些限制。它的高清晰度意味着可以观察到小至 2～3 mm 的病灶，以及定义周围结构。超声内镜尖端接近病灶缩短了针道的距离，也减少了针道种植的风险（视频 15.5）。

超声内镜引导下的细针穿刺是一个安全的操作，有报告称并发症发生率 < 1%[47,48]。液体的流出量在浆液性囊腺瘤中通常是很少的，因为他们的微囊特性，黏液性病变的抽吸通常是困难的，可能因为流体黏度的问题。在这种情况或当病变较大时，用 19G 针抽吸完全通常很容易（图 15.16）。为了将随后感染的风险降至最低，建议囊肿穿刺的数目保持到最低限度（理想上 1 次完成）（见视频 15.4）。推荐预防性使用抗生素，在操作前静脉注射环丙沙星，随后 2 天口服环丙沙星，虽然支持这些建议的证据不强烈[49]。

超声内镜引导下的中心活组织检查和细胞学刷检

当存在一大块病变时，中心活组织检查穿刺针的使用可能是适当的，这种技术可能在明确诊断胰腺囊性病变时有帮助[50]。Levy 等[50]进行了超声内镜引导下中心活检 10 例胰腺囊性病变，在技术上成功了 7 例。在其他 3 名患者中有一例尚不能诊断。这些研究者们进行了囊壁活检，发现囊肿壁重叠，这一发现改变了大多数人的认识。不幸的是，没有患者有黏液性病变，所以不可能说这种技术适用于卵巢间质。这只是对胰腺体尾部病变可行。最后，这种方法不排除需要细针穿

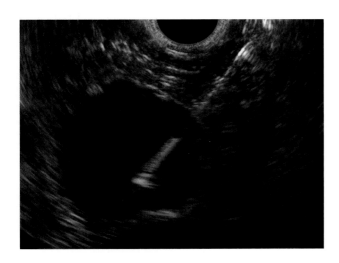

图 15.16　超声内镜下细针抽吸。22G 或 19G 针都可以用。在这种情况下，22G 针足以完全吸出病灶。抽吸直到病变破碎或吸不出流体为止。这种技术可能会降低感染的风险，也有利于囊肿壁活检。

刺抽吸囊液行细胞学检查及肿瘤标志物检测。

用 25G 针刷细胞学对胰腺囊性病变行超声引导下评估。用 19G 针穿刺囊肿后，刷子通过穿刺针进入囊肿腔内。除了标准细胞学检查和肿瘤标志物分析外，还可以进行囊壁采样。对 39 例患者的 41 个病变进行的一项前瞻性盲法研究，发现超声刷（Cook 公司，型号为 Winston-Salem, NC）更频繁地检测到细胞内黏蛋白（56% vs. 22%）[51]。超声刷还检测到 3 例高度异型增生，但没发现标准的细胞学检查。这些初步结果将需要进一步研究证实，但是有希望。严重囊内出血的病例报告已经提出，尤其是在服用抗凝血剂或抗血小板药物的患者，这个方法常规应用到胰腺囊性病变患者前还需要更多数据。

囊性病变的超声内镜细针穿刺的并发症

囊性病变的细针穿刺的并发症是罕见的。囊内出血和感染的发生率都 < 1%，操作相关胰腺炎的报告率是 1% ~ 2%。因此，整体的并发症的发生率据报道为 2% ~ 5%。在法国的一项研究中[52]，114 例接受针吸的患者中 2 例发生急性胰腺炎，然而 Lee 等[53]报道急性胰腺炎发生率为 1%，总体并发症发生率 2.2%。

细胞学和囊液分析

在大多数的研究中细胞学的特异性是很高的，接近 100%，但敏感性据报道有很大的差别。这一发现反映解释这些病变很困难，特别是当样本的细胞构成比例低时。Brandwein 等[54]和 Brugge 等[13]报告的敏感性分别为 55% 和 59%，鉴别良恶性或潜在恶性胰腺囊性病变。这一发现和 Hernandez 等[40]和 Frossard 等[14]的研究相似，敏感性分别为 89% 和 97%。这些多样化结果的原因尚不清楚，但可能和一个有经验的细胞病理学家有关。胰管液抽吸细胞学的敏感性也被审查，灵敏度 21%[55] ~ 75%[56]。

细胞学检查的灵敏度可受多种因素影响。操作者的经验影响着效果，在超声内镜检查时细胞病理学家可以帮助确认样本足够的细胞构成。抽样误差可能会出现在微囊和黏液性病变，其细胞异型性是不完全的，并可能导致假阴性结果。此外，来自胃或十二指肠黏膜的血液或良性上皮细

胞使解释更困难，或可导致假阳性的结果。

囊液肿瘤标志物和生物化学分析

鉴于细胞学检查的敏感性有限，针吸囊液中肿瘤标志物的价值进行了检查。研究的肿瘤标志物包括 CEA、CA19-9、CA72-4、CA125、CA15-3。CEA 在黏液性肿瘤中高表达，而在假性囊肿（除非受感染）和浆液性囊腺瘤中低表达[40,24,57]。CEA 的敏感性和特异性取决于研究和 CEA 的阈值。在浆液性囊腺瘤中 CEA 水平 < 5ng/ml 时，敏感性 57% ～ 100%，特异性 77% ～ 86%[24,57]。低水平可有效地排除黏液性病变。在一项鉴别粘液性囊性肿瘤和假性囊肿的研究[58]中，超过 400ng/ml 的特异性为 100%，但另一个研究并非如此，其灵敏度（13%）和特异性（75%）是很低的。在迄今为止最大的前瞻性研究中，Brugge 等[13]应用 CEA 操作特性曲线，以确定最佳的临界值，并发现这是 192ng/ml。此值精度为 79%，与其他类型的囊肿不同，明显优于超声内镜的形态学（51%）或细胞学检查（59%）。在这项研究中，没有组合的形态学特征、细胞学、肿瘤标志物优于单独 CEA。CEA 检测血清是标准化的而对囊肿液却不是，存在不同的分析，从而使不同的研究进行比较就困难了。

12 项研究[24]的汇总分析证实囊液细胞学检查（48% 为恶性病变）的敏感性有限，并得出变化的肿瘤标志物和生物化学的结论：

- 淀粉酶浓度 < 250 U/ml 时几乎可以排除假性囊肿（灵敏度为 44%，特异性为 98%）。
- CEA 浓度 < 5mg/ml 时，高度提示浆液性囊腺瘤（灵敏度为 50%，特异性为 95%）。
- CEA 浓度 > 800mg/ml 时，高度提示粘液性病变（灵敏度为 48%，特异性为 98%）。

CA19-9 是另一种肿瘤标记物，已被用来鉴别胰腺囊性病变。Frossard 等[14]发现，CA19-9 水平 > 50 000U/ml 时，在鉴别黏液囊肿与其他囊性病变的灵敏度为 15%，特异性为 81%，而在鉴别囊腺癌与其他囊性病变的灵敏度为 86%，特异性为 85%。汇总分析发现，对与浆液性囊腺瘤或假性囊肿，值 < 37U/ml 的灵敏度为 19%，特异性为 98%[24]。CA19-9 的价值可能是有限的，因为在炎症性疾病或胆道梗阻时此浓度也会升高[40,59]。

另外还研究了其他两个肿瘤标志物 CA72-4 和 CA15-3。CA72-4 能够将黏液性囊腺瘤与浆液性囊腺瘤和假性囊肿区分开，其灵敏度为 63%，特异性为 98%[58]，而其他研究者表明，CA72-4 比 CEA 或 CA15-3 更有用，灵敏度为 87.5%，特异性为 94%[58]。CA15-3 也被用来区分黏液性囊腺瘤和黏液性囊腺癌。Rubin 等[60]报道，30U/ml 的阈值可达到 100% 的灵敏度和 100% 的特异性。然而，目前除了 CEA 之外的其他肿瘤标志物是不适合诊断的，这些标记物的应用价值还没有得到证实。

虽然他们不是肿瘤标志物，但往往测量淀粉酶和脂肪的浓度。淀粉酶在假性囊肿和胰腺导管内乳头状黏液肿瘤中浓度较高[61]，在区分假性囊肿与其他囊性病变方面，浓度 > 5000U/L 时，灵敏度为 61% ～ 94%，特异性为 58% ～ 74%。

其他研究探讨了分子标记技术在预测胰腺囊性病变恶性程度的作用[62]。K-ras 突变更频繁地出现在恶性病变中[63]。Khalid 等[64]报道了美国的一项多中心细胞学研究，讨论了 113 例胰腺囊性病变患者中的 CEA 水平，将 DNA 定量的详细的 DNA 分析，K-ras 突变和多个等位基因丢失的情况。K-ras 突变高度预测黏液性病变（比值比为 20.9，特异性为 96%）。所有恶性囊肿负细胞学评价（10/40）通过 DNA 分析被诊断为恶性。如果此方法由其他研究验证，它将为胰腺囊性病变患者术前鉴别提供一个令人兴奋的方法。

诊断方法

大多数患者先做了 CT，再做超声内镜。然而，如果不是这样，就推荐对胰腺、周边区域和肝进行多层 CT 扫描。从扫描和临床特征看，至少可以做明确诊断或切除的决定（例如，一名中年女子胰尾部可见一个大的囊性病变）。当诊断不明确或手术被认为构成高风险（例如，一位接近健康边缘的老年患者胰头病变），超声内镜就可以协助诊断。对胰腺囊性病变的鉴别诊断和操作的一种实用算法如图 15.17 所示。

对整个胰腺及其周围结构的一个标准的放射或线性超声内镜检查，然后仔细地评估囊性病变，注意表 15.4 和本章结尾的检查清单（见图 15.1）。如果病变显然是假性囊肿，评估其是否适合在超声内镜或内镜下行内镜引流。当在同一操作中引

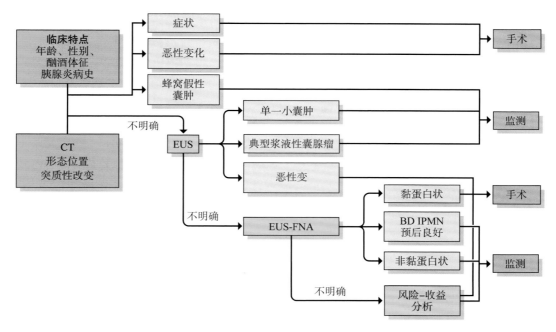

图 15.17　处理胰腺囊性病变的超声内镜算法。FNA，细针穿刺；IPMN，导管内乳头状黏液瘤。(From Oh HC，Kim MH，Hwang CY，et al.Cystic lesions of the pancreas：challenging issues in clinical practice.Am J Gastroenterol. 2008；103：229-239.)

表 15.4

胰腺囊性病变的特点

	浆液囊腺瘤	黏液囊腺瘤 / 肿瘤	胰腺导管内乳头状黏液肿瘤	实性和假乳头性肿瘤	假性囊肿	单纯囊肿
位置	体 / 尾＞头	体 / 尾＞头	从主胰管或分支长出；头＞体 / 尾	任何地方	任何地方	任何地方
恶性潜能	非常低	高	可变；高	低（5% ~ 10%）	无	无
超声内镜特点	多发小囊肿；通常是微囊"蜂窝状"；中央纤维化或钙化	微囊（1 ~ 3+）；个大；分隔；结节或乳头突出	在膨胀的主胰管或分支上可见囊壁结节或团块	混合的实性囊肿；中央出血	单发，大小及壁厚可变；回声物质；急慢性胰腺炎特征	通常个小、壁薄，均匀低回声 / 无回声
与胰管关系	罕见	罕见	是，通常膨大 ++	罕见	有时	无
供血	++	++	+/-	+/-	+/-（可变）	-
细胞学	糖原阳性的立方细胞	圆柱状 / 立方的黏蛋白阳性细胞；可能会有异性、发育不良或恶性特点	圆柱状 / 立方的黏蛋白阳性细胞；可能会有异性、发育不良或恶性特点	混杂的；嗜酸性，乳头细胞，PAS 阳性沉淀，波状蛋白阳性	巨噬细胞，炎性细胞，碎片	巨噬细胞，主要是炎性细胞
囊肿液	少量，低黏度	通常大量，高黏度	少量，高黏度	低黏度，出血和坏死	大量，低黏度，可能是血色或混杂的	量可变，低黏度，苍白液体
淀粉酶	低	低	可变，通常高	低	高	低
CEA	低	可变，通常高	可变	未知	低	低
其他标志物	低	可变	可变	未知	可变	低

CEA，癌胚抗原；PAS，过碘酸 - 希夫染色剂。

流不畅时，最佳引流方法是由透热法、切断法或黏膜下的染料注入法。如果怀疑囊性肿瘤，或诊断不清，进行超声内镜引导下细针穿刺，使用 19G 或 22G 针及抗生素覆盖（见图 15.2）。囊肿被完全吸出，如果可能的话，囊液进行细胞学检查及淀粉酶和 CEA 浓度检测。囊壁、任何团块或淋巴结都必须进行采样。患者在操作后观察 2 ~ 4 小时，无明显不适的话就可回家，带着并发症的书面意见，并口服环丙沙星 3 天。

未来发展

超声内镜在评估胰腺囊性病变方面并非没有局限性（表 15.5），而这些限制需要加以解决。对比增强超声内镜和超声弹性成像在最初的研究结果中显示了可能性 [65,66]。肿瘤标志物和淀粉酶在识别胰腺囊性病变的能力方面是有限的，因此分子标记技术的进一步研究是期待已久的。

目前，手术切除是治疗胰腺囊性肿瘤唯一的措施，但它带有明显的发病率和死亡率，尤其是处于亚健康状态的患者。对非手术切除囊肿精心进行了长期的超声内镜随访研究，将更好地了解囊性病变的自然史。例如 Sahani 等 [15]，发现 86 个 < 3cm 的切除囊肿中，有 75 个为良性，已随访或非手术干预。

对于非胰腺囊肿的乙醇消融方面可见大量的文献，从这个推断，可探索超声内镜引导下的治疗。在一项初步研究中，Gan 等 [67] 报道了对胰腺囊性肿瘤行超声内镜引导下乙醇注射的可行性和安全性。短期内可解决 62% 的患者。一项多中心随机试验发现，与用盐水滴入相比，一个或两个消融更会导致囊肿的大小的减少，具有类似安全的特点 [68]。总体而言，完整的胰腺囊肿消融，三分之一的患者在 CT 引导下。两例胰腺炎发生在乙醇处理组（5%），自限性腹痛发生率 12% ~ 16%。另据报道，还有乙醇和紫杉醇注射液的结合案例 [69]。在第 24 章中更详细地讨论了这些新的超声内镜引导消融疗法。

检查清单

定位并描述囊肿
- 位置和大小
- 壁厚
- 离腔的距离；干预血管
- 局灶的不规则，乳头突出物，或囊壁瘤
- 相关团块病变
- 中央或周边钙化
- 分隔
- 囊内碎片或回声物质
- 与胰管的关系

检测胰腺其他部位

对所有实性病变行超声内镜引导下细针穿刺

在抗生素覆盖下行超声内镜引导下细针穿刺，最好一次成功

测定 CEA 和淀粉酶水平及细胞学特征

表 15.5

在胰腺囊性病变评价方面的局限性

步骤方面	局限性
技术	在较大病变（> 6cm）时成像衰减
超声内镜成像	病变形态学特征上交错
细针穿刺	用 22 号针头抽吸黏液
	微囊病变内量少
	细胞学精度的局限：
	柱状为十二指肠上皮细胞的污染；
	取样误差；在黏液病变中发育异常和恶性变是不完全的
淀粉酶浓度	在胰管病变中可能会升高
CEA 水平	在感染的假性囊肿和淋巴上皮囊肿中可能会升高
其他肿瘤标志物（如 CA19-9、CA72-4）	未证明其价值；正处于研究中

参考文献

1. Zhang XM, Mitchell DG, Dohke M, et al. Pancreatic cysts: depiction on single-shot fast spin-echo MR images. *Radiology*. 2002;223:547–553.
2. Kimura W, Nagai H, Kuroda A, et al. Analysis of small cystic lesions of the pancreas. *Int J Pancreatol*. 1995;18:197–206.
3. Le Borgne J, de Calan L, Partensky C. Cystadenomas and cystadenocarcinomas of the pancreas: a multi-institutional retrospective study of 398 cases. French Surgical Association. *Ann Surg*. 1999;230:152–161.
4. Johnson CD, Stephens DH, Charboneau JW, et al. Cystic pancreatic tumors: CT and sonographic assessment. *AJR Am J Roentgenol*. 1988;151:1133–1138.
5. Bassi C, Salvia R, Molinari E, et al. Management of 100 consecutive cases of pancreatic serous cystadenoma: wait for symptoms and see at imaging or vice versa? *World J Surg*. 2003;27:319–323.
6. Procacci C, Graziani R, Bicego E, et al. Serous cystadenoma of the pancreas: report of 30 cases with emphasis on the imaging findings. *J Comput Assist Tomogr*. 1997;21:373–382.
7. Procacci C, Biasiutti C, Carbognin G, et al. Characterization of cystic tumors of the pancreas: CT accuracy. *J Comput Assist Tomogr*. 1999;23:906–912.
8. Curry CA, Eng J, Horton KM, et al. CT of primary cystic pancreatic neoplasms: can CT be used for patient triage and treatment? *AJR Am J Roentgenol*. 2000;175:99–103.
9. Walsh RM, Henderson JM, Vogt DP, et al. Prospective preoperative determination of mucinous pancreatic cystic neoplasms. *Surgery*. 2002;132:628–633; discussion 633–634.
10. Cohen-Scali F, Vilgrain V, Brancatelli G, et al. Discrimination of unilocular macrocystic serous cystadenoma from pancreatic pseudocyst and mucinous cystadenoma with CT: initial observations. *Radiology*. 2003;228:727–733.
11. Gerke H, Jaffe TA, Mitchell RM, et al. Endoscopic ultrasound and com-

puter tomography are inaccurate methods of classifying cystic pancreatic lesions. *Dig Liver Dis.* 2006;38:39–44.

12. Oh HC, Kim MH, Hwang CY, et al. Cystic lesions of the pancreas: challenging issues in clinical practice. *Am J Gastroenterol.* 2008;103:229–239.

13. Brugge WR, Lewandrowski K, Lee-Lewandrowski E, et al. Diagnosis of pancreatic cystic neoplasms: a report of the Cooperative Pancreatic Cyst Study. *Gastoenterology.* 2004;126:1330–1336.

14. Frossard JL, Amouyal P, Amouyal G, et al. Performance of endosonography-guided fine needle aspiration and biopsy in the diagnosis of pancreatic cystic lesions. *Am J Gastroenterol.* 2003;98:1516–1524.

15. Sahani DV, Saokar A, Hahn PF, Fernandez-Del Castillo C. Pancreatic cysts 3 cm or smaller: how aggressive should treatment be? *Radiology.* 2006;238: 912–919.

16. Pyke CM, van Heerden JA, Colby TV, et al. The spectrum of serous cystadenoma of the pancreas: clinical, pathologic, and surgical aspects. *Ann Surg.* 1992;215:132–139.

17. Lewandrowski K, Warshaw A, Compton C. Macrocystic serous cystadenoma of the pancreas: a morphologic variant differing from microcystic adenoma. *Hum Pathol.* 1992;23:871–875.

18. Ariyama J, Suyama M, Satoh K, Wakabayashi K. Endoscopic ultrasound and intraductal ultrasound in the diagnosis of small pancreatic tumours. *Abdom Imaging.* 1998;23:380–386.

19. Gouhiri M, Soyer P, Barbagelatta M, Rymer R. Macrocystic serous cystadenoma of the pancreas: CT and endosonographic features. *Abdom Imaging.* 1999;24:72–74.

20. Song MH, Lee SK, Kim MH, et al. EUS in the evaluation of pancreatic cystic lesions. *Gastrointest Endosc.* 2003;57:891–896.

21. Gress F, Gottlieb K, Cummings O, et al. Endoscopic ultrasound characteristics of mucinous cystic neoplasms of the pancreas. *Am J Gastroenterol.* 2000;95:961–965.

22. Levy MJ. Pancreatic cysts. *Gastrointest Endosc.* 2009;69(suppl):S110–S116.

23. Centeno BA, Lewandrowski KB, Warshaw AL, et al. Cyst fluid cytologic analysis in the differential diagnosis of pancreatic cystic lesions. *Am J Clin Pathol.* 1994;101:483–487.

24. van der Waaij L, van Dullemen HM, Porte RJ. Cyst fluid analysis in the differential diagnosis of pancreatic cystic lesions: a pooled analysis. *Gastrointest Endosc.* 2005;62:383–389.

25. Strobel O, Z'graggen K, Schmitz-Winnenthal FH, et al. Risk of malignancy in serous cystic neoplasms of the pancreas. *Digestion.* 2003;68:24–33.

26. Sarr MG, Carpenter HA, Prabhakar LP, et al. Clinical and pathologic correlation of 84 mucinous cystic neoplasms of the pancreas: can one reliably differentiate benign from malignant (or premalignant) neoplasms? *Ann Surg.* 2000;231:205–212.

27. Thompson LD, Becker RC, Przygodzki RM, et al. Mucinous cystic neoplasm (mucinous cystadenocarcinoma of low-grade malignant potential) of the pancreas: a clinicopathologic study of 130 cases. *Am J Surg Pathol.* 1999;23:1–16.

28. Zamboni G, Scarpa A, Bogina G, et al. Mucinous cystic tumors of the pancreas: clinicopathological features, prognosis, and relationship to other mucinous cystic tumors. *Am J Surg Pathol.* 1999;23:410–422.

29. Belyaev O, Seelig MH, Muller CA, et al. Intraductal papillary mucinous neoplasms of the pancreas. *J Clin Gastroenterol.* 2008;42:284–294.

30. Sugiyama M, Atomi Y. Extrapancreatic neoplasms occur with unusual frequency in patients with intraductal papillary mucinous tumours of the pancreas. *Am J Gastroenterol.* 1999;94:470–473.

31. Inui K, Nakazawa S, Yoshino J, et al. Mucin-producing tumor of the pancreas: intraluminal ultrasonography. *Hepatogastroenterology.* 1998;45: 1996–2000.

32. Seo DW, Kang GH. Twenty-six cases of mucinous ductal ectasia of the pancreas. *Gastrointest Endosc.* 1999;50:592–594.

33. Hara T, Yamaguchi T, Ishihara T, et al. Diagnosis and patient management of intraductal papillary-mucinous tumor of the pancreas by using peroral pancreatoscopy and intraductal ultrasonography. *Gastroenterology.* 2002; 122:34–43.

34. Telford JJ, Carr-Locke DL. The role of ERCP and pancreatoscopy in cystic and intraductal tumours. *Gastrointest Endosc Clin N Am.* 2002; 96:1429–1434.

35. Luttges J, Zamboni G, Longnecker D, Kloppel G. The immunohistochemical mucin expression pattern distinguishes different types of intraductal papillary mucinous neoplasms of the pancreas and determines their relationship to mucinous noncystic carcinoma and ductal adenocarcinoma. *Am J Surg Pathol.* 2001;25:942–948.

36. Lee DH, Yi BH, Lim JW, Ko YT. Sonographic findings of solid and papillary epithelial neoplasm of the pancreas. *J Ultrasound Med.* 2001;20: 1229–1232.

37. Nadler EP, Novikov A, Landzberg BR, et al. The use of endoscopic ultrasound in the diagnosis of solid pseudopapillary tumors of the pancreas in children. *J Pediatr Surg.* 2002;37:1370–1373.

38. Anagnostopoulos PV, Pipinos II, Rose WW, Elkus R. Lymphoepithelial cyst in the pancreas: a case report and review of the literature. *Dig Surg.* 2000;17:309–314.

39. Sedlack R, Affi A, Vazquez-Sequeiros E, Norton ID, et al. Utility of EUS in the evaluation of cystic pancreatic lesions. *Gastrointest Endosc.* 2002;56: 543–547.

40. Hernandez LV, Mishra G, Forsmark C, et al. Role of endoscopic ultrasound (EUS) and EUS-guided fine needle aspiration in the diagnosis and treatment of cystic lesions of the pancreas. *Pancreas.* 2002;25: 222–228.

41. Koito K, Namieno T, Nagakawa T, et al. Solitary cystic tumor of the pancreas: EUS-pathologic correlation. *Gastrointest Endosc.* 1997;45:268–276.

42. Ahmad NA, Kochman ML, Lewis JD, Ginsberg GG. Can EUS alone differentiate between malignant and benign cystic lesions of the pancreas? *Am J Gastroenterol.* 2001;96:3295–3300.

43. Ahmad NA, Kochman ML, Brensinger C, et al. Interobserver agreement among endosonographers for the diagnosis of neoplastic versus non-neoplastic pancreatic cystic lesions. *Gastrointest Endosc.* 2003;58:59–64.

44. Chatelain D, Hammel P, O'Toole D, et al. Macrocystic form of serous cystadenoma. *Am J Gastroenterol.* 2002;97:2566–2571.

45. Gerke H, Jaffe TA, Mitchell RM, et al. Endoscopic ultrasound and computer tomography are inaccurate methods of classifying cystic pancreatic lesions. *Dig Liver Dis.* 2006;38:39–44.

46. Caturelli E, Rapaccini GL, Anti M, et al. Malignant seeding after fine-needle aspiration biopsy of the pancreas. *Diagn Imaging Clin Med.* 1985;54: 88–91.

47. Giovannini M, Seitz JF, Monges G, et al. Fine needle aspiration cytology guided by endoscopic ultrasonography: results in 141 patients. *Endoscopy.* 1995;27:171–177.

48. Williams DB, Sahai AV, Aabakken L, et al. Endoscopic ultrasound guided fine needle aspiration biopsy: a large single centre experience. *Gut.* 1999; 44:720–726.

49. American Society for Gastrointestinal Endoscopy Standards of Practice Committee. ASGE guideline: the role of endoscopy in the diagnosis and the management of cystic lesions and inflammatory fluid collections of the pancreas. *Gastrointest Endosc.* 2005;61:363–370.

50. Levy MJ, Smyrk TC, Reddy RP, et al. Endoscopic ultrasound-guided trucut biopsy of the cyst wall for diagnosing cystic pancreatic tumors. *Clin Gastroenterol Hepatol.* 2005;3:974–979.

51. Gill KR, Al-Haddad MA, Krishna M, et al. EchoBrush vs. standard endoscopic ultrasound-fine needle aspiration (EUS-FNA) techniques for cytologic evaluation of cystic pancreatic lesions (CPLs): final results of blinded prospective comparison study [abstract]. *Gastrointest Endosc.* 2009;AB234–AB235.

52. O'Toole D, Palazzo L, Arotcarena R, et al. Assessment of complications of EUS-guided fine-needle aspiration. *Gastrointest Endosc.* 2001;53:470–474.

53. Lee LS, Saltzman JR, Bounds BC, et al. EUS-guided fine needle aspiration of pancreatic cysts: a retrospective analysis of complications and their predictors. *Clin Gastroenterol Hepatol.* 2005;3:231–236.

54. Brandwein SL, Farrell JJ, Centeno BA, Brugge WR. Detection and tumor staging of malignancy in cystic, intraductal, and solid tumors of the pancreas by EUS. *Gastrointest Endosc.* 2001;53:722–727.

55. Maire F, Couvelard A, Hammel P, et al. Intraductal papillary mucin tumours of the pancreas: the preoperative value of cytologic and histopathologic diagnosis. *Gastrointest Endosc.* 2003;58:701–706.

56. Lai R, Stanley MW, Bardales R, et al. Endoscopic ultrasound-guided pancreatic duct aspiration: diagnostic yield and safety. *Endoscopy.* 2002;34: 715–720.

57. Hammel P, Levy P, Voitot H, et al. Preoperative cyst fluid analysis is useful for the differential diagnosis of cystic lesions of the pancreas. *Gastroenterology.* 1995;108:1230–1235.

58. Hammel P, Voitot H, Vilgrain V, et al. Diagnostic value of CA 72-4 and carcinoembryonic antigen determination in the fluid of pancreatic cystic lesions. *Eur J Gastroenterol Hepatol.* 1998;10:345–348.

59. Sperti C, Pasquali C, Pedrazzoli S, et al. Expression of mucin-like carcinoma-associated antigen in the cyst fluid differentiates mucinous from nonmucinous pancreatic cysts. *Am J Gastroenterol.* 1997;92:672–675.

60. Rubin D, Warshaw AL, Southern JF, Lewandrowski KB, et al. Expression of CA 15.3 protein in the cyst contents distinguishes benign from malignant pancreatic mucinous cystic neoplasms. *Surgery.* 1994;115:52–55.

61. Sand JA, Hyoty MK, Mattila J, et al. Clinical assessment compared with cyst fluid analysis in the differential diagnosis of cystic lesions in the pancreas. *Surgery.* 1996;119:275–280.

62. Khalid A. Differentiating neoplastic from benign lesions of the pancreas: translational techniques. *Clin Gastroenterol Hepatol.* 2009;7(suppl 11): S55–S58.

63. Schoedel KE, Finkelstein SD, Ohori NP. K-Ras and microsatellite marker analysis of fine-needle aspirates from intraductal papillary mucinous neoplasms of the pancreas. *Diagn Cytopathol.* 2006;34:605–608.

64. Khalid A, Zahid M, Finkelstein SD, et al. Pancreatic cyst fluid DNA analysis in evaluating pancreatic cysts: a report of the PANDA study. *Gastrointest Endosc.* 2009;69:1095–1102.

65. Iglesias-Garcia J, Larino-Noia J, Abdulkader A, et al. EUS elastography for the characterization of solid pancreatic masses. *Gastrointest Endosc.* 2009; 70:1101–1108.

66. Giovannini M. Contrast-enhanced endoscopic ultrasound and elastosonoendoscopy. *Best Pract Res Clin Gastroenterol.* 2009;23:767–779.

67. Gan I, Bounds B, Brugge WR. EUS-guided ethanol lavage of cystic lesions of the pancreas is feasible and safe [abstract]. *Gastrointest Endosc.* 2004;59: AB94.

68. DeWitt J, McGreevy K, Schmidt CM, Brugge WR. EUS-guided ethanol versus saline solution lavage for pancreatic cysts: a randomized, double-blind study. *Gastrointest Endosc.* 2009;70:710–723.

69. Oh HC, Seo DW, Lee TY, et al. New treatment for cystic tumors of the pancreas: EUS guided ethanol lavage with paclitaxel injection. *Gastrointest Endosc.* 2008;67:636–642.

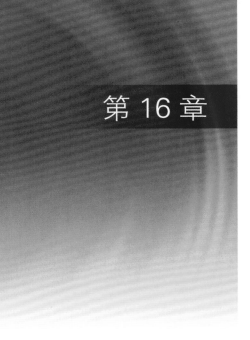

第 16 章　EUS 在胆管、胆囊和壶腹病变中应用

Bertrand Napoléon · M. Victoria Alvarez-Sánchez · Costas Markoglou · Christine Lefort

（李素丽　周　芳　贾文亮　张庆瑜　译）

内容要点

· 低、中度风险的胆总管（CBD）结石患者，在行内镜逆行胰胆管造影（ERCP）前建议进行超声内镜检查（EUS）。

· 不明原因的急性胰腺炎患者以及腹部超声检查正常的右上腹疼患者考虑行超声内镜检查。

· 不明原因的胆总管狭窄的患者，应进行超声内镜检查；如果尚无结论，还应行 ERCP 检查，进行组织样本检查或进行管内超声（IDUS）。

· EUS 可以检查直径 > 5mm 的胆囊息肉，并确定恶性病变的程度及治疗方法。

· 应用 EUS 和 IDUS 有助于壶腹部肿瘤的分期。EUS 能更好的在早期（腺瘤，T1）与进展期（T2 ～ T4）之间进行分期鉴别。IDUS 可能有助于早期肿瘤的分期。

胆管结石

内镜逆行胰胆管造影（ERCP）在很长一段时间内被认为是胆总管（CBD）结石诊断的最好方法。而且内镜逆行胰胆管造影（ERCP）在与内镜下括约肌切开（EST）协同操作时可以移除结石。然而，内镜逆行胰胆管造影（ERCP）仍是有潜在并发症的有创检查[1-3]，即使是由经验丰富的内镜医师来操作，其并发症和死亡率也只是分别减少 5% 和 0.1%[4]。此外，由于内镜下逆行胰胆管造影（ERCP）难于区分小结石和气泡，许多情况下需要协同内镜下括约肌切开（EST）来确定胆总管结石的诊断。内镜下括约肌切开（EST）的并发症发生率是 5% ～ 10%[5-8]，目前死亡率低于 1%[5-10]。由于胆道括约肌功能的永久损伤[14]，10% 的患者[11-13] 会出现后期后遗症，如胆管狭窄和非阻塞性胆管炎。

期待着一种能够降低胆总管（CBD）结石患者的发病率和死亡率的更加精确的诊断技术来取代逆行胰胆管造影（ERCP）检查避免内镜下括约肌切开（EST）。在经皮腹部超声（US）出现以前，ERCP 一直是临床的主要检查方法。现今，对

于临床和化验检查考虑胆总管（CBD）结石的患者，US 经常被用于初步的评估手段。然而，尽管 US 对于胆石症的诊断非常特异，即使胆总管（CBD）结石中的钙对超声波有强的反射，但是敏感性不高[15,16]。相邻的十二指肠内的气体会干扰远端胆管的成像，并且超声波在肥胖患者中往往是衰减的。计算机断层扫描（CT）的敏感性低的也超出预期。

螺旋 CT、多排 CT、超声内镜（EUS）和磁共振胰胆管造影（MRCP）有助于 CBD 结石的诊断和避免胆管造影术（ERCP 或围手术期造影）。螺旋 CT 的敏感性、特异性和准确性范围分别是 85% ～ 88%，88% ～ 97% 和 86% ～ 94%[17,18]。尽管与多排 C T 的多平面重建可以提高检查的特异性[20,21]，与 MRCP 和 EUS 的相比，螺旋 CT 没有相对的优势[19]。因而 EUS 和 MRCP 是最精确的而且几乎没有侵害的诊断 CBD 结石的方法。然而，目前仍然存在一些问题。EUS 和 MRCP 分别如何操作？最好的超声内镜入径是什么（放射性的、直线性的、还是经导管的？）EUD、MRCP 和 ERCP 在胆管结石的评估中分别具有什么样的价值？在这一章节，我们将通过客观评价的文献

来尝试回答这些问题。

EUS 和 MRCP 各自的作用?

　　EUS 提供了一个很好的肝外胆道的可视化超声图像。壶腹或 CBD 内的胆道结石是个高回声结构（图 16.1），可能在胆管中移动，伴有或没有声影和炎症性增厚的胆管壁（图 16.2）。EUS 发现胆总管小结石的准确性较 ERCP 好（图 16.3），甚至无创性检查[23-25]技术上很少失败[25,26]。在某些条件下 EUS 对 CBD 结石的特异性为 98%[27]。EUS能发现被其他影像方法中常常遗漏的胆管沉淀以及微小胆石（图 16.4）。

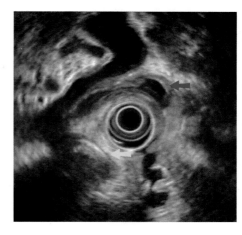

图 16.2　胆总管结石（黄色箭头）和胆囊壁增厚（绿色箭头）。

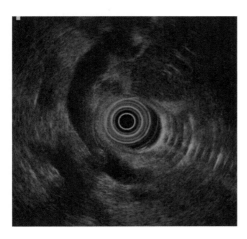

图 16.1　环扫超声内镜下的胆总管结石。

　　MRCP 是一个完全无创的检查方法，被认为诊断胆石症比 CT 更加准确的方法[19,29]。这个技术的两个主要不足是有限的空间分辨率和十二指肠乳头区域的 CBD 结石诊断困难。而且 MRCP 对于带有永久起搏器、脑动脉瘤夹是绝对禁忌同时幽闭恐惧症患者（估计人群中 4% 的人会出现[30]）是不能进行该项检查。EUS 比 MRCP 分辨率高（0.1：1 ~ 1.5mm），而且对胆石症的检测率不随结石大小而改变，这点与 MRCP 不同[31,32]。因此，当研究报告称 MRCP 常常无法检测小于10mm[33-35]的结石时并不奇怪，而且 MRCP 诊断

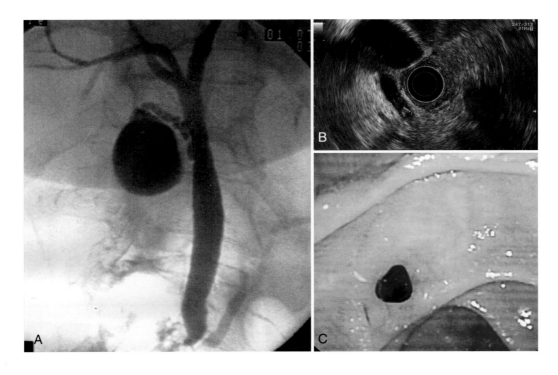

图 16.3　小的胆总管结石。（A）在内镜逆行胰胆管造影（ERCP）下没有被发现，但在超声内镜（EUS）下被识别；（B）并行胆道内括约肌切开术后证实。

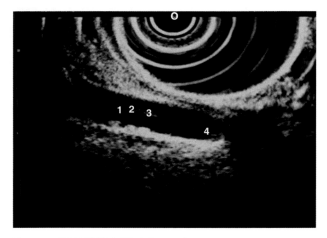

图 16.4 胆总管微小结石（n = 4）。

小于 5mm[19,32,34] 的结石的敏感度减少至大约 65%。不过，正如我们医生所讲的一样[36]，未来影像学的发展将会检测出更小的结石。

为了比较每种检测技术，需要参考一些参数：首先考虑的是被评估的技术性能和"金标准"检查之间的误差。事实上，两次测量之间暂时地结石自动位移会导致假阳性结果，在关于 EUS 和 ERCP 之间的差异与这两个操作过程的时间间隔之间联系的一项研究中发现，21% 的患者在一个月内都会发生结石的位移[37]。理想的情况下，在比较研究中，在评估的技术完成后立即执行金标准检测，或者至少在随后的 48 小时内实施。第二，

表 16.1

超声内镜诊断胆总管结石

作者（年份）	证据等级*	患者（n）	胆总管结石发生率（%）	EUS 敏感性（%）	特异性（%）	PPV（%）	NPV（%）	准确度（%）
Prat et al[39]（1996）	1	119	66	93	97	98	88	95
Kohut et al[40]（2002）	1	134	68	93	93	98	87	94
Meroni et al[41]（2004）	1	47	15	71	90	55	95	—
Aubertin et al[42]（1996）	1	50	24	96	96	92	100	98
Canto et al[23]（1998）	2	64	30	84	98	94	93	94
Napoléon et al[22]（2003）	2	334	22	81	96	85	94	93
Buscarini et al[43]（2003）	2	463	52	98	99	99	98	97
Aubé et al[36]（2005）	2	45	34	94	97	94	97	96
Be rd ah e t al[38]（2001）	2	68	20	96	97	93	100	98
Burtin et al[45]（1997）	2	68	49	97	98	100	96	98
Chak et al[109]（1999）	2	31	36	88	98	100	95	97
Dancygier et al[46]（1994）	2	31	39	96	50	100	—	98
Kohut et al[47]（2003）	2	55	9	75	99	100	98	98
Ney et al[48]（2005）	2	68	32	96	99	100	97	98
Norton et al[49]（1997）	2	50	48	86	94	95	89	92
Liu et al[110]（2001）	2	139	35	98	98	100	96	99
Prat et al[50]（2001）	2	123	27	100	100	100	100	100
Shim et al[55]（1995）	3	132	21	89	100	100	97	98
Palazzo et al[26]（1995）	3	422	36	95	98	—	—	96
Amouyal et al[56]（1994）	3	62	36	97	100	94	97	96
Sugiyama and Atomi[54]（1997）	3	142	36	97	99	100	95	98
Materne et al[53]（2000）	3	50	26	97	88	94	93	94
De Ledinghen et al[52]（1999）	3	32	31	100	95	91	100	97
Kondo et al[19]（2005）	3	30	86	98	50	92	100	93
Dittrick et al[62]（2005）	3	30	37	100	84	56	100	—
Latcher et al[63]（2000）	3	50	66	96	75	89	93	94
Ainsworth et al[64]（2004）	3	163	33	90	99	98	94	93
Scheiman et al[51]（2001）	3	28	18	80	95	80	96	—
Montariol et al65（1998）	3	215	19	85	93	75	96	92

* 等级 1，检查技术与 ERCP + EST 的对比，且操作之间间隔很短；等级 2，如果结石存在，这项技术可以与 ERCP+EST 相比；如果没有结石，临床和生物学随访至少六个月；等级 3，该技术与 ERCP 或为围手术期胆管造影对比

CBD，胆总管；NPV，阴性预测值；PPV，阳性预测值

"金标准"仍是一个未确定的，ERCP 和围手术期胆管造影术是最常选用的技术。然而，我们都知道单靠不透明图像不足以排除 CBD 结石，因为它的敏感度大约是 90%（在 EUS 和 ERCP 的比较研究中是 89%）。最好的金标准是 ERCP、EST 以及试行 CBD 机械治疗（如用 Dormia 取石网篮或球囊）。然而，因为相关的发病率和死亡率，对低度或中度风险的 CBD 结石患者从伦理角度上很难提出这个方法。另外的一个方法是，当结石确定存在时，这些患者实施 ERCP，EST 和胆管探查，并随访已确定患者的结石被取出。因为有些 CBD 结石的患者因为长期无症状而漏诊，因而必须有足够长的时间随访才能得到准确的结论。一些已跟踪随访一年的患者发现治疗随后的 6 个月都没有发现结石[22,38]。6 个月应该是标准的随访期。

一些文献分别评估了 EUS 和 MRCP。根据证据的水平，从表现有多到少，划分为三个组（表 16.1 和 16.2）：

1. 与金标准（ERCP、EST 和 CBD 探查）相比，两项检查之间的间隔时间要尽量缩短[39-42]。
2. 如果结石存在，这项技术可以与 ERCP 和 EST 相比；如果没有结石，临床和生物学随访至少 6 个月[22,23,36,38,43-50]。
3. 该技术与胆管造影术对比（ERCP 或为手术期胆管造影）[19,26,51-65]。

自 20 世纪 90 年代以来，许多研究探讨了 EUS 和 MRCP 在胆管结石诊断方面的问题，在对 2673 例和 3532 例患者的两个 Meta 分析中评价了诊断性 EUS[66,67]。汇总 EUS 的敏感性和特异性分别是 89% ~ 94% 和 94% ~ 95%。用于 CBD 结石诊断的 MRCP 在 10 篇系统性回顾的研

表 16.2

MRCP 诊断胆总管结石

作者（年份）	证据等级*	患者（n）	胆总管结石发生率（%）	MRCP 敏感性（%）	特异性（%）	PPV（%）	NPV（%）	准确度（%）
Gautier et al[44]（2004）	2	99	96	99	99	—	—	—
Aubé et al[36]（2005）	2	45	88	97	97	93	93	—
Modifi et al[69]（2008）	2	49	100	96	96	—	—	—
Topal et al[70]（2003）	2	315	95	100	100	100	98	—
Cervi et al[57]（2000）	3	60	100	94	94	—	—	—
Demartines[58]（2000）	3	70	100	96	96	93	100	—
Kim et al[59]（2002）	3	121	95	95	95	—	—	95
Stiris et al[60]（2000）	3	50	88	94	94	97	81	—
Taylor et al[61]（2002）	3	146	98	89	89	84	99	—
Materne et al[53]（2000）	3	50	91	94	94	88	95	92
De Ledinghen et al[52]（1999）	3	32	100	73	73	62	100	82
Kondo et al[19]（2005）	3	30	88	75	75	96	50	86
Ainsworth et al[64]（2004）	3	163	87	97	97	95	93	—
Scheiman et al[51]（2001）	3	28	40	96	96	66	88	—
Ausch et al[71]（2005）	3	773	94	98	98	80	99	—
Griffin et al[72]（2003）	3	115	84	96	96	91	93	92
De Waele et al[73]（2007）	3	104	83	98	98	91	95	94
Hallal et al[74]（2005）	3	29	100	91	91	50	100	92
Makary et al[75]（2005）	3	64	94	98	98	94	98	—
Moon et al[76]（2005）	3	32	80	83	83	89	71	81

* 等级 1，检查技术与 ERCP+EST 的对比，且操作之间隔很短；等级 2，如果结石存在，这项技术可以与 ERCP 和 EST 相比；如果没有结石，临床和生物学随访至少 6 个月；等级 3，该技术与 ERCP 或为围手术期胆管造影对比

NPV，阴性预测值；PPV，阳性预测值

究中得到证实，MRCP具有较高的敏感性（范围80%～100%）和特异性（范围83%～98%）[68]。根据对比研究，EUS与ERCP等效[1,36,53,64,65]甚至更优[36,37]（表16.3）[69-76]。两个比较EUS和MRCP诊断CBD结石的Meta分析都显示出较高的诊断率。虽然不存在显著的统计学差异，EUS趋向比MRCP有更高的敏感性和特异性（EUS分别是93%和88%～96%），（MRCP分别是83%～85%和89%～93%），因此，EUS优于MRCP。这一点在小结石和急性胆源性胰腺炎上尤其明显。然而，根据国家和地方资源的差异，这两种技术之间的选择还要考虑其他的因素，比如操作的可行性、医生的经验和成本的消耗。

什么是最好的超声影像方法（环形扫描、线性扫描还是腔内扫描）？

在所有的前述的研究中，使用的是环形超声内镜。然而，准确性似乎可以与线性超声内镜相媲美，正如在三项研究中所述的[40,63,79]，比较线性EUS和ERCP + EST或者胆道镜做胆管切开（见表16.1）。

在两个研究中也评价了EUS腔外导管探头（EDUS）[42,80]。在较早发表的前瞻性研究中，怀疑CBD结石或者远端胆总管胆汁淤积的病人中，ERCP和EST操作之前采用EDUS环型扫描导管探头[80]，34例胆管结石中有33例为阳性发现。有8例患者，ERCP漏诊的结石被EST检测出。最近，同组进行的另外一项前瞻性的研究比较EDUS和传统的EUS之间的诊断效果[79]。在这个研究中，EDUS的准确性与线性EUS接近。

腔内超声（IDUS）也被用这些指标进行评估（图16.5）。在一项对疑似患有CBD结石且做过ERCP的患者的前瞻性的研究表明，对于那些经胆管图像模糊或胆管造影证实有结石的患者，IDUS可发现假阳性和假阴性的结果。36%的经ERCP检查结果阳性的结石患者并没有结石存在。根据调查者的解释，出现这一现象的部分原因是由于气泡的存在。35%的经ERCP结果阴性的病人中，经IDUS检查可以发现沉渣和结石并且被EST检查证实。IDUS可以使37%的患者治疗方式发生改变[81]。另一项研究表明在EST之后进一步做IDUS以确定结石完全清除，降低了CBD结石的复发率（没行IDUS检查组CBD结石复发率13.2%，行IDUS检查组CBD结石复发率3.4%）[82]。MRCP、ERCP和IDUS诊断胆管结石的敏感性比较分别是80%、90%和95%。一个前瞻性的试验证实IDIS+ERCP的诊断准确性优于单纯使用ERCP[83]。然而，因为与ERCP相关的发病率，IDUS不能作为一个常规操作。但是对于那些EUS或MRCP发现胆管结石而在ERCP未能检出的CBD结石患者，或者加用EST以明确结石是否被完全清除的患者，可以在EST之前采用IDUS检查。

EUS、MRCP和ERCP各自的地位是什么？

可选择性的影像学检查可以大量减少不适当的胆管侵入性检查[22,25,43,84-86]。EUS引导下的ERCP策略与单纯使用ERCP策略相比较的Meta分析发现：EUS的使用在67.1%的患者安全避免

表 16.3

EUS和MRCP对胆管结石诊断的比较（诊断变量的均数及变化）

聚合变量	EUS（95%CI）	MRCP（95%CI）
敏感性	0.93（0.87-0.98）	0.85（0.77-0.93）
特异性	0.96（0.91-1.0）	0.93（0.88-0.98）
阳性预测值	0.93（0.87-0.99）	0.92（0.87-0.96）
阴性预测值	0.96（0.94-0.98）	0.92（0.87-0.96）

CI，可信区间；MRCP，磁共振胰胆管成像。
Adapted from Verma D, Kapadia A, Eisen GM, et al. EUS vs MRCP fordetect ion of choledocholithia sis.Gastrointest Endosc.2006；64：2 48-254.

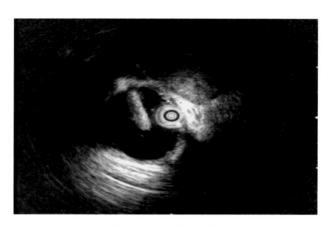

图 16.5 腔内超声（IDUS）下的胆总管结石。

ERCP[86]，大大降低了总体并发症的发生率（相对危险度 0.35）。

在 ERCP 之前对怀疑隐蔽 CBD 结石患者进行不必要的 EUS 或 MRCP 的疑问仍然存在。对于临床和实验室或超声考虑 CBD 结石的患者可以从低到高进行风险分组[87,88]。对于风险分类的定义在文献中并不是统一的[88-91]。标准是可变的使得各研究之间不能相互比较。然而，当考虑主要问题时，确实有 CBD 结石患者高风险的比例低于 80%（66% ～ 78%）[23,38,39,43,92]，而不到 40% 有结石的患者被分类到胆管结石中度风险（也被称为中度风险）（19% ～ 44%）[23,26,38,39,54-56,77]。大多数的研究者认为在 CBD 结石高风险的患者中，ERCP 应当作为首要的检查方法[22-23,26,89]，尽管要完全避免不必要的 ERCP 是不可能的[93]。在高风险的患者中，因为需要排除结石或证实胆道症状的另外产生原因的同时也指出 EUS 作为首选方法[29,43]。此外，当适当的时候，像乳头肌切开，需要进行像 EST 这样的有创技术，EUS 可以提高其成功率。然而，目前对 EUS 的临床适用性还没达成共识，尤其在与 ERCP 相比而言[94]。最好的方法可能是在同一个内镜检查下使用 EUS 联用或不用 EST（当结石证实存在时）（视频 16.1）。

对于中等风险患者，一般共识是 EUS（或 ERCP）作为首选检查方法（US 检查之后）[25,84-86]。是在腹腔镜下行胆囊切除术的背景下评估了这项

检查[38]。根据术前标准考虑为高风险的患者首选 ERCP 检查，中级风险的患者在腹腔镜胆囊切除术之前采用 EUS 检查。如果有需要的话，在行 EUS 检查之后行 EST 检查，35% 的患者采用了这个步骤。19% 的中等风险患者和 78% 的高级风险患者发现了胆管结石。通过使用 EUS 已证明胆管结石症内镜检查以及胆管结石腹腔镜手术对结石是有效的选择。在平均 32 个月的随访中，在 300 例同组患者中没有发现残留结石。在低风险患者中，该检查根据患者情况不同而不同。当被诊断低风险患者伴有胆总管结石的临床症状，部分肝功能异常或者 US 检查显示胆总管增粗，他们的治疗与中等风险患者相同。相反，被诊断为低风险的患者无胆总管结石的临床症状，无肝功能异常，US 检查未见胆总管扩张，无需做进一步的检查。图 16.6 是根据风险分级对有关可疑胆总管结石患者的一个诊断流程。

考虑到成本效益，倾向于首选 EUS 检查。在一项 485 名可疑胆总管结石患者的前瞻性研究中，不论患者是否为高风险均采用了 EUS。凭借 ERCP 和 EST 可确认 EUS 阳性结果。EUS 作为基本检查方法的平均花费明显低于使用 ERCP 的患者[43]。在 ERCP 的检查操作的患者中，EUS 引导下行 ERCP 检查可减少 14% 的花费。同时在另外一组类似患者组的回顾性研究中也可以节省费用[95]。其他研究者发现，在中级风险患者组中

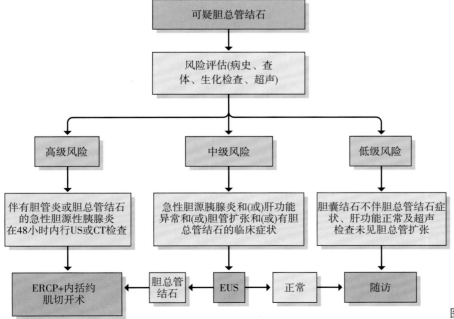

图 16.6　胆总管结石患者的诊断流程。

EUS 是最具效价比值的检查方法。然而在胆总管结石（高风险组）患者中，50% 以上的患者最具效价比的检查方法应首选 ERCP 检查 [23,64,93,96]。急性胰腺炎患者中，经济学的评估强调 EUS 以价格低、操作简单、并发症少成为主要检查方法占据主导地位，在急重症胰腺炎患者中尤为明显 [97]。最后，一项随机研究表明，内镜下同时行 EUS + ERCP 和两个不同时间下行 EUS + ERCP 的比较：第一组患者的平均手术时间和住院天数显著减少（P < 0.001），这使得在住院率和总花费上有明显不同 [98]。同样，费用的估计往往依国家和卫生保健系统的不同而不同，也受当地操作者经验的影响。无论是 EUS 检查操作的准确性，还是 ERCP 的操作和并发症的发生率以及随后的重复检查，操作者的技术是相当重要的。

最后，EUS 是胆管成影最理想的选择。只有胆总管结石的患者才选择 ERCP 和 EST。MRCP 用于对 EUS 有禁忌证的患者或者 EUS 的使用受到限制时。如果胆道 EUS 检查正常，可以不用 ERCP[22,25,85,86]，除非临床症状持续发作或在随访期间复发。当临床、生化和超声检查怀疑胆总管结石时，最好的检查方法是在专科中心由经验丰富的医师在同一天使用 EUS 检查之后行 ERCP 检查（EUS 检查结果阳性）。当这种措施不可行时，高风险患者可首先行 ERCP。

超声内镜和胆囊结石

腹部 US 诊断胆囊结石非常有价值。一项 Meta 分析显示其敏感性和特异性分别是 97% 和 95%[99]。调整后，敏感性下降到 88%。胆囊结石、直径 < 3mm 以及肥胖或肠胀气的"困难"患者敏感性降低。当 US 检查阴性和临床症状之间不符时，胆汁晶体分析是合理的 [100]。基于 EUS 在 CBD 小结石的诊断价值，这个检查也在胆囊检查中得到分析（图 16.7）。1995 年 Dill[101] 研究发现在诊断微小结石方面 EUS 同胆汁晶体分析一样准确（图 16.8）。EUS 在一组 58 例伴有胆绞痛及 US 检查阴性的患者中只有一例检查失败。随后，EUS 对有胆区疼痛和 US 结果正常的患者进行胆道结石的检查，其重要意义得到另外三个研究支持，显示 EUS 是一个可以干预这些患者治疗计划的有前途的方式 [102-104]。在这些研究中 [103]，EUS 诊断胆

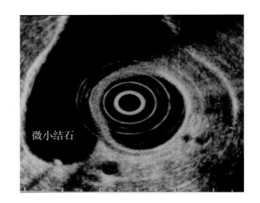

图 16.7　胆结石。

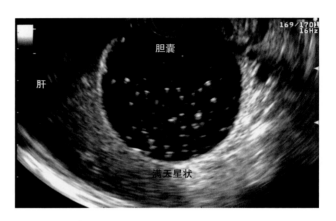

图 16.8　胆囊微小结石。（"满天星"状）

囊结石的敏感性是 96%，特异性是 86%。

一些急性特发性胰腺炎患者通过其他影像技术未能检测出胆汁淤积或微小结石。尽管报道的胆囊结石发病率变动很大，范围从 10% ～ 73%[105-108]，虽然胆囊完整，但胆囊结石依旧是发生胰腺炎的最普遍原因。2000 年，Liu 等 [27] 曾报道在 18 例 US 检查阴性的胆囊结石患者中 14 例经 EUS 检查阳性。1999 年，Chak 等 [109] 研究显示，EUS 与 US 相比，敏感性分别是 91%、50%，准确性分别是 97%、83%。在一个更大研究中 [28]，分析了 168 例诊断为特发性胰腺炎的患者，EUS 在 40% 的患者中确诊了胆囊结石（胆汁淤积或小结石），这些患者不论是否与 CBD 结石有关，均被其他的检查漏诊。总体而言，80% 的急性胰腺炎患者的病因通过 EUS 得到确诊（视频 16.2）。另外，在 Yusoff 等 [111] 的研究中，对 201 例不明原因的患者中，应用 EUS 对 31% 的患者进行初步诊断，最常见的发病原因是慢性胰腺炎和胆汁淤积。

一项系统性回顾研究评价了 EUS 在特发性胰

腺炎中显示出很高的诊断价值，尤其是在单纯特发性发病的患者和有复发的特异性损害和胆囊部位的病人[112]。此外，在评价特发性胰腺炎方面，EUS 与其他的检查方法（ERCP 测压法和胆汁吸引术以及腹腔镜胆囊切除术）相比，使用成本最小化分析得出 EUS 是最具有成本效益的首选方案[113]。因此，EUS 检查似乎是评估特发性胰腺炎患者最好检查的方法，因为 EUS 不仅对胆囊淤积和结石的诊断，并且对胰腺炎患者诊断均有较高的准确率。另外这个检查创伤比较小。对于不明原因发病的病人，尤其是胆囊切除术后的患者，如果 EUS 结果阴性，应该考虑采用 ERCP 和 Oddi 括约肌测压法。

小结

EUS 是检查 CBD 结石存在与否的最有效方法，用于低或中等风险胆总管结石患者检查可以避免不必要的 ERCP 或 EST 检查。MRCP 可以作为备用检查，但是有两个限制条件：（1）尽可能地避免使用陈旧的设备；（2）当结石很小但有症状时，EUS 依然是急性胰腺炎的首选检查方法。对于有高风险的胆总管结石患者，可考虑以下两个方法：（1）ERCP 结合或不结合 EST（当胆管造影可以看到胆总管结石时），或者 EUS 在同时结合或不结合 EST（当 EUS 可呈现胆总管结石）。在不明原因的右季肋区疼痛患者和不明来源的急性胰腺炎患者中，EUS 是继 US 之后的第二选择。

> **胆管结石诊断指南**
>
> 胆总管结石或胆囊结石
> ● 有或无声阴影的强回声移动图像
> 相关表现
> ● 肝外胆管和（或）胆囊管扩张
> ● 胆囊和（或）胆管壁增厚
> ● 壶腹部增厚
> ● 胆囊周围液体

胆管肿瘤

胆管狭窄的定性诊断和胆管癌的分期对于胃肠病学者来说依旧是挑战。虽然 US 和螺旋 CT 可以明确地诊断胆管扩张，但是它们只能对 2/3 的病例查出病因[16,114]。除了相邻的肿瘤侵犯或转移，

MRCP 在恶性肿瘤的诊断中并没有表现出比 ERCP 更多的优势[115]。ERCP 对梗阻性黄疸的诊断有更高的准确率，但是获得肿瘤相关诊断价值是有限，因为只能获得间接肿瘤信号如狭窄、狭窄前扩张或者两者都有，而肿瘤本身一般是看不见的，往往在 ERCP 时常用导管内组织取样。

已经证明细胞刷诊断胆道肿瘤效果不佳。由于肿瘤造成组织粘连的特性，外部肿瘤（胰腺癌、胆囊癌和淋巴结转移）的检测常是阴性的[116]。ERCP 钳夹活检比 ERCP 刷细胞活检有更高的敏感性[117,118]，但除了恶性增生样病变它也有一定的限制。这种状况可使肿瘤表面磨损以提高细胞检出率。狭窄扩张到 10F，内镜下针吸活检和胆管刷细胞学与单纯运用细胞刷相比可以明显提高恶性狭窄的诊断率[119]。然而这些结果尚未得到确实[120]。

胆道镜下胆管活检是最有效的检查方法[121,122]，敏感性是 93% ~ 96%。然而，胆道镜是一个有创的检查，在西方国家很少用。此外，即使是有创和无创的检查，确定胆管狭窄的原因和性质问题依旧存在[123,124]。

EUS 和 IDUS 是如何克服这些困难？

已经证明 EUS 是诊断胆管阻塞的一个有效方法，因为它很容易看到胆总管。因此它很容易鉴别诊断胆管阻塞和肿瘤，以及肿瘤的分期（图 16.9）[125,128]。在一个包含 555 例患者的 9 个研究的荟萃分析中，EUS 诊断恶性胆道狭窄的敏感性为 78%，特异性为 84%[66]。

在进展期胆管狭窄评估时，EUS 引导下细针穿刺（FNA）获得的组织明显提高了诊断率，并且并发症的风险很少。因为远端 CBD 可即刻在

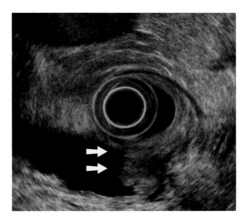

图 16.9　胆管癌侵及胆总管。

超声内镜探头下定位，当从十二指肠球部检查时，EUS 能很好地评估远端胆管狭窄。因此，EUS FNA 可以非常准确的诊断远端导管狭窄的恶性病变，尤其是胰头肿块的患者[129-136]。在这种情况下，整体的 EUS FNA 的敏感性和特异性范围分别是 84% ～ 91% 和 71% ～ 100%。然而，胆管癌报告的准确性较低，主要是因为该方法难以接近肝门胆管癌（Klatahin 肿瘤）。大多数近端胆管狭窄是胆管癌，但是多达 20% 为良性病变，影像学特征不足以区分良恶性狭窄。

细胞学诊断有助于合理治疗和避免不必要的手术。然而，肝门部胆管狭窄的诊断仍较困难。肝门部因为离探头太远所以成像困难。近端胆管病变常常比较小和弥漫浸润，不像远端病变常表现为实性肿块。据报道，EUS FNA 诊断胆管阻塞的敏感性为 45% ～ 86%，而诊断近端狭窄的敏感性和阴性预测值（NPV）分别是 25% ～ 89% 和 29% ～ 67%（表 16.4）[138-145]。这些数值可能高估了 EUS FNA 在肝门狭窄诊断的真实水平，因为绝大多数的研究都是近端和远端狭窄共存的。

技术的发展前景很理想。前视扇扫超声内镜（欧洲汉堡 GF-UCT160JAL5,Olympus 医学系统）的有限经验提示改进肝门部狭窄成像和更简单的 EUS FNA 技术。

随着具有导丝引导的高频（20MHz）型微探头的出现，IDUS 成为诊断胆管狭窄的有效技术，微型探头可以轻易地通过乳头而无需做乳头预切开。在少数患者（11%），必要时可以通过导丝而行括约肌切开[147]。IDUS 提供准确的胆管壁和周围组织的图像，即使是探及深度在有限（2cm）的

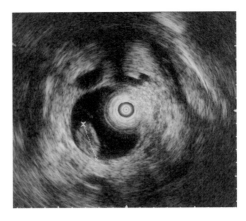

图 16.10　早期活检证明腔内超声的结节为胆总管癌。

情况下，也可以充分提供胆管壁损害（图 16.10）和可能的临近结构的侵及及压迫。IDUS 比传统的 DUS 更容易也更快掌握。引流前使用以避免炎性反应，因此在同一过程中由 ERCP 专家操作会更好[148]。在大多数患者是可以完成胆管狭窄检查的。文献指出 IDUS 可以通过 86% ～ 100% 的胆管狭窄病例[119,147,149-154]，且绝大多数的患者没有以前的扩张。大多数失败是由于导丝不能通过肝门及肝内胆管的严重狭窄[147,149,150]。

在 Klatahin 肿瘤，当右或左肝管狭窄探头不能通过时，检查一般可以从对侧进行。通过该方法进入胆管的导丝不会干扰 US 成像（为防止干扰导丝应当在 IDUS 之前去除）。最新一代的 IDUS（三维 IDUS 成像系统，Olympus medical systems）包括一个可以通过外部导管自动移动的探头，在同一个扫描操作时间里，环型和线型扫描同时进行。三维成像可自动生成，而且与二维 IDUS 相比可以大大缩短操作时间。一些研究者建议三维

表 16.4

胆道狭窄采用超声内镜下细针穿刺的技术特性

作者（年份）	狭窄（n）	肝门部狭窄（n）	敏感性（%）	特异性（%）	PPV（%）	NPV（%）	准确度（%）	肝门部狭窄准确度（%）
Fritscher-Ravens et al1[40]（2000）	10	10	89	—	—	—	—	89
Rosch et al[166]（2002）	43	3	62	79	76	66	—	—
Lee et al[138]（2004）	42	1	47	100	100	50	—	—
Eloubeidi et al[141]（2004）	28	15	86	100	100	57	88	67
Fritscher-Ravens et al[142]（2003）	44	44	89	100	100	67	91	89
Rüsch et al[143]（2004）	28	11	43	100	100	58	70	25
Byrne et al[139]（2004）	35	3	45	—	—	—	—	—
Meara et al[144]（2006）	46	—	87	100	—	—	—	—
DeWitt et al[145]（2006）	24	24	77	100	100	29	79	77

NPV，阴性预测值；PPV，阳性预测值

IDUS 评估肝胆癌的进展更加有效[155]，二维和三维系统的比较对评价这种技术其他优点是有必要的。

在超声内镜下，胆道壁呈三层结构，第一个高回声区加上一个边界回声为黏膜层，第二层低回声区是由平滑肌纤维和弹性纤维组织构成的，第三层是带有边缘回声的薄而疏松的结缔组织[156,157]。恶性狭窄的标准就是超声模式下胆道壁三层正常结构被破坏（外层反射波，中间低回声、内层反射波）（图 16.11），低回声侵润性病变边缘不规则，不均匀低回声区侵犯周围组织，主要的低回声团块伸入到邻近结构。良性狭窄（图 16.12）的超声表现为壁三层结构保存完整，回声均匀，边缘光滑，强回声病变以及无块状损害。中间回声增强及不对称的病变都被认为是恶性的，因此认为对称的是良性的，但是不对称的也不是所有研究人员都认为是恶性的标准[121,129,149,158]。

腔内超声在区分各种原因引起的胆道良恶性狭窄中的准确性为 76%～92%[119,121,149,151,152,154,159]。2002 年，Tamada 等[159]提出了管腔内超声的另外标准。认为胆管壁的破坏对肿瘤相关的狭窄是特异性的指标。无蒂肿瘤（无论存在于管内或者延伸出胆总管壁）和直径＞10mm 的肿瘤都是恶性肿瘤的另一个主要阳性标准。狭窄的回声反射很大程度上与操作有关，所以不再作为预测恶性的一个因素。

大部分上述标准未涉及的以及采样结果为阴性的患者都没有恶性病变，若出现标准中的两项，即使病理结果为阴性，也高度提示是恶性的。管腔内超声无恶性狭窄标准及病理结果阴性，良性病变的诊断具有 95% 的准确性和 100% 的阴性预测值[159]。既往有胆总管结石病史或胆道手术史的患者都预示着是良性病变。最近，另一项研究对45 名在 CT 或 MRI 下未发现凸起样病变的胆道狭窄患者的管腔内超声结果进行了评价。最主要的发现就是壁厚度达 8mm 对于排除恶性肿瘤是很有

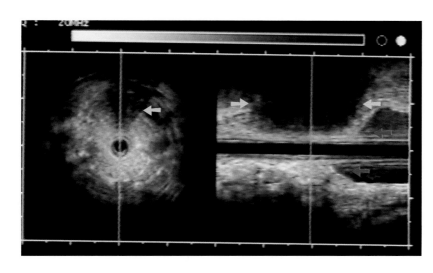

图 16.11　腔内超声三维结构显示胆管硬化（绿色箭头）和胰腺腺癌（黄色箭头）。

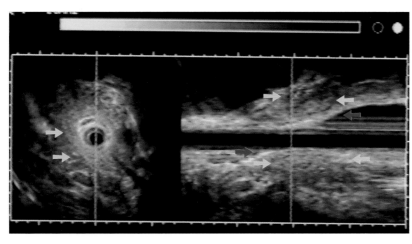

图 16.12　三维腔内超声显示胆管硬化（绿色箭头）和急性胰腺炎后的炎性外在压迫。

说服力的参数，无外源性压迫时有 100% 的阴性预测值。腔内超声对于确认血管性结构的外源性压迫或者结石嵌入胆囊管以及压迫胆总管（Mirizzi 综合征）是很有效的方法[119,147,159,160]。

用腔内超声也可准确地检测胆管内乳头状瘤病。而这一疾病经常会因应用常用的检测技术如逆行胰胆管造影，超声内镜以及磁共振而误诊。胆管内正常结构被突向管腔内的息肉样病变所覆盖可用于确定该诊断[161,162]。在 30 例管腔内超声检查的胆管癌患者中，3 人（10%）经病理或手术确诊为胆管乳头状瘤[160]。当内镜逆行胰胆管造影发现总胆管内息肉病变时，管腔内超声是唯一能够检测肝内胆管内合并胆道乳头瘤样增生的方法（图 16.13）。这个诊断的临床意义是很重要的，因为年轻的没有中晚期胆管癌的胆道乳头状瘤患者应该行 Whipple 切除术结合部分肝切除或者肝移植[162]。

对于原发性硬化性胆管炎和显性狭窄诊断困难的患者，传统的认为没有比管腔超声内镜在诊断胆管癌上更精确的成像技术了（图 16.14）[163]。然而，最近的一些研究显示出一些令人振奋的结果[164,165]。在一项前瞻性研究中[164]，40 名原发性硬化性胆管炎的患者在胆管内超声下进行了逆行胰胆管造影，胆管内超声预测恶性肿瘤的敏感性、特异性、准确性、阳性预测值（PPV）和阴性预测值分别为 87.5%、91%、90%、70% 和 97%，在一个假阴性和三个假阳性的结果中，管腔内超声对于断壁结构和均匀壁厚度呈现相同的形态学特征。因此，在临床的应用中，胆管内超声仍然有它的一些局限性。

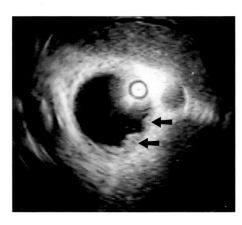

图 16.13　二维腔内超声显示胆管乳头状瘤伴随肝内息肉状增生。

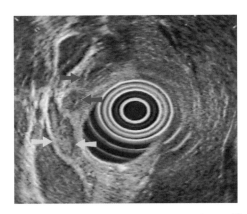

图 16.14　硬化性胆管炎伴随增厚、不规则的胆总管（绿色箭头）和囊壁（黄色箭头）。

如何处理胆管狭窄

由于各种诊断方法的性能都有令人失望的地方，所以选择什么样的成像技术是至关重要的。在一项前瞻性的比较性研究中，40 位胆管狭窄患者均进行了包括逆行性胆管造影经皮肝穿胆管造影术，磁共振胰胆管成像，CT 和超声内镜 4 项检查[166]。磁共振胰胆管成像联合超声内镜检查提高了诊断的特异性。除此之外，一项关于 142 名无黄疸胆汁淤积和不明原因总胆管扩张患者的前瞻性研究显示，逆行性胆管造影后行 EUS 对于肝外胆管癌的早期诊断有很高的敏感性和特异性（分别为 90% 和 98%）[167]。考虑到各自的局限性以及超声内镜（带有或者不带有细针穿刺活检）和逆行胰胆管造影加管腔内超声内镜的风险性，应提出如下选择。如果狭窄限于胆总管水平，在进行非侵入性成像检查后应选择 EUS，这是基于它能清晰地显示在末端胆管病变并能够取组织样本（图 16.3 和 16.4），对于诊断困难的近端狭窄的患者，超声内镜和超声内镜细针穿刺活检有几点局限性，除了行腔内超声外[119,129,159]，逆行性胰胆管造影基础上的组织采集效果也许更好[145]，考虑到它的低阴性预测值，只有在高度怀疑为恶性肿瘤时，超声内镜细针穿刺活检才被保留用于 ERCP 刷细胞学结果为阴性或者不确诊者。因此，一些研究者提出系统的将超声内镜细针穿刺活检加入到 ERCP 刷中以提高确诊率[168]。

由于老的可以直视和靶定胆管病变部位的胆道镜的脆性和使用复杂性，经口胆管镜检查没有被广泛应用，在日本研究中，将其与 ERCP 刷细胞学做了比较，胆道内镜检查对于胆管狭窄诊断的敏感性为 100%，特异性为 89%，诊断准确性超过 90%[169]，一项多中心研究报道了不确定胆管狭窄患者在经口胆管内镜检查后行逆行性胆管造影的初步经验[170]。经口胆管内镜检查对恶性肿瘤的敏感性和特异性分别为 78% 和 100%。随着胆管镜在设计，可操作性和光分辨率上的逐步改善，经口胆管窥镜检查将有可能成为胆道狭窄评估中对 ERCP 有帮助作用的附件。

因此有理由对胆道狭窄的处理提出以下建议[171]：

- 对于胆总管狭窄：超声内镜加上细针穿刺活检然后逆行性胆管造影附加腔内超声，必要时加上刷细胞学 / 钳活检。
- 对于肝胆管和肝门区狭窄：磁共振加上逆行性胆管造影附加腔内超声和在透视或者胆管内镜检查下刷细胞学 / 钳活检。当逆行性胆管造影为阴性结果而临床上却高度怀疑为恶性肿瘤时行超声内镜细针穿刺活检。

如何进行胆管癌分期

当确诊为胆管癌时，检查的目的就是确定患者是否可以进行手术治疗。最重要的标准就是肿瘤（N）和淋巴结（N）分期。组织学上，早期癌最深的浸润局限于肝外胆管的黏膜层或者纤维肌层，不管是否有淋巴结转移。浆膜见于部分的肝门区的前壁和正后壁，胆管的上部和中部。胆管癌按以下标准分期，改良的 TNM 的分期系统：T1，局限于胆总管壁；T2，侵袭超出了总胆管壁；T3，侵入邻近结构，如胰腺、十二指肠和门静脉。

在一项前瞻性研究对超声内镜和腔内超声在胆道狭窄中的作用进行了比较，发现管腔超声内镜对于 T 期的准确性（77.7%）高于超声内镜（54.1%）[129]。由于超声内镜检查范围的局限性，对于肝门区和肝总管狭窄诊断的准确性较差。N 分期也相似，另有调查者发现，标准的 20MHz 探针的穿入深度不适于对晚期恶性狭窄相关的淋巴瘤的评估[119]。超声内镜和腔内超声都不能区分胆管癌 T1 和 T2 期。事实上，胆管肿瘤分级的主要问题是其切除问题，这取决于是否有血管、纵隔和胰腺的转移，将这些成像技术用于患者就是判别他是否适于接受高风险，难度大的手术。传统的检查（MRI 和螺旋 CT）对有手术禁忌的患者有帮助，例如那些有铋 IV 型 klastin 瘤的患者。然而，胆管癌的纵向转移是不易发现的。

胆管壁受侵范围的显微镜下诊断问题尚未解决，在切除边缘活检导致分期偏低。胆管造影术和经口胆道镜检查取活检对于确定浸润的纵向范围和深度也是有局限性的[172,173]。尽管超声内镜评估沿肝管壁浸润的能力有局限性，但管腔超声内镜似乎很有希望。在早期的一些研究中，Tamada[174] 等人总结认为用选择性标准（外缘切口）管腔超声内镜对于评估肿瘤纵向转移到狭窄的肝侧的准确性为 72%[150]。当将非对称性的壁增厚作为肿瘤纵向侵袭到肝和十二指肠侧的标准时，其准确性会增加，与逆行性胆管造影（准确性 47% 和 43%）[150] 相比，它的准确性分别为 84% 和 86%。在后来的 Inui 和 Miyoshi[155] 的系列研究中，当出现连续性的或者远离主要病变部位的胆管壁不规则增厚时，也诊断为肿瘤的纵向扩散。管腔超声内镜评价胆道内侵袭总的准确率为 84.6%。唯一的局限就是前期的胆道引流也会引起炎症性的增厚（图 16.15）[148]。所以，管腔内超声内镜必须与 ERCP 指数和肝穿引流同时进行。

腔内超声内镜在发现病变侵入门静脉和右肝动脉方向的准确率是 100% 的（图 16.16），这是最常受侵的两个血管。肝左和肝总动脉很少受侵也很难看见，因为胆管内超声内镜看不见肝十二指肠韧带以外的区域[175,176]。Tamada 等[175,176] 最近的 2 项术前研究发现，管腔内超声内镜在检测血管受侵的准确性明显高于门静脉（100% 和 50%）和肝动脉（100% 和 33%）造影。胆管肿瘤侵袭临近胰腺实质时，建议行胰十二指肠切除术联合

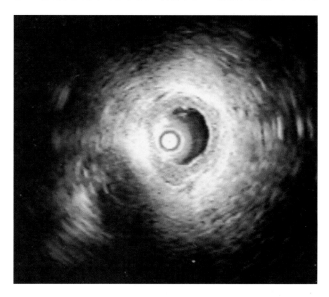

图 16.15　腔内超声显示支架后形成的炎性管壁增厚。

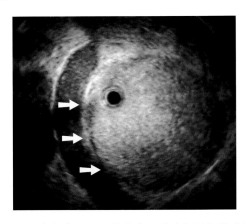

图 16.16 腔内超声显示不伴有右肝动脉侵及胆管癌的血管状态（箭头）。

胆管切除术。在确定轻度胰腺实质受侵时，管腔内超声内镜还是优于超声内镜（准确率 100% *vs.* 78%）[148]，但是由于管腔内超声内镜会致管内浸润分期偏低而影响治疗效果。

对各种成像技术，（CT、MRCP、EUS 和 IDUS）的效果仍缺乏对照性的系统研究。临床上 Klastin 瘤患者首先应做磁共振和磁共振血管造影。对于可手术切除的患者，手术前还应做逆行性胆管造影加管腔内超声内镜检查。对于胆管癌，超声内镜仍然是最有效的方法。只有当在超声内镜下看不见肿瘤的上半部分或者仍然怀疑侵犯到门静脉时，才考虑逆行性胆管造影加上管腔内超声内镜。最后，超声内镜和腔内超声是判定胆管狭窄的性质和胆管癌分级的有效工具。对于各自的局限性（超声内镜对于脐部，腔内超声需胆汁引流），这些技术的应用还离不开临床表现和传统成像的结果。

诊断检查：胆管肿瘤

胆管癌
- 伴有或者不伴有团块的管壁低回声增厚
- 息肉状腔内肿物
- 血管、胰腺、肝、壶腹和十二指肠的侵犯
- 胆管扩张

乳头状瘤
- 息肉状腔内肿物取代了正常胆管壁

Mirizzi 综合征
- 胆囊结石压迫胆总管
- 胆管壁规则增厚
- 其他良性狭窄
- 管壁规则增厚，没有壁的破坏

胆囊疾病（不包括结石）

息肉

内镜的广泛使用使胆囊息肉样病变的诊断率不断提高，事实上，有报告 4% ~ 7% 的健康人也有胆囊息肉[177-179]。胆固醇性、炎性及纤维性息肉都没有恶变的倾向，因此，在患者出现症状之前是不需要手术干预的。相反，腺瘤样息肉必须切除，因为从腺瘤到癌的转变是胆道上皮和胆囊的一大特征[161,180]。一个拥有 1605 个连续性胆囊切除术标本的组织学检查资料反映了从腺瘤到腺癌的组织学转变，所有的原位癌都与腺瘤样成分有关[181]，这一关系也反映在 19% 的侵袭性肿瘤上，而且，胆囊肿瘤除了早期外，是消化系统中预后最差的肿瘤之一。

关于治疗，腹腔镜手术是摘除胆囊创伤性最小的侵入性方式，然而据报道，手术并发症还是高达 4.3%[182,183]，高达 20% 的患者出现胆囊切除术后综合征[184,185]。因此，确定一个选择胆囊息肉手术的治疗标准是非常重要的。但是，很难通过内镜、CT 或者 MRI 对这类病变进行分类诊断，而且偶然发现的无症状的胆囊息肉也会在临床上陷入两难。若发现单个的直径 > 10mm 且无蒂低回声的病变则提示为肿瘤性的息肉[181,186]，这些患者应考虑手术治疗[187,188]。而直径 < 10mm，US 影像为有蒂的多块状回波的息肉则通常考虑为胆醇息肉或者炎症性息肉，这些患者只建议他们随访。对这个观点也存有争论，在一项对 70 位直径 < 2cm 的胆囊息肉样病变患者的研究中，其中 34.6% 的非肿瘤息肉患者的息肉 > 10mm[198]。而且，很多研究者报导 30% 息肉直径在 11 ~ 20mm 的患者其息肉都为胆固醇息肉[190]，因此将直径 > 10mm 作为胆囊切除术指征的理论需重新进行评估。而且，息肉直径在 5 ~ 10mm 之间的患者中有 19% 到 29% 经确诊为腺瘤[186,191]。对息肉起源的精确诊断对于确定最好的治疗方式是非常必要的。由于具有更高的分辨率，超声胃镜在胆囊病变成像上应该比普通超声更精确[186,191,192]。

超声内镜下可以清楚的看到胆囊壁为 2 层结构，内部低回声区层为黏膜层、肌层及浆膜下纤维层，外层低回声区层为浆膜下脂肪层和浆膜[193-196]。在某些情况下，一个高回声区显示在一个内部低回声区上，这大多被认为是 2 层界面的重叠，胆

囊息肉的定义为在超声内镜下，一个伸入到胆囊腔的不带声影区的回声结构。Azuma 等[192]认为，超声内镜在诊断息肉性质的时候比内镜更好，89 个直径＜2cm 的息肉，EUS 的确诊率为 86.5%，而 US 为 51.7%，超声内镜对胆囊癌诊断的敏感性、特异性、PPV 和 NPV 值分别为 91.7%、87.7%、75.9% 和 96.6%。

两项研究对使用 EUS 判断肿瘤的风险性提出了评分系统[198,191]。在对经 EUS 检查发现的 70 例息肉直径＜20mm 的手术患者回顾性分析中，Sadamoto[189]等人通过多元分步逻辑回归方法对胆囊息肉的形态学特征进行了分析。这些息肉经胆囊切除术被分为两组，肿瘤（腺瘤和腺癌）和非肿瘤（纤维、炎症和胆固醇息肉）。超声内镜研究的变量有最大直径，最大息肉的高度宽度比、回声经内部回声形式、表面形态、息肉的数量和形状，有无高回声点，有无胆结石。除了肿瘤的大小外，内部回声形式和高回声点变量具有统计学意思，所有的肿瘤性息肉，包括小的，在超声内镜上都会有呈现相对不均匀内部回声形式，相反，大的固醇息肉，即使直径＞10mm，内部回声形式也是均匀的。

调查者认为，肿瘤性病变的不均匀内部回声形式与其结构的不规则有关，在切除的标本中可见是由癌变的管状结构和混合细胞形成的。据报道，这些高回声点代表含有胆固醇的大量泡沫样组织细胞[179,190]。高回声点对于胆固醇息肉有重要意义[189,190]。然而，对两例腺癌息肉中研究发现，高回声点为癌变上皮下聚集的泡沫细胞[189]。EUS 评估肿瘤性息肉风险的评分计算如下：以毫米为单位的最大直径加上内部回声强度得分加上高回声点得分（不均匀 +4；均匀 0 分；呈现高回声点的 –5；无高回声点的 0 分）。12 分或者以上的敏感性，特异性，准确性分别为 77.8%、82.7% 和 82.9%[189]。根据这些结果，分数至少在 12 以上的息肉样病变才有可能为肿瘤性的。对于分数低于 12 分非肿瘤性息肉的敏感性，特异性和准确性没有做评估。

另一种评分系统是基于超声内镜的五个变量上来预测胆囊息肉的恶性度的[191]，包括层的结构，回声模式、边缘、蒂以及息肉的数量。该超声内镜评分系统是在回顾性的利用了参照组 79 例患者和应用与实验组 53 名患者（26 个患者的息肉直径为 5 ～ 15mm）的数据的基础上形成。根据这项研究结果，大小被认为是评估肿瘤性息肉的

最有意义指标。所有直径≤5mm 的息肉都是非肿瘤性的，然而 94% 的直径＞15mm 的息肉都是肿瘤性的。超过 15mm 的胆囊息肉与 5 ～ 10mm 或 10 ～ 15mm 的息肉相比，恶性的几率明显增高。但是，直径 5 ～ 10mm 的息肉和直径 10 ～ 15mm 的息肉就恶性度而言没有显著差别。直径为 5 ～ 15mm 的息肉评分≥6 的肿瘤性风险要大于评分小于 6 的，其敏感性，特异性及准确性分别为 81%、86% 和 84%。研究者认为使用该评分系统可以区分 5 ～ 15mm 胆囊息肉患者肿瘤性病变的风险，而回声方式对这些患者胆囊息肉的鉴别诊断比息肉的大小更为重要。

第一项研究十年之后，又有了一些改进，息肉大小仍然是一个重要的因素，影响到内镜的准确性，是预测胆囊息肉肿瘤性性质的一个关键问题。尽管最近的一项研究认为，低回声区是对肿瘤性息肉最好的单个预测因子，但是直径＞15mm 的息肉仍然有很大的恶性风险[197]。在另一项研究中，虽然超声内镜在分析息肉大小上总是优于内镜，但是超声内镜诊断直径＜10mm 的息肉的准确率与诊断直径＞10mm 息肉准确率 89% 相比，仅仅只有 44%[198]。

根据这些研究结果，似乎超声内镜下胆囊息肉的鉴别比内镜下更加准确，然而，用这些结果去选择是手术还是临床随访还是不够准确的，超声内镜下的发现只是对其他临床相关信息的补充，以及在高风险手术患者的处理上更加有用。对于直径＞1cm 的胆囊息肉来说，系统的手术治疗仍然是最安全的选择。超声内镜可以对 5 ～ 10mm 的息肉成像。对超声内镜下发现可疑的病例，手

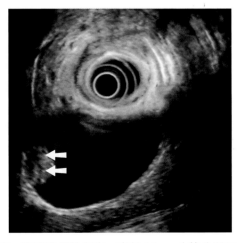

图 16.17　胆囊腺瘤性息肉，直径 15mm（箭头所示）。

术可以更早的避免患者在随访中丢失。对其他的病例在内镜随访中 EUS 可做为对息肉的生长、回声方式改变及形状变化一种参考性检查[199,200]，但 EUS 在这方面的作用还需进一步的研究加以肯定。

胆囊肿瘤

外科手术前区分腺瘤和腺癌是没有必要的，因为腺瘤有发展成为腺癌的倾向，这两种病变都需要手术治疗。但用腹腔镜代替开腹胆囊切除术的方法，对于胆囊癌的术前诊断是非常重要的，偶有报道称，晚期癌症患者腹腔镜胆囊切除后肿瘤在腹膜有复发。腹部超声和 CT 的发展，使得胆囊癌的早期诊断成为可能。然而，这些技术方法只能对晚期病变分期。由于超声内镜可以区分良性的和恶性的息肉，它可以帮助决定最佳的手术方式，良性息肉或者早癌用腹腔镜，晚期癌症用开腹手术[201]。

超声内镜在胆囊癌症分期上的准确性与所采用的标准有关，胆囊息肉基部壁层的完整性具有决定性作用（图 16.17）。Fujita[194] 等人回顾性的把肿瘤分为 4 组，A 型是有蒂团块会有固体回声模式带有细结节状表面，B 型是一个具有宽大基底部的团块带有不规则的表面和完整的高回声层外层，C 型中外部高回声层因为团块回声而不规则，D 型整个层面结构都被破坏了。根据美国癌症联合委员会（AJCC）[202] 定义的胆囊肿瘤 T 分级如下：Tis 原位癌；T1a 侵入固有层；T1b 侵入肌层；T2 肿瘤侵犯了肌肉周围的结缔组织但不超过浆膜层；T3 肿瘤侵入到浆膜层和（或）直接侵入肝和（或）侵入邻近器官（胃、十二指肠、结肠、胰腺、网膜或者肝外胆管）；T4 肿瘤侵入门静脉或者肝动脉或者侵入 2 个或以上的肝外器官，邻近器官。在把超声内镜和病理特征联系起来后，研究者提出，A 型癌症在手术之前应该归类于原位癌，因为癌症的侵袭仅仅局限于黏膜并没有侵入到周围上皮。C 型癌症侵入到浆膜下层的脂肪层，因此其术前 T 分级应该为 T2。B 型癌可以是 T1 或者是 T2，因为它侵入的深度从黏膜层到纤维层不等。这是最难准确归类的一型，因为侵入深度的确定在外高回声层保存的情况下是很复杂的。

在另一个有 41 名胆囊癌患者的回顾性调查中[203]，发现超声内镜成像和组织病理学肿瘤分级有很强的相关性。特别是病变切除标本中侵入的

深度的比较 EUS 和组织病理学发现是一致的，根据肿瘤的形态和邻近胆囊壁的结构超声内镜成像的分类，如下：A 型有蒂的团块临近的胆囊壁结构完整；B 型，无蒂的和（或）基底宽大大的团块带有完整的胆囊壁外高回声层；C 型，无蒂或者基底宽大的团块带有狭窄的外高回声区；D 型，无蒂和（或）基底部的团块带有被破坏的外高回声区。这四型超声内镜下成像与组织学侵入的深度和 T 分级相关。A 型对应 Tis，B 型对应 T1,C 型对应 T2，D 型对应 T3 到 T4。超声内镜分型与 1、2、3、4 型对应的准确性分别为 100%、75.6%、85.3% 和 92.7%。最好的结果是 Tis 或者 T3 到 T4 的。扩大的胆囊切除术切除系统的淋巴结和肝床可用于 D 型肿瘤，腹腔镜胆囊切除术可用于原位癌，T1 和 T2 肿瘤的区分很困难。当超声内镜下在肿瘤深部发现低回声区时 T1 和 T2 胆囊息肉状肿瘤的鉴别诊断比较容易，这一发现表明浆膜下层浸润[204]，但是这仅仅对胆囊息肉状肿瘤有价值。

超声内镜下细针穿刺在胆囊肿瘤的诊断和分级上的价值仍然受到质疑，超声内镜下细针穿刺似乎是一种获取胆囊肿块标本进行细胞学检查的安全方法[205-207]。也用于确定淋巴结是否受到侵犯，因为恶性淋巴结的存在表明疾病处于 Ⅲ 期，不再考虑 T 分级[208]。然而，细针穿刺真正的效果与每个临床病例有关。考虑到有限的手术实施率，冒着细针穿刺假阴性的风险去给患者做手术是不合理的。由于研究的较少，而且是回顾性的，超声内镜在胆囊肿瘤的分级中的作用仍是不明确的，然而，超声内镜早期肿瘤的诊断上是很有效的，在这些病例中，手术应该从腹腔镜方法开始。超声内镜也可以诊断一些晚期病例（≥ T3）。这些病例就需要考虑进行扩大的开腹胆囊切除术。而对其他的病例，开腹胆囊切除术加手术中适当的处理仍然是更加明智的方法。

其他胆囊壁增厚的病因

许多疾病都可以导致胆囊壁局部和弥漫性增厚（表 16.5），对于弥漫性增厚伴有囊周液体，主要的鉴别诊断是急性胆囊炎与其他疾病进行鉴别，在急性胆囊炎中，胆囊壁通常增厚（> 3mm）并伴有囊内成分增稠，包括结石、脓液或者是纤维蛋白残留物[209]。明显增厚的可能见于腹水、门脉高压、病毒性肝炎和低蛋白血症[209,210]。胆囊内部

表 16.5

胆囊壁增厚的特征和病因

疾病	超声内镜	
	增厚	其他体征
急性胆囊炎	局限或弥漫的，分层连续	胆囊周围液体
慢性胆囊炎	高回声	
胆囊癌	局限的，分层不连续	息肉状或团块
腺肌症	局限或弥漫的，分层连续	无回声区域（囊性），高回声图像，有彗星尾征
黄色肉芽肿性胆囊炎	局限或弥漫的，分层不连续	胆囊壁高回声结节图像
门脉高压，病毒性肝炎，腹水或低白蛋白血症	弥漫的，分层连续	
肝外门静脉梗阻	局限的，分层连续	胆囊壁内静脉曲张
原发性胆管炎	弥漫的，分层连续	不规则增厚
弥漫多发性乳头状瘤	局限或弥漫的，分层不连续	
胰胆管不规则变化	弥漫的，分层连续	主要是低回声层增厚

成分和临床症状有助于鉴别诊断。

其他情况引起的局部或者弥漫性胆囊壁增厚与肿瘤性疾病是很难鉴别的，慢性胆囊炎是一种常见病，常伴有结石，呈高回声壁层次结构完整，壁一般都是均匀地增厚，但是也有可能局部性增厚[211]。胆囊的腺肌症常被认为是良性的病变，增厚的壁带有小的囊性改变，通常为壁内憩室（扩张的 Rokitansky-Aschoff 窦）。超声诊断，增厚的壁可见完整的层次无回声区或者有时有高回声区（彗星尾征，V 型混响超声伪影）。按照侵入的范围和部位，传统上将腺肌瘤病分为三型：局部的、广泛的和节段性的。

由于癌症不同于微小的腺肌瘤病，用传统的内镜诊断是很容易的[212]。然而，有些病例很难诊断，特别是局部类型的，节段性的腺肌瘤病和胆囊癌之间的关系还有疑问，节段性腺肌瘤病变成胆囊癌的风险很大，特别是对于老年患者而言[213]。其他类型的腺肌瘤病与胆囊癌发生率的增高无关。黄色肉芽肿性胆囊炎（XGC）是一种罕见的胆囊慢性炎症，临床表现与胆囊炎相似。在一项胆囊切除 15 年的调查中，黄色肉芽肿性胆囊炎的患者为 1.46%[214]，85% 与结石病有关，黄色肉芽肿性胆囊炎可与胆囊癌相似。超声内镜有时可见到胆囊壁上高回声结节，可能就是黄色肉芽肿[215]。

有关超声内镜在诊断胆囊壁增厚中作用的研究仍很少，Mizuguchi[201] 等人对超声内镜、传统内镜，CT 和磁共振对胆囊壁增厚的鉴别诊断（7 例胆囊癌、9 例慢性胆囊炎、5 例黄色肉芽肿性胆囊炎和 4 例腺肌瘤病）进行比较，超声内镜对胆囊壁多层模式的成像强于其他成像方式，在超声内镜下胆囊壁多层模式的破坏对于胆囊癌的诊断是最具有特异性的。但是这并不是一定能确诊的，因为这也可能在黄色肉芽肿性胆囊炎中看见。

在其他疾病中，相关性异常的出现有助于诊断，硬化性胆管炎中有 15% 胆囊受累[209]。胆囊壁不规则增厚也能累及到肝外胆管，伴随着硬化和扩张[209,216]。肝外门静脉栓塞患者中，43% 胆囊壁内可见静脉曲张[217]，它可以导致胆囊壁局部性增厚。囊周静脉曲张和腹水也可见。弥漫性增厚也可见于胰胆管解剖变异[217,218]。通常，这种增厚 > 4mm，而且主要表现在低回声层[219]，已经病理证实多达 91% 的患者无扩张胆管。最后，胆管弥漫性乳头瘤样增生也可能累及到胆囊，或许表现为突出团块样增厚[220] 伴胆管息肉。

小结

内镜超声在胆囊疾病诊断方面的地位仍具有争议。通常超声已足以对某胆囊疾病明确诊断并指导治疗。对于一些胆囊息肉的患者（息肉直径在 5 ~ 10mm 的患者或息肉直径 > 10mm 手术机会较少的患者），推荐使用超声内镜来帮助我们选择治疗方法。对于怀疑胆囊癌或胆囊息肉 > 15mm 需要进行手术的患者，进行超声内镜的检查也是有帮助的，它为我们提供了明确的标准以指导手术的选择：胆囊壁结构无改变的选择腹腔镜手术，胆囊壁完全破坏的选择扩大切除术，其他情况采用开腹胆囊切除并在术前术后给予其他适当的治疗。总之，对于出现弥漫性胆囊壁增厚而腹部超声不能确诊的患者，超声内镜在区分良恶性病变方面是有帮助的。

十二指肠壶腹部肿瘤

Vater 壶腹肿瘤源于胆胰十二指肠结合部，该部位由 Oddi 括约肌控制。在 85% 的个体中，胰管和胆总管在 Vater 壶腹处汇合形成一个远端的共同通道。正常的壶腹大约始于十二指肠壁外 2cm 然后穿过固有肌层，形成长约 9 ~ 25cm 的十二指肠内段[221]。许多不同类型的肿瘤起源于 Vater 壶腹，包括良性的管状和绒毛状腺瘤及癌以及一些少见的病理类型，例如脂肪瘤、纤维瘤、神经纤维瘤、平滑肌瘤、淋巴管瘤、血管瘤以及各种类型的神经内分泌肿瘤。

腺瘤呈散发性而且呈息肉样综合征，通常被视为癌前病变，腺瘤向腺癌的连续性的变化通常认为是是壶腹周围癌的主要发病机制[222]。在胃镜检查时更常见的为良性腺瘤，在内镜治疗的壶腹肿瘤中占有很大比例[223]。而且，家族性腺瘤性息肉病患者需要内镜的随访，这是因为这种患者结肠外腺瘤或结肠外恶性病变主要发生于十二指肠乳头，并且病变在随访中无论是内镜下表现抑或是组织学特征都呈现进展性[224]。患有肿瘤的患者也会有黄疸、腹痛、体重下降、胰腺炎或贫血等症状。

壶腹部的肿瘤（乳头状癌）会通过转移以及侵犯周围的淋巴结和静脉向邻近器官播散。大部分的壶腹肿瘤源自壶腹的黏膜，然后侵入 Oddi 括约肌。这些肿瘤逐渐侵入十二指肠的固有肌层及浆膜层，最终突破浆膜层侵入胰腺。然而，壶腹肿瘤由于早期阶段的一些症状易于被发现而使得其预后比胰腺癌要好得多。内镜超声在明确壶腹肿瘤的诊断和腺癌分期方面颇有优势（视频16.5）。

内镜下对壶腹肿瘤作出诊断并不是轻而易举的。肉眼观肿瘤呈现息肉状或溃疡状。息肉状的肿瘤能够在镜下发现但有时由于在十二指肠壁内生长而不能暴露于视野下。胆汁的淤积也会促进胆结石的形成。事实上，6% ~ 38% 的壶腹癌患者合并存在胆石症[225-229]。胆石的迁移常使我们在诊断肿瘤时得出假阳性的结论，而肿瘤的壶腹内生长却得出假阴性的结论。有时由于壶腹肿瘤合并存在胆石而二者类似的临床表现会使人得出错误的诊断，这些都是内镜下诊断壶腹癌的局限性所在。病理特征方面也有类似的局限性。首先，由于 5% ~ 38% 的病例存在肿瘤的壶腹内生长，会使组织活检的结果呈现假阴性[228-232]。在这些病例中，进行内镜下十二指肠乳头括约肌切开术就显得很有必要，其可使壶腹内生长的肿瘤暴露出来，而得到二次活检的阳性结果。其次，病理学家对炎性组织腺瘤和低度不典型增生腺瘤的鉴别诊断也有困难，因此有必要进行重复的活检。再次，标准的钳夹活检并不能代表整个肿瘤的状态：良性腺瘤中可能含有表浅的或深入其中的恶性病灶正如壶腹癌中也可能含有良性组织成分[233]。事实上，组织活检会漏掉 19% ~ 30% 的腺癌病例[228-232]。

考虑到这些缺点，对正常的壶腹、Oddi 括约肌炎，抑或是真正的肿瘤进行鉴别诊断是困难的。对于有壶腹隆起而没有黏膜异常的患者是否应该应用内镜超声以除外壶腹肿瘤仍然存疑。很少有文献涉及这个问题。Will 等人[234]有过 133 例患者的系列报道，这些病例包含了原因不明的胆道异常问题，胆汁淤积，以及十二指肠镜发现的乳头状瘤，内镜超声对诊断乳头和乳头周围恶性病变的敏感性和特异性分别是 92.3% 和 75.3%。这种低特异性也被其他的报道所证实。

1993 年，Keriven 等人[235]指出能够支持壶腹肿瘤诊断成立的特异性征象是肿瘤具有侵袭性（至少浸润至十二指肠的固有肌层）或者是出现了肿瘤的胆总管或主胰管的腔内生长（图 16.18）。其他的标准是超声学的表现（图 16.19）：出现了壶腹的扩大和胆总管或主胰管的扩张（图 16.20），但这样的表现并不特异，它也可能在硬化性括约肌炎甚至是正常的情况下出现。以上结论已经被 Rüsch 等人[236]证实。对于有症状的患者，内镜超声对壶腹肿瘤的检测的敏感性较高，相反对于无症状的患者敏感性就会降低。有时候内镜超声下并无壶腹的异常但最终被诊断为壶腹的肿瘤，这种情况在家族性腺瘤性息肉病患者中很常见。这种情况强调了这样一个事实，内镜超声对某些患者壶腹肿瘤的诊断是一个有用的工具，而只有组织活检能够可靠的证实这个诊断。

最终，两种不同的情况会交织到一起（图16.21）：①对于怀疑壶腹阻塞（临床表现、生化指

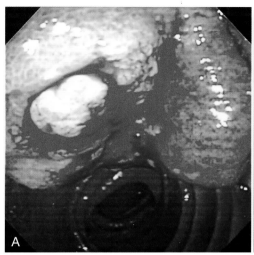
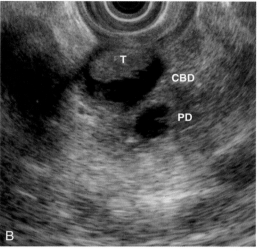

图 16.18　壶腹癌。A，壶腹癌的内镜下影像。B，环状内镜超声下，肿瘤（T）侵及胆总管（CBD），胰管（PD）和十二指肠壁。

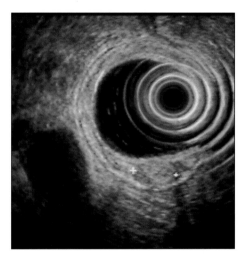

图 16.19　uT1 期壶腹肿瘤。

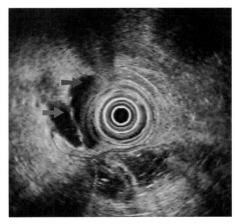

图 16.20　硬化性 Oddi 括约肌炎伴管腔扩张。绿箭头，胆总管；蓝箭头，胰管

区分括约肌炎和早期的壶腹肿瘤。②对于内镜下怀疑早期壶腹肿瘤而无临床症状的患者如果缺乏明确的病理活检发现以及内镜超声检查正常，建议只做随访和反复的病理活检。

对于其他的消化系统肿瘤，对肿瘤进行分期的目的在于选择最好的治疗方法以及确定预后。很长时间以来，Whipple 手术是唯一具有治愈可能的治疗方法。良性肿瘤或早癌的患者通常会采用这种治疗方法。由于死亡率高，以及在病理分析回报之前不能肯定是否有淋巴结的转移，因此很

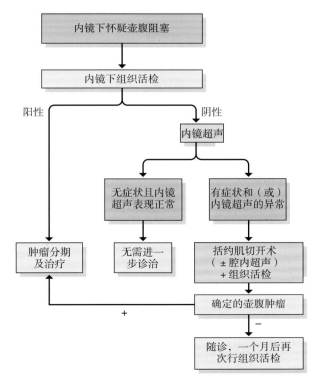

图 16.21　内镜下怀疑壶腹阻塞的患者的诊断流程。

标或者是形态学检查支持）但缺乏明确的病理活检发现以及内镜超声下特异性的表现的患者需要行十二指肠乳头括约肌切开术并重复进行活检以

少手术切除壶腹。自 20 世纪 90 年代，内镜下壶腹切除术的快速发展已经使得 70% ~ 80% 的良性肿瘤或早癌患者得以治愈 [237-240]。和局部手术切除壶腹相比，镜下壶腹圈套切除的死亡率要低 6 ~ 36 个百分点 [223,228,241-243]，基本上没有死亡。然而，在选择治疗方法时死亡率仍是需要高度重视的，同时需要对患者精心筛选，需要 Whipple 手术治疗的患者要避免不必要的内镜治疗。内镜下治疗的两个局限性一定要考虑到：有淋巴结转移风险的肿瘤和向主胰管或胆总管腔内侵袭的肿瘤（技术限制）。上面这个演示图表解释了治疗前分期的重要性，不仅评估了肿瘤的可切除性，而且确定了能够进行内镜下切除的肿瘤（良性肿瘤以及没有十二指肠腔内生长的早癌）。

根据 TNM 分期法 [244] 对壶腹肿瘤进行分期，T1 期肿瘤指局限于 Oddi 括约肌内生长的肿瘤。T2 期指肿瘤侵入十二指肠壁的固有肌层。T3 期指肿瘤侵入胰腺但侵入深度 < 2cm。T4 期指肿瘤侵入胰腺较深或累及邻近器官或血管。但是，这种分类并不完美，因为 T1 期不仅包括侵入黏膜的早癌或局限于 Oddi 括约肌内的肿瘤也包括侵入十二指肠黏膜下层的肿瘤。由日本的胆道外科医生提出的分类系统更加的系统。T1 期肿瘤被分成了局限于 Oddi 括约肌内生长的 d0 期肿瘤和侵入十二指肠粘膜下层的 d1 期肿瘤。d2 期等同于 T2 期。这种分类的不同主要是在于考虑到了淋巴结转移的风险。尽管 T1 期肿瘤淋巴结转移的风险在 0% 和 20% 之间 [245-247]，但 d0 期（0%）和 d1 期（30%）之间还是存在很大的不同 [248-250]。晚期肿瘤出现淋巴结转移的概率更大，T2 期为 55%，T3 到 T4 期为 78%[248]。逻辑上，日本的外科医生将 d0 期肿瘤归为早癌。这些患者行内镜下壶腹切除术有望达到治愈。

各种不同的影像学手段，如超声、CT、血管造影、ERCP、MRCP 和超声内镜均已用于病变的分期和肿瘤的可切除性的评估。由于肿瘤经常围绕着壶腹生长，远离肠系膜血管和肝门的血管，常很快出现黄疸和胰腺炎的症状。因此临床上很难见到源自壶腹的巨大肿瘤以及侵入血管的肿瘤。确定肿瘤切除的可行性的难度，比胰腺肿瘤小一些。T 分期更加重要的一点在于能够对患者的预后作出判断并为选择手术或内镜下切除提供依据。

超声内镜是最为可靠的手段，对于局部手术前肿瘤的分期。最早的文献报道在评估 T 分级和 N 分级以及确定肿瘤的可切除性方面，内镜超声要优于 CT、B 超和血管造影 [128,236]（在评估肝门静脉系统 [236] 是否受累方面内镜超声具有 95% 的准确性）。越来越多的最新的研究 证实了上述结论 [251-257]。一项拥有 50 名壶腹肿瘤患者的连续性大样本调查显示，对于 T 分期的总体评估，超声内镜要比 CT（78% vs. 24%）、MRI（78% vs. 46%）以及血管造影都要准确 [245]。由于瘤周纤维组织增生性胰腺炎和肿瘤的浸润性病灶很难区分，造成内镜超声进行肿瘤的 T 分期时出现错误，最常见的是低估 T3 期和高估 T2 期 [246]。但是考虑到 T2 和 T3 期肿瘤会采用相同的手术治疗，因此二者之间的划分也无须非常严格。

更重要的是内镜超声在确定是否行内镜下壶腹切除上的准确性。内镜超声在确定肿瘤的 T 分期高于 TI 期的准确性上是非常高的，准确性在 90% 左右（78% ~ 94%）（表 16.6）。内镜超声也能够很好的显示肿瘤的十二指肠腔内生长，这方面还未有文献做过准确的评价。尽管根据十二指肠第三高回声层的肿瘤浸润也能做出 d1 期肿瘤的诊断 [258]，但由于 Oddi 括约肌在 7.5MHz 或者 12MHz 的超声波下是看不到的，这就使得内镜超声在显示肿瘤的十二指肠黏膜下层浸润方面存在局限性（图 16.22）。内镜超声在显示淋巴结转移方面的准确性也较低（53% ~ 87%），阴性预测值 < 75%，这不足以将 T1 期肿瘤的 N 分期定为 N0[128,236,245-246,254-256,259,260]。统计学分析显示磁共振在淋巴结分期方面并不优于内镜超声 [207]，同时 CT 又缺乏敏感性和特异性 [254,255]。对腔外生长的肿瘤进行内镜超声引导下的细针穿刺能准确地采集到组织标本因而会增加术前诊断的准确性 [261]。但还未见专门的研究报道。但无论如何，准确性也不可能是 100%。

因此认为内镜超声在预测壶腹肿瘤的不可切除性以及确定 T 分期方面具有较高的准确性。然而，鉴于正确的选择适合行内镜下壶腹切除术的患者的困难性，超声内镜因不能定位 Oddi 括约肌且对淋巴结转移的阴性预测值较低，因而在这方面是有缺陷的。两个补充的检查，十二指肠镜和腔内超声可能有用。在十二指肠镜下，溃疡位于壶腹顶端，由正常黏膜与乳头相隔常表示病灶已经侵入十二指肠黏膜下层而认为具有侵袭性。对

表 16.6

超声检查在高于 uT1 期壶腹肿瘤中的应用

作者（年份）	病例数（n）	技术	敏感性（%）	特异性	PPV（%）	NPV（%）	准确率
Tio et al[246]（1996）	32	EUS	100	60	93	100	94
Menzel et al[259]（1999）	15	IDUS	100	80	91	100	93
Mukai et al[128]（1992）	23	EUS	93	78	87	88	87
Itoh et al[260]（1997）	32	IDUS	85	100	100	91	94
Cannon et al[245]（1999）	50	EUS	88	100	100	80	90
Artifon et al[254]（2009）	27	EUS	100	—	93	—	93
Chen et al[255]（2009）	31	EUS	96	57	89	80	88
Ito et al[257]（2007）	40	EUS	95	62	69	93	78
Ito et al[257]（2007）	40	IDUS	89	85	85	90	88

IDUS，腔内超声；NPV，阴性预测值；PPV，阳性预测值

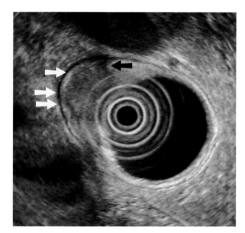

图 16.22　U1Tsm 壶腹肿瘤（黑色箭头）伴黏膜下层浸润（白色箭头显示固有肌层）。

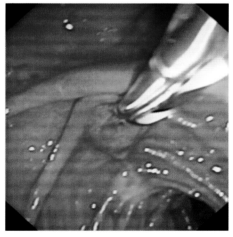

图 16.23　用于壶腹肿瘤分期的导丝引导下的腔内超声。

其他肿瘤，推荐使用腔内超声。相比于传统的 7.5MHz 或 12MHz 的内镜超声，腔内导管探针由于频率（20MHz）更高而使得分辨率有了大幅提高（图 16.23）。但是这些探针也有一些局限性：超声探针应通过 ERCP 插入肿瘤，因而扫描范围小于内镜超声，所以 N 分期更加困难[259]。然而腔内超声是唯一能够提供壶腹括约肌层图像的影像学手段，正是由于能够清晰显示 Oddi 括约肌和十二指肠粘膜下层而使得日本分类系统中对肿瘤的细致分期成为可能，尤其体现在 d0 期和 d1 期肿瘤的划分上（图 16.24）。

在首批 32 例 Vater 壶腹乳头状癌病例中，腔内超声诊断的准确性是 87.5%，对淋巴结转移的敏感性和特异性分别是 66.7% 和 91.3%[260]。腔内超声对于早期肿瘤的播散的诊断准确性最高，在 d0、d1、d2 期分别达到了 100%、92.3% 和 100%。Napoleón 等人[262] 的工作显示，在 31 例内镜超声下无腔内生长而分期为 uT1N0 的病例中，腔内超声对腔壁内生长的肿瘤的分期的准确性达到 89%（d0 vs. > d0）（d0 vs. 或 d2），在 19% 的病例中，诊断出有黏膜下层的浸润。腔内超声在显示腔内侵袭方面也有很高的准确性，达到了 100%（图 16.25）[260,262]。

综合以上研究的结果，可以应用"三步法"（图 16.26）来确定壶腹肿瘤是否适合行根治性的内镜下壶腹切除术：

1. 十二指肠镜：如果镜下看到壶腹顶端有溃疡则意味着黏膜下层的浸润，此时需要考虑行 Whipple 手术

2. 内镜超声：肿瘤分期超过 uT1 期或有腔内生长可以选择行 Whipple 手术而无须进一步的检查。

3. 腔内超声（内镜超声下无腔内生长和十二

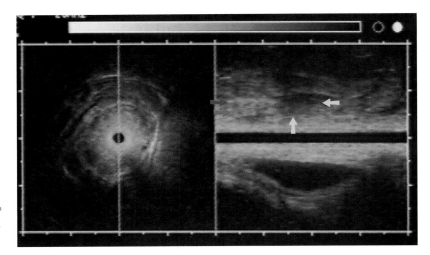

图 16.24 三维腔内超声显示 d1 壶腹肿瘤。黄色箭头，肿瘤侵及黏膜下层；绿色箭头，正常的粘膜下层；蓝色箭头，Oddi 括约肌。

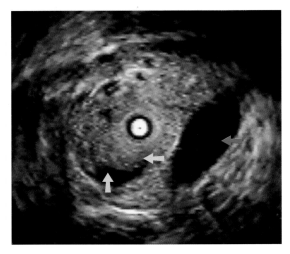

图 16.25 壶腹肿瘤的腔内超声图像。黄色箭头，胆管内生长；蓝色箭头，正常主胰管。

指肠镜下无十二指肠溃疡的 uT1 期肿瘤）没有黏膜下浸润或腔内生长的肿瘤可以考虑行内镜下壶腹切除术。

根据 Napoleón 等人[262]的经验，这个"三步法"对选择行内镜下壶腹切除术非常有效。24 位患者中 81% 采用该程序进行检查，病例标本证实切除是完全的，未见肿瘤的十二指肠黏膜下浸润和腔内浸润。至于局部手术切除，壶腹套扎切除术后的总体复发率是 13%（0% ～ 30%）[237-240,242,243,263-275]。行内镜下壶腹切除术后，需要联合应用内镜超声内镜以及组织活检对壶腹肿瘤患者进行随访尤其是观察有没有腔内的复发。

在对 Vater 壶腹进行任何有创治疗前都要应用内镜超声和腔内超声对壶腹肿瘤进行分期，尤

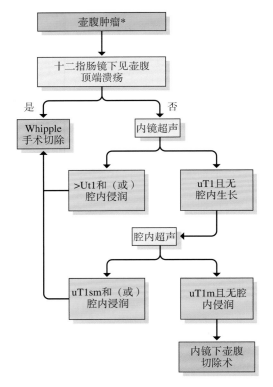

图 16.26 以内镜超声为基础的壶腹肿瘤的治疗流程。CT 扫描或 MRI 后排除 N+ 或 M+ 期 uT1sm 肿瘤侵及黏膜下层 uT1m 肿瘤限于黏膜层。

其是进行透热活检，EST 或胆道支架的植入之前。有报道称这些治疗由于引入了空气或人工制品而会干扰内镜超声的检查结果。在有胆道内支架存在时，内镜超声 T 分期的准确性会从 84% 降到 72%[245]。这常见于对 T2 期和 T3 期肿瘤的低评估上。而且虽然胆道内引流管只留置两周[148]，腔内

超声就会显示胆管壁增厚两倍，而这常被误认为肿瘤的腔内扩散。

　　关于壶腹肿瘤的治疗前分期的经济价值的研究很少。只有一篇研究显示在壶腹肿瘤的处理中应用内镜超声确定患者是否适于行局部切除术是一种划算的方法[276]。

小结

　　内镜超声有助于壶腹肿瘤的诊断，特别是内镜下无异常发现的晚期病灶。由于在对肿瘤可切除性及预后的评估上有相当高的准确性内镜超声也用于壶腹癌治疗中。随着壶腹部良性肿瘤和早癌的根治性内镜下治疗的发展，需要对所选病例进行准确的分期。"三步法"联合十二指肠镜、内镜超声和腔内超声是很有前景的。

鉴别诊断：壶腹疾病

壶腹肿瘤
- 壶腹部高回声或低回声性增厚
- 十二指肠内息肉状物
- 侵入血管、胰腺或十二指肠
- 胆管或胰管扩张

括约肌炎
- 壶腹部高回声或低回声性增厚
- 十二指肠壁保持完整
- 没有腔内的息肉状物
- 胆管或胰管的扩张

检查要点

肝外胆管（扩张，胆石）

肝内胆管（扩张）

肝左叶和肝右叶

胆囊

壶腹（包括 T1 壶腹病变的腔内超声）

胰腺和主胰管

淋巴结

腹水

门静脉高压

参考文献

1. Davis WZ, Cotton PB, Arias A. ERCP and sphincterotomy in the context of laparoscopic cholecystectomy: academic and community practice patterns and results. *Am J Gastroenterol.* 1997;92:597–601.
2. Loperfido S, Angelini G, Benedetti G. Major early complications from diagnostic and therapeutic ERCP: a prospective multicenter study. *Endoscopy.* 1999;31:125–130.
3. Andriulli A, Loperfido S, Napolitano G, et al. Incidence rates of post-ERCP complications: a systematic survey of prospective studies. *Am J Gastroenterol.* 2007;102:1781–1788.
4. Cotton PB, Garrow DA, Gallagher J, et al. Risk factors for complications after ERCP: a multivariate analysis of 11,497 procedures over 12 years. *Gastrointest Endosc.* 2009;70:80–88.
5. Freeman ML, Nelson DB, Sherman S, et al. Complications of endoscopic biliary sphincterotomy. *N Engl J Med.* 1996;335:908–918.
6. Sherman S, Ruffolo TA, Hawes RH, et al. Complications of endoscopic sphincterotomy. *Gastroenterology.* 1991;101:1068–1072.
7. Cotton PB, Geenen JE, Sherman S, et al. Endoscopic sphincterotomy for stones by experts is safe, even in younger patients with normal ducts. *Ann Surg.* 1998;227:201–204.
8. Barthet M, Lesavre N, Desjeux A, et al. Complications of endoscopic sphincterotomy: results from a single tertiary referral center. *Endoscopy.* 2002;34:991–997.
9. Lambert ME, Betts CD, Hill J, et al. Endoscopic sphincterotomy: the whole truth. *Br J Surg.* 1991;78:473–476.
10. Rabenstein T, Schneider HT, Nicklas M, et al. Impact of skill and experience of the endoscopist on the outcome of endoscopic sphincterotomy techniques. *Gastrointest Endosc.* 1999;50:628–636.
11. Hawes RH, Cotton PB, Vallon AG. Follow up 6–11 years after duodenoscopic sphincterotomy for stones in patients with prior cholecystectomy. *Gastroenterology.* 1990;98:1008–1012.
12. Sugiyama M, Atomi Y. Risk factors of late complications after endoscopic sphincterotomy for bile duct stones: long-term (more than 10 years) follow-up study. *Am J Gastroenterol.* 2002;97:2763–2770.
13. Folkers MT, Disario JA, Adler DG. Long-term complications of endoscopic biliary sphincterotomy for choledocholithiasis: a North-American perspective. *Am J Gastroenterol.* 2009;104:2868–2869.
14. Bergman JG, van Berkel AM, Groen AK, et al. Biliary manometry, bacterial characteristics, bile composition, and histologic changes fifteen to seventeen years after endoscopic sphincterotomy. *Gastrointest Endosc.* 1997;45:400–405.
15. Dong B, Chen M. Improved sonographic visualization of choledocholithiasis. *J Clin Ultrasound.* 1987;15:185–190.
16. Stott MA, Farrands PA, Guyer PB, et al. Ultrasound of the common bile duct in patients undergoing cholecystectomy. *J Clin Ultrasound.* 1991;19:73–76.
17. Neitlich JD, Topazian M, Smith RC, et al. Detection of choledocholithiasis: comparison of unenhanced helical CT and endoscopic retrograde cholangiopancreatography. *Radiology.* 1997;203:753–757.
18. Polkowski M, Palucki J, Regula J, et al. Helical computed tomographic cholangiography versus endosonography for suspected bile duct stones: a prospective blinded study in non-jaundiced patients. *Gut.* 1999;45:744–749.
19. Kondo S, Isayama H, Akahane M, et al. Detection of common bile duct stones: comparison between endoscopic ultrasonography, magnetic resonance cholangiography, and helical-computed tomography cholangiography. *Eur J Radiol.* 2005;54:271–275.
20. Anderson SW, Rho E, Soto JA. Detection of biliary duct narrowing and choledocholithiasis: accuracy of portal venous phase multidetector CT. *Radiology.* 2008;247:418–427.
21. Okada M, Fukada J, Toya K, et al. The value of drip infusion cholangiography using multidetector-row helical CT in patients with choledocholithiasis. *Eur Radiol.* 2005;15:2140–2145.
22. Napoléon B, Dumortier J, Keriven-Souquet O, et al. Do normal findings at biliary endoscopic ultrasonography obviate the need for endoscopic retrograde cholangiography in patients with suspicion of common bile duct stone? A prospective follow-up of 238 patients. *Endoscopy.* 2003;35:411–415.
23. Canto MIF, Chak A, Stellato T, et al. Endoscopic ultrasonography versus cholangiography for the diagnosis of choledocholithiasis. *Gastrointest Endosc.* 1998;47:439–448.
24. Lightdale CJ. Indications, contraindications and complications of endoscopic ultrasonography. *Gastrointest Endosc.* 1996;43:15–19.
25. Lee YT, Chan FK, Leung WK, et al. Comparison of EUS and ERCP in the investigation with suspected biliary obstruction caused by choledocholithiasis: a randomized study. *Gastrointest Endosc.* 2008;67:660–668.
26. Palazzo L, Girollet PP, Salmeron M, et al. Value of endoscopic ultrasonography in the diagnosis of common bile duct stones: comparison with surgical exploration and ERCP. *Gastrointest Endosc.* 1995;42:225–231.
27. Liu CL, Lo CM, Chan JK, et al. EUS for detection of occult cholelithiasis in patients with idiopathic pancreatitis. *Gastrointest Endosc.* 2000;51:28–32.
28. Frossard JL, Sosa-Valencia L, Amouyal G, et al. Usefulness of endoscopic ultrasonography in patients with "idiopathic" acute pancreatitis. *Am J Med.* 2000;109:196–200.
29. Bret PM, Reinhold C. Magnetic resonance cholangiopancreatography. *Endoscopy.* 1997;29:472–486.
30. Kay CL. Which test to replace diagnostic ERCP-MRCP or EUS? *Endoscopy.* 2003;35:426–428.
31. Lambert R. Clinical outcome of EUS in biliary diseases. *Endoscopy.* 2000;32:558–561.
32. Savides TJ. EUS-guided ERCP for patients with intermediate probability for choledocholithiasis: is it time for all us to start doing this? *Gastrointest Endosc.* 2008;67:669–672.
33. Chan WL, Chan AC, Lam WW, et al. Choledocholithiasis: comparison of MR cholangiography and endoscopic retrograde cholangiography. *Radiology.* 1996;200:85–89.
34. Mendler MH, Bouillet P, Sautereau P, et al. Value of MR cholangiography

in the diagnosis of obstructive diseases of the biliary tree: a study of 58 cases. *Am J Gastroenterol.* 1998;93:2482-2490.

35. Zidi SH, Prat F, Le Guen O, et al. Use of magnetic resonance cholangiography in the diagnosis of choledocholithiasis: prospective comparison with the reference imaging method. *Gut.* 1999;44:118-122.

36. Aubé C, Delorme B, Yzet T, et al. MR cholangiopancreatography versus endoscopic sonography in suspected common bile duct lithiasis: a prospective, comparative study. *AJR Am J Roentgenol.* 2005;184:55-62.

37. Frossard JL, Hadengue A, Amouyal G, et al. Choledocholithiasis: a prospective study of spontaneous common bile duct stone migration. *Gastrointest Endosc.* 2000;51:175-179.

38. Berdah SV, Orsoni P, Berge T, et al. Follow-up of selective endoscopic ultrasonography and/or endoscopic retrograde cholangiography prior to laparoscopic cholecystectomy: a prospective study of 300 patients. *Endoscopy.* 2001;33:216-220.

39. Prat F, Amouyal G, Amouyal P, et al. Prospective controlled study of endoscopic ultrasonography and endoscopic retrograde cholangiography in patients with suspected bile duct lithiasis. *Lancet.* 1996;347:75-79.

40. Kohut M, Nowakowska-Dulawa E, Marek T, et al. Accuracy of linear endoscopic ultrasonography in the evaluation of patients with suspected common bile duct stones. *Endoscopy.* 2002;34:299-303.

41. Meroni E, Bisagni P, Bona S, et al. Pre-operative endoscopic ultrasonography can optimise the management of patients undergoing laparoscopic cholecystectomy with a normal liver function tests as the sole risk factor for choledocholithiasis: a prospective study. *Dig Liver Dis.* 2004;36:73-77.

42. Aubertin JM, Levoir D, Bouillot JL, et al. Endoscopic ultrasonography immediately prior to laparoscopic cholecystectomy: a prospective evaluation. *Endoscopy.* 1996;28:667-673.

43. Buscarini E, Tansini P, Vallisa D, et al. EUS for suspected choledocholithiasis: do benefits outweigh costs? A prospective, controlled study. *Gastrointest Endosc.* 2003;57:510-518.

44. Gautier G, Pilleul F, Crombe-Ternamian A, et al. Contribution of magnetic resonance cholangiopancreatography to the management of patients with suspected common bile duct stones. *Gastroenterol Clin Biol.* 2004;28:129-134.

45. Burtin P, Palazzo L, Canard JM, et al. Diagnostic strategies for extrahepatic cholestasis of indefinite origin: endoscopic ultrasonography or retrograde cholangiography? Results of a prospective study. *Endoscopy.* 1997;29:349-355.

46. Dancygier H, Natterman C. The role of endoscopic ultrasonography in biliary tract disease: obstructive jaundice. *Endoscopy.* 1994;26:800-802.

47. Kohut S, Nowak A, Nowakowska-Dulawa E, et al. Endosonography with linear array instead endoscopic retrograde cholangiography in patients with moderate suspicion of common bile duct stones. *World J Gastroenterol.* 2003;9:612-614.

48. Ney MV, Maluf-Filho F, Sakai P, et al. Echo-endoscopy versus endoscopic retrograde cholangiography for the diagnosis of choledocholithiasis: the influence of the size of the stone and diameter of the common bile duct. *Arq Gastroenterol.* 2005;42:239-243.

49. Norton SA, Alderson D. Prospective comparison of endoscopic endosonography and endoscopic retrograde cholangiopancreatography in the detection of bile duct stones. *Br J Surg.* 1997;84:1366-1369.

50. Prat F, Edery J, Meduri B, et al. Early EUS of the bile duct before endoscopic sphincterotomy for acute biliary pancreatitis. *Gastrointest Endosc.* 2001;54:724-729.

51. Scheiman JM, Carlos RC, Barnett JL, et al. Can endoscopic ultrasound or magnetic resonance cholangiopancreatography replace ERCP in patients with suspected biliary disease? A prospective trial and cost analysis. *Am J Gastroenterol.* 2001;96:2900-2904.

52. De Ledinghen V, Lecesne R, Raymond JM, et al. Diagnosis of choledocholithiasis: EUS or magnetic resonance cholangiography? A prospective controlled study. *Gastrointest Endosc.* 1999;49:26-31.

53. Materne R, Van Beers BE, Gigot JF, et al. Extrahepatic biliary obstruction: magnetic resonance imaging compared with endoscopic ultrasonography. *Endoscopy.* 2000;32:3-9.

54. Sugiyama M, Atomi Y. Endoscopic ultrasonography for diagnosing choledocholithiasis: a prospective comparative study with ultrasonography and computed tomography. *Gastrointest Endosc.* 1997;45:143-146.

55. Shim CS, Joo JH, Park CW, et al. Effectiveness of endoscopic ultrasonography in the diagnosis of choledocholithiasis prior to laparoscopic cholecystectomy. *Endoscopy.* 1995;27:428-432.

56. Amouyal P, Amouyal G, Levy P, et al. Diagnosis of choledocholithiasis by endoscopic ultrasonography. *Gastroenterology.* 1994;106:1062-1067.

57. Cervi C, Aube C, Tuech JJ, et al. Nuclear magnetic resonance cholangiography in biliary disease. Prospective study in 60 patients. *Ann Chir.* 2000;125:428-434.

58. Demartines N, Eisner L, Schnabel K, et al. Evaluation of magnetic resonance cholangiography in the management of bile duct stones. *Arch Surg.* 2000;135:148-152.

59. Kim JH, Kim MJ, Park SI, et al. MR cholangiography in symptomatic gallstones: diagnostic accuracy according to clinical risk group. *Radiology.* 2002;224:410-416.

60. Stiris MG, Tennoe B, Aadland E, et al. MR Cholangiopancreatography and endoscopic retrograde cholangiopancreatography in patients with suspected common bile duct stones. *Acta Radiol.* 2000;41:269-272.

61. Taylor AC, Little AF, Hennessy OF, et al. Prospective assessment of magnetic resonance cholangiopancreatography for non-invasive imaging of the biliary tree. *Gastrointest Endosc.* 2002;55:17-22.

62. Dittrick G, Lamont JP, Kuhn JA, et al. Usefulness of endoscopic ultrasound in patients at high risk of choledocholithiasis. *Proc (Bayl Univ Med Cent).* 2005;18:211-213.

63. Latcher J, Rubin A, Shiller M, et al. Linear EUS for bile duct stones. *Gastrointest Endosc.* 2000;51:51-54.

64. Ainsworth AP, Rafaelsen SR, Wamberg PA, et al. Cost-effectiveness of endoscopic ultrasonography, magnetic resonance cholangiopancreatography and endoscopic retrograde cholangiopancreatography in patients suspected of pancreaticobiliary disease. *Scand J Gastroenterol.* 2004;39:579-583.

65. Montariol T, Msika S, Charlier A, et al. French Associations for Surgical Research. Diagnosis of asymptomatic common bile duct stones: preoperative endoscopic ultrasonography versus intraoperative cholangiography: a multicenter, prospective controlled study. *Surgery.* 1998;124:6-13.

66. Garrow D, Miller S, Sinha D, et al. Endoscopic ultrasound: a meta-analysis of test performance in suspected biliary obstruction. *Clin Gastroenterol Hepatol.* 2007;5:616-623.

67. Tse F, Liu L, Barkun A, et al. EUS: a meta-analysis of test performance in suspected choledocholithiasis. *Gastrointest Endosc.* 2008;67:235-244.

68. Samaraee AA, Khan U, Almashta Z, et al. Preoperative diagnosis of choledocholithiasis: the role of MRCP. *Br J Hosp Med (Lond).* 2009;70:339-343.

69. Modifi R, Lee AC, Madhavan KK, et al. The selective use of magnetic resonance cholangiography in the imaging the axial biliary tree in patients with acute gallstone pancreatitis. *Pancreatology.* 2008;8:55-60.

70. Topal B, Van de Moortel M, Fieuws S, et al. The value of magnetic resonance cholangiopancreatography and ultrasound compared with direct cholangiography in the detection of choledocholithiasis. *Br J Surg.* 2003;90:42-47.

71. Ausch C, Hochwarter G, Taher M, et al. Improving the safety of laparoscopic cholecystectomy: the routine use of preoperatory magnetic resonance cholangiography. *Surg Endosc.* 2005;19:574-580.

72. Griffin N, Wastle ML, Dunn WK, et al. Magnetic resonance cholangiopancreatography versus endoscopic retrograde cholangiopancreatography in the diagnosis of choledocholithiasis. *Eur J Gastroenterol Hepatol.* 2003;15:809-813.

73. De Waele E, Op de Beeck B, Waele B, et al. Magnetic resonance cholangiopancreatography in the preoperative assessment of patients with biliary pancreatitis. *Pancreatology.* 2007;7:347-351.

74. Hallal AH, Amortegui JD, Jeroukhimov JM, et al. Magnetic resonance cholangiopancreatography accurately detects common bile duct stones in resolving gallstone pancreatitis. *J Am Coll Surg.* 2005;200:869-875.

75. Makary MA, Duncan MD, Harmon JW, et al. The role of magnetic resonance cholangiopancreatography in the management of patients with gallstones pancreatitis. *Ann Surg.* 2005;241:119-124.

76. Moon JH, Cho YD, Cha AW, et al. The detection of bile duct stones in suspected biliary pancreatitis: comparison of MRCP, ERCP, and intraductal US. *Am J Gastroenterol.* 2005;100:1051-1057.

77. Verma D, Kapadia A, Eisen GM, et al. EUS vs MRCP for detection of choledocholithiasis. *Gastrointest Endosc.* 2006;64:248-254.

78. Ledro-Cano D. Suspected choledocholithiasis: endoscopic ultrasound or magnetic resonance cholangio-pancreatography? A systematic review. *Eur J Gastroenterol Hepatol.* 2007;19:1007-1011.

79. Whermann T, Martchenko K, Riphaus A. Catheter probe extraductal ultrasonography vs conventional endoscopic ultrasonography for detection of bile duct stones. *Endoscopy.* 2009;41:133-137.

80. Seifert H, Wehrmann T, Hilgers R, et al. Catheter probe extraductal EUS reliably detects distal common bile duct abnormalities. *Gastrointest Endosc.* 2004;60:61-67.

81. Catanzarro A, Pfau P, Isenberg GA, et al. Clinical utility of intraductal EUS for evaluation of choledocholithiasis. *Gastrointest Endosc.* 2003;57:712-714.

82. Tsuchiya S, Tsuyuguchi T, Sakai Y, et al. Clinical utility of intraductal US to decrease early recurrence rate of common bile duct stones after endoscopic papillotomy. *J Gastroenterol Hepatol.* 2008;23:1590-1595.

83. Sotoudehmanesh R, Kolahdoozan S, Asgari AA, et al. Role of endoscopic ultrasonography in prevention of unnecessary endoscopic retrograde cholangiopancreatography: a prospective study of 150 patients. *J Ultrasound Med.* 2007;26:455-460.

84. Pollowski M, Regula J, Tilszer A, et al. Endoscopic ultrasound versus endoscopic retrograde cholangiography for patients with intermediate probability of bile duct stones: a randomized trial comparing two management strategies. *Endoscopy.* 2007;39:296-303.

85. Karakan T, Cindoruk M, Alagozlu H, et al. EUS versus endoscopic retrograde cholangiography for patients with intermediate probability of bile duct stones: a prospective randomized trial. *Gastrointest Endosc.* 2009;69:244-252.

86. Petrov MS, Savides TJ. Systematic review of endoscopic ultrasonography versus endoscopic retrograde cholangiopancreatography for suspected choledocholithiasis. *Br J Surg.* 2009;96:967-974.

87. Cotton PB, Baillie J, Pappas TN, et al. Laparoscopic cholecystectomy and the biliary endoscopist [editorial]. *Gastrointest Endosc.* 1991;37:94-97.

88. Cotton PB. Endoscopic retrograde cholangiopancreatography and laparoscopic cholecystectomy. *Am J Surg.* 1993;165:474-478.

89. National Institutes of Health. Consensus development conference statement on gallstones and laparoscopic cholecystectomy. *Am J Surg.* 1993;165:340-398.

90. O'Toole D, Palazzo L. Choledocholithiasis: a practical approach from the

endosonographer. *Endoscopy.* 2006;38(suppl 1):S23–S29.

91. Sgouros S, Bergele C. Endoscopic ultrasonography versus other diagnostic modalities in the diagnosis of choledocholithiasis. *Dis Dig Sci.* 2006; S1:2280–2286.

92. Abboud PA, Malet PF, Berlin JA, et al. Predictors of bile duct stones prior to cholecystectomy: a meta-analysis. *Gastrointest Endosc.* 1996;44: 450–459.

93. Sahai AV, Mauldin PD, Marsi V, et al. Bile duct stones and laparoscopic cholecystectomy: a decision analysis to assess the roles of intraoperative cholangiography, EUS and ERCP. *Gastrointest Endosc.* 1999;49:334–343.

94. Das A, Chak A. EUS. Endoscopic ultrasonography. *Endoscopy.* 2004;36: 17–22.

95. Alhayaf N, Lalor E, Bain V, et al. The clinical impact and cost implications of endoscopic ultrasound on the use of endoscopic retrograde cholangiopancreatography in a Canadian university hospital. *Can J Gastroenterol.* 2008;22:138–142.

96. Arguedas MR, Dupont AW, Wilcox CM, et al. Where do ERCP, endoscopic ultrasound, magnetic resonance cholangiopancreatography, and intraoperative cholangiography fit in the management of acute biliary pancreatitis? A decision analysis model. *Am J Gastroenterol.* 2001;96: 2892–2899.

97. Rogmamuolo J, Currie C, Calgary Advanced Therapeutic Endoscopy Center study group. Noninvasive vs selective invasive biliary imaging for acute biliary pancreatitis: an economic evaluation by using decision tree analysis. *Gastrointest Endosc.* 2005;61:86–97.

98. Fabbri C, Polifemo AM, Luigiano C, et al. Single session versus separate session endoscopic ultrasonography plus endoscopic retrograde cholangiography in patients with low to moderate risk for choledocholithiasis. *J Gastroenterol Hepatol.* 2009;26:1107–1112.

99. Shea JA, Berlin JA, Escarce JJ, et al. Revised estimates of diagnostic test sensitivity and specificity in suspected biliary tract disease. *Arch Intern Med.* 1994;154:2573–2581.

100. Ko C, Sekijima J, Lee S. Biliary sludge. *Ann Intern Med.* 1999;130:301–311.

101. Dill JE, Hill S, Callis J, et al. Combined endoscopic ultrasound and stimulated biliary drainage in cholecystitis and microlithiasis: diagnoses and outcomes. *Endoscopy.* 1995;27:424–427.

102. Dahan P, Andant C, Levy P, et al. Prospective evaluation of endoscopic ultrasonography and microscopic examination of duodenal bile in the diagnosis of cholecystolithiasis in 45 patients with normal conventional ultrasonography. *Gut.* 1996;38:277–281.

103. Thorboll J, Vilmann P, Jacobsen B, et al. Endoscopic ultrasonography in detection of cholelithiasis in patients with biliary pain and negative transabdominal ultrasonography. *Scand J Gastroenterol.* 2004;39:267–269.

104. Mirbagheri SA, Mohamadnejad M, Nasiri J, et al. Prospective evaluation of endoscopic ultrasonography in the diagnosis of biliary microlithiasis in patients with normal transabdominal ultrasonography. *J Gastroenterol Surg.* 2005;9:961–964.

105. Kaw M, Brodmerkel GJ. ERCP, biliary crystal analysis, and sphincter of Oddi manometry in idiopathic recurrent pancreatitis. *Gastrointest Endosc.* 2002;55:157–162.

106. Lee SP, Hayashi A, Kim YS. Biliary sludge: curiosity or culprit? *Hepatology.* 1994;20:523–525.

107. Ros E, Navarro S, Bru C, et al. Occult microlithiasis in idiopathic acute pancreatitis: prevention of relapses by cholecystectomy or ursodeoxycholic acid therapy. *Gastroenterology.* 1991;101:1701–1709.

108. Venu RP, Geenen JE, Hogan W, et al. Is biliary microlithiasis a significant cause of idiopathic recurrent acute pancreatitis? A long-term follow-up study. *Clin Gastroenterol Hepatol.* 2007;5:75–79.

109. Chak A, Hawes RH, Cooper GS, et al. Prospective assessment of the utility of EUS in the evaluation of gallstone pancreatitis. *Gastrointest Endosc.* 1999;49:599–604.

110. Liu CL, Lo CM, Chan LK, et al. Detection of choledocholithiasis by EUS in acute pancreatitis: a prospective evaluation in 100 consecutive patients. *Gastrointest Endosc.* 2001;54:325–330.

111. Yusoff IF, Raymond G, Sahai AV. A prospective comparison of the yield of EUS in primary vs recurrent idiopathic acute pancreatitis. *Gastrointest Endosc.* 2004;60:673–678.

112. Wilcox CM, Varadarajulu S, Eloubeidi M. Role of endoscopic evaluation in idiopathic pancreatitis: a systematic review. *Gastrointest Endosc.* 2006; 63:1037–1045.

113. Wilcox CM, Kilgore M. Cost minimization analysis comparing diagnostic strategies in unexplained pancreatitis. *Pancreas.* 2009;38:117–121.

114. Lahde S. Helical CT in the examination of bile duct obstruction. *Acta Radiol.* 1996;37:660–664.

115. Park MS, Kim TK, Kim KW, et al. Differentiation of extrahepatic bile duct cholangiocarcinoma from benign stricture: findings at MRCP versus ERCP. *Radiology.* 2004;233:234–240.

116. Stewart CJ, Mills PR, Carter R, et al. Brush cytology in the assessment of pancreatico-biliary strictures: a review of 406 cases. *J Clin Pathol.* 2001; 54:449–455.

117. Ponchon T, Gagnon P, Berger F, et al. Value of endobiliary brush cytology and biopsies for the diagnosis of malignant bile duct stenosis: results of a prospective study. *Gastrointest Endosc.* 1995;42:565–572.

118. Schoefl R, Haefner M, Wbra F, et al. Forceps biopsy and brush cytology during endoscopic retrograde cholangiopancreatography for the diagnosis of biliary stenoses. *Scand J Gastroenterol.* 1997;32:363–368.

119. Farrell RJ, Jain AK, Wang H, et al. The combination of stricture dilation, endoscopic needle aspiration and biliary brushing significantly improves the diagnostic yield of malignant bile duct strictures. *Gastrointest Endosc.*

2001;54:587–594.

120. De Bellis M, Fogel EL, Sherman S, et al. Influence of stricture dilation and repeat brushing on the cancer detection rate of brush cytology in the evaluation of malignant biliary obstruction. *Gastrointest Endosc.* 2003; 58:176–182.

121. Tamada K, Ueno N, Tomiyama T, et al. Characterization of biliary strictures using intraductal ultrasonography: comparison with percutaneous cholangioscopic biopsy. *Gastrointest Endosc.* 1998;47:341–349.

122. Tamada K, Kurihara K, Tomiyama T, et al. How many biopsies should be performed during percutaneous transhepatic cholangioscopy to diagnose biliary tract cancer. *Gastrointest Endosc.* 1999;50:653–658.

123. Deveraux CE, Binmoeller KF. Endoscopic retrograde cholangiopancreatography in the next millennium. *Gastrointest Clin N Am.* 2000;10: 117–133.

124. Fogel EL, Sheman S. How to improve the accuracy of diagnosis of malignant biliary strictures. *Endoscopy.* 1999;31:758–760.

125. Tio TL, Cheng J, Wijers OB, et al. Endosonographic TNM staging of extrahepatic bile duct cancer: comparison with pathological staging. *Gastroenterology.* 1991;100:1351–1361.

126. Dancygier H, Nattermann C. The role of endoscopic ultrasonography in biliary tract disease: obstructive jaundice. *Endoscopy.* 1994;26:800–802.

127. Songur Y, Temucin G, Sahin B. Endoscopic ultrasonography in the evaluation of dilated common bile duct. *J Clin Gastroenterol.* 2001;33: 302–305.

128. Mukai H, Nakajima M, Yasuda K, et al. Evaluation of endoscopic ultrasonography in the preoperative staging of carcinoma of the ampulla of Vater and common bile duct. *Gastrointest Endosc.* 1992;38:676–683.

129. Menzel J, Poremba C, Dietl KH, et al. Preoperative diagnosis of bile duct strictures: comparison of intraductal ultrasonography with conventional endosonography. *Scand J Gastroenterol.* 2000;35:77–82.

130. Palazzo L, Roseau G, Gayet B, et al. Endoscopic ultrasonography in the diagnosis and staging of pancreatic adenocarcinoma: results of a prospective study with comparison to ultrasonography and CT scan. *Endoscopy.* 1993;25:143–150.

131. Hollerbach S, Klamann A, Topalidis T, et al. Endoscopic ultrasonography (EUS) and fine needle aspiration (FNA) cytology for diagnosis of chronic pancreatitis. *Endoscopy.* 2001;33:824–831.

132. Gress F, Gotlieb K, Sherman S, et al. Endoscopic ultrasonography-guided fine-needle aspiration biopsy of suspected pancreatic cancer. *Ann Intern Med.* 2001;134:459–464.

133. Harewood GC, Wiersema MJ. Endosonography-guided fine needle aspiration biopsy in the evaluation of pancreatic masses. *Am J Gastroenterol.* 2002;97:1386–1391.

134. Raut CP, Grau AM, Staerkel GA, et al. Diagnostic accuracy of endoscopic ultrasound-guided fine-needle aspiration in patients with presumed pancreatic cancer. *J Gastrointest Surg.* 2003;7:118–126.

135. Agarqal B, Abu-Hamda E, Molke KL, et al. Endoscopic ultrasound-guided fine needle aspiration and multidetector spiral CT in the diagnosis of pancreatic cancer. *Am J Gastroenterol.* 2004;99:844–850.

136. Varadarajulu S, Tamhane A, Eloubeidi MA. Yield of EUS-guided FNA of pancreatic masses in the presence or absence of chronic pancreatitis. *Gastrointest Endosc.* 2005;62:728–736.

137. Horwhat JD, Paulson EK, McGrath K, et al. A randomized comparison of EUS-guided FNA versus CT or US-guided FNA for the evaluation of pancreatic mass lesions. *Gastrointest Endosc.* 2006;63:966–975.

138. Lee JH, Salem R, Aslanian H, et al. Endoscopic ultrasound and fine needle aspiration of unexplained bile duct strictures. *Am J Gastroenterol.* 2004;99:1069–1073.

139. Byrne MF, Gerke H, Mitchell RM, et al. Yield of endoscopic ultrasound-guided fine-needle aspiration of bile duct lesions. *Endoscopy.* 2004;36: 715–719.

140. Fritscher-Ravens A, Broering DC, Sriram PV, et al. Endoscopic ultrasound-guided fine needle aspiration cytodiagnosis of hilar cholangiocarcinoma: a case series. *Gastrointest Endosc.* 2000;52:534–540.

141. Eloubeidi MA, Chen VK, Jhala NC, et al. Endoscopic ultrasound-guided fine needle aspiration biopsy of suspected cholangiocarcinoma. *Clin Gastroenterol Hepatol.* 2004;2:209–213.

142. Fritscher-Ravens A, Broering DC, Knoefel WT, et al. EUS-guided fine-needle aspiration of suspected hilar cholangiocarcinoma in potentially operable patients with negative brush cytology. *Am J Gastroenterol.* 2003;99:45–51.

143. Rösch T, Hofrichter K, Frimberger E, et al. ERCP or EUS for tissue diagnosis of biliary strictures? A prospective randomized trial. *Am J Gastroenterol.* 2004;60:390–396.

144. Meara RS, Jhala D, Eloubeidi MA, et al. Endoscopic ultrasound-guided FNA biopsy of bile duct and gallbladder: analysis of 53 cases. *Cytopathology.* 2006;17:42–49.

145. DeWitt J, Misra VL, LeBlanc JK, et al. EUS-guided FNA of proximal biliary strictures after negative ERCP brush cytology. *Gastrointest Endosc.* 2006; 64:325–333.

146. Larghi A, Lecca PG, Ardito F, et al. Evaluation of hilar biliary strictures by using a newly developped forward-viewing therapeutic echoendoscope: preliminary results of an ongoing experience. *Gastrointest Endosc.* 2009; 69:356–360.

147. Lefort C, Napoleón B, Ponchon T, et al. Interest of an intraductal ultrasonographic (IDUS) system in pancreatobiliary tract: results about our 100 first patients [abstract]. *Endoscopy.* 2002;34:A7.

148. Tamada T, Tomiyama T, Ischiyama M, et al. Influence of biliary drainage catheter on bile duct wall thickness as measured by intraductal ultrasonography. *Gastrointest Endosc.* 1998;47:28–33.

149. Vázquez-Sequeiros E, Baron TH, Clain JE, et al. Evaluation of indeterminate

bile duct strictures by intraductal US. *Gastrointest Endosc.* 2002;56:372–379.

150. Tamada K, Nagai H, Yasuda Y, et al. Transpapillary intraductal US prior to biliary drainage in the assessment of longitudinal spread of extrahepatic bile duct carcinoma. *Gastrointest Endosc.* 2001;53:300–307.

151. Domag KD, Wessling J, Reamer P, et al. Endoscopic retrograde cholangiopancreatography, intraductal ultrasonography, and magnetic resonance cholangiopancreatography in bile duct strictures: a prospective comparison of imaging diagnostics with histopathological correlation. *Am J Gastroenterol.* 2004;99:1684–1689.

152. Stavropoulos S, Larghi A, Verna E, et al. Intraductal ultrasound for the evaluation of patients with biliary strictures and no abdominal mass on computed tomography. *Endoscopy.* 2005;37:715–721.

153. Krishna NB, Saripalli S, Safdar R, et al. Intraductal US in evaluation of biliary strictures without a mass lesion on CT scan or magnetic resonance imaging: significance of focal wall thickening and extrinsic compression at the stricture site. *Gastrointest Endosc.* 2007;66:90–96.

154. Varadarajulu S, Eloubeidi MA, Wilcos M. Prospective evaluation of indeterminate ERCP findings by intraductal ultrasound. *J Gastroenterol Hepatol.* 2007;22:2086–2092.

155. Inui K, Miyoshi H. Cholangiocarcinoma and intraductal sonography. *Gastrointest Endosc Clin N Am.* 2005;15:143–155.

156. Kuroiwa M, Tsukamoto Y, Naitoh Y, et al. New technique using intraductal ultrasonography for the diagnosis of bile duct cancer. *J Ultrasound Med.* 1994;13:189–195.

157. Gress F, Chen YK, Sherman S, et al. Experience with a catheter-based ultrasound probe in the bile duct and pancreas. *Endoscopy.* 1995;27:178–184.

158. Kuroiwa M, Goto H, Hirooka Y, et al. Intraductal ultrasonography for the diagnosis of proximal invasion in extrahepatic bile duct cancer. *J Gastroenterol Hepatol.* 1998;13:715–719.

159. Tamada K, Tomiyama T, Wada S, et al. Endoscopic transpapillary bile duct biopsy with the combination of intraductal ultrasonography in the diagnosis of biliary strictures. *Gut.* 2002;50:326–331.

160. Wehrmann T, Riphaus A, Martchenko K, et al. Intraductal ultrasonography in the diagnosis of Mirizzi syndrome. *Endoscopy.* 2006;38:717–722.

161. Lefort C, Napoléon B, Dumortier J, et al. Intraductal ultrasonography may modify the management of cholangiocarcinomas in diagnosing diffuse papillomatosis [abstract]. *Endoscopy.* 2003;35:A45.

162. Dumortier J, Scoazec JY, Valette PJ, et al. Successful liver transplantation for diffuse biliary papillomatosis. *J Hepatol.* 2001;35:542–543.

163. Tamada K, Tomiyama T, Oohashi A, et al. Bile duct wall thickness measured by intraductal US in patients who have not undergone previous biliary drainage. *Gastrointest Endosc.* 1999;48:199–203.

164. Tischendorrf JJW, Meier ON, Schneider A, et al. Transpapillary intraductal ultrasound in the evaluation of dominant stenoses in patients with primary sclerosing cholangitis. *Scand J Gastroenterol.* 2007;42:1011–1017.

165. Levy MJ, Baron TH, Clayton CL, et al. Prospective evaluation of advanced molecular markers and imaging techniques in patients with indeterminate bile duct strictures. *Am J Gastroenterol.* 2008;103:1263–1273.

166. Rösch T, Meining A, Fruhmorgen S, et al. A prospective comparison of the diagnostic accuracy of ERCP, MRCP, CT, and EUS in the biliary strictures. *Gastrointest Endosc.* 2002;55:870–876.

167. Sai JK, Suyama M, Kubokawa Y, et al. Early detection of extrahepatic bile-duct carcinomas in the nonicteric stage by using MRCP followed by EUS. *Gastrointest Endosc.* 2009;70:29–36.

168. Mishra G, Conway JD. Endoscopic ultrasound in the evaluation of radiologic abnormalities of the liver and biliary tree. *Curr Gastroenterol Rep.* 2009;11:150–154.

169. Fukuda Y, Tsuyuguchi T, Sakai Y, et al. Diagnostic utility of peroral cholangioscopy for various bile-duct lesions. *Gastrointest Endosc.* 2005;62:374–382.

170. Pleskow D, Parsi MA, Chen YK, et al. Biopsy of indeterminate biliary strictures: Does direct visualization help? A multicenter experience [abstract]. *Gastrointest Endosc.* 2008;67:AB103.

171. Napoléon B, Lefort C. IDUS: diagnosis of bile duct carcinoma. *Dig Endosc.* 2004;16:S230–S235.

172. Sato M, Inoue H, Ogawa S, et al. Limitations of transhepatic cholangioscopy for the diagnosis of intramural extension of bile duct carcinoma. *Endoscopy.* 1998;30:281–288.

173. Nimura Y. Staging cholangiocarcinoma by cholangioscopy. *HPB (Oxford).* 2008;10:113–115.

174. Tamada K, Ueno N, Ischiyama M, et al. Assessment of pancreatic parenchymal invasion by bile duct cancer using intraductal ultrasonography. *Endoscopy.* 1996;28:492–496.

175. Tamada K, Ido K, Ueno N, et al. Assessment of hepatic artery invasion by bile duct cancer using intraductal ultrasonography. *Endoscopy.* 1995;27:579–583.

176. Tamada K, Ido K, Ueno N, et al. Assessment of portal vein invasion by bile duct cancer using intraductal ultrasonography. *Endoscopy.* 1995;27:573–578.

177. Chen CY, Lu CL, Chang FY, et al. Risk factors for gallbladder polyp in the Chinese population. *Am J Gastroenterol.* 1997;92:2066–2068.

178. Segawa K, Arisawa T, Niwa Y, et al. Prevalence of gallbladder polyps among apparently healthy Japanese: ultrasonographic study. *Am J Gastroenterol.* 1992;87:630–633.

179. Sugiyama M, Atomi Y, Kuroda A, et al. Large cholesterol of the gallbladder: diagnosis by means of US and endoscopic US. *Radiology.* 1995;196:493–497.

180. Aldridge MC, Bismuth H. Gallbladder cancer: the polyp-cancer sequence. *Br J Surg.* 1990;77:363–364.

181. Kozuka S, Tsubone M, Yasui A, et al. Relation of adenoma to carcinoma in the gallbladder. *Cancer.* 1982;50:2226–2234.

182. Silverstein B, Cecconello I, Ramos AC, et al. Hemobilia as a complication of laparoscopic cholecystectomy. *Surg Laparosc Endosc.* 1994;4:301–303.

183. Garcia-Olmo D, Vasquez P, Cifuentes J, et al. Postoperative gangrenous peritonitis after laparoscopic cholecystectomy: a new complication for a new technique. *Surg Laparosc Endosc.* 1996;6:224–225.

184. Black NA, Thombson E, Sanderson CFB, et al. Symptoms and health status before and 6 weeks after open cholecystectomy: a European cohort study. *Gut.* 1994;35:1301–1305.

185. Desautels SG, Slivka A, Hutson WR, et al. Post-cholecystectomy pain syndrome: pathophysiology of abdominal pain in sphincter of Oddi type III. *Gastroenterology.* 1999;116:900–905.

186. Sugiyama K, Atomi Y, Yamato T. Endoscopic ultrasonography for differential diagnosis of polypoid gallbladder lesions: analysis in surgical and follow-up series. *Gut.* 2000;46:250–254.

187. Shinkai H, Kimura W, Muto T. Surgical indications for small polypoid lesions of the gallbladder. *Am J Surg.* 1998;175:114–117.

188. Kubota K, Bandai Y, Noie T, et al. How should polypoid lesions of the gallbladder be treated in the era of laparoscopic cholecystectomy? *Surgery.* 1995;117:481–487.

189. Sadamoto Y, Oda S, Tanaka M, et al. A useful approach to the differential diagnosis of small polypoid lesions of the gallbladder, utilizing an endoscopic ultrasound scoring system. *Endoscopy.* 2002;34:959–965.

190. Sugiyama M, Xie XY, Atomi Y, et al. Differential diagnosis of small polypoid lesions of the gallbladder. *Ann Surg.* 1999;229:498–504.

191. Choi WB, Lee SK, Kim MH, et al. A new strategy to predict the neoplastic polyps of the gallbladder based on a scoring system using EUS. *Gastrointest Endosc.* 2000;52:372–379.

192. Azuma T, Yoshikawa T, Araida T, et al. Differential diagnosis of polypoid lesions of the gallbladder by endoscopic ultrasonography. *Am J Surg.* 2001;181:65–70.

193. Fujita N, Noda Y, Kobayashi GO, et al. Analysis of the layer structure of the gallbladder wall delineated by endoscopic ultrasound using the pinning method. *Dig Endosc.* 1995;7:353–356.

194. Fujita N, Noda Y, Kobayashi G, et al. Diagnosis of depth of invasion of gallbladder carcinoma by EUS. *Gastrointest Endosc.* 1999;50:659–663.

195. Morita K, Nakazawa S, Naito Y, et al. Endoscopic ultrasonography of the gallbladder compared with pathological findings. *Jpn J Gastroenterol.* 1986;83:86–95.

196. Matsumoto J. Endoscopic ultrasonography diagnosis of gallbladder lesions. *Endoscopy.* 1998;30(suppl 1):A120–A127.

197. Cho JH, Park JY, Kim YJ, et al. Hypoechoic foci on EUS are simple and strong predictive factors for neoplastic gallbladder polyps. *Gastrointest Endosc.* 2009;69:1244–1250.

198. Cheon YK, Cho WY, Lee TH, et al. Endoscopic ultrasonography does not differentiate neoplastic from non neoplastic small gallbladder polyps. *World J Gastroenterol.* 2009;15:2361–2366.

199. Kimura K, Fujita N, Noda Y, et al. Differential diagnosis of large-sized pedunculated polypoid lesions of the gallbladder by endoscopic ultrasonography: a prospective study. *J Gastroenterol.* 2001;36:619–622.

200. Chijiwa K, Sumiyoshi K, Nakayama F. Impact of recent advances in hepatobiliary imaging techniques on the preoperative diagnosis of carcinoma of the gallbladder. *World J Surg.* 1991;15:322–327.

201. Mizuguchi M, Kudo S, Fukahori T, et al. Endoscopic ultrasonography for demonstrating loss of multiple layer patterns of the thickened gallbladder wall in the preoperative diagnosis of gallbladder cancer. *Eur Radiol.* 1997;7:1323–1327.

202. Gallbladder. In: Edge SB, Byrd DR, Compton CC, et al, eds. *AJCC Cancer Staging Manual*, 7th ed. New York: Springer; 2010:255-262.

203. Sadamoto Y, Kubo H, Harada N, et al. Preoperative diagnosis and staging of gallbladder carcinoma by EUS. *Gastrointest Endosc.* 2003;58:536–541.

204. Fujimoto T, Kato Y, Kitamura T, et al. Hypoechoic area as an ultrasound finding suggesting subserosal invasion in polypoid carcinoma of the gallbladder. *Br J Radiol.* 2001;74:455–457.

205. Jacobson BC, Pitman MB, Brugge WR. EUS-guided FNA for the diagnosis of gallbladder masses. *Gastrointest Endosc.* 2003;57:251–254.

206. Varadarajulu S, Eloubeidi MA. Endoscopic ultrasound guided fine needle aspiration in the evaluation of gallbladder masses. *Endoscopy.* 2005;37:751–754.

207. Meara RS, Jhala D, Eloubeidi MA, et al. Endoscopic ultrasound-guided FNA biopsy of bile duct and gallbladder: analysis of 53 cases. *Cytopathology.* 2006;17:42–49.

208. Fleming ID, Cooper JS, Henson DE, et al. *AJCC Cancer Staging Handbook*. 5th ed. Philadelphia: Lippincott-Raven; 1998.

209. Vilgrain V, Menu Y. *Imagerie du foie, des voies biliaires, du pancréas et de la rate.* Médecine Sciences. Paris: Flammarion; 2002.

210. Kim MY, Baik SK, Choi YJ, et al. Endoscopic sonographic evaluation of the thickened gallbladder wall in patients with acute hepatitis. *J Clin Ultrasound.* 2003;31:245–249.

211. Sato M, Ishida H, Konno K, et al. Segmental chronic cholecystitis: sonographic findings and clinical manifestations. *Abdom Imaging.* 2002;27:43–46.

212. Ishizuka D, Shirai Y, Tsukada K, et al. Gallbladder cancer with intratumoral anechoic foci: a mimic of adenomyomatosis. *Hepatogastroenterology.* 1998;45:927–929.

213. Nabatame N, Shirai Y, Nishimura A, et al. High risk of gallbladder carcinoma in elderly patients with segmental adenomyomatosis of the gallbladder. *J Exp Clin Cancer Res.* 2004;23:593–598.

214. Guzman-Valdivia G. Xanthogranulomatous cholecystitis: 15 years' experience. *World J Surg.* 2004;28:254–257.

215. Muguruma N, Okamura S, Okahisa T, et al. Endoscopic sonography in the diagnosis of xanthogranulomatous cholecystitis. *J Clin Ultrasound.* 1999;27:347–350.

216. Palazzo L, Ngo Y, Cellier C. Endosonographic features of primary cholangitis: study of 23 cases [abstract]. *Gastrointest Endosc.* 1997;45:A611.

217. Palazzo L, Hochain P, Helmer C, et al. Biliary varices on endoscopic ultrasonography: clinical presentation and outcome. *Endoscopy.* 2000; 32:520–524.

218. Tokiwa T, Iwai N. Early mucosal changes of the gallbladder in patients with anomalous arrangement of the pancreaticobiliary duct. *Gastroenterology.* 1996;110:1614–1618.

219. Tanno S, Obara T, Maguchi H, et al. Thickened inner hypoechogenic layer of the gallbladder wall in the diagnosis of anomalous pancreaticobiliary ductal union with endosonography. *Gastrointest Endosc.* 1996;46:520–526.

220. Kawakatsu M, Vilgrain V, Zins M, et al. Radiologic features of papillary adenoma and papillomatosis of the biliary tract. *Abdom Imaging.* 1997; 22:87–90.

221. Fockens P. The role of endoscopic ultrasonography in the biliary tract: ampullary tumors. *Endoscopy.* 1994;26:803–805.

222. Spigelman AD, Talbot IC, Penna C, et al. Evidence for adenoma-carcinoma sequence in the duodenum of patients with familial adenomatous polyposis. *J Clin Pathol.* 1994;47:709–710.

223. Napoléon B, Barthet M, Saurin JC, et al. Les risques de l'ampullectomie endoscopique sont-ils assez faibles pour en faire une alternative à la chirurgie? Résultats d'une étude rétrospective multicentrique [abstract]. *Gastrointest Clin Biol.* 2003;27:A79.

224. Burke CA, Beck GJ, Church JM, et al. The natural history of untreated duodenal and ampullary adenomas in patients with familial adenomatous polyposis followed in an endoscopic surveillance program. *Gastrointest Endosc.* 1999;49:358–364.

225. Hayes DH, Bolton JS, Willis GW, Bowen JC. Carcinoma of the ampulla of Vater. *Ann Surg.* 1987;206:572–577.

226. Knox RA, Kingston RD. Carcinoma of the ampulla of Vater. *Br J Surg.* 1986;73:72–73.

227. Baczako K, Buchler M, Beger H, et al. Morphogenesis and possible precursor lesions of invasive carcinoma of the papilla of Vater: epithelial dysplasia and adenoma. *Hum Pathol.* 1985;16:305–310.

228. Ponchon T, Berger F, Chavaillon A, et al. Contribution of endoscopy to diagnosis and treatment of tumors of the ampulla of Vater. *Cancer.* 1989;64:161–167.

229. Kimchi N, Mindrul V, Broide E, et al. The contribution of endoscopy and biopsy to the diagnosis of periampullary tumors. *Endoscopy.* 1998;30: 538–543.

230. Clary B, Tyler D, Dematos P, et al. Local ampullary resection with careful intraoperative frozen section evaluation for presumed benign ampullary neoplasms. *Surgery.* 2000;127:628–633.

231. Neoptolemos J, Talbot I, Carr-Locke D, et al. Treatment and outcome in 52 consecutive cases of ampullary carcinoma. *Br J Surg.* 1987;74:957–961.

232. Yamaguchi K, Enjoji M, Kitamura K. Endoscopic biopsy has limited accuracy in diagnosis of ampullary tumors. *Gastrointest Endosc.* 1990;36: 588–592.

233. Sivak MV. Clinical and endoscopic aspects of the tumors of the ampulla of Vater. *Endoscopy.* 1988;20:211–217.

234. Will U, Bosseckert H, Meyer F, et al. Correlation of endoscopic ultrasonography (EUS) for differential diagnostics between inflammatory and neoplastic lesions of the papilla of Vater and the peripapillary region with results of the histologic investigation. *Ultraschall Med.* 2008;29:275–280.

235. Keriven O, Napoléon B, Souquet JC, et al. Patterns of the ampulla of Vater at endoscopic ultrasonography [abstract]. *Gastrointest Endosc.* 1993;39:A290.

236. Rösch T, Braig C, Gain T, et al. Staging of pancreatic and ampullary carcinoma by endoscopic ultrasonography. *Gastroenterology.* 1992;102: 188–199.

237. Saurin JC, Chavaillon A, Napoléon B, et al. Long-term follow-up of patients with endoscopic treatment of sporadic adenomas of the papilla of Vater. *Endoscopy.* 2003;35:402–406.

238. Binmoeller K, Boaventura S, Ramsperger K, et al. Endoscopic snare excision of the benign adenomas of the papilla of Vater. *Gastrointest Endosc.* 1993;39:127–131.

239. Zadorova Z, Dvokaf M, Hajer J. Endoscopic therapy of benign tumors of the papilla of Vater. *Endoscopy.* 2001;33:345–347.

240. Norton I, Gostout C, Baron T, et al. Safety and outcome of endoscopic snare excision of the major duodenal papilla. *Gastrointest Endosc.* 2002; 56:239–243.

241. Napoléon B, Pialat J, Saurin JC, et al. Adénomes et adénocarcinomes débutants de l'ampoule de Vater: place du traitement endoscopique à but curatif. *Gastroenterol Clin Biol.* 2004;28:385–392.

242. Catalano M, Linder J, Chak A, et al. Endoscopic management of adenoma of the major duodenal papilla. *Gastrointest Endosc.* 2004;59:225–232.

243. Desilets D, Dy P, Ku P, et al. Endoscopic management of tumors of the major duodenal papilla: refined techniques to improve outcome and avoid complications. *Gastrointest Endosc.* 2001;54:202–208.

244. Ampulla of vater. In: Edge SB, Byrd DR, Compton CC, et al, eds. *AJCC Cancer Staging Manual.* 7th ed. New York: Springer; 2010:277-284.

245. Cannon M, Carpenter S, Elta G, et al. EUS compared with CT, magnetic resonance imaging, and angiography and the influence of biliary stenting on staging accuracy of ampullary neoplasms. *Gastrointest Endosc.* 1999; 50:27–33.

246. Tio TL, Sie LH, Kallimanis G, et al. Staging of ampullary and pancreatic carcinoma: comparison between endosonography and surgery. *Gastrointest Endosc.* 1996;44:706–713.

247. Yoshida T, Matsumoto T, Shibata K, et al. Patterns of lymph node metastasis in carcinoma of the ampulla of Vater. *Hepatogastroenterology.* 2000; 47:880–883.

248. Yamaguchi K, Enjoji M. Carcinoma of the ampulla of Vater: a clinicopathologic study and pathologic staging of 109 cases of carcinoma and 5 cases of adenoma. *Cancer.* 1987;59:506–515.

249. Nakao A, Harada A, Nonami T, et al. Prognosis of cancer of the duodenal papilla of Vater in relation to clinicopathological tumor extension. *Hepatogastroenterology.* 1994;41:73–78.

250. Shirai Y, Tsukada K, Ohtani T, et al. Carcinoma of the ampulla of Vater: histopathologic analysis of tumor spread in Whipple pancreatoduodenectomy specimens. *World J Surg.* 1995;19:102–107.

251. Rivadeneira DE, Pochapin M, Grobmyer SP, et al. Comparison of linear array endoscopic ultrasonography and helical CT for the staging of periampullary malignancies. *Ann Surg Oncol.* 2003;10:890–897.

252. Buscail L, Pages P, Bertelemy P, et al. Role of EUS in the management of pancreatic and ampullary carcinoma: a prospective study assessing resectability and prognosis. *Gastrointest Endosc.* 1999;50:34–40.

253. Midwinter MJ, Beveridge CJ, Wilsdon JB, et al. Correlation between spiral computed tomography, endoscopic ultrasonography, and findings at operation in pancreatic and ampullary tumors. *Br J Surg.* 1999;86: 189–193.

254. Artifon ELA, Counto D, Sakai P, et al. Prospective evaluation of EUS versus CT scan for staging of ampullary cancer. *Gastrointest Endosc.* 2009;70:290–296.

255. Chen CH, Yang CC, Yeh YH, et al. Reappraisal of endosonography of ampullary tumors: correlation with transabdominal sonography, CT and MRI. *J Clin Ultrasound.* 2009;37:18–25.

256. Maluf-Filho F, Sakai P, Cunha JEM, et al. Radial endoscopic ultrasound and spiral computed tomography in the diagnosis and staging of periampullary tumors. *Pancreatology.* 2004;4:122–128.

257. Ito K, Fujita N, Noda Y, et al. Preoperative evaluation of ampullary neoplasm with EUS and transpapillary intraductal US: a prospective study and histopathologically controlled study. *Gastrointest Endosc.* 2007;66: 740–747.

258. Morozumi A, Fujino MA, Sato T, et al. Endosonographic criteria for assessment of the depth of duodenal invasion in carcinoma of the papilla of Vater. *Dig Endosc.* 2001;13:149–158.

259. Menzel J, Hoepffner N, Sulkowski U, et al. Polypoid tumors of the major duodenal papilla: preoperative staging with intraductal US, EUS, and CT: a prospective histopathologically controlled study. *Gastrointest Endosc.* 1999;49:349–357.

260. Itoh A, Goto H, Naitoh Y, et al. Intraductal ultrasonography in diagnosing tumor extension of cancer of the papilla of Vater. *Gastrointest Endosc.* 1997;45:251–260.

261. Gress FG, Hawes RH, Savides TJ, et al. Endoscopic ultrasound-guided fine-needle aspiration biopsy using linear array and radial scanning endosonography. *Gastrointest Endosc.* 1997;45:243–250.

262. Napoléon B, Saurin JC, Scoazec JY, et al. Do endoscopic ultrasound and intraductal ultrasonography allow to orientate the treatment of ampullary tumour? [abstract]. *Endoscopy.* 2001;33:A2770.

263. Martin JA, Haber GB. Ampullary adenoma: clinical manifestations, diagnosis, and treatment. *Gastrointest Endosc Clin N Am.* 2003;13:649–669.

264. Vogt M, Jakobs R, Benz C, et al. Endoscopic therapy of adenomas of the papilla of Vater: a retrospective analysis with long-term follow-up. *Dig Liver Dis.* 2000;32:339–345.

265. Fukushina T, Fogel EL, Devereaux BM, et al. Use of ERCP and papillectomy in management of ampullary tumors: seven-year review of 75 cases at Indiana Medical Center [abstract]. *Gastrointest Endosc.* 2001;53:AB88.

266. Maguchi H, Takahashi K, Katanuma A, et al. Indication of endoscopic papillectomy for tumors of the papilla of Vater and its problems. *Dig Endosc.* 2003;15(suppl):S33–S35.

267. Cheng CL, Sherman S, Fogel EL, et al. Endoscopic snare papillectomy for tumors of the duodenal papillae. *Gastrointest Endosc.* 2004;60:757–764.

268. Hirroka Y, Itoh A, Goto H, et al. EUS/IDUS and endoscopic papillectomy. *Dig Endosc.* 2004;16(suppl):S176–S177.

269. Han J, Lee SK, Park DH, et al. Treatment outcome after endoscopic papillectomy of tumors of the major duodenal papilla. *Korean J Gastroenterol.* 2004;29:395.

270. Moon JH, Cha SW, Cho YD, et al. Wire-guided endoscopic snare papillectomy for tumors of the major duodenal papilla. *Gastrointest Endosc.* 2005;61:461–466.

271. Bohnacker S, Seitz U, Seewald S, et al. Endoscopic snare resection of benign ampullary tumor: can intraductal growth be treated endoscopically? [abstract]. *Gastrointest Endosc.* 2003;57:AB101.

272. Katsinelos P, Paroutoglou G, Koutouras J, et al. Safety and long-term follow-up of endoscopic snare excision of ampullary adenomas. *Surg Endosc.* 2006;20:608–613.

273. Irani S, Arai A, Ayub K, et al. Papillectomy for ampullary neoplasms: results of a single referral center over 10-year period. *Gastrointest Endosc.* 2009;70:923–932.

274. Yamao T, Isomoto H, Kohno S, et al. Endoscopic snare papillectomy with biliary and pancreatic stent placement for tumors of the major duodenal papilla. *Surg Endosc.* 2010;24:119–124.

275. Jung MK, Cho CM, Park SY, et al. Endoscopic resection of ampullary neoplasms: a single-center experience. *Surg Endosc.* 2009;23:2568–2574.

276. Quirk D, Rattner D, del Castillo CF, et al. The use of endoscopic ultrasonography to reduce the cost of treating ampullary tumors. *Gastrointest Endosc.* 1997;46:334–337.

第五篇

肛 肠

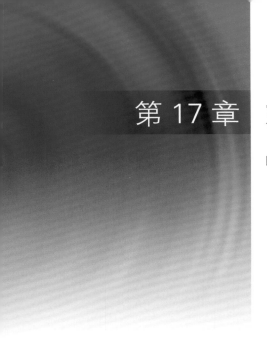

第 17 章　如何实施肛管直肠 EUS

Paul Fockens・Steve Halligan・Robert H. Hawes・Shyam Varadarajulu

（张锡朋　李会晨　译）

肛周区域

　　肛周区域的检查比较简单。患者无需特殊准备。告知患者检查的感觉类似于把手指放在肛门里。而且检查产生的不适较肛门指检产生的不适更轻微。硬质的探头会使患者产生恐惧。因此应该告知仅仅末端几厘米插入肛门（这和直肠的内镜超声插入相对较深不同）。一些内镜超声医生对所有患者检查时选择左侧卧位，而另一些医生对女性患者选择俯卧位。女性患者如果采取左侧卧位导致会阴前方的解剖变形，出现难于解释的不对称的影像，特别对于会阴部的瘢痕而言[1]。

　　适当的设备对于成功的实施肛管内镜超声（EUS）很重要。标准的（文献中描述最多的）是 Bruel-Kjaer 机械辐射型硬质探头。在 EUS 早期阶段，内镜超声的主要设备是机械辐射型，检查者试图使用这种设备进行肛管内镜超声检查。但是，近场图像较弱，而伪影使得肛管括约肌影像常常模糊不清。后来，Olympus 公司设计推广了一种和他们的机械硬质处理器相同的硬质直肠探头。由于引进了电子辐射型内镜超声，现在有传输肛管解剖图像的软式设备可供选择。复杂的硬质探头显得过时了。

　　硬质探头作为备用探头使用。例如在一些系统需要探头充满脱气水以达到声耦合时。这通过经侧方的腔道注水来完成。当注满水时活动探头以便从椎体的头端孔排出空气。

　　无论是否需要注水，硬质探头的头端需要使用超声胶润滑并套上安全套以利插入肛门。当探头插入肛门时，打开开关以获得图像。继续插入探头使其先端到达远端直肠。这时轻轻的回撤探头检查肛管括约肌。对于所有的超声检查，临床发现都是基于显示器上的实时图像（3D 成像除外，整个过程可以后期重现）来完成。但是还是需要获取一些常规的图像。这些图像在以下 3 个水平可方便的获得：肛管的近端、中部和远端。在这三个解剖水平上行标准的放大。然后重复用高倍的放大以获得典型的 6 层图像。每个放大倍数下有 3 个图像。调整探头方向使前方的图像（如 12 点位）位于图像的正上方。检查通常能迅速完成，熟悉肛管正常和异常解剖的有经验的检查者可能仅需一分钟左右就能完成检查。特别是当括约肌正常时检查会更加迅速。成像技术不会因为探头是硬式或软式而有差异。

直肠

　　直肠的 EUS 检查主要针对直肠息肉或直肠癌分期。对于这种检查的适应证在各个国家有很大的不同。检查前患者需要灌肠或完全的肠道准备以排空检查区域的大便。开始时患者取左侧卧位。检查过程中可能需要改变体位。对于非环形肿物或侧向发育性息肉，检查体位应调整到相应的位置以便肿瘤可以浸没在水中。这也更有利于判断直肠壁受浸润的方位（前方、后方、左侧或右侧）。因为设备通常不需要进入直乙交界区，一般无需使用镇静药物。

　　通常采用有内置清洗功能的治疗内镜。这种

设备检查肿瘤的同时可以清除影响成像的粪便。同时可以向直肠内注水。选择适当的体位可以优化注水。

使用什么设备没有统一的要求。对于远端直肠肿瘤的分期，经常使用硬质环扫超声内镜。另外可供选择的设备是用于上消化道检查的环扫超声内镜。超声内镜是斜视镜，其优势是能在光学可视帮助下进入更高位置的直肠。有时也可以使用线型超声内镜，其优点是对于直肠外病变如淋巴结或术后复发肿瘤可行细针穿刺活检（FNA）。线性超声的另一个优势是由于肿瘤和肠壁可以在同一图像上显示，有时较易确定浸润的深度。最后，检查浅表病变可以使用小超声探头。使用12MHz 的小超声探头能探查到 2cm 范围的浸润。

在硬质探头或超声内镜的先端使用水囊可以通过清除探头周围的空气使探头和肿瘤间出现更好的声耦合。直肠内注水有时会有帮助，特别是病变较小易被水囊压扁时。直肠内完全充满水有时很困难且不必尝试，因为通过改变患者体位的方法更容易进行超声检查。当行灌肠准备时，要小心过多的灌肠液会使近端结肠的大便排到待检查部位。

通常将内镜头端置于肿瘤的近端，将水囊缓慢的充起，肠腔内注满水（视频 17.1）。从这个位置开始，要将传感器置于肠腔的中心，以获得直肠壁层的垂直影像（图 17.1）。这时应该注意寻找直肠周围的特征性解剖影像。通常的标志是膀胱。膀胱一经被确认，则调整其影像使位于 12 点位置

（图 17.2）。然后缓慢的回拉镜身，并保持传感器在肠腔的中心。调整上 / 下、左 / 右按钮使传感器保持在肠腔的中心位置。检查者要确保不要使内镜头端弯转，因为这可能造成出现切线伪像，并可导致肿瘤浸润深度评估不准。在超声探头后撤时，在男性患者的 12 点位置可出现低回声的狭长结构，即精囊腺（图 17.2）。继续回撤时视野可见前列腺。显示为 12 点处的低回声蚕豆状结构（图17.3）。在女性患者后退过程中，在膀胱下方首先出现的是子宫影像（图 17.4A），显示为 12 点处的圆形低回声结构。接着出现阴道影像，显示为长卵圆形的低回声图像。其中心出现强回声带，表示有气体的存在（图 17.4B）。识别直肠周围结构十分重要，因为如果肿瘤浸润其中任一结构即为T4 病变 。而且必须把这些结构——特别是精囊腺，同淋巴结区分开来。

一旦肿瘤在超声内镜下被扫查到，应对病变包括肿瘤下方的各个层次进行全面检查。Houston 瓣和直乙交界区使得环扫超声很难获得直肠壁的垂直影像。因此控制超声内镜以调整扫描平面对

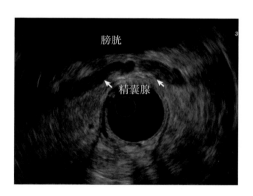

图 17.2　12 点处无回声结构代表膀胱。在男性，膀胱下方狭长的低回声结构为精囊。

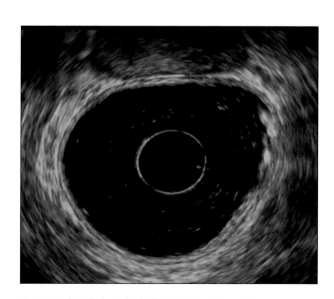

图 17.1　直肠辐射状超声内镜显示直肠壁影像。

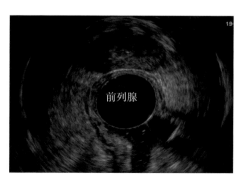

图 17.3　前列腺。在超声内镜后撤的过程中，在男性出现蚕豆状低回声结构代表前列腺。

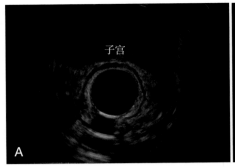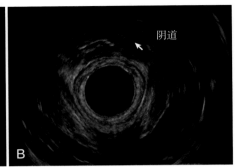

图 17.4　子宫和阴道。在女性患者，从膀胱开始回撤时首先出现子宫影像（**A**），显示为 12 点处低回声圆形结构，然后是阴道影像（**B**），显示为低回声长卵圆形结构伴特征性的中心高回声带，代表空气的存在。

于防止非垂直影像带来的分期高估十分重要。

当肿瘤影像检查完毕。超声内镜进入直乙交界处寻找可疑的直肠周围淋巴结。尽管内镜可以进入更高位的结肠进行检查，但通常不建议进行此种操作。留存病变和其他发现的影像资料。留存何处影像没有统一的标准。

对于黏膜层或黏膜下层的直肠病变，检查者会发现使用双通道内镜和超声小探头比较容易。这种设备可同时行注水、内镜检查和超声检查等操作。

经直肠超声内镜 FNA 是安全可行的。在针刺活检前应使用抗生素。适应证包括确诊的原发直肠癌伴有可疑淋巴结转移而且淋巴结不被原发肿瘤"保护"（肿瘤位于超声探头和淋巴结之间）以及直肠周围起源不明的肿瘤。

参考文献

1. Frudinger A, Bartram CI, Halligan S, et al. Examination techniques for endosonography of the anal canal. *Abdom Imaging*. 1998;23:301–303.

第 18 章　EUS 在直肠癌中的应用

Gavin C. Harewood

（张庆怀　李舒媛 译 李　文 校）

内容要点

- 超声内镜对直肠癌进行 T 和 N 分期的总准确率分别为 85% 和 75%。细针穿刺的应用可使 N 分期的准确率提高到 87%。
- 研究表明，术前新辅助治疗能够降低局部进展期直肠癌患者的复发率。因此，对于新发现的无远处转移的直肠癌推荐超声内镜检查。
- 进行直肠超声内镜检查时，不仅要评估肿瘤和其周围的淋巴结，而且要研究肿瘤与周围器官和脉管的关系。
- 为了评估小的肿瘤，直肠内灌注脱气水可获得更好的超声耦合。有时，患者需要变为仰卧位使病变完全浸于水中。

概述

准确评估直肠癌的浸润范围对患者的治疗有重要意义。直肠癌的分期通常用腹盆腔 CT 来进行，并排除远处转移。对于无远处转移（M0）的直肠癌患者，EUS 是评估肿瘤局部分期（包括 T 和 N 分期）最准确的检查方法。

直肠癌 EUS 分期的合理性

1990 年，NIH 共识推荐局部进展期直肠癌患者（T3，T4N0 或 TxN1 ～ TxN2 或 Ⅱ ～ Ⅲ 期）应进行辅助治疗[1]。NIH 共识很大程度上来源于瑞典的直肠癌试验，与术后放疗相比，术前放疗能降低局部进展期直肠癌的复发率[2,3]。后续的研究证实了这一发现[4-8]，并证实术前放疗能改善无复发患者的生存率。术前 EUS 准确评估直肠癌分期，确定无远处转移的局部进展期患者，使这部分患者从术前新辅助治疗中最大获益（图 18.1）。

EUS 技术

经直肠 EUS 检查时患者常规采取左侧卧位，有时为了充分检查病变需改变患者体位。充分的肠道准备能够使超声显像更容易，必要时需同时行结肠镜检查。如需同时行结肠镜检查时，最好先行 EUS 检查，这可以避免结肠镜检查导致的肠道积气对超声波的干扰。当 EUS 到达直乙交界并且吸尽肠道积气后，可以缓慢退出肠镜进行彻底的超声检查（视频 18.1）。在局部进展期肿瘤患者，必须观察肿瘤与邻近器官的关系，如男性患者的前列腺、膀胱以及精囊腺等，女性患者的膀胱、阴道、子宫及宫颈等。还应评估直肠周围区域，观察是否有淋巴结，以及髂血管是否被侵犯。局部的脉管系统可能与淋巴结相似，需通过多普勒成像的颜色及血流信号来鉴别。此外，脉管一般表现为长条形并可通过 EUS 追踪，而淋巴结通常为离散结构，探头移动后可消失。

小的肿瘤和直肠皱襞内的肿瘤 EUS 很难评估，最好采用水充盈法检查。为获得更好的声耦合，脱气水充盈法检查时，需将直肠内注满水以完全覆盖病变并吸尽积气。脱气水充盈法检查可避免 EUS 气囊或顶端直接接触病变，并避免对病变压迫导致 T 分期不准确。有时，患者可采取仰卧位使病变完全浸于水中，从而使得检查更加方便。

直肠壁的超声成像可表现为高低回声交替的 5 层结构（图 18.2），这几层结构的组织关系如下：第一层（高回声），充水气囊表面和黏膜浅层；第二层（低回声），黏膜深层和黏膜肌层；第三层（高回声），黏膜下层；第四层（低回声），固有肌

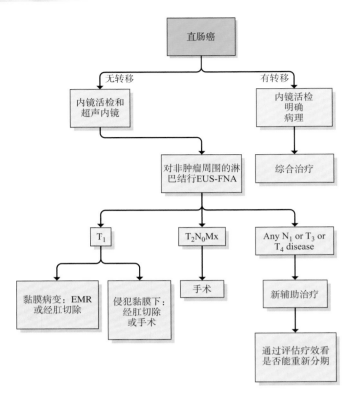

图 18.1 直肠癌 EUS 流程。

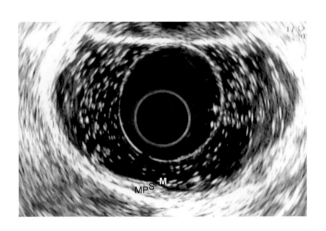

图 18.2 充水后正常直肠壁环扫超声内镜表现。M，黏膜层；MP，黏膜肌层；S，黏膜下层。

层；第五层（高回声），浆膜层和直肠周围脂肪。

直肠癌表现为低回声病变并使正常肠壁回声中断。EUS 下肿瘤 T 分期，T1：肿瘤局限于黏膜和黏膜下层（前三层回声）（图 18.3）；T2：肿瘤侵及固有肌层（第四层回声）（图 18.4）；T3：肿瘤穿透固有肌层并达到第五层回声甚至侵及周围脂肪组织（图 18.5）；T4：肿瘤直接侵及周围器官，如前列腺、骶骨、阴道和膀胱（图 18.6）。

设备

线阵式和环型扫描式 EUS 都可用于直肠 EUS 检查。线阵式 EUS 有直视和斜视模式；虽然直视设备便宜，但是斜视模式由于倾斜视角机制，有利于看清肿瘤，并且容易越过狭窄肿瘤。斜视模

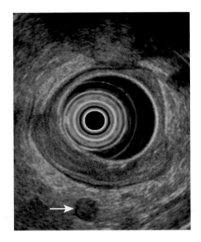

图 18.3 局限在黏膜下层的肿瘤和直肠周围淋巴结（箭头），T1N1。

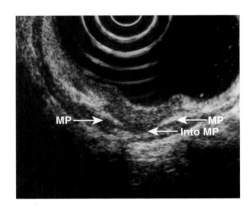

图 18.4 侵及黏膜肌层的直肠肿瘤（T2N0）

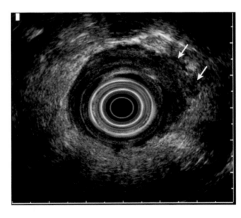

图 18.5 侵及固有肌层的直肠肿瘤（T3，箭头所指）

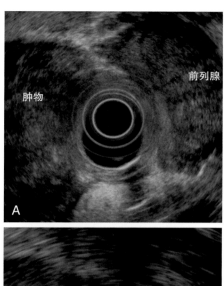

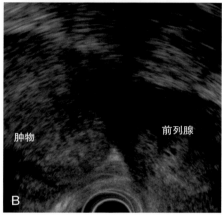

图 18.6　直肠癌 T4。**A**，直肠癌侵及前列腺。**B**，直肠癌侵及前列腺的超声内镜放大图像。

式能允许更深的插管并能观察髂内淋巴结。由于髂内淋巴结转移被认为 M1 转移，因此斜视模式有更重要的临床意义。线阵式 EUS 扫描频率为 7.5 ～ 12MHz。当线阵式 EUS 检测到可疑的直肠周围淋巴结时，可通过线性扫描定位淋巴结并行 EUS 引导下细针穿刺抽吸（FNA）。由于直肠周围淋巴结 FNA 并发感染的风险低，因此不用预防性使用抗生素 [9]。高频微探头能够在内镜直视下定位病变，因此为了测量直径 1 ～ 2cm 甚至更小的直肠病变，可选用高频（20MHz）超声微探头（图 18.7）。

分期

T 分期

临床研究表明，对于肿瘤局部分期（T）和淋巴结分期（N），EUS 与 CT 和 MRI 相比具有优越性。表 18.1 列出了 41 项关于 EUS 对肿瘤分期评估的结果。在 4118 例受试者中，EUS T 分期的平

表 18.1

直肠癌 EUS 分期的准确性

作者	患者例数	准确性（%）T 分期	准确性（%）N 分期
Saitoh et al[39]	88	90	75
Feifel et al[40]	79	89	—
Beynon et al[41]	100	93	83
Yamashita et al[42]	122	78	—
Rifkin et al[43]	102	72	81
Hildebrandt et al[44]	113	—	78
Cho et al[45]	76	82	70
Herzog et al[46]	118	89	80
Glaser et al[47]	154	86	81
Nielsen et al[48]	100	85	—
Sailer et al[49]	160	77	83
Nishimori et al[50]	70	76	69
Norton and Thomas[51]	121	92	65
Akasu et al[52]	154	96	72
Garcia-Aguilar et al[53]	545	69	64
Marusch et al[54]	422	63	—
Beynon et al[55]	44	91	—
Boyce et al[56]	45	89	79
Massari et al[57]	85	91	76
Adams et al[58]	70	89	—
Spinelli et al[59]	131	75	—
Meyenberger et al[12]	21	83	—
Kaneko et al[60]	38	76	—
Osti et al[61]	63	83	66
Akasu et al[62]	164	79	76
Ramana et al[63]	10	100	83
Kim et al[64]	89	90	54
Gualdi et al[65]	26	77	76
Shami et al[66]	48	89	85
Hsieh et al[67]	67	88	73
Starck et al[68]	18	89	—
Harewood et al[15]	80	91	82
Thaler et al[11]	37	88	80
Waizer et al[69]	13	85	—
Pappalardo et al[70]	14	100	86
Romano et al[71]	23	87	—
Kramann et al[72]	29	93	—
Hildebrandt et al[73]	25	92	—
Mackay et al[74]	356	85	66
Marone et al[75]	63	81	70
Sentovich et al[76]	35	79	73
Maor et al[77]	66	86	71

Adapted from Harewood GC. Assessment of publication bias in the reporting of EUS performance in staging rectal cancer. Am J Gastroenterol. 2005;100:808-816. With permission of Blackwell Publishing Ltd.

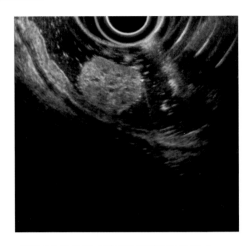

图 18.7　高频微探头检查直肠黏膜的恶性息肉。

均准确性为 85.2%（中位数 87.5%）；平均敏感性为 87.5%（中位数 89%）；平均特异性为 83.5%（中位数 86%）。CT 的准确性为 65% ～ 75%，MRI 的准确性为 75% ～ 85%[10-13]。最近的关于 42 项研究的 Meta 分析报道，EUS 对 T 分期的敏感性和特异性分别为：T1，88% 和 98%；T2，81% 和 96%；T3，96% 和 91%；T4，95% 和 98%[14]。

EUS 不仅在肿瘤分期方面具有优越性，而且更准确的分期能够改变患者的治疗方案。一项包含 80 例无远处转移直肠癌患者的前瞻性研究发现，EUS 提供的分期信息，使得治疗方案发生了改变，31% 的患者实行了新辅助治疗[15]。这一变化是因为盆腔 CT 对直肠肿瘤分期的低估所致。当 CT 漏诊局部浸润时，患者则没有接受术前新辅助治疗。决策分析研究也证实，评估近端直肠癌最有效的方式为，首先通过腹部 CT 明确有无远处转移，然后在无远处转移的患者中联合 EUS 对肿瘤局部进行分期[16]。

有人认为，早期肿瘤患者（T1N0 ～ T2N0）行 EUS 检查可能导致不准确的过度分期，并导致不必要的术前治疗。但是，在 Harewood 等人[15]的研究中，没有患者行 EUS 分期出现过度分期，其他研究亦证实了这一点[17]。这些研究均指出基于 EUS 的治疗几乎不会出现没必要的过度治疗。

临床中，很少对患者息肉切除的部位进行肿瘤完整性切除的评估。肠镜息肉切除术后，经常会遇到病理学报告为癌的情况。在这种情况下，用 EUS 确定已切除息肉肠壁的残余肿瘤是困难

的，只能通过组织活检确定是否存在残余病变。

N 分期

目前尚没有文献支持，EUS 在直肠癌淋巴结分期（N）中的优势。对 35 项关于 EUS 诊断直肠癌淋巴结分期研究的 Meta 分析发现，EUS 的敏感性和特异性分别为 73%（95% 可信区间，71% ～ 76%）和 76%（95% 可信区间，74% ～ 78%）（视频 18.2）[18]。这与 CT 和 MRI 的准确性相比没有显著优势。

EUS-FNA 的应用对胃肠道肿瘤的 N 分期有重要意义[19-27]。76 例直肠癌患者的前瞻性研究显示，通过回声特点确定肿瘤是否侵及淋巴结可靠性较低[28]。在这一研究中，仅 68% 的直肠周围恶性淋巴结表现为 3 个或 3 个以上的恶性超声特点（短轴长度 ≥ 5mm，低回声，圆形，边界锐利）[28]。因此，FNA 对直肠癌周围淋巴结特性的进一步评估是有意义的。FNA 最大的优点是穿刺抽样技术的高度特异性，假阳性穿刺物非常少，但可能穿刺到良性淋巴结。研究报道，51 例直肠癌患者行 EUS 分期，其中 15 例患者行 EUS 引导下直肠周围淋巴结细针穿刺，研究结果证实了 FNA 的意义[29]。与手术切除标本病理组织学分期相比，EUS 对 N1 期评估的准确率为 70%。但是，EUS-FNA 对淋巴结分期的准确率可达 87%。理论上讲，经过肿瘤组织进行肿瘤周围淋巴结穿刺可获得假阳性结果。因此，应避免对肿瘤周围淋巴结行 FNA。

直肠周围淋巴结的 EUS 表现是非常重要的实际因素。一般来说，正常患者检测不到直肠周围淋巴结。因此，当发现孤立的直肠周围淋巴结时应进行细针穿刺。与之不同，食管周围等部位可发现正常的良性淋巴结，在这种情况下则需通过超声特点来明确淋巴结的良恶性（大小、形状、边界、回声）。发现的所有直肠周围淋巴结均应可疑恶性并进行穿刺（图 18.8）。

联合 EUS-FNA，可使直肠癌患者分期更加准确[30]。对比通过 EUS-FNA 和非细针穿刺进行分期的直肠癌患者的治疗效果可发现，通过 EUS-FNA 进行分期能够降低肿瘤复发风险（危险比，0.72；95% 可信区间，0.52 ～ 0.97）。EUS-FNA 可获得更准确的分期，使得更多的患者选择术前新辅助治疗。

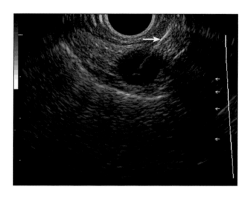

图 18.8　放大图像下显示细针穿刺直肠周围淋巴结（大的、圆形、低回声区、边界锐利）。

学习曲线

内镜医师的经验是影响胃肠道 EUS 诊断的重要因素。有经验的内镜超声医师能更好地掌握 EUS，直肠 EUS 也不例外。Orrom 等 [31] 人报道随着经验的增加，最初的 12 例直肠癌分期的准确性为 58%，随后 24 例的准确性可达到 88%[31]。

直肠癌复发

直肠癌患者的复发率为 20% ～ 50%，而肿瘤初始分期更晚的患者复发率更高。直肠癌复发的原因之一为早期内镜检查有时不能发现腔外的肿瘤 [32,33]。由于 EUS 可发现黏膜外组织，因此对诊断直肠癌复发具有重要作用。两项研究发现，与盆腔 CT 相比，EUS 诊断直肠癌局部复发更有优势 [34,35]。EUS 诊断复发的敏感性均为 100%，高于 CT 的敏感性（82% 和 85%）。

放疗后导致的组织炎性改变限制了 EUS 的应用，这会使黏膜层结构显示不清从而降低 EUS 的敏感性 [34]。因此，对于复发的直肠癌，细针穿刺有更大的应用价值。对可疑复发的部位进行穿刺抽样并组织学检查，能够避免单纯依赖 EUS 的局限性。Hunerbein 等人研究了 312 例既往有直肠癌病史的患者，结果发现，EUS 引导下细针穿刺诊断肿瘤复发的准确率为 92%，而单纯 EUS 检查的准确率仅为 75%[36]。可以认为这一优势主要是细针穿刺更高的特异性所致。Lohenert 等人研究了 116 例直肠癌复发的患者，EUS 引导下细针穿刺的准确率为 100%，而单纯 EUS 仅为 79%[37]。

术后随访

尽管 EUS，尤其是 EUS 引导下细针穿刺对诊断直肠癌复发有重要意义，目前对切除术后随访的标准仍不统一。Lohnert 等人的研究中，术后 2 年，每 3 个月行 EUS 检查；2 年以后每 6 个月行 EUS 检查 [37]。一般来讲，复发的概率取决于最初的肿瘤分期。由于局部进展期肿瘤患者的复发概率最高，因此其最初的分期应该谨慎 [38]。

参考文献

1. National Institutes of Health Consensus Conference. Adjuvant therapy for patients with colon and rectal cancer. *JAMA.* 1990;264:1444–1450.
2. Pahlman L, Glimelius B. Pre- or postoperative radiotherapy in rectal and rectosigmoid carcinoma: report from a randomized multicenter trial. *Ann Surg.* 1990;211:187–195.
3. Frykholm GJ, Glimelius B, Pahlman L. Preoperative or postoperative irradiation in adenocarcinoma of the rectum: final treatment results of a randomized trial and an evaluation of late secondary effects. *Dis Colon Rectum.* 1993;36:564–572.
4. Swedish Rectal Cancer Trial. Improved survival with preoperative radiotherapy in resectable rectal cancer. *N Engl J Med.* 1997;336:980–987.
5. Medical Research Council Rectal Cancer Working Party. Randomised trial of surgery alone versus radiotherapy followed by surgery for potentially operable locally advanced rectal cancer. *Lancet.* 1996;348:1605–1610.
6. Minsky BD. Adjuvant therapy for rectal cancer: a good first step. *N Engl J Med.* 1997;336:1016–1017.
7. Grann A, Feng C, Wong D, et al. Preoperative combined modality therapy for clinically resectable uT3 rectal adenocarcinoma. *Int J Radiat Oncol Biol Phys.* 2001;49:987–995.
8. Hyams DM, Mamounas EP, Petrelli N, et al. A clinical trial to evaluate the worth of preoperative multimodality therapy in patients with operable carcinoma of the rectum: a progress report of National Surgical Breast and Bowel Project Protocol R-03. *Dis Colon Rectum.* 1997;40:131–139.
9. Levy MJ, Norton ID, Clain JE, et al. Prospective study of bacteremia and complications with EUS FNA of rectal and perirectal lesions. *Clin Gastroenterol Hepatol.* 2007;5:684–689.
10. Kwok H, Bissett IP, Hill GL. Preoperative staging of rectal cancer. *Int J Colorectal Dis.* 2000;15:9–20.
11. Thaler W, Watzka S, Martin F, et al. Preoperative staging of rectal cancer by endoluminal ultrasound vs. magnetic resonance imaging: preliminary results of a prospective, comparative study. *Dis Colon Rectum.* 1994;37:1189–1193.
12. Meyenberger C, Huch Boni RA, Bertschinger P, et al. Endoscopic ultrasound and endorectal magnetic resonance imaging: a prospective, comparative study for preoperative staging and follow-up of rectal cancer. *Endoscopy.* 1995;27:469–479.
13. Guinet C, Buy JN, Ghossain MA, et al. Comparison of magnetic resonance imaging and computed tomography in the preoperative staging of rectal cancer. *Arch Surg.* 1990;125:385–388.
14. Puli SR, Bechtold ML, Reddy JB, et al. How good is endoscopic ultrasound in differentiating various T stages of rectal cancer? Meta-analysis and systematic review. *Ann Surg Oncol.* 2009;16:254.
15. Harewood GC, Wiersema MJ, Nelson H, et al. A prospective, blinded assessment of the impact of preoperative staging on the management of rectal cancer. *Gastroenterology.* 2002;123:24–32.
16. Harewood GC, Wiersema MJ. Cost-effectiveness of endoscopic ultrasonography in the evaluation of proximal rectal cancer. *Am J Gastroenterol.* 2002;97:874–882.

17. Hawes RH. New staging techniques: endoscopic ultrasound. *Cancer*. 1993; 71(suppl):4207–4213.

18. Puli SR, Reddy JB, Bechtold ML, et al. Accuracy of endoscopic ultrasound to diagnose nodal invasion by rectal cancers: a meta-analysis and systematic review. *Ann Surg Oncol*. 2009;16:1255.

19. Wiersema MJ, Kochman ML, Cramer HM, et al. Endosonography-guided real-time fine-needle aspiration biopsy. *Gastrointest Endosc*. 1994;40:700–707.

20. Chang KJ, Nguyen P, Erickson RA, et al. The clinical utility of endoscopic ultrasound-guided fine-needle aspiration in the diagnosis and staging of pancreatic carcinoma. *Gastrointest Endosc*. 1997;45:387–393.

21. Rodriguez J, Kasberg C, Nipper M, et al. CT-guided needle biopsy of the pancreas: a retrospective analysis of diagnostic accuracy. *Am J Gastroenterol*. 1992;87:1610–1613.

22. Gress FG, Savides TJ, Sandler A, et al. Endoscopic ultrasonography, fine-needle aspiration biopsy guided by endoscopic ultrasonography, and computed tomography in the preoperative staging of non–small-cell lung cancer: a comparison study. *Ann Intern Med*. 1997;127:604–612.

23. Wiersema MJ, Vilmann P, Giovannini M, et al. Endosonography-guided fine-needle aspiration biopsy: diagnostic accuracy and complication assessment. *Gastroenterology*. 1997;112:1087–1095.

24. Giovannini M, Seitz JF, Monges G, et al. Fine-needle aspiration cytology guided by endoscopic ultrasonography: results in 141 patients. *Endoscopy*. 1995;27:171–177.

25. Williams DB, Sahai AV, Aabakken L, et al. Endoscopic ultrasound guided fine needle aspiration biopsy: a large single centre experience. *Gut*. 1999; 44:720–726.

26. Catalano MF, Alcocer E, Chak A, et al. Evaluation of metastatic celiac axis lymph nodes in patients with esophageal carcinoma: accuracy of EUS. *Gastrointest Endosc*. 1999;50:352–356.

27. Giovannini M, Monges G, Seitz JF, et al. Distant lymph node metastases in esophageal cancer: impact of endoscopic ultrasound-guided biopsy. *Endoscopy*. 1999;31:536–540.

28. Gleeson FC, Clain JE, Papachristou GI, et al. Prospective assessment of EUS criteria for lymphadenopathy associated with rectal cancer. *Gastrointest Endosc*. 2009;69:896–903.

29. Park HH, Nguyen PT, Tran Q, et al. Endoscopic ultrasound-guided fine needle aspiration in the staging of rectal cancer [abstract]. *Gastrointest Endosc*. 2000;51:AB171.

30. Harewood GC. Assessment of clinical impact of endoscopic ultrasound on rectal cancer. *Am J Gastroenterol*. 2004;99:623.

31. Orrom WJ, Wong WD, Rothenberger DA, et al. Endorectal ultrasound in the preoperative staging of rectal tumors: a learning experience. *Dis Colon Rectum*. 1990;33:654–659.

32. Mascagni DCL, Urciuoli P, De Matteo G. Endoluminal ultrasound for early detection of local recurrence of rectal cancer. *Br J Surg*. 1989;76:1176–1180.

33. Ramirez J, Mortensen NJ, Takeuchi N, et al. Endoluminal ultrasonography in the follow-up of patients with rectal cancer. *Br J Surg*. 1994;81:692–694.

34. Novell F, Pascual S, Viella P, et al. Endorectal ultrasonography in the follow-up of rectal cancer: is it a better way to detect early local recurrence? *Int J Colorectal Dis*. 1997;12:78–81.

35. Rotondano G, Esposito P, Pellecchia L, et al. Early detection of locally recurrent rectal cancer by endosonography. *Br J Radiol*. 1997;70:567–571.

36. Hunerbein M, Totkas S, Moesta KT, et al. The role of transrectal ultrasound-guided biopsy in the postoperative follow-up of patients with rectal cancer. *Surgery*. 2001;129:164–169.

37. Lohnert M, Doniec JM, Henne-Bruns D. Effectiveness of endoluminal sonography in the identification of occult local rectal cancer. *Dis Colon Rectum*. 2000;43:483–491.

38. Mellgren A, Sirivongs P, Rothenberger DA, et al. Is local excision adequate therapy for early rectal cancer? *Dis Colon Rectum*. 2000;43:1064–1071.

39. Saitoh N, Okui K, Sarashina H, et al. Evaluation of echographic diagnosis of rectal cancer using intrarectal ultrasonic examination. *Dis Colon Rectum*. 1986;29:234–242.

40. Feifel G, Hildebrandt U, Dhom G. Assessment of depth of invasion in rectal cancer by endosonography. *Endoscopy*. 1987;19:64–67.

41. Beynon J, Foy DM, Temple LN, et al. The endosonic appearances of normal colon and rectum. *Dis Colon Rectum*. 1986;29:810–813.

42. Yamashita Y, Machi J, Shirouzu K, et al. Evaluation of endorectal ultrasound for the assessment of wall invasion of rectal cancer: report of a case. *Dis Colon Rectum*. 1988;31:617–623.

43. Rifkin MD, Ehrlich SM, Marks G. Staging of rectal carcinoma: prospective comparison of endorectal US and CT. *Radiology*. 1989;170:319–322.

44. Hildebrandt U, Klein T, Feifel G, et al. Endosonography of pararectal lymph nodes: in vitro and in vivo evaluation. *Dis Colon Rectum*. 1990; 33:863–868.

45. Cho E, Nakajima M, Yasuda K, et al. Endoscopic ultrasonography in the diagnosis of colorectal cancer invasion. *Gastrointest Endosc*. 1993;39:521–527.

46. Herzog U, von Flue M, Tondelli P, et al. How accurate is endorectal ultrasound in the preoperative staging of rectal cancer? *Dis Colon Rectum*. 1993; 36:127–134.

47. Glaser F, Kuntz C, Schlag P, et al. Endorectal ultrasound for control of preoperative radiotherapy of rectal cancer. *Ann Surg*. 1993;217:64–71.

48. Nielsen MB, Qvitzau S, Pedersen JF, et al. Endosonography for preoperative staging of rectal tumours. *Acta Radiol*. 1996;37:799–803.

49. Sailer M, Leppert R, Kraemer M, et al. The value of endorectal ultrasound in the assessment of adenomas, T1- and T2-carcinomas. *Int J Colorectal Dis*. 1997;12:214–219.

50. Nishimori H, Sasaki K, Hirata K, et al. The value of endoscopic ultrasonography in preoperative evaluation of rectal cancer. *Int Surg*. 1998;83:157–160.

51. Norton SA, Thomas MG. Staging of rectosigmoid neoplasia with colonoscopic endoluminal ultrasonography. *Br J Surg*. 1999;86:942–946.

52. Akasu T, Kondo H, Moriya Y, et al. Endorectal ultrasonography and treatment of early stage rectal cancer. *World J Surg*. 2000;24:1061–1068.

53. Garcia-Aguilar J, Pollack J, Lee SH, et al. Accuracy of endorectal ultrasonography in preoperative staging of rectal tumors. *Dis Colon Rectum*. 2002;45:10–15.

54. Marusch F, Koch A, Schmidt U, et al. Routine use of transrectal ultrasound in rectal carcinoma: results of a prospective multicenter study. *Endoscopy*. 2002;34:385–390.

55. Beynon J, Mortensen NJ, Foy DM, et al. Pre-operative assessment of local invasion in rectal cancer: digital examination, endoluminal sonography or computed tomography? *Br J Surg*. 1986;73:1015–1017.

56. Boyce GA, Sivak Jr MV, Lavery IC, et al. Endoscopic ultrasound in the preoperative staging of rectal carcinoma. *Gastrointest Endosc*. 1992;38:468–471.

57. Massari M, De Simone M, Cioffi U, et al. Value and limits of endorectal ultrasonography for preoperative staging of rectal carcinoma. *Surg Laparosc Endosc*. 1998;8:438–444.

58. Adams DR, Blatchford GJ, Lin KM, et al. Use of preoperative ultrasound staging for treatment of rectal cancer. *Dis Colon Rectum*. 1999;42:159–166.

59. Spinelli P, Schiavo M, Meroni E, et al. Results of EUS in detecting perirectal lymph node metastases of rectal cancer: the pathologist makes the difference. *Gastrointest Endosc*. 1999;49:754–758.

60. Kaneko K, Boku N, Hosokawa K, et al. Diagnostic utility of endoscopic ultrasonography for preoperative rectal cancer staging estimation. *Jpn J Clin Oncol*. 1996;26:30–35.

61. Osti MF, Padovan FS, Pirolli C, et al. Comparison between transrectal ultrasonography and computed tomography with rectal inflation of gas in preoperative staging of lower rectal cancer. *Eur Radiol*. 1997;7:26–30.

62. Akasu T, Sugihara K, Moriya Y, et al. Limitations and pitfalls of transrectal ultrasonography for staging of rectal cancer. *Dis Colon Rectum*. 1997; 40(suppl):S10–S15.

63. Ramana KN, Murthy PV, Rao KP, et al. Transrectal ultrasonography versus computed tomography in staging rectal carcinoma. *Indian J Gastroenterol*. 1997;16:142–143.

64. Kim JC, Yu CS, Jung HY, et al. Source of errors in the evaluation of early rectal cancer by endoluminal ultrasonography. *Dis Colon Rectum*. 2001; 44:1302–1309.

65. Gualdi GF, Casciani E, Guadalaxara A, et al. Local staging of rectal cancer with transrectal ultrasound and endorectal magnetic resonance imaging: comparison with histologic findings. *Dis Colon Rectum*. 2000;43:338–345.

66. Shami VM, Parmar KS, Waxman I. Clinical impact of endoscopic ultrasound and endoscopic ultrasound-guided fine-needle aspiration in the management of rectal carcinoma. *Dis Colon Rectum*. 2004;47:59–65.

67. Hsieh PS, Changchien CR, Chen JS, et al. Comparing results of preoperative staging of rectal tumor using endorectal ultrasonography and histopathology. *Chang Gung Med J*. 2003;26:474–478.

68. Starck M, Bohe M, Simanaitis M, et al. Rectal endosonography can distinguish benign rectal lesions from invasive early rectal cancers. *Colorectal Dis*. 2003;5:246–250.

69. Waizer A, Powsner E, Russo I, et al. Prospective comparative study of magnetic resonance imaging versus transrectal ultrasound for preoperative staging and follow-up of rectal cancer: preliminary report. *Dis Colon Rectum*. 1991;34:1068–1072.

70. Pappalardo G, Reggio D, Frattaroli FM, et al. The value of endoluminal ultrasonography and computed tomography in the staging of rectal cancer: a preliminary study. *J Surg Oncol*. 1990;43:219–222.

71. Romano G, de Rosa P, Vallone G, et al. Intrarectal ultrasound and computed tomography in the pre- and postoperative assessment of patients with rectal cancer. *Br J Surg*. 1985;72(suppl):S117–S119.

72. Kramann B, Hildebrandt U. Computed tomography versus endosonography in the staging of rectal carcinoma: a comparative study. *Int J Colorectal Dis*. 1986;1:216–218.

73. Hildebrandt U, Feifel G. Preoperative staging of rectal cancer by intrarectal ultrasound. *Dis Colon Rectum*. 1985;28:42–46.

74. Mackay SG, Pager CK, Joseph D, et al. Assessment of the accuracy of transrectal ultrasonography in anorectal neoplasia. *Br J Surg*. 2003;90:346–350.

75. Marone P, Petrulio F, de Bellis M, et al. Role of endoscopic ultrasonography in the staging of rectal cancer: a retrospective study of 63 patients. *J Clin Gastroenterol*. 2000;30:420–424.

76. Sentovich SM, Blatchford GJ, Falk PM, et al. Transrectal ultrasound of rectal tumors. *Am J Surg*. 1993;166:638–641, discussion 641–642.

77. Maro Y, Nadler M, Barshack I, et al. Endoscopic ultrasound staging of rectal cancer: diagnostic value before and following chemoradiation. *J Gastroenterol Hepatol*. 2006;21:454–458.

第 19 章

肛门 EUS 评估肛门括约肌

Steve Halligan

（赵建业　郑艳敏　邓全军　译　谢立群　校）

内容要点

- *肛门 EUS 操作简单，可以看到肛门括约肌复合体，尤其是肛门内括约肌和肛门外括约肌。*
- *肛门 EUS 能够显示括约肌的撕裂及缺损。*
- *肛门 EUS 能够显示括约肌形态特征及确定肌肉质量。*
- *肛门 EUS 是确定肛门失禁病因的一种最重要的检查。*

概述

1989 年首次描述的肛门 EUS 是一种将肛门括约肌复合体用高空间分辨率来解释构成括约肌的各个组成部分的可视性技术，尽管有肛内磁共振成像（MRI）的问世，肛门 EUS 仍具有最高空间分辨率以及简便易行等优点。肛门 EUS 的推出引发了对肛门失禁原因（及其治疗）的革命性再认识，既往肛门失禁一直被认为主要是由于盆腔神经病变引起。当用肛门 EUS 对肛门失禁患者进行研究时发现很多病例存在隐性的肛门括约肌中断。肛门括约肌中断的患者可行外科手术治疗，目的是恢复括约肌环的完整性。而括约肌完整但括约肌质量较差的这些患者可采取保守治疗或其他的手术方法。

目前，对这些患者的临床决策过程中，肛门 EUS 取代了生理性检测，成为举足轻重的检查。尽管肛门 EUS 可能最经常使用在产伤后，但它也同时有助于对引起大便失禁的其他的解剖性病因的认识。例如，检查者利用肛门 EUS 确定神经性大便失禁的病因是一种特定模式的肛门括约肌萎缩，肛门 EUS 还能识别隐匿性大便失禁和肛门外科术后损害引起的大便失禁。

设备及检测技术

虽然可以用超声内镜进行肛门检查，但是最好还是应用专门肛门超声探头。肛门是一个表浅的结构，超声内镜和专门设计的超声探头相比，既繁琐又昂贵。肛门 EUS 首次采用最初设计用于直肠癌分期和前列腺成像的 7.5 MHz 的传感器。由橡胶气囊包绕传感器经肛门插入直肠，气囊充满脱气水，传感器机械转动从而显示直肠肠壁 360° 超声图像。伦敦圣马克医院 Clive Bartram 教授通过简单地更换具有刚性塑料锥形的软橡胶气囊，实现了传感器可以安全地由肛门进出。这个操作之前是不可能实现的，因为肛门包裹旋转的金属传感器的球囊引发肛门收缩，导致气囊破裂。

新型的探头内装置了一个更高频率的具有永久性硬盖固定的换能器（图 19.1），有些还具备立体的功能，实现了探头进出过程中完成图像采集（EUPR54AW-19/33，Hitachi Medical Systems，Wellingborough，UK），或者通过在囊内装有可沿 Z 轴移动而头部保持固定肛管内的换能器探头完成图像采集，（2052 transducer，BK Medical，Herlev，Denmark）。

有经验的操作者行肛门 EUS 检查，操作时间短，检查简单，患者容易耐受。患者无需特殊准备。患者被告知会有些不适，就像小手指进入肛门那样，比做肛门指诊要舒服得多。对于患者而言，探头可能是令人恐惧的一件设备，所以必须告知患者，探头只会进入肛门远端数厘米（而超声内镜进入直肠显然可以插的更深一些）。

男性取左侧卧位，女性最好俯卧位进行检查。女性在左侧卧位检查时偶尔可能扭曲前会阴解剖，从而诱导不对称的图像，这使得很难区分正常解

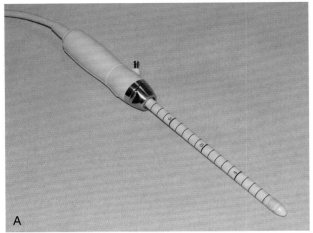

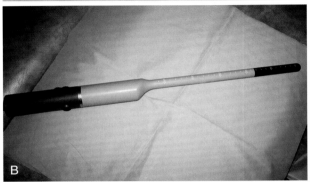

图 19.1　检查肛门括约肌复合体的超声探头。**A**，日立 EUP-R54AW-19/33 电子径向探头。**B,** B 和 K 医疗 1846 探头。（**A**，Courtesy of Hitachi Medical Systems, Wellingborough, UK；**B**，Courtesy of BK Medical，Herlev，Denmark.）

剖还是会阴瘢痕。在过去需要用注射器通过侧孔注入脱气水充满换能器，将位于探头尖端的空气通过针孔排出来实现声耦合。然而，最现代化的探头只需要尖端涂布润滑的超声检查用胶，然后套上一个以便于插入的有润滑作用的安全套，只要探头插入肛门，马上就可进行图像采集。操作要领是是将探头即换能器插入直肠远端，然后轻轻地回撤探头，慢慢来检查肛门括约肌。

对于所有的超声检查，检查发现的疾病通常是基于实时显示在监视器屏幕上超声图像（除三维采集情况下，其余全部的检查可以稍后重放）。静止图像通常需要存档，通常在三个层面：近端肛管、中段肛管和远端肛管（见下文）可以很方便地获得这些静止图像。在这三个解剖水平按标准放大倍率成像，然后在每个部位用更高的 3 倍倍率放大重复检查，总共生成 6 幅图像。探头定向前部（即在 12 点钟的位置）是最上层。对于有经验的熟悉正常与异常解剖的操作者，特别是面对肛门括约肌正常的被检者，检查通常是非常快，也许只有一分钟左右。

肛门括约肌解剖

显然，充分了解肛门基本解剖是准确解读 EUS 声像结果的一个先决条件。肛门括约肌包括肛门外括约肌肛门内括约肌：肛门外括约肌（EAS）由横纹肌组成，而肛门内括约肌（IAS）是平滑肌。两种括约肌就形成了两个圆柱层，肛门内括约肌层在最内层（图 19.2）。

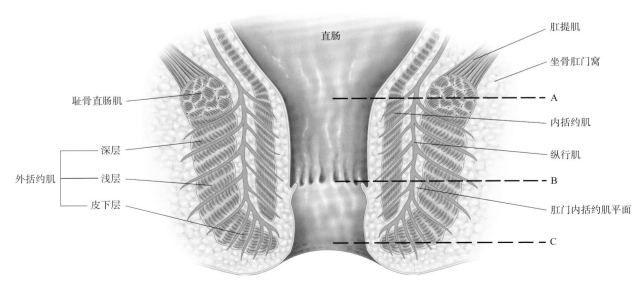

图 19.2　重要的肛管结构冠状面图示。扫描水平对应于图 19.3

肛门外括约肌起自盆底横纹肌由三层柱状纤维束构成（分浅层、深层及皮下层），但在实际工作中很难区分。深层部分与耻骨直肠肌（耻骨尾骨肌）融合，它本身与盆底的肛提肌合并。肛门外括约肌向末端延伸 1cm 就是肛门内括约肌，是肛门外括约肌皮下组织的一部分。在肛门外括约肌前方是密切相关的一些周边结构，如会阴浅横肌和会阴体。在后方，是连续的提肛韧带，通常是在男性更突出的一个结构，不应被误认为是后括约肌缺损。女性肛门外括约肌前部比男性更短，这个情况不应该与括约肌缺损混淆。

肛门内括约肌是肠管末端平滑肌环形增厚所形成。从肛门直肠交界处至齿状线以下约 1 ～ 1.5cm（见图 19.2）。肠管纵形肌也终止在肛管，但与肛门内括约肌相比不太明显。在肛门外括约肌与肛门内括约肌之间有互相交叉的纵肌，终止于肛门外括约肌皮下部和肛门皮下。内外括约肌之间的纵肌确切的括约功能与内外括约肌相比较弱，其主要功能为在排便时起支撑作用，防止肠管扭转。在肛门外括约肌和纵肌之间有一潜在空间，可能充填脂肪。肛门括约肌被包围在坐骨肛门所形成的的空间（通常简称为坐骨直肠窝），主要含有脂肪。

肛门括约肌正前方是中央会阴肌腱或会阴体。在男性，中央会阴肌腱位于后球海绵体肌和阴茎海绵体及其相关肌肉，而在女性，就位于肛门阴道隔内。许多纤维结构插入到会阴体，如肛门外括约肌、会阴深、浅横肌、球海绵体肌、耻骨直肠肌。这些结构不应该与括约肌的缺陷混淆。例如，目前已经确认正常的肛门括约肌存在解剖学变异，比如区别会阴浅横肌与肛门外括约肌之间的关系。

远端肛管内衬复层鳞状上皮，内含丰富的感受器。这些感受器大部分集中在齿状线与近端柱状上皮交界处。肛管皮下组织比较厚，皮下组织、血管及周围空间组成的肛垫在抑制排便方面也发挥了重要作用。

正常超声内镜发现

因为肛门周围的括约肌是圆柱形，一个 360° 的视野是最佳的，一旦考虑括约肌缺损，轴面结构图像对外科手术有指导价值。如前所述，我们可以在三个层面：肛管近端、中段和远端很方便

地取得基准图像。

近端肛管主要通过耻骨直肠肌和横向的会阴部肌肉来确定（图 19.3A）。肛门直肠交界处周围的耻骨直肠肌韧带可以与肛门外括约肌区分，因为其前部向外散开终止于耻骨弓就像与其融合一样（见图 19.3A）。肛门内括约肌显示为一个连续的高回声环，是最容易与其他相邻的肛管组成部分区分，因为其他邻近组织显示为低回声。皮下组织、肛门外括约肌和纵形肌一般都表现出不同程度的高回声，即使用 MRI，这些组织的边界往往是难以准确确定。传感器的频率增加，提高了空间分辨率，也有助于阐明三维成像的超声解剖。

Sultan 等[9] 仔细地按病理解剖层次成像出尸体标本肛管层数，从而验证了超声图像的表现。研究者发现，正常的肌肉回声随着传感器方向改变而改变。因此，正常变异横纹肌滑动可能出现低回声，取决于其传感器方向，不应该与括约肌撕裂或瘢痕混淆。

如果超声探头从近端肛管回撤 1cm 或更多一些，就会发现，随着耻骨直肠肌逐渐延伸至肛门外括约肌，耻骨直肠肌的前端将会聚集在一起。肛门外括约肌形成一个完整圆环的位置则被定义为肛管中部（如图 19.3B）。在这个位置，肛门内括约肌最厚，最易观察。在这个层面，内括约肌平面和纵行肌可能被看成两个不同的层面，而纵行肌则被看作形成了平滑肌纤维束的远端。

缓慢地回撤探头更多一些，将视野移动到皮下的肛门外括约肌（如图 19.3C）。这种结构位于肛门内括约肌末端以下，如果其末端不规则，这些肌肉要么看不见，要么部分可见（一种常见的正常变异）。通常不可能在这个水平确切看到纵行肌，因为在它交叉到肛门外括约肌时已经变薄了，并且它主要是由弹性纤维组织组成，而不是邻近的平滑肌。

只有操作者牢固地掌握了之前描述的正常的超声解剖结构，才能正确地解读肛门 EUS 检查的超声图像。肛门括约肌疾病是指括约肌肌肉中断（即继发于各种原因的括约肌裂伤）或者是神经肌肉萎缩或变性引起的肌肉质量异常。正常的超声图像表现结合年龄和性别来正确地鉴别肌肉质量很重要。Frudinger 等[7] 通过高频率肛门 EUS 检查 150 例从未生育过的妇女，发现了年龄相关的肛门

前

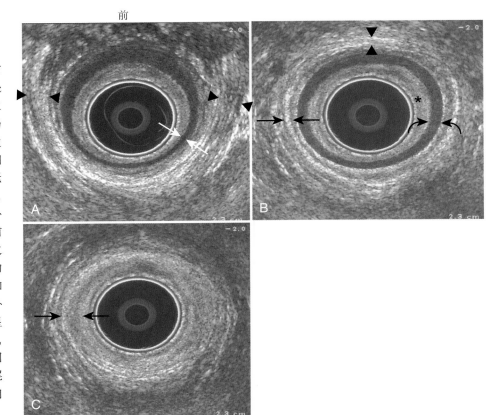

图 19.3 女性正常肛管的超声声像解剖。此扫描使用 10MHz 360° 的探头。**A**，近端肛管水平。在这个层面上，耻骨直肠肌的前端可以很好地看到双边（箭头之间）就像肌肉纤维朝向耻骨。肛门括约肌之间的低回声也清楚地看到（箭头）。**B**，肛管中部。在这个层面上，外括约肌浅部肛管周围特别是前方形成一个完整的环（箭头之间）。内括约肌最厚（弯曲的箭头之间）。括约肌间平面和纵行肌（箭头之间）在内，外括约肌之间。皮下组织（星号）位于内括约肌内侧。**C**，肛管末节。在这个层面上，因为扫描平面是内括约肌终端尾侧，主要是外括约肌皮下肌肉（箭头之间）。

括约肌形态学的差异，结果是肛门内括约肌的厚度与年龄呈显著正相关。相反，肛门外括约肌的厚度与年龄呈显著负相关[7]。也有一些证据表明，肛门内括约肌的反射率随年龄的增加而增加。在皮下组织，纵行肌或耻骨直肠肌中，年龄与其厚度无明显相关性[7]。

正常成人肛门内括约肌平均为 2～3mm 厚（在肛管中部的 3 点或 9 点的位置），但较薄的肛门内括约肌在有症状的老人有更大的显著性（见后面的章节）。此外，尽管与邻近结构相比肛门内括约肌可以很容易测量到，其他的肌肉可能难以测量，且可能存在更大的观察误差。Gold 等用肛门 EUS 测量 51 例相邻肛管组织的结构，结果发现，尽管组内一致性要优于组间一致性，测量的肛门外括约肌 95% 可信区间的一致性限值为 5mm，而肛门内括约肌为 1.5mm[10]。从诊断的角度来看，更重要的是，组内一致性对诊断括约肌中断和肛门内括约肌回声非常好（分别为 κ=0.80 和 0.74）[10]。

考虑到肛管结构和超声表现的不同特点，男性和女性的超声图像存在明显的差异。最重要的

是，对女性来讲，肛门外括约肌前部周环更短。不久前这种差异已被鉴别，且 Williams 等[8] 使用三维超声内镜检查，发现女性肛门外括约肌头尾长度约为 17mm，而男性为 30mm。女性肛门外括约肌短前管可能被误解为括约肌缺损。此外，由于男性肌肉组成差异，通常具有更多的横纹肌外观（图 19.4）。

肛门括约肌功能

绝大多数临床医生要求肛门 EUS 检查是因为患者诉肛门失禁，或者是排气失禁，或者是排气排便均失禁。因此，了解一些肛门括约肌功能的基础知识很重要。

肛门括约肌是人体中最复杂的括约肌。肛门和盆底肌肉之间的多方面关系维持平衡，通过躯体和自主神经通路，这种效应在排便时暂时克服。肛门内括约肌是受交感骶前神经纤维支配的，且不受意识控制。它主要负责在静息状态下停止肛门收缩，这是一个连续的不随意收缩状态。尽管是横纹肌，耻骨直肠肌和肛门外括约肌也显示一些静息压，且可以在腹内压突然增加时迅速无意

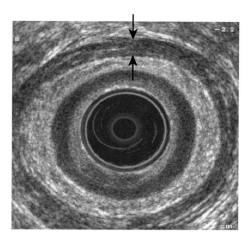

图 19.4　在无症状的患者肛管中部肛门 EUS 检查。与图 19.3 相比有更多的条纹表现，特别是外括约肌（箭头之间）呈低回声。

识的收缩肛门以防止肛门失禁。肛门外括约肌受阴部神经（S2，S3，S4）支配。

排便是在运动和进食时由结肠平滑肌收缩诱发的。这些收缩推动粪便从乙状结肠进入空旷的直肠，且刺激直肠感觉神经产生排便冲动。这些神经也能确定直肠内容物的性质（即固体、液体或气体）。除了括约肌的完整性外，全直肠的感觉和鉴别气体、液体和固体内容物的能力是肠道蠕动持续的重要组成部分。一项研究表明由于一些感受器位于骨盆底部，直肠切除后感觉持续存在。直肠填充引起肛门括约肌舒张反射（直肠 - 肛门抑制），直肠收缩耻骨直肠肌和肛门外括约肌收缩，这两者都是由意识控制的调节。肛管内的粪便在齿状线接触神经感受器，大大强化了排便冲动，这可被横纹肌收缩有利地抑制，直到正常排便。如果是这样，盆底松弛和增加腹内压创造了一个从直肠到肛门的压力梯度，进而导致排便。

肛门外括约肌和肛门内括约肌在肛门排便运动中的正常功能以及贡献可以用来预测哪块肌肉是异常的。例如，肛门内括约肌异常通常导致被动性大便失禁（即患者不知道大便失禁即将发生），但肛门外括约肌异常更频繁的表现为急迫性大便失禁（例如，患者无法有意识地推迟排便）[12]。

肛门直肠生理测试

在肛门 EUS 检查发明之前，主要通过肛门直肠生理试验测定括约肌的完整性和功能，测试神经完整性，传导以及肌肉性能。几乎没有生理学测试可绝对地做出诊断（仅依靠生理学检查做出诊断是武断的），大部分需要考虑到症状、临床表现和影像。然而，这些测试提供了宝贵的互补信息，且一直需要与超声内镜检查结合起来。因此，在这一领域行超声内镜检查需要知道这些测试，但是在不同的实验室，其正常值不同。

测压法

由于用手指评估肛门压力是不可靠的，我们常用测压法来确定直肠和肛管压力。测压系统据复杂性分不同种类，如简单的气囊连接压力传感器导管灌注通道测量压力，固态多位点同时测压导管，以及超过 24 小时或更长时间的记录的流动测量信息系统等等。当导管从直肠撤回到肛门时记录的压力升高，当到达肛门边界时又降至正常。这个区域定义为功能肛管长度（相对于解剖长度，通常是较短的）。肛门失禁的患者的高压区域的压力通常是降低的。一个稳定的肛门测压导管可以测量肛管静息压力，它主要反映了肛门内括约肌的功能。在一般情况下，静息压降低意味着肛门内括约肌疾病。相反，当患者自动收缩肛门时产生的压力高于静息压，它反映了肛门外括约肌的功能。当肛门外括约肌裂伤和产后损伤时这种压力往往是降低的。对于极个别患者，当静息压和收缩压都出现异常时说明肛门内外括约肌复合疾病。

阴部神经潜伏期

阴部神经末端运动神经元的潜伏期是测定在手指刺激阴部神经，进而诱导肛门括约肌收缩时的电位。试验通过使用带有刺激电极的一次性手套在基底部与压力感受器作用，刺激坐骨棘附近的感觉和运动神经元。目前认为拉伸损伤的结果导致神经传导缓慢。拉伸损伤主要是由于分娩[2,14]或慢性拉伤[15]所致，而正常人过度拉伸可以显示神经传导减慢。阴部神经病变的临床意义尚不清楚，其中神经病变的程度与盆底下降和肛门的感觉应该是直接相关的，但研究结果不能证明这点[16]。然而，那些具有阴部神经潜伏期异常的患者，尽管他们的肛门括约肌是完整的，但常常由于括约肌神经变性而导致大便失禁，而且一旦存在潜在的神经病变，那么括约肌将很难成功手术修复[17]。

肌电图描记法

针电极插入肛门外括约肌可以确定其活动和肌肉质量。失去神经支配的括约肌可以通过将附近健康神经轴移植过来来改善神经传导，而肌电图描记法可以量化评估移植效果，因为记录的括约肌的动作电位是多相的。在发明了肛门 EUS 检查以前，肌电图一直是术前诊断肛门括约肌撕裂唯一可靠的方法；针电极插入疑似病变部位时记录不到肌电位。如果错误地盲插到正常的肌肉组织也有可能产生肌电位。针电极沿肛门环周穿刺，直到产生正常电位，从而寻找括约肌的病变位点。肌电图描记法是有痛的，不能麻醉的，因为局部麻醉干扰记录。幸运的是，在检测括约肌功能缺陷方面，肛门 EUS 检查比肌电图描记法更有优势[18]。

肛门失禁超声表现

正如前面提到的，大多数临床转诊行 AES 检查是肛门失禁患者。肛门失禁可能有多种原因，其中很多机制涉及括约肌的完整性和质量。AES 诊断检查被认为可以起到评估这个问题的核心作用，因为可靠地识别这些患者是否有括约肌撕裂，选择可能受益于恢复括约肌环手术的患者，而在防止对其他的患者进行不必要的手术。体检不能可靠地检测肛门括约肌是否缺损，肛管压力虽然可以帮助评估括约肌功能，以确定是否正常，但不能说明是否是因为失去括约肌的完整性或神经病而引起的。

肛门失禁是很常见的，尤其是妇女，其患病率随着年龄的增长而增加。总人口的 2% 的年龄超过 45 岁的妇女患有肛门失禁[19]，超过 65 岁时的患病率上升至 7%[20]。在养老院或医院，大约有 1/3 的人群有肛门失禁[19]，也能有因漏报而存在更高的患病率。肛门失禁具一定的经济影响。1988 年的一项研究估计，尽在美国每年用于肛门失禁的费用高达 4 亿美元，并且是老年患者入住需护理的养老院第二常见原因[21]。目前已经明确肛门失禁的几个临床分级系统。

产科损伤

分娩是肛门失禁的常见原因，分娩直接撕裂肛门括约肌或损伤括约肌神经。在肛门 EUS 发明应用以前，大家普遍认为括约肌神经损伤是分娩相关大便失禁的主要原因，因为阴道分娩后由于拉伸损伤影响阴部神经传导[2]，而肛门括约肌撕裂伤被认为是一个比较罕见的事件，因为临床上阴道分娩所致肛门括约肌撕裂伤的概率只有 1/200[22]。然而，通过肛门 EUS 检查发现肛门括约肌撕裂发生率比原来设想的要高得多。一项早期肛门 EUS 研究表明，11 例被诊断为神经性大便失禁的经产妇中 4 例存在无可否认的肛门括约肌损伤[23]。进一步研究表明，62 例肛门外括约肌损伤的女性中有 56 例与分娩裂伤有关（90%）[24]。

在一个具有里程碑意义的研究中，Sultan 等[25]通过肛门 EUS 研究 202 例随机选择的女性分娩前后括约肌损伤情况，发现 79 例初产妇中有 28 例肛门括约肌损伤（35%），48 例经产妇中 21 例肛门括约肌损伤（44%）。此外，内镜声像图法观察发现，括约肌损伤与分娩后 6 周肛门失禁症状和生理学损伤相关，表现为静息压和肛门收缩压降低。初产妇分娩前均未出现括约肌障碍，剖腹产的女性无一例出现括约肌缺陷。这些研究结果证实，阴道分娩可以导致括约肌损伤，尤其是产钳牵拉术。此外，研究还证实，单纯阴道分娩后立即临床检查会导致多数肛门括约肌损伤的患者漏诊。

如果在分娩时有重大损伤，肛门失禁会立刻发生，但有许多女性会晚一些出现。这可能是由于多次分娩、进行性的神经病变、年龄、更年期因素的累积效应超出了机体的代偿机制所致。很多女性由于尴尬而不去诉说，或是因为她们的医生认为这种病症无法治愈。超声内镜检查的准确性无论在病理组织结构[9]上还是在外科手术中[18]都已得到证实，并且准确率能达到 95%[23,26,27]。例如，一项包含有 44 例患者的研究发现，23 例肛门外括约肌及 21 例肛门内括约肌术前经超声内镜检查显示有缺损的所有患者，在以后的外科手术中都被证实[26]。

括约肌为圆柱体样结构，一旦发现中断就可诊断为括约肌撕裂。肛门内括约肌环低回声区域的中断提示肛门内括约肌缺损，而肛门外括约肌不均匀回声区的不连续性则被定义为缺损，这种缺损定位于内括约肌平面及纵行肌的周围。产科损伤通常位于前部，这是阴道部位。由于肛门内外括约肌毗邻，因此产科损伤经常同时累及两者。单纯的肛门外括约肌损伤在产科损伤中比较少见，单纯的肛门内括约肌损伤更是罕见。

严重损伤中，整个括约肌前部功能是完全丧失的，伴有阴道与肛管之间泄殖腔的缺损（图19.5）。然而，在婴儿出生后，它会很快做出某种修复去缩紧会阴到可变的程度。实施这种修复的能力变化极大（图 19.6～19.8）。瘢痕组织在括约肌末端形成，在超声声像图上表现为缺损。目前尚不清楚症状与超声声像图上表现的损伤范围之间是如何关联。例如，一项包含有 330 例女性患者的研究发现，尽管有肛门外括约肌撕裂的女性比哪些没有肛门外括约肌撕裂的女性的基础收缩压更低，但其撕裂的形态（按照纵行及环行的范围）无论与临床症状还是与受损的肛门压力之间没有相关性[28]。患者可能在最初损伤的数年后出现临床症状（图 19.8），有些患者可能括约肌有较大缺损，但一开始就没有任何临床症状（图19.6）。一项前瞻性的研究结果也支持这种观点，在这项研究中，他们发现许多女性在分娩后有明确的证据表明有肛门括约肌的损伤，但他们几乎没有临床症状[29]。另外对 124 位经阴道分娩出现迟发性肛门失禁的住院妈妈进行研究发现，71%的女性有超声图像上的括约肌的缺损，尽管分娩致肛门括约肌撕裂与临床症状的出现存在短暂分

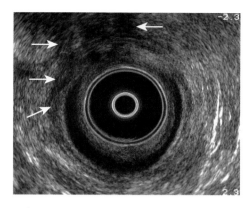

图 19.6　典型的影响到肛门内、外括约肌的前产道损伤。 这位 29 岁的女性没有临床症状，作为研究的一部分做了肛门超声检查。分娩后一期修补术是对外括约肌进行了一定程度的修复，但修补后在超声声像图上仍显示有缺损（箭头所指）。

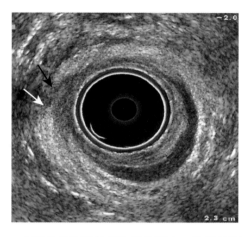

图 19.7　典型的前产道的损伤影响到内、外括约肌。 经一期修补后的括约肌在理论上被很好连接到一起（箭头所指），但患者分娩后出现肛门失禁。

离现象，目前确认括约肌的缺损就是肛门失禁的病因[30]。

会阴撕裂不直接涉及括约肌，因此认为它不大可能会导致直接的临床症状（图 19.9）。一项对 55 例未育女性前瞻性的研究表明，产后借助超声内镜检查发现，29% 的女性存在产后损伤。但是，那些女性的损伤仅仅存在于提肛肌或会阴横部的肌肉群，不会导致临床症状，肛门压力下降与症状无关也被注意到[31]。产后肛管形态可能会改变，但不伴有会阴或括约肌的直接撕裂。特别指出的是，二维及三维的研究均发现在经阴道分娩后，前肛门外括约肌会缩短，但在超声声像上没有任何撕裂的证据（分娩后括约肌的延长会永久改变

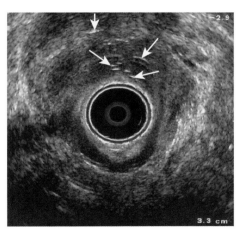

图 19.5　产科损伤。 女性经阴道分娩 5 公斤婴儿后前泄殖腔的缺损。注意这里没有内、外括约肌，在缺损处的气体（箭头所指）延伸至探头的表面。

其形状，但不伴随直接的撕裂）[32,33]。另一方面，借助气体在瘘道中呈高回声的原理，肛门 EUS 可被用于检查女性在产后有没有肛门阴道瘘，并用来描述瘘道的形态以及与括约肌功能机制之间的关系（图 19.10）。

　　阴道分娩后会阴及括约肌的损伤，随后应用局麻会迅速修复，除非在临床上发现有明显的撕裂。括约肌外科手术被称为一期修补术，肛门括约肌超声内镜对这类修补手术评价对手术是否进行具有重要意义。

　　很明显，许多女性在一期修补术后仍承受着肛门失禁的痛苦，虽然发现撕裂并进行了修补。对 156 例这样女性的研究发现，40% 的研究对象

有肛门失禁，在超声声像图上表现为持续的括约肌的缺损[34]。另一项研究也发现，56 位女性中的 44 位（79%）经阴道分娩后在临床上发现有肛门外括约肌的撕裂，虽经过一期括约肌修补术，在超声声像图上仍显示有持续的括约肌的缺损，伴随有更多的临床症状，相反于那些经修补后没有超声声像缺损的女性，临床症状更轻更少[35]。这些发现同样被其他的研究者所证实[36]。

　　一期括约肌修补术的目标是恢复括约肌环的完整性，但是占相当比例的病例似乎达不到这个目标（图 19.11）。这可能是因为阴道分娩后会阴的急性水肿与瘀伤，这些因素可能会妨碍进行成功有效的修补。一项对 48 位经一期修补术的女性进行 2 ～ 7 天的观察，发现 90% 女性存在超声声像上的缺损。很多缺损多位于近端肛管，一项研

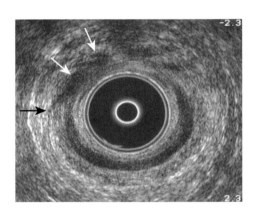

图 19.8　典型的前产道的损伤影响到内、外括约肌。这位 55 岁的女性在阴道分娩的数年后出现了肛门失禁的症状。虽然退化的原因很容易归结于进行性的神经病变，在超声内镜声像图的右前象限上还是很清晰地显示一处缺损（箭头所指）。

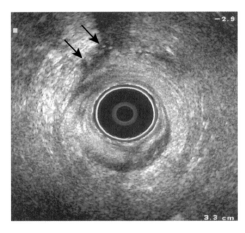

图 19.10　阴道分娩延时女性的前位肛门阴道瘘（箭头所指）。

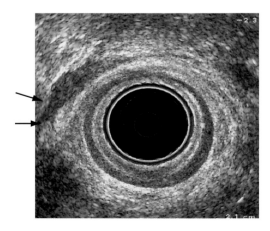

图 19.9　会阴瘢痕。这位阴道分娩无临床症状女性的超声内镜检查声像图中，在右前象限显示的是一处会阴瘢痕（箭头所指）。

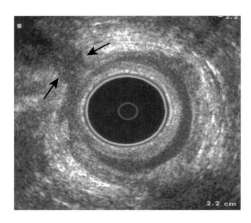

图 19.11　阴道分娩后被临床发现有三度损伤经一期修补术的肛门 EUS 检查。一处有持续的外括约肌缺损显而易见（箭头所指）。

究提示最初的修补术是不彻底的[37]。调查者总结发现修补不完全主要是由于外科手术经验不足所致，而与括约肌损伤的范围关系不大，因为许多操作都是由低年资医生或助产士来实施完成。

如果在一期修补术后仍有症状残留，并且在超声声像上有明确的括约肌持续缺损的证据，那么这些患者可能需要进行二期括约肌修补术。越来越普遍的选择是实施前折叠修补术，手术是将损伤的肛门外括约肌的末端先游离、折叠（绷紧肛管），再将它们缝合在一起。大约 85% 的女性在术后症状会立即得到缓解，但这种缓解作用不持久，5 年后比例会降到 50% 左右[38]。退化的原因尚不明确，但伴随的进行性的神经病变可能参与其中，这可能是术中阴部神经的损伤或肛门括约肌的失神经支配及缺血导致的结果。尽管如此，再次尝试进行二期括约肌修补是可行的，并且能缓解临床症状，即使以前经过许多次尝试，另外延迟的括约肌修补术也是可行的，因为它能产生很好的缓解临床症状的效果[39,40]。

超声内镜检查在评价二期修补术上被认为能起到一定的作用。例如，超声声像上修补的完整性与临床症状及生理状态的改善都有关联性[41]。经良好的前括约肌修补术后，括约肌的末端在超声内镜检查上表现为括约肌的良好折叠（图 19.2），而较差的修补则表现为持续的括约肌的缺损（图 19.3）。目前进行肛门外括约肌修补是必须的，因为对肛门内括约肌进行修补已证实没有价值。良好外括约肌修补的同时伴随着内括约肌缺损可导致持续的临床症状，尤其是对于那些被动失禁的患者。

超声内镜检查也可用于筛选那些容易发生产科损伤的高危女性人群。例如，一些研究者建议肛门 EUS 可作为阴道分娩的一项常规检查，来识别那些有隐性括约肌撕裂的女性[42]，这些女性在随后的分娩中可能会有括约肌撕裂的进一步风险[43,44]，也就是说会增加累积损伤的风险。

超声内镜检查也已经用来决策选择哪种方式收集分娩信息，以达到最佳预测与此相关的括约肌损伤的可能性。

一项包含有 159 例女性的研究发现，超声影像上的撕裂与婴儿头围、体重、会阴侧切术或宫缩的时间无关[45]。但是，借助产钳分娩与括约肌撕裂密切相关，这种相关性也被其他研究人员认

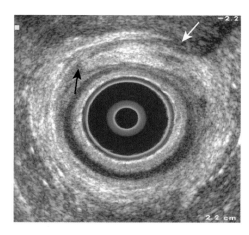

图 19.12　前折叠式括约肌修补术后的良好超声表现。外括约肌末端被很好折叠（箭头之间），并且没有残余缺损。

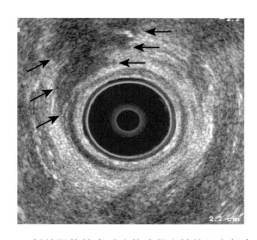

图 19.13　括约肌修补术后症状残留女性的不良超声表现。一处较大的连续的缺损显而易见（箭头所指）。

识到[25,46]。其他研究者也已发现括约肌撕裂与硬膜外麻醉下第二产程延长之间存在关联，产程延长增加了括约肌撕裂的风险，相对危险度比值比为 2：1[46]。借助肛门 EUS 检查有时条件有限，对分娩后女性进行一份简单的肛门失禁的问卷调查，这可能是一种识别她们有没有括约肌损伤的可行方法。Frudinger 等研究发现，通过这样的方法可识别出 60% 阴道分娩后有持续外括约肌撕裂的女性。

肛门 EUS 对识别女性阴道分娩后有没有括约肌损伤是一项革命性的检查方法，但一些学者对肛门 EUS 判断外括约肌撕裂的确切发病率存有异议。例如，虽然 Sultan 等[25]具有里程碑意义的研究发现，初产妇肛门外括约肌撕裂的发生率为 35%，Varma 等[47]则报道真实的发生率接近 9%，其他的研究者报道为 17%[48]。为解决发生率的不

确定性，一项 Meta 分析显示，括约肌缺损在初产女性中的发生率为 27%，而她们中的 30% 具有临床症状。研究者认为括约肌破裂导致产后肛门失禁发生的概率为 80%[49]。

特发性的肛门内括约肌变性及外括约肌萎缩

并非所有的肛门失禁都是括约肌撕裂造成的。很多失禁患者具有完整的括约肌结构，但是括约肌肌肉的功能由于神经肌肉的变性而受损。Vaizey 等[50] 报道 52 例肛门失禁患者，经超声内镜检查她们的肛门内、外括约肌结构完整，但她们的内括约肌很薄，而且具有高反射性。在这组人群中，反映肛门内括约肌功能的残余压力明显降低，但收缩压及阴部神经的反应时间都是正常的。研究者推测在这些患者肛门失禁的病因可能是不连续的、独立的内括约肌的原发变性，因为肛门内括约肌通常随着年龄的增长而增厚，用肛门 EUS 很容易诊断肛门内括约肌是否变薄，对于内括约肌厚度测量在 1mm 或 < 1mm 的任何年龄较大的患者（图 19.14），还应考虑到肛门内括约肌变薄的另一个少见原因是系统性硬化病（硬皮病）[51]。

肛门外括约肌同样可能变性，这个过程被称为萎缩。这种现象是通过肛门内的磁共振检查首先被发现，由于肛门外括约肌横纹肌可明显区别于与坐骨肛管脂肪组织，因此 MRI 检查肌肉组织比肛门 EUS 检查更容易识别[52]。虽然机制不明确，但长期的阴部神经病变可能是一种可能性，肛门外括约肌的萎缩也很重要，因为它会对括约肌的修复产生不利影响。Briel 等[52] 发现在这组人群中，对伴随有肛门外括约肌缺损的这组患者进行外科手术治疗往往是不成功的，因为肛门外括约肌的功能质量将会因萎缩而大打折扣。联合应用肛门内核磁共振及肛门 EUS 检查，Williams 等[53] 可明确肛门外括约肌萎缩的超声特征，并发现在这些患者中，肛门外括约肌回声不均匀，边界不清。特别是肛门外括约肌的侧边缘不清晰，肌层比正常要薄。内括约肌变性和外括约肌萎缩在同一患者中可能同时存在，这可能是长期被称为神经性排便失禁的超声特征（图 19.15）。的确，在同一患者身上发现了内外括约肌的萎缩，同时有伴随的括约肌撕裂。

虽然肛门内磁共振检查在诊断肛门外括约肌萎缩方面，比肛门 EUS 更优越，但研究者发现两种检查方法对于括约肌撕裂的诊断价值相当。肛门内括约肌变性患者括约肌很薄，而且在超声内镜上可很好地被观察，因此肛门 EUS 特别适用于对其进行诊断，而对于老年人，肛门内括约肌通常会随年龄增长而增厚，一项观察发现肛门 EUS 可以区分出正常与非正常肛门内括约肌[54]。而用肛门 EUS 来确诊肛门外括约肌萎缩很困难，首先外括约肌较难界定，其次随着年龄增长，正常的外括约肌趋于变薄[7]。

医源性括约肌损伤及肛门创伤

不幸的是，医源性损害是肛门失禁的相对常见原因。一项包含有 50 例患者的研究报道，在经历各种各样的肛门外科操作术后，46% 的患者发现有括约肌缺损[55]。虽然一些操作的目的是为

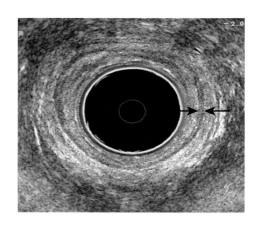

图 19.14 一位患被动肛门失禁 69 岁老年女性的肛门 EUS 声像图。内括约肌（箭头之间）虽完整但几乎不可见，厚度测量为 0.7mm。这提示原发性的肛门内括约肌变性。

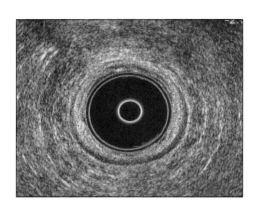

图 19.15 一位患肛门失禁 50 岁女性的肛门 EUS 图。内、外括约肌结构都很完整，但是显示不清晰。外括约肌侧边缘模糊提示萎缩，内括约肌很薄则提示变性。

了寻找分离括约肌的原理机制，但大多数的内括约肌切开术，以及其他的一些操作通常不会引起括约肌损伤。无意的括约肌切开与痔切除术之间的关系已经被很好地认识到（图 19.16）。一项包含有 16 例患者的研究发现，在进行痔切除术后，50% 的患者存在有括约肌缺损[56]。象限式切开肛门内括约肌在有症状患者中应用相当普遍，但是偶尔切开过深就会损伤纵行肌肉以及肛门外括约肌。

在需要肛门扩张操作的患者中，肛门内括约肌也有可能被损伤。在这些病例中，主要特征是环周的广泛的肛门内括约肌断裂（图 19.17）。如果对难治性便秘手工助便操作不仔细，治疗肛瘘的肛门延伸术（Lord 术式）可能是发生这种括约

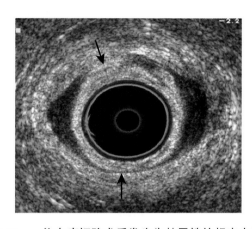

图 19.16　一位在痔切除术后发生失禁男性的超声内镜图。瘢痕提示广泛的内括约肌的分离，及前、后部大的缺损（箭头）。

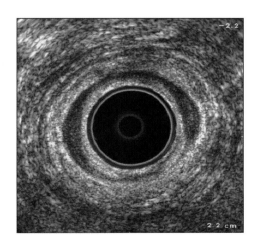

图 19.17　**肛门内括约肌断裂**。超声内镜显示这位肛裂女性肛门扩张后的内括约肌断裂，她目前患有肛门失禁。

肌撕裂方式的常见原因[57]。经肛的固定装置，例如那些被用于低前位切除术的装置，可能在发射固定时无意地与内括约肌吻合在一起，结果造成内括约肌缺损以及随后的被动失禁[58,59]。而侧切中有目的地分离肛门内括约肌，通常是为了仅仅分离尾部长度的 1/3。然而，术后对内括约肌形态进行前瞻性超声研究揭示，分离通常比实际预期的范围更广泛，尤其是女性，可能是因为肛管解剖长度短于男性[60]。这些研究已经提高了内科医生对过度分离肛门内括约肌的认识后果，在肛门超声检查广泛应用后，手术者可能现在比以前更谨慎了。结果是，超声研究已经揭示，一些括约肌切开后发生过持续肛瘘的患者，可能她们在术中没有进行任何的肌肉分离[61]。

肛门 EUS 用于治疗肛门失禁是当前具有重要意义的事情，虽然这项工作相当超前。例如，肛门 EUS 有必要应用于介导硅树脂等填充剂注射到肛门括约肌内，这可能是治疗肛门失禁的举措[62,63]。更多的更新的研究工作已经借助肛门 EUS，将自体成肌细胞运送至外括约肌缺损处，希望这些设计的细胞与周围的环境进行整合，并修复受损的横纹肌功能[64]。

其他肛门疾病的超声表现

虽然肛门 EUS 在肛门失禁患者中发挥主要作用，但它还有其他的应用价值。其中最突出的应用是用于描述肛管直肠瘘的超声图像。外科医生在患者身上实施手术，他们需要知道瘘道与肛门括约肌之间的关系，因为治疗上通常涉及到切开肛瘘并将它开放，以便感染能够引流并随后得到治愈。实际上常常需要掌握对括约肌进行不可避免分离的程度，括约肌分离的程度可能需借助肛门 EUS 来指导。

初期应用肛门 EUS 对肛管直肠瘘进行术前评估，效果不尽人意，评估的效果还赶不上一位经验丰富的结直肠外科医生的肛门指诊[65]。然而，新近应用 10MHz 肛门 EUS 的研究结果却令人乐观。一项对 104 例患者的 108 处肛瘘研究发现，肛门 EUS 能准确分类 81% 病例的主瘘道，而经验丰富外科医生肛门指诊的准确率只有 61%[66]。

超声内镜判断肛管及肠道内开口的位置特别准确，判断的准确性可达 91%[66]。原因在于肠道

开口必然靠近于换能器界面，因此在高空间分辨率下能被看到。无论如何，肛门 EUS 在许多领域也存在一些缺点。例如，超声内镜穿透力不够，特别是高频换能器，限制了其扫查远离肛管炎症及脓肿的能力。不幸的是，这些病变在疾病复发患者身上特别常见[67]。另外，肛门 EUS 不能可靠区别感染与纤维化，两者在超声上都呈低回声改变。这种缺点造成对疾病复发的判断特别困难，因为活动性炎症与纤维化瘢痕经常同时存在。目前已经开展了将过氧化氢或超声造影剂注射到血管内，来弄清特殊管腔的走行等检查工作[68]。

肛门 EUS 另外一个缺点是不能在冠状面上描述瘘管，而这对外科手术很重要，因此鉴别上、下提肛肌可能非常困难。一些研究者试图采用三维成像技术来克服这一缺点[69,70]（图 19.18），但是这项技术目前还相对处于实验阶段。但是总的来说，毫无疑问 MRI 是一项更高级的技术，而对于肛瘘疾病，肛门 EUS 的主要作用是用于评估肛瘘修补术后肛门失禁患者括约肌破裂的程度。肛门 EUS 也可在内括约肌小脓肿的患者中发挥特殊作用，这种小脓肿在平扫或增强 MRI 检查中很难发现（图 19.19）。

超声内镜已提示严重便秘患者括约肌的异常，但这些异常改变的意义仍不明确。例如，众所周知，孤立性直肠溃疡综合征患者具有异常增厚的肛门内括约肌（图 19.20）[71]，而这与直肠黏膜重度脱垂有关[72]。肛门 EUS 也已发现顽固性便秘儿童肛门内括约肌的肥大现象[73]。一项对 144 例便秘儿童的研究发现，括约肌的肥大与症状的持续时间、严重程度、巨直肠的直径及直肠收缩力的增强都有关[74]。研究者们发现，肛门内括约肌增厚是由于直肠粪便的长期刺激导致的括约肌肥大[74]。当需要判断新生儿肛门的准确解剖位置时，超声内镜可能非常有价值，它可发现肛门闭锁儿童任何残留的肌肉组织，与磁共振检查不同，在围手术期行肛门 EUS 检查更容易。

超声内镜也可用来对肛门原位肿瘤进行分期，因为它可判断肿瘤侵犯周围组织的深度（图 19.21）[77]。但是，一些学者发现，此检查方法对于监测肿瘤原位复发帮助甚微，因为 82 例患者中的 14 例复发的所有患者仅仅是依靠目测及肛门指诊发现的[78]。

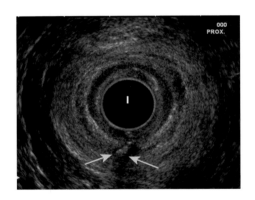

图 19.19　超声内镜清楚显示这位肛门疼痛患者前括约肌肌间的脓肿（箭头所示）。肛门指诊检查正常。

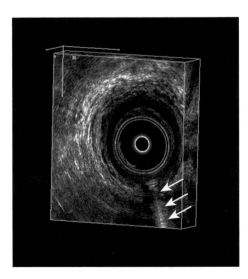

图 19.18　通过肛瘘的外瘘口注射过氧化氢后的三维肛门 EUS 图。在括约肌肌间瘘道中存有回声气体（箭头）。

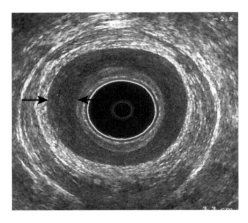

图 19.20　孤立性直肠溃疡综合征的男性患者。内括约肌（箭头间）测量厚度为 7.5mm，远大于正常值。

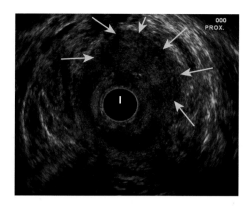

图 19.21　肛门鳞癌。一位患原发肛门鳞癌男性患者的超声内镜显示，在左前象限的一处巨大肿块（箭头所指）已突破肛门括约肌复合层累及到周围组织。

参考文献

1. Law PJ, Bartram CI. Anal endosonography: technique and normal anatomy. *Gastrointest Radiol.* 1989;14:349–353.
2. Snooks SJ, Setchell M, Swash M, Henry MM. Injury to the innervation of the pelvic floor sphincter musculature in childbirth. *Lancet.* 1984;2:546–550.
3. Frudinger A, Bartram CI, Halligan S, Kamm M. Examination techniques for endosonography of the anal canal. *Abdom Imaging.* 1998;23:301–303.
4. Lunniss PJ, Phillips RK. Anatomy and function of the anal longitudinal muscle. *Br J Surg.* 1992;79:882–884.
5. Stoker J, Rociu E, Zwamborn AW, et al. Endoluminal MR imaging of the rectum and anus: technique, applications, and pitfalls. *Radiographics.* 1999;19:383–398.
6. Williams AB, Bartram CI, Halligan S, et al. Endosonographic anatomy of the normal anal canal compared with endocoil magnetic resonance imaging. *Dis Colon Rectum.* 2002;45:176–183.
7. Frudinger A, Halligan S, Bartram CI, et al. Female anal sphincter: age-related differences in asymptomatic volunteers with high-frequency endoanal US. *Radiology.* 2002;224:417–423.
8. Williams AB, Bartram CI, Halligan S, et al. Multiplanar anal endosonography: normal anal canal anatomy. *Colorectal Dis.* 2001;3:169–174.
9. Sultan AH, Nicholls RJ, Kamm MA, et al. Anal endosonography and correlation with in vitro and in vivo anatomy. *Br J Surg.* 1993;80:508–511.
10. Gold DM, Halligan S, Kmiot WA, Bartram CI. Intraobserver and interobserver agreement in anal endosonography. *Br J Surg.* 1999;86:371–375.
11. Lane RH, Parks AG. Function of the anal sphincters following colo-anal anastomosis. *Br J Surg.* 1977;64:596–599.
12. Engel AG, Kamm MA. Relationship of symptoms in faecal incontinence to specific sphincter abnormalities. *Int J Colorectal Dis.* 1995;10:152–155.
13. Rogers J, Henry MM, Misiewicz JJ. Disposable pudendal nerve stimulator: evaluation of the standard instrument and new device. *Gut.* 1988;29:1131–1133.
14. Kiff ES, Swash M. Slowed conduction in the pudendal nerves in idiopathic (neurogenic) faecal incontinence. *Br J Surg.* 1984;71:614–616.
15. Parks AG, Porter NH, Hardcastle JD. The syndrome of the descending perineum. *Proc R Soc Med.* 1966;59:477–482.
16. Jorge JMN, Wexner SD, Ehrenpreis ED, et al. Does perineal descent correlate with pudendal neuropathy? *Dis Colon Rectum.* 1993;36:475–483.
17. Gilliand R, Altomare DF, Moreira H, et al. Pudendal neuropathy is predictive of failure following anterior overlapping sphincteroplasty. *Dis Colon Rectum.* 1998;41:1516–1522.
18. Sultan AH, Kamm MA, Talbot IC, et al. Anal endosonography for identifying external sphincter defects confirmed histologically. *Br J Surg.* 1994;81:463–465.
19. Denis P, Bercoff E, Bizien MF. Etude de la prevalence di l'incontinence anale chez l'adulte. *Gastroenterol Clin Biol.* 1992;16:344–350.
20. Talley NJ, O'Keefe EA, Zinsmeister AR, Melton JL. Prevalence of gastrointestinal symptoms in the elderly: a population based study. *Gastroenterology.* 1992;102:895–901.
21. Lahr CJ. Evaluation and treatment of incontinence. *Pract Gastroenterol.* 1988;12:27–35.
22. Sultan AH, Kamm MA, Hudson CN, Bartram CI. Third degree obstetric tears: risk factors and outcome of primary repair. *BMJ.* 1994;308:887–891.
23. Law PJ, Kamm MA, Bartram CI. Anal endosonography in the investigation of faecal incontinence. *Br J Surg.* 1991;78:312–314.
24. Burnett SJD, Spence-Jones C, Speakman CTM, et al. Unsuspected sphincter damage following childbirth revealed by anal endosonography. *Br J Radiol.* 1991;64:225–227.
25. Sultan AH, Kamm MA, Hudson CN, et al. Anal sphincter disruption during vaginal delivery. *N Engl J Med.* 1993;329:1905–1911.
26. Deen KI, Kumar D, Williams JG, et al. Anal sphincter defects: correlation between endoanal ultrasound and surgery. *Ann Surg.* 1993;218:201–205.
27. Sentovich SM, Wong WD, Blatchford GJ. Accuracy and reliability of transanal ultrasound for anterior anal sphincter injury. *Dis Colon Rectum.* 1998;41:1000–1004.
28. Voyvodic F, Rieger NA, Skinner S, et al. Endosonographic imaging of anal sphincter injury: does the size of the tear correlate with the degree of dysfunction? *Dis Colon Rectum.* 2003;46:735–741.
29. Frudinger A, Halligan S, Bartram CI, et al. Assessment of the predictive value of a bowel symptom questionnaire in identifying perianal and anal sphincter trauma after vaginal delivery. *Dis Colon Rectum.* 2003;46:742–747.
30. Oberwalder M, Dinnewitzer A, Baig MK, et al. The association between late-onset fecal incontinence and obstetric anal sphincter defects. *Arch Surg.* 2004;139:429–432.
31. Williams AB, Bartram CI, Halligan S, et al. Anal sphincter damage after vaginal delivery using three-dimensional endosonography. *Obstet Gynaecol.* 2001;97:770–775.
32. Frudinger A, Halligan S, Bartram CI, et al. Changes in anal anatomy following vaginal delivery revealed by anal endosonography. *Br J Obstet Gynaecol.* 1999;106:233–237.
33. Williams AB, Bartram CI, Halligan S, et al. Alteration of anal sphincter morphology following vaginal delivery revealed by multiplanar anal endosonography. *BJOG.* 2002;109:942–946.
34. Poen AC, Felt-Bersma RJ, Strijers RL, et al. Third-degree obstetric perineal tear: long-term clinical and functional results after primary repair. *Br J Surg.* 1998;85:1433–1438.
35. Davis K, Kumar D, Stanton SL, et al. Symptoms and anal sphincter morphology following primary repair of third-degree tears. *Br J Surg.* 2003;90:1573–1579.
36. Savoye-Collet C, Savoye G, Koning E, et al. Endosonography in the evaluation of anal function after primary repair of a third-degree obstetric tear. *Scand J Gastroenterol.* 2003;38:1149–1153.
37. Starck M, Bohe M, Valentin L. Results of endosonographic imaging of the anal sphincter 2-7 days after primary repair of third- or fourth-degree obstetric sphincter tears. *Ultrasound Obstet Gynecol.* 2003;22:609–615.
38 Malouf AJ, Norton CS, Engel AF, et al. Long-term results of overlapping anterior anal-sphincter repair for obstetric trauma. *Lancet.* 2000;355:260–265.
39. Pinedo G, Vaizey CJ, Nicholls RJ, et al. Results of repeat anal sphincter repair. *Br J Surg.* 1999;86:66–69.
40. Giordano P, Renzi A, Efron J, et al. Previous sphincter repair does not affect the outcome of repeat repair. *Dis Colon Rectum.* 2002;45:635–640.
41. Felt-Bersma RJ, Cuesta MA, Koorevaar M. Anal sphincter repair improves anorectal function and endosonographic image: a prospective clinical study. *Dis Colon Rectum.* 1996;39:878–885.
42. Faltin DL, Boulvain M, Irion O, et al. Diagnosis of anal sphincter tears by postpartum endosonography to predict fecal incontinence. *Obstet Gynecol.* 2000;95:643–647.
43. Fines M, Donnelly V, Behan M, et al. Effect of second vaginal delivery on anorectal physiology and faecal continence: a prospective study. *Lancet.* 1999;354:983–986.
44. Faltin DL, Sangalli MR, Roche B, et al. Does a second delivery increase the risk of anal incontinence? *BJOG.* 2001;108:684–688.
45. Varma A, Gunn J, Lindow SW, Duthie GS. Do routinely measured delivery variables predict anal sphincter outcome? *Dis Colon Rectum.* 1999;42:1261–1264.
46. Donnelly V, Fynes M, Campbell D, et al. Obstetric events leading to anal sphincter damage. *Obstet Gynecol.* 1998;92:955–961.
47. Varma A, Gunn J, Gardiner A, Lindow SW, Duthie GS. Obstetric anal sphincter injury: prospective evaluation of incidence. *Dis Colon Rectum.* 1999;42:1537–1543.
48. Abramowitz L, Sobhani I, Ganansia R, et al. Are sphincter defects the cause of anal incontinence after vaginal delivery? Results of a prospective study. *Dis Colon Rectum.* 2000;43:590–596; discussion 596–598.
49. Oberwalder M, Connor J, Wexner SD. Meta-analysis to determine the incidence of obstetric anal sphincter damage. *Br J Surg.* 2003;90:1333–1337.
50. Vaizey CJ, Kamm MA, Bartram CI. Primary degeneration of the internal anal sphincter as a cause of passive faecal incontinence. *Lancet.* 1997;349:612–615.
51. Engel AF, Kamm MA, Talbot IC. Progressive systemic sclerosis of the internal anal sphincter leading to passive faecal incontinence. *Gut.* 1994;35:857–859.
52. Briel JW, Stoker J, Rociu E, et al. External anal sphincter atrophy on endoanal magnetic resonance imaging adversely affects continence after sphincteroplasty. *Br J Surg.* 1999;86:1322–1327.
53. Williams AB, Bartram CI, Modhwadia D, et al. Endocoil magnetic resonance imaging quantification of external anal sphincter atrophy. *Br J Surg.* 2001;88:853–859.
54. Malouf AJ, Williams AB, Halligan S, et al. Prospective assessment of accuracy of endoanal MR imaging and endosonography in patients with fecal incontinence. *AJR Am J Roentgenol.* 2000;175:741–745.
55. Felt-Bersma RJ, van Baren R, Koorevaar M, et al. Unsuspected sphincter defects shown by anal endosonography after anorectal surgery: a prospective study. *Dis Colon Rectum.* 1995;38:249–253.
56. Abbasakoor F, Nelson M, Beynon J, et al. Anal endosonography in patients with anorectal symptoms after haemorrhoidectomy. *Br J Surg.* 1998;85:1522–1524.

57. Gattuso JM, Kamm MA, Halligan SM, Bartram CI. The anal sphincter in idiopathic megarectum: effects of manual disimpaction under general anesthetic. *Dis Colon Rectum*. 1996;39:435–439.

58. Ho YH, Tsang C, Tang CL, et al. Anal sphincter injuries from stapling instruments introduced transanally: randomized, controlled study with endoanal ultrasound and anorectal manometry. *Dis Colon Rectum*. 2000; 43:169–173.

59. Farouk R, Duthie GS, Lee PW, Monson JR. Endosonographic evidence of injury to the internal anal sphincter after low anterior resection: long-term follow-up. *Dis Colon Rectum*. 1998;41:888–891.

60. Sultan AH, Kamm MA, Nicholls RJ, Bartram CI. Prospective study of the extent of internal anal sphincter division during lateral sphincterotomy. *Dis Colon Rectum*. 1994;37:1031–1033.

61. Garcia-Granero E, Sanahuja A, Garcia-Armengol J, et al. Anal endosonographic evaluation after closed lateral subcutaneous sphincterotomy. *Dis Colon Rectum*. 1998;41:598–601.

62. Tjandra JJ, Lim JF, Hiscock R, Rajendra P. Injectable silicone biomaterial for fecal incontinence caused by internal anal sphincter dysfunction is effective. *Dis Colon Rectum*. 2004;47:2138–2146.

63. Maeda Y, Vaizey CJ, Kamm MA. Long-term results of perianal silicone injection for faecal incontinence. *Colorectal Dis*. 2007;9:357–361.

64. Frudinger A, Kölle D, Schwaiger W, et al. Muscle-derived cell injection to treat anal incontinence due to obstetric trauma: pilot study with 1 year follow-up. *Gut*. 2010;59:55–61.

65. Choen S, Burnett S, Bartram CI, Nicholls RJ. Comparison between anal endosonography and digital examination in the evaluation of anal fistulae. *Br J Surg*. 1991;78:445–447.

66. Buchanan GN, Halligan S, Bartram CI, et al. Clinical examination, endosonography, and magnetic resonance imaging for preoperative assessment of fistula-in-ano: comparison to an outcome based reference standard. *Radiology*. 2004;233:674–681.

67. Buchanan G, Halligan S, Williams A, et al. Effect of MRI on clinical outcome of recurrent fistula-in-ano. *Lancet*. 2002;360:1661–1662.

68. Kruskal JB, Kane RA, Morrin MM. Peroxide-enhanced anal endosonography: technique, image interpretation, and clinical applications. *Radiographics*. 2001;21:173–189.

69. Buchanan GN, Bartram CI, Williams AB, et al. Value of hydrogen peroxide enhancement of three-dimensional endoanal ultrasound in fistula-in-ano. *Dis Colon Rectum*. 2005;48:141–147.

70. West RL, Zimmerman DD, Dwarkasing S, et al. Prospective comparison of hydrogen peroxide-enhanced three-dimensional endoanal ultrasonography and endoanal magnetic resonance imaging of perianal fistulas. *Dis Colon Rectum*. 2003;46:1407–1415.

71. Halligan S, Sultan A, Rottenberg G, Bartram CI. Endosonography of the anal sphincters in solitary rectal ulcer syndrome. *Int J Colorectal Dis*. 1995;10:79–82.

72. Marshall M, Halligan S, Fotheringham T, et al. Predictive value of internal anal sphincter thickness for diagnosis of rectal intussusception in patients with solitary rectal ulcer syndrome. *Br J Surg*. 2002;89:1281–1285.

73. Hosie GP, Spitz L. Idiopathic constipation in childhood is associated with thickening of the internal anal sphincter. *J Pediatr Surg*. 1997;32: 1041–1043; discussion 1043–1044.

74. Keshtgar AS, Ward HC, Clayden GS, Sanei A. Thickening of the internal anal sphincter in idiopathic constipation in children. *Pediatr Surg Int*. 2004;20:817–823.

75. Jones NM, Humphreys MS, Goodman TR, et al. The value of anal endosonography compared with magnetic resonance imaging following the repair of anorectal malformations. *Pediatr Radiol*. 2003;33:183–185.

76. Yamataka A, Yoshida R, Kobayashi H, et al. Intraoperative endosonography enhances laparoscopy-assisted colon pull-through for high imperforate anus. *J Pediatr Surg*. 2002;37:1657–1660.

77. Tarantino D, Bernstein MA. Endoanal ultrasound in the staging and management of squamous-cell carcinoma of the anal canal: potential implications of a new ultrasound staging system. *Dis Colon Rectum*. 2002;45: 16–22.

78. Lund JA, Sundstrom SH, Haaverstad R, et al. Endoanal ultrasound is of little value in follow-up of anal carcinomas. *Dis Colon Rectum*. 2004;47: 839–842.

第六篇

EUS 引导的
细针活检

第 20 章　EUS 引导下细针穿刺抽吸和活检术

Anand V. Sahai・Sarto C. Paquin

（宋 弢　王树森译　李 文校）

内容要点

· 因为在超声内镜镜身保持直线的情况下，穿刺针比较容易移动，所以超声内镜头端应该尽可能减少向上、下或者左、右角度，并且不需要抬钳器。
· 在进针之前，应该用彩色多普勒总体观察进针的路径。
· 当进针的过程中需通过呈较大角度弯曲的内镜头端时，不能过于用力。
· 在超声内镜引导下进行穿刺抽吸的全过程中，穿刺针始终都在可视平面内。
· 当抽吸一个内容物不多的囊肿时，应全部抽出所有的液体并向内注入抗生素，而不是尝试穿刺囊肿壁进行细胞学检查。

概述

随着超声内镜（EUS）的使用，细针穿刺抽吸（FNA）技术为临床提供了大量极具价值的信息，包括通过对标本的病理学检查来证实良恶性肿块和转移的证据（病理分期）。正如很多技术一样，熟练掌握需要很多实际操作经验，虽然有些情况下 EUS-FNA 比其他操作需要更高的技术，但此技术掌握起来并不是十分困难。对一个深埋在钩突下方 5mm 大小的胰腺结节进行采样当然要比一个隆突下 4cm 大的淋巴结采样更具挑战性。虽然只是一个简单的操作，但对患者的治疗方案将产生巨大的影响（例如，通过证实纵隔淋巴结的转移，避免了应用外科手术的方法治疗非小细胞肺癌患者）。

本章节详细描述了常见的 EUS-FNA 技术，基本上可以应用于大部分病变的取样，并对 EUS 引导弹射切割活检（TCB）以及一些特殊情况分别进行了讨论。

EUS-FNA 可以被分解为一系列的步骤，正确的执行每个步骤可以提高对恶性病变的检出率。对于如何更好地操作 EUS-FNA，可能每个专家都有自己的意见，但是几乎没有证据或者数据表明这些意见对成功实施有所帮助。

EUS-FNA 的操作大致步骤

1. 核实患者情况，明确指征。
2. 确定病变部位并确定内镜位置。
3. 选择大小合适的穿刺针。
4. 将 EUS-FNA 针插入到内镜中。
5. 准备穿刺针：
   a. 使用制动装置。
   b. 探针的问题。
   c. 如何控制穿刺针。
6. 穿刺病灶
7. 确定所使用的吸力。
8. 撤回穿刺针并处理抽吸出来的组织。
9. 为后续通路准备穿刺针。
10. 不同部位 FNA 的注意事项：
    a. 食管
    b. 胃部
    c. 十二指肠球部
    d. 十二指肠降段（D2）

明确适应证

在行 EUS-FNA 之前，应该明确适应证，对所需的内镜设备和人员安排，做好充分的准备。和其他的检查一样，行 EUS-FNA 前不需要改变现有的治疗方案。在开始 EUS-FNA 之前，让患者了解，这个合理的风险对患者的临床诊治和患者本身都是很有好处的。如果内镜操作者并不负责管理患者的治疗方案，操作者可以决定是否对患者实施 EUS-FNA，除非有极其明显的证据表明实施该检查的风险远远大于可能带来的益处。如果存在任何疑问，这些疑问应该在实施此项检查之前参考内科医师的意见，甚至是在操作中也是十分必要的。

确定病变部位并确定内镜位置

将超声内镜放置于能够体现病变的最佳位置，可以使 EUS-FNA 更加容易、安全和有效。当确定病变部位后，超声内镜放置的位置应尽可能的向内贴近穿刺针进入时的自然路径（最好不需要抬钳器）（图 20.1）。位置的变化取决于器械的使用，如果没有合适的进入通道则需要通过上下移动内镜抬钳器，使穿刺针能在内镜所在位置上偏转至病灶位置（如果可以）（图 20.2）。内镜的抬钳器可以增加内镜轴与穿刺针之间的角度，但不能减小这个角度。当穿刺针护套深入的过长以至于超过了需取活检的部位时，抬钳器上下调节的效果会很差（图 20.3）。根据所使用穿刺针的不同，这

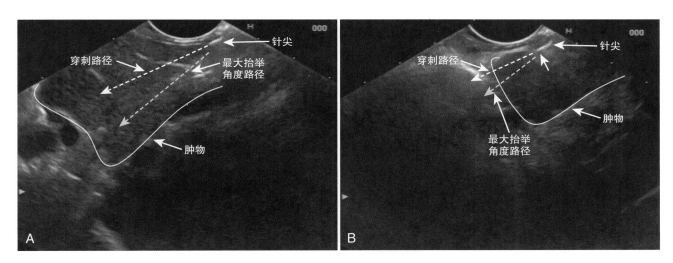

图 20.1　FNA 前正确定位隆突下淋巴结。**A**，病变组织在穿刺针和抬钳器内。**B**，错误的定位。

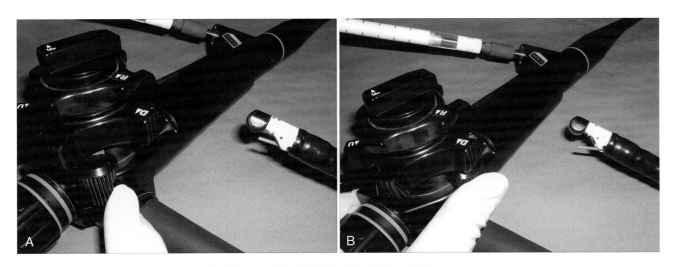

图 20.2　抬钳器的运动范围。**A**，无抬钳器。**B**，使用抬钳器时最大限度的偏转。

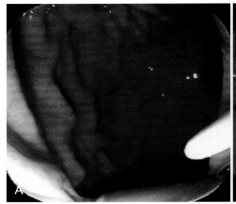
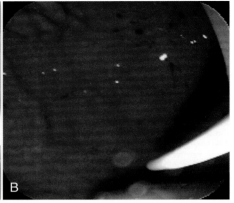

图 20.3 内镜超声视野中的针鞘。**A**，正确的距离。**B**，距离太长。

个距离可以通过将穿刺针固定于内镜上或者在活检开口处使用 Luer 锁来调整。

如果需要上下方向调整时，首先可以通过锁住上 / 下调节器，固定超声内镜头端来提供帮助。如果抬钳器不可用或者不能通过抬钳器来获得针尖的角度，可以在穿刺针插入肠道壁后轻轻推进内镜来增加穿刺针先端的角度（图 20.4）。

当穿刺针是直的，EUS-FNA 通常比较容易进行。任何由超声内镜位置导致的穿刺针弯曲或者抬钳器弯曲穿刺针之后产生的阻力都会使穿刺针移动困难。当在十二指肠球部或延伸部穿刺时，这个问题变得尤为显著。但是，当需要穿刺胰头部硬结的时候，则通过将超声内镜压迫十二指肠球部（一种需要长镜身的方法）提供了一种机械优势来解决。相反的，当超声内镜在十二指肠第二段这样很短很直的位置时就会限制穿刺针在病灶方向前进时的力量，因为穿刺针和内镜的长轴不在一条直线上。因此，寻找最有效的超声内镜位置需要在保持穿刺针伸直状态和不丢失内镜机械性优势之间协调。

鉴于穿刺任何有腹膜后组织都存在固有风险，于是就有一个合乎逻辑的假说，即严格限制穿刺针到目标组织之间的距离可以减少对周围组织的损伤并降低并发症发生的风险。我们还应避免因穿刺产生的不能引流或者管腔梗阻，这样容易诱发胆管炎或者胰腺炎。虽然没被证实，但是我们也可以想象穿刺一个包含液体的结构，比如血管或者胆管，相对于在切线方向上造成的裂伤而言，垂直于管壁扎一个小孔所引起渗漏的风险会小很多。因此应避免穿刺针接触所有的血管，特别是横向地穿过某条血管。在进针之前，借助多普勒功能可以识别穿刺路径上一些重要的血管。

选择大小合适的穿刺针

EUS-FNA 是细胞学检查获取样本最常用的手段。目前，共有三种尺寸的穿刺针可用于 EUS-FNA，分别是 19G、22G 和 25G。最大号的不一定是最好的，大直径的穿刺针往往更加难以操作（特别是 19G 的针），会造成更大创伤并且取到一些血液污染的标本。与一些小直径的针相比，大直径的针实际上可能会降低实际的效果。一直以来，22G 的针用于实质性病变，也是第一个商业

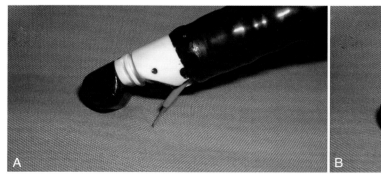
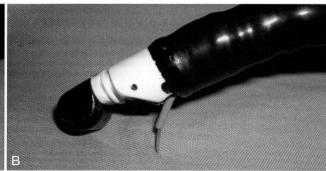

图 20.4 放置并挤压使穿刺针弯曲。**A**，放置穿刺针。**B**，推进超声内镜。

推出型号。后来 25G 的穿刺针也进入了市场，一些研究者推测，25G 的穿刺针会更好（更容易穿透硬质病变，机动性强，减少因抽吸所造成的出血），特别是对极具风险的胰头组织进行穿刺[1-5]。回顾研究显示，25G 穿刺针比 22G 穿刺针更适合胰腺癌组织的穿刺，前者具有更好的敏感性[1,2]。然而在随后的前瞻性研究中却没能在统计学上发现 25G 穿刺针有什么重大的优势[3,4]。还需大量工作来进一步验证哪个尺寸的穿刺针更具优势。内镜操作者应该熟悉 22G 和 25G 这两种型号的针。如果一种型号的穿刺针穿刺失败可以换用另外一种。

大多数情况下穿刺所收集的标本足够用于细胞学诊断。这些标本可用来排除上皮恶性肿瘤，进行免疫组化染色（例如神经内分泌肿瘤的诊断和小细胞肺癌的诊断或寻找特殊的肿瘤受体），还可以用于流式细胞仪分析，帮助诊断或者排除单克隆淋巴突起。细胞学的标本也可以用来识别肉芽肿，帮助诊断结节病等。在某些情况下，可能需要取得足够的病理标本，则应使用更大规格的细针（参见后面部分）。

将 EUS-FNA 穿刺针插入到超声内镜中

是否在超声内镜到达指定穿刺位置之前将 FNA 穿刺针系统插入到超声内镜中是根据个人习惯来决定的。然而，一旦超声内镜到达了指定位置，很可能出现穿刺针到位很困难或者几乎不能到达指定位置的问题，因为超声内镜可能不是完全伸直的。在这种情况下，针鞘可能卡在头端弯曲的部分。这时不应该过度用力推针鞘通过极度弯曲的超声内镜头端，因为针鞘可能会因用力过猛而穿透活检通道管壁。相反的，操作者若想完全插入穿刺针系统则应该适当退出内镜使之形成直线的形态。在某些情况下，一些穿刺之前清晰可见的病变部位在一次穿刺后变得很难分辨。穿刺针或者针鞘可能会人工地略微减少超声探头和肠壁之间耦合，从而产生类似人工空气间隔的效果。微调超声内镜的位置、抽吸或者是重新插入穿刺针组件也许可以纠正这类问题。

穿刺针的准备

一旦穿刺针装配好并且置于合适的病变位置，即开始组织取样。目标是在持续的实时超声引导下将穿刺针插入组织，通过重复地针刺来分离细胞，并用针腔收集。此项技术要求穿刺针保持在超声影像的平面，而且针刺要慎重，但是不能动作太快以至于很难看到。应谨慎确保穿刺针不离开病变样本的范围，避免非病变的组织污染了样本。

制动装置的应用

如果穿刺针系统具有制动装置，它能限定穿刺针运动的最大距离（图 20.5）。此项技术对于防止穿刺针插入超过目标病变的范围是很有帮助的，一旦超出将是很危险的（例如：病变部位紧靠着血管）。一旦病变位置显示在屏幕上，应用标尺测量超声探头和病变中心的距离。然后在制动装置

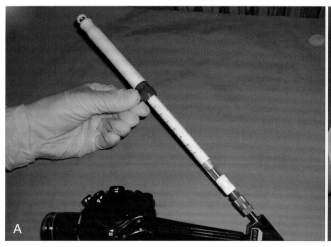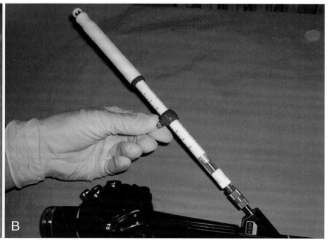

图 20.5　制动装置。A，无制动。B，开启制动。

上设定这个距离。

穿刺针芯问题

　　根据穿刺针系统，针刺病变前要求调整针芯。针芯头可能是尖的或钝的，并且要求或者不要求突出中空针的尖部。如果针芯与针尖平齐，可留在此位置。如果针芯突出针尖（即如果针芯比细针长）并且是钝的，针芯必须退回针腔内来暴露针尖（图 20.6）。即使导丝头是尖的，将针芯头退回针腔也是有好处的，因为针芯头刺入肠壁的效果不如有斜面的穿刺针尖（例如：针芯头不太尖并且多次使用后更容易变钝）。

　　所有的市场上提供的 EUS-FNA 系统包括一个可移除的针芯。针芯可防止肠壁组织堵塞穿刺针，从而限制对病变部位细胞的抽吸的情况。虽然这种想法是合乎逻辑的，但是没有数据证实针芯的使用可增加 EUS-FNA 的样本量。针芯的操作增加了实施 EUS-FNA 的时间和耗能，增加了穿刺针刺伤组织的危险，也增加了 EUS-FNA 穿刺针系统的成本。某种情况下，针芯实际上使得 EUS-

FNA 无法实施，少数情况下，刺穿病变组织会导致无法推进或移除针芯。这个问题只是发生在超声内镜是弯曲的时候（尤其是十二指肠球部和延伸部取样）或应用大穿刺针（19G）时。这种情形下，在实施 EUS-FNA 之前应完全移除针芯。

　　数据表明，实施 EUS-FNA 时没有针芯或有针芯提供的样本价值没有区别[5-7]。Sahai 和 Paquin 完全不用针芯，实施了超过 4000 例 EUS-FNA。由于没有插入和撤出针芯的动作，没有针芯的 EUS-FNA 在技术上更简单和快捷。

怎样把持穿刺针

　　检查者右手的手掌和最后的三个手指可以抓住穿刺针柄的固定部分（图 20.7）。拇指和食指可以抓住移动的部分，这个姿势可以精细、有效地掌控穿刺针的运动。任何不能较好控制穿刺针运动的方式都不应使用。

病变的穿刺

　　和前面提到的一样，在刺入穿刺针前，应通

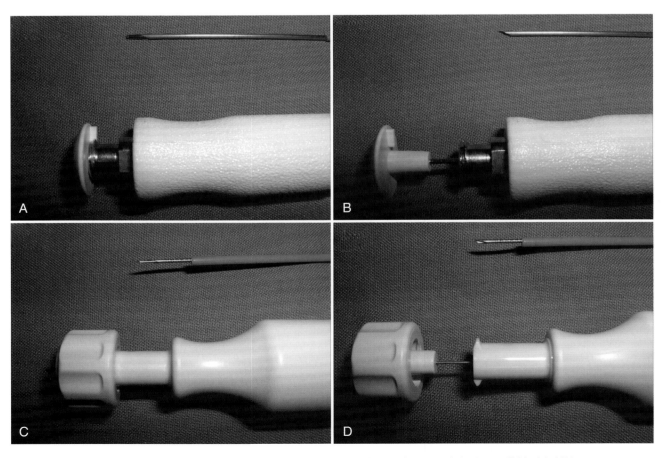

图 20.6　导丝。**A**，钝头导丝，长于穿刺针。**B**，钝头导丝回撤暴露穿刺针尖。**C**，尖头导丝回撤暴露穿刺针。

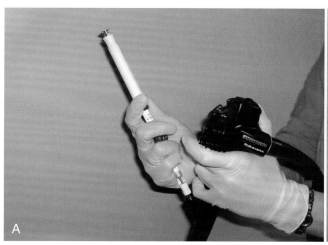
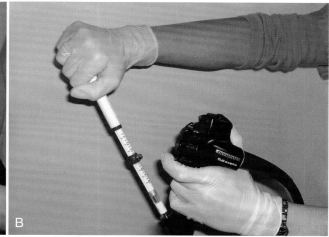

图 20.7　**如何手持穿刺针**。**A**，正确方法。**B**，错误方法。

过多普勒功能来查找血管。开始移动穿刺针之前，应用上 / 下旋钮将内镜镜头向上旋转，这个动作使得病变更接近超声内镜，减小因穿刺针推动使超声探头和肠壁的距离扩大造成探头和肠壁间存有空气，从而降低超声图像的质量。当尝试刺入一个硬结病变时，这也提供了一个技术优势，固定向上旋转的镜头也增加了对胃肠壁的压力，利于刺入活动的或较厚的壁如胃体。

　　首先将穿刺针推进到针鞘外约 1cm 处，足够将针头定位于超声范围内。针头被识别后，根据需要应用抬钳器调整穿刺针轨道。穿刺针在超声介导下刺入病变组织。由于某些原因，如果穿刺针已经刺入病变，但无法看到穿刺针尖，应停止穿刺针所有的向前的动作，继续向前进针以期望看到针尖是错误的，将导致病变深层组织不可逆转的刺入，相反，首要动作是缓慢地撤回针尖，这个动作将帮助定位针尖的位置，避免发生刺伤病变深层组织的危险。如果这个方法无效，肩膀缓慢地左右晃动能将穿刺针调整回到超声图像平面。

　　如果这两种方法都失败了，穿刺针应完全撤出病变，回到针鞘。如果因为内镜位置导致穿刺针变弯曲，应从超声内镜中移除穿刺针系统，需要将穿刺针校直，再次尝试刺入。内镜旋转时经常会遇到这个问题，尤其是在十二指肠球部或球后部。

　　当穿刺针位于病变里并且可以很清晰的看到针尖，将穿刺针在病变组织内抽插几次，要有足

够的刺入力度来分离细胞，在某些情况下，穿刺针的运动使超声传感器和肠壁分离，由于有空气的存在，将看不到穿刺针，为了修正这个问题，应增加超声内镜轴的向内的压力将探头顶向肠壁。助手在患者口腔外用手固定超声镜有助于防止内镜镜身被顶出（助手最好站在超声内镜操作者对侧床边）。当 FNA 时，通过超声内镜持续吸引也能减少穿刺针和肠壁之间出现空气的风险。

　　如果用抬钳器来调整穿刺针角度，穿刺针正好位于病变组织内，抬钳器于放松的位置是有帮助的，这能允许穿刺针更自由的移动。

相同病变的不同区域的样本："扇面"与"多通路"技术

　　在同一路径中，对相同病变的不同区域取样本，可以应用一种"扇面"技术，前提是病变组织足够软。通过抬钳器或镜头上 / 下旋转的操作来引导细针进入病变的不同区域，或者确定进针的方向是卵圆形或椭圆形病变组织的长轴并保证穿刺针不从病变部位中撤出，这样就是扇面技术。但是如果病变组织质地过于坚硬，充足的扇面是不可能的。这时，可应用"多通路"技术。检查者只需对样本的一个区域取标本，将穿刺针撤回到肠腔，再次穿过肠壁到病变的另一个完全不同的区域。这样就可以根据需要，在同一路径中对整个病变取样，这样就不需要每次细针撤回肠腔时都要再次插入针芯了 [6]。

考虑抽吸的使用

文献中关于使用抽吸可获得更多标本的证据是有争论的[8-11]，有些作者推荐使用抽吸[8-11]，而其他人则认为抽吸可以造成抽出物中含有血液，将不利于细胞学的充分分析[9]。在开始实施 FNA 时不用抽吸可能是合理的。然而，对抽出物立即分析后如果不能充分显示的细胞特性，应在穿刺针撤出病变前立即抽吸 5 ~ 10ml 或使用持续的抽吸来取得更多的标本。

撤出穿刺针和处理抽出物

标本取得后，穿刺针要完全地撤回到鞘内。如果有锁定装置，检查者迅速地将它放置在最高的位置并锁住它，防止穿刺针装置在撤出操作通道时，意外地脱出针鞘。

为了避免穿刺针内凝血，需将抽出物尽可能快地用 10ml 充气的注射器从穿刺针中排出，如果穿刺针堵塞了，可以插入针芯将其穿通，标本迅速转移到玻片上或容器内后，用注射器快速地移除穿刺针内残留的组织，将有细胞抽取物的玻片和另一个干净的玻片接触，尽可能将组织薄铺在玻片上。有些操作者每次只准备两个玻片，也有的操作者习惯将每次穿刺标本分散到更多的玻片上以备后续病理学检查。

为接下来的穿刺准备穿刺针

一个穿刺针可以应用多次穿刺而不用更换，除非发生了故障或针尖变钝。如果上一次抽出物

是含有血液的，则需要在下一次穿刺前常规用生理盐水冲洗针腔。如果有必要，也可将针芯再次插入到穿刺针内。

如果穿刺针弯了，必须将其校直，否则，在接下来的穿刺中它将偏出超声束。为了校直穿刺针，超声内镜检查者应将穿刺针完全地自针鞘推出，用手指校直（图 20.8）。然后用酒精棉签清洁穿刺针的表面。

如果有细胞学家在场，应反复穿刺直到获得足够的材料或确诊。如果没有细胞学专家在场，现有的数据表明淋巴结大约需要 3 次穿刺、胰体大约需要 5 次穿刺才能获得诊断（如果确实存在癌症）[9,12,13]。穿刺针穿刺次数没有限制，但是，如果穿刺针出现故障或针芯再次插入时变得很困难时，应更换穿刺针。

不同部位的细针穿刺抽吸

在不同的部位实施 EUS-FNA 难度可能也有所不同。以下部分将叙述在不同的部位实施 EUS-FNA 所常见的一些困难及解决方法。

食管

食管是 EUS-FNA 最容易操作的部位。通过食管可以接触到的病灶大多是纵隔淋巴结或肿块，超声内镜总是处于直线位置，而且食管的管道状解剖结构也可以避免内镜的弯曲。

胃

在进行 EUS-FNA 的常见部位中，胃可能是

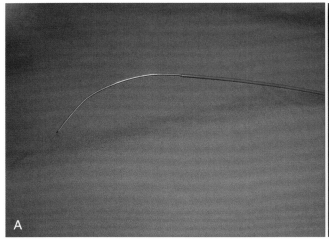
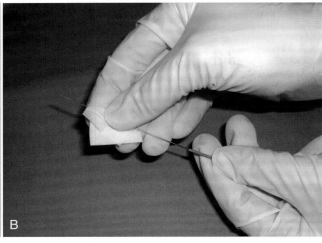

图 20.8 拉直穿刺针。**A**，弯曲的穿刺针。**B**，拉直的穿刺针。

壁最厚的器官。而且胃的顺应性非常好，这意味着在进针过程中，胃可能会回缩。这一特点将会使穿过胃壁变得困难，并使定位胃周病变组织成为一个难题，特别是当病灶很小或可以移动的时候（例如：肝胃韧带淋巴结）。当遇到这些问题时，将 EUS-FNA 分为两个步骤进行可能会有所帮助。首先，将注意力集中在穿过胃壁上。吸出胃内空气可以便于胃壁穿刺。与将内镜从胃食管连接处推到所要进行穿刺的位置相比，将内镜从胃腔内回撤到穿刺位置可以使胃壁更加稳固。用力使内镜头端上翘也有助于内镜头端紧贴胃壁。成功的胃部穿刺需要比一般情况更加快速用力，但仍需要注意力度控制。如果有安全制动装置，则可以用其来防止进针过远。一旦穿刺针成功穿过胃壁进入胃周，则将注意力集中于目标病灶的穿刺上。

十二指肠球部

当超声内镜位于十二指肠球部时，我们通常假设这是一个长镜身的位置。尽管在这个位置可能有利于对硬结病变更为有力的穿刺，但内镜的弯曲可能会导致穿刺针难以进入内镜。为避免这种情况发生，当内镜在胃腔时就应将针插入。将穿刺针置入内镜后，将内镜穿过幽门，并在球部调整内镜的位置。

要从球部刺入肝门部病变组织常需要逆时针旋转镜身。但是过度旋转也可以折弯穿刺针。因为穿刺针处于针鞘外，所以可能处于超声平面外从而无法看到。此时应将穿刺针从内镜中移出并将弯曲的部分拉直。如果这个问题再次出现，将穿刺针置于鞘外几毫米的地方进入器官壁内，同时使探头面对病灶。慢慢向左旋转通常会使针头出现。当确定向左旋转可以看到穿刺针后，将穿刺针抽回鞘内，同时调整超声内镜探头的位置与病灶的水平一致。顺时针旋转镜身使探头转离病灶。穿刺针伸出几毫米并反向旋转。如果额外旋转的量足够，则穿刺针应位于病灶前方。

理想状态下，在 FNA 全过程中，应该一直可以看到穿刺针。而且，从胃部可能更容易进入幽门病灶，因为超声内镜处于伸直状态，并且很少需要弯曲。

十二指肠降段

在此处进行 FNA 也会遇到与球部相同的困难。将穿刺针插入内镜可能成为问题。为避免这一情况出现，内镜应完全回抽为"短镜身"位置但仍位于降部。这一操作应保证内镜没有任何弯曲从而使进针变得容易。有时，在穿刺针进入 Luer 锁接口前几厘米时可能会遇到阻力。此时，操作者应解除内镜调节钮的所有锁定并应用上 / 下调节钮来将内镜头端尽量向下偏转。这一技术应可消除将穿刺针插入内镜时的阻力。当穿刺针在内镜内固定好后，内镜可以再依需要改变位置进入十二指肠降。这一技术允许任何管径的穿刺针插入，包括最常用的 19G 穿刺针。

此处也可以发生穿刺针弯曲的问题，当然这取决于穿刺时需要将内镜旋转的程度。在十二指肠球部描述的技术也可以在这里应用。

EUS 引导下活检

有些病灶仅靠细胞学检查不能提供足够的信息。如淋巴瘤、分化良好的肿瘤、结节病、黏膜下病变如胃肠道间质瘤（GISTs）以及自身免疫性胰腺炎等。为了进一步明确诊断而需要完整的组织结构时，则需进行组织学检查。

Tru-Cut 活检针（Quick-Core；Wilson-CookMedical，Inc，Winston-Salem，NC）是一种装有弹簧加载结构的装置，可以用于 EUS 引导下进行粗针活检[14]。它的设计类似于经皮肝穿刺活检针，包括可拆卸 19G 针及 18mm 组织标本槽（图 20.9）。许多研究已经证实了 EUS 引导下 TCB 的安全性及功效[15-18]。

为了合理运用 TCB 并尽可能多的获取组织标本，许多步骤必须在活检前加以考虑。在将穿

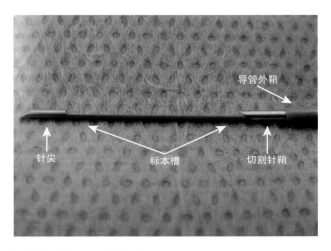

图 20.9　Tru-Cut 活检穿刺针。

刺针插入内镜前，弹簧加载结构必须被拉回。这个操作可以使切割鞘自动从标本槽回撤。针尖需要前进到针鞘上方的水平并固定制动装置。将穿刺针插入到内镜中后就可以开始取活检了。最后，TCB 针必须要通过调整方法与操作通道对齐。这个操作步骤保证了标本槽与探头方向一致[14]（图20.10）。

一旦穿刺针刺入病变组织，该装置的弹簧手柄应轻轻缩回，直到感到有阻力存在。这个动作使标本槽被进一步推进到病变处（大约2cm）。使全部的弹簧手柄回缩，然后弹簧机制就可以击发了。而后切割鞘迅速覆盖标本槽，从而保护了核心标本。

由于其使用起来较为繁琐，TCB 针的应用具有一定的局限性。为了获取足够的样本，应尽量减少旋镜和内镜的弯曲程度。TCB 主要是用于靠近食管的病变、胃体部和直肠病变的取检。因为内镜弯曲的程度增加可以导致取检时击发缓慢（因此导致取样不足），在胃底、胃窦和十二指肠取检的时尤其显著。因为 TCB 针需要进入病灶部位 2cm 才能进行取样，故病灶较小的部位或病变比邻重要脏器时难以使用这种技术。总而言之，在选择好适应证的情况下，TCB 取得的病例标本可以比 FNA 活检获得更多的信息。操作者的经验和对病变部位的定位都对是否能获取足够病变组织起到至关重要的作用。另外，它可以与传统的 FNA 结合在一起来获得标本（尤其使用 19G 细针）[19,20]。这是一个更廉价或许也是更有趣的选择。

特殊问题

大量组织的活检

当个别患者有多种潜在的需要取活检的部位时（如胰腺肿块、腹腔结节、肝病变、纵隔结节），应对病变部位进行活检，如果是阳性，应确定其最高的分期，如果是阴性的，则所采集区域的附近应该更可能出现阳性的病灶。如果确认了一个转移病灶，那么主要的病灶就不需要再取活检了，除非强制要求这么做。如果穿刺的方向是由正常组织到病灶，那么只需要一个穿刺针就可以了，如果是反方向的，那么必须每取一次都换一个穿刺针，否则有假阳性或者肿瘤播散的风险。

囊性病变

囊性病变可能需要穿刺囊液来分析，进行囊壁活检或者进行治疗。主要的风险是感染和出血。出血是值得警惕的，但是通常不会很严重，因为囊腔的容积可以限制出血的量。但感染却可以导致严重的发病率和死亡率。因此与其他病变相比，囊壁不应穿透，除非清楚地获得这项信息对患者很有帮助。如有明确迹象的话可以在穿刺囊肿前应用抗生素[21]。

除非有明显的证据，否则很少对囊壁进行取样。这样不仅增加了出血的危险，同样，囊液的细胞学检查结果通常都是阴性的。因此，如果不是特殊组织构成的囊肿，首要目标应该是抽取囊肿液体做肿瘤标志物检测。相反的，如果囊性病变具有显著的特殊组织成分，那么对特殊组织单独实施 EUS-FNA 是合理的，但要避免穿透囊肿的风险。应咨询生物实验室的工作人员来确定分析需要囊液的最小量。

对于较大直径的病变（1 ~ 2cm），19G 的穿刺针更适合，常作为优先选择，以便更迅速和完整地抽吸出囊液，尤其当液体较为黏稠的时候。每次都应该换一个新的穿刺针来穿刺囊肿，如果可能的话，一次性完成操作。如果不能一次完成，

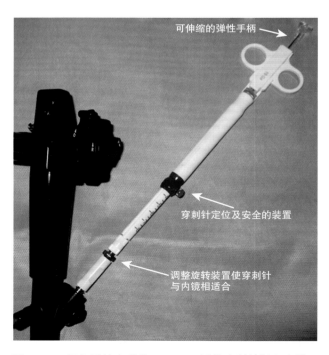

可伸缩的弹性手柄

穿刺针定位及安全的装置

调整旋转装置使穿刺针与内镜相适合

图 20.10　组织活检之前将 Tru-Cut 活检穿刺针插入内镜。

那么就必须换一个新的穿刺针。

许多专家认为，囊液完全排空后发生感染的风险是很低的，这可能是合理的。然而，在多房囊肿的情况下，更安全的做法是抽吸一个单一的，位置浅表的囊肿，当然这个囊腔也要有足够分析所需液体量。

一旦囊肿被刺破，操作者应在抽吸前将针尖置于囊肿的中心。随着抽吸的进行和囊肿壁的塌陷，应重新定位穿刺针，需要远离囊肿壁或者任何可能堵塞穿刺针内腔的组织碎片。如果穿刺针在囊液完全抽吸干净之前发生了堵塞，通常应该停止抽吸并重新定位穿刺针，而不要去移动囊肿壁。当囊肿壁完全瘪陷的时候应停止抽吸，这时往往很难定位针尖的位置，避免尝试重新定位后吸尽最后一滴囊液，因为这样可能会导致出血。一旦获得足够分析的囊液时，剩下的液体可以通过注射器反复抽取或者通过连接吸引器来引流。

完成囊肿抽吸后应进行短期观察，观察早期可能出现的出血和复发。

移动病变

非固定部位的病变，如腹膜后淋巴结，因在穿刺时容易从穿刺针尖部移开而难以进行穿刺。如果病变过小，或是不直接与肠壁毗邻，或是呼吸动度过大，这个问题会变得更加复杂。首先穿刺针对准肠壁有助于进行有效的病变部位穿刺。一旦穿刺针尖进入腔外间隙就可以对准病变进行穿刺。

穿刺病变部位时，推进针尖使针尖靠近病变外壁。并需要与呼吸运动协调。穿入病变时，一次快速的刺入可增加对病变部位的穿刺效果。使穿刺针完全穿过病变部位是有必要的。如果完全穿过，病变部位就变为相对固定，这时就可以缓慢回退穿刺针至病变的部位。

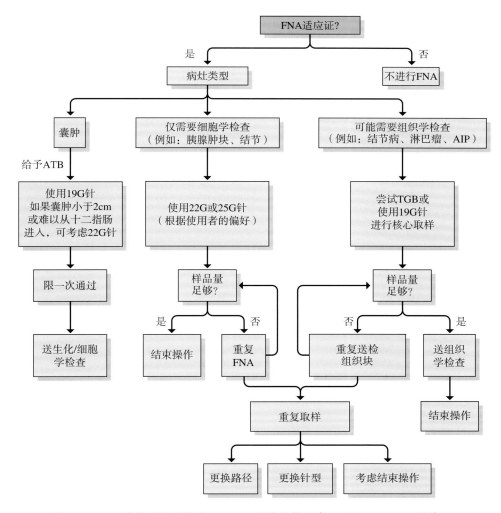

图 20.11　**EUS FNA 流程**。AIP，自身免疫性胰腺炎；ATB，预防性抗生素；TCB，Tru-Cut 活检。

硬化病变

有些情况下因为病变部位较硬，使穿刺变得困难。如果穿刺困难，必须首先确认穿刺针功能正常。例如，针头经过多次穿刺，或穿刺针没有有效地离开针鞘都会使穿刺针变钝。另外导丝尖端也有可能变钝，这时如果导丝没能退回到针尖内也会影响穿刺针的锋利程度。

如果穿刺针功能完好，可以增加穿刺力度。然而，这只能作为最后的手段，因为在用力穿刺的同时，不能很好地控制穿刺深度。也可以上翘针尖，针尖顶住病变前缘并固定，逐渐增大推针的压力。如果尝试失败，也可以借助超声内镜进镜的力量（如果超声内镜的位置可以确保进镜力量的轴向与穿刺针一致）。

肿瘤种植

超声内镜穿刺活检的过程中可能会发生细胞种植。在潜在可切除的恶性病变中，如果活检路径不在手术切除范围内，应重新考虑 EUS-FNA（如穿过胃壁的胰体病变 FNA）。如果可行，可以尝试经手术将被切除的部分肠壁进行活检（如胰腺颈部的肿物可经十二指肠壁穿刺）。为了防止腔外种植，如淋巴结，EUS-FNA 绝对不能在病变累及全层的肠壁中进行。

小结

EUS-FNA 是重要的临床工具。具有较高技术挑战，但若病变局限、并足够大，且可置于超声内镜穿刺的位置，常常可以进行直接穿刺。操作的首要目标是获取足够的样本进行细胞学诊断。当细胞学不能提供足够可信的诊断时，可以尝试粗针活检或 TCB。对于 FNA 操作者，利用设计好的示意图可有助于根据病变类型进行决策。

参考文献

1. Yusuf TE, Ho S, Pavey DA, et al. Retrospective analysis of the utility of endoscopic ultrasound-guided fine-needle aspiration (EUS-FNA) in pancreatic masses, using a 22-gauge or 25-gauge needle system: a multicenter experience. *Endoscopy.* 2009;41:445–448.

2. Nguyen TT, Lee CE, Whang CS, et al. A comparison of the diagnostic yield and specimen adequacy between 22 and 25 gauge needles for endoscopic ultrasound guided fine-needle aspiration (EUS-FNA) of solid pancreatic lesions (SPL): is bigger better? [abstract]. *Gastrointest Endosc.* 2008;67: AB100.
3. Lee JH, Stewart J, Ross WA, et al. Blinded prospective comparison of the performance of 22-gauge and 25-gauge needles in endoscopic ultrasound-guided fine needle aspiration of the pancreas and peri-pancreatic lesions. *Dig Dis Sci.* 2009;54:2274–2281.
4. Siddiqui UD, Rossi F, Rosenthal LS, et al. EUS-guided FNA of solid pancreatic masses: a prospective, randomized trial comparing 22-gauge and 25-gauge needles. *Gastrointest Endosc.* 2009;70:1093–1097.
5. Paquin SC, Gariepy G, Sahai AV. A prospective, randomized, controlled trial of EUS-FNA with and without a stylet: no stylet is better [abstract]. *Gastrointest Endosc.* 2007;65:AB198.
6. Wyse JM, Paquin SC, Joseph L, et al. EUS-FNA without the stylet: the yield is comparable to that with the stylet and sampling of multiple sites during the same pass may improve sample quality and yield [abstract]. *Gastrointest Endosc.* 2009;69:AB330–AB331.
7. Devicente NM, Hawes RH, Hoffman BJ, et al. The yield of endoscopic ultrasound-guided fine needle aspiration (EUS-FNA) is not affected by leaving out the stylet [abstract]. *Gastrointest Endosc.* 2009;59:AB335.
8. Bhutani MS, Suryaprasad S, Moezzi J, et al. Improved technique for performing endoscopic ultrasound guided fine needle aspiration of lymph nodes. *Endoscopy.* 1999;31:550–553.
9. Wallace MB, Kennedy T, Durkalski V, et al. Randomized controlled trial of EUS-guided fine needle aspiration techniques for the detection of malignant lymphadenopathy. *Gastrointest Endosc.* 2001;54:441–447.
10. Storch IM, Sussman DA, Jorda M, et al. Evaluation of fine needle aspiration vs. fine needle capillary sampling on specimen quality and diagnostic accuracy in endoscopic ultrasound-guided biopsy. *Acta Cytol.* 2007;51: 837–842.
11. Puri R, Vilmann P, Săftoiu A, et al. Randomized controlled trial of endoscopic ultrasound-guided fine-needle sampling with or without suction for better cytological diagnosis. *Scand J Gastroenterol.* 2009;44:499–504.
12. LeBlanc JK, Ciaccia D, Al-Assi MT, et al. Optimal number of EUS-guided fine needle passes needed to obtain a correct diagnosis. *Gastrointest Endosc.* 2004;59:475–481.
13. Savides TJ. Tricks for improving EUS-FNA accuracy and maximizing cellular yield. *Gastrointest Endosc.* 2009;69(suppl):S130–S133.
14. Levy MJ, Wiersema MJ. EUS-guided Trucut biopsy. *Gastrointest Endosc.* 2005;62:417–426.
15. Levy MJ, Jondal ML, Clain J, et al. Preliminary experience with an EUS-guided trucut biopsy needle compared with EUS-guided FNA. *Gastrointest Endosc.* 2003;57:101–106.
16. Varadarajulu S, Fraig M, Schmulewitz N, et al. Comparison of EUS-guided 19-gauge Trucut needle biopsy with EUS-guided fine-needle aspiration. *Endoscopy.* 2004;36:397–401.
17. Kien-Fong Vu C, Chang F, Doig L, Meenan J. A prospective control study of the safety and cellular yield of EUS-guided FNA or Trucut biopsy in patients taking aspirin, nonsteroidal anti-inflammatory drugs, or prophylactic low molecular weight heparin. *Gastrointest Endosc.* 2006;63: 808–813.
18. Thomas T, Kaye PV, Ragunath K, et al. Efficacy, safety, and predictive factors for a positive yield of EUS-guided Trucut biopsy: a large tertiary referral center experience. *Am J Gastroenterol.* 2009;104:584–591.
19. Möller K, Papanikolaou IS, Toermer T, et al. EUS-guided FNA of solid pancreatic masses: high yield of 2 passes with combined histologic-cytologic analysis. *Gastrointest Endosc.* 2009;70:60–69.
20. Jenssen C, Dietrich CF. Endoscopic ultrasound-guided fine-needle aspiration biopsy and Trucut biopsy in gastroenterology: an overview. *Best Pract Res Clin Gastroenterol.* 2009;23:743–759.
21. ASGE Guideline. Antibiotic prophylaxis for GI endoscopy. *Gastrointest Endosc.* 2008;67:791–798.
22. Hirooka Y, Goto H, Itoh A, et al. Case of intraductal papillary mucinous tumor in which endosonography-guided fine-needle aspiration biopsy caused dissemination [letter]. *J Gastroenterol Hepatol.* 2003;18:1323–1324.
23. Shah JN, Fraker D, Guerry D, Feldman M, Kochman ML. Melanoma seeding of an EUS-guided fine needle track. *Gastrointest Endosc.* 2004;59: 923–924.
24. Paquin SC, Gariépy G, Lepanto L, et al. A first report of tumor seeding because of EUS-guided FNA of a pancreatic adenocarcinoma. *Gastrointest Endosc.* 2005;61:610–611.
25. Doi S, Yasuda I, Iwashita T, et al. Needle tract implantation on the esophageal wall after EUS-guided FNA of metastatic mediastinal lymphadenopathy. *Gastrointest Endosc.* 2008;67:988–990.

Darshana Jhala · Nirag Jhala

（周　杨 译　张国梁 校）

内容要点

· 超声内镜专家和细胞病理学家之间的沟通对完成一个成功的 EUS-FNA 是很重要的。
· 确认要进行 EUS-FNA 诊疗服务时，应该要求细胞病理学家参与早期的手术讨论计划阶段
· 用规范程序去诊断患者将会更容易获得正确的诊断结果。

概述

在科学上已经成熟的理论和发现是获得概念突破的源泉，这些概念突破是值得称赞的。在生物技术领域的进步是卓越的创造性想象的标志，这些创造性想象超越了抽象的概念思维并通过技术得以表达。尽管在概念的推进上是如此细微，但是多数临床医师认为在生物医学科学方面的进步已经显著地拓宽了我们的视野并且使我们重新定义了疾病管理。

在 EUS-FNA 领域存在类似的现象。在 20 世纪 50 年代晚期，提出的软式内镜概念，并在此基础上生产出可应用于人体的软式内镜，被认为是近代超声内镜发展史上的里程碑。在 20 世纪 80 年代，超声探头和内镜相结合，并且多普勒技术也应用到内镜检查中。这一进展使得病变部位可视化效果更好，并且可清晰地扫查血管。上述技术进步使得超声内镜不仅能检查胃肠道腔内病变，而且也能显示胃肠道管壁的病变以及管壁周围淋巴结（胸腔和腹腔内）、胰、肝（主要是肝左叶）、左肾、脾和肾上腺等部位的病变，并且可扫查范围仍在持续增长中 [2-5]。然而，如果仅依靠 EUS 图像，不能区分良恶性病变。20 世纪 90 年代初，随着技术进步，EUS-FNA 得以实现 [6,7]。因其能够在实时监控下安全获取细胞学材料，这种操作非常有价值，它能够为快速而准确地定性诊断和分级诊断提供机会。

EUS-FNA 诊断结果的准确性有赖于细胞病理医师和内镜医师的合作。那些重视细胞学诊断价值并能和细胞学医师密切合作的临床医师会做出最好的诊断。因此，涉及获得、诠释细胞学标本的超声内镜专家和细胞病理学家对相关问题的理解可以优化诊断质量。当他们的观点取得一致时，EUS-FNA 的诊断效果将远远超过期望。正如早先预期的那样 [2]，EUS-FNA 技术已经在多个机构成为诊疗规范，并且它将逐渐取代其他诊断方法，来作为组织诊断、分期诊断和患者管理的依据。

这一章的目的是帮助超声内镜医师和细胞病理学家学习细胞学检查方法的技术，并且帮助他们理解有关解读细胞病理学诊断的基本原则。因此，本章回顾了相关技术，这些技术可能影响到细胞学解读和诊断结果。同时本章也将讨论：通过 EUS-FNA 取得常规标本在诊断良恶性病灶方面的推导方法和二者各自的显著细胞学特征。

提高诊断率的相关 EUS 技术

EUS-FNA 成功的基础是获得足够的细胞数量，只有充足的细胞数量方可做出最有效的诊断。因此，需要仔细地计划和考虑那些可能会影响到靶病灶细胞结构方面的因素。

早期计划

理想的情况是，在制订 EUS-FNA 手术计划的早期阶段，就邀请一名对其有经验的病理学家参加，这对于手术计划也有利。手术计划会涉及

许多决定性因素，比如：超声内镜套件的位置、所选用的配件和穿刺针的类型、人员部署、FNA的调度、制剂类型、转运媒介、为了充分诊断进行的术中即刻细胞学检查（冰冻切片）、需要进行的辅助研究以及手术过程中进行患者管理的数据表（表21.1）。进一步的计划应当包括定制供应、储备并且保存 FNA 的小车或者柜子，或者在内镜隔间区域维护一个永久的用来储备物资的地方。

组织标本制备的类型包括直接涂片、液基细胞学检测、细胞块、空芯针活检或联合技术，选择何种类型除了取决于各自的相对敏感性、特异性和诊断准确性外，还取决于制度实践、人事调配、病理室和内镜室之间的距离等因素。培养足以准确解释 EUS 标本的技能不仅有赖于经验丰富的细胞病理学家，而且还需要有正确理解这些标本的特殊附加经验。经验认为那些专业方向是胃肠疾病的细胞病理学家在提供正确诊断方面更加高效一些[8]。

病理学家和实验室工作人员如果能全面理解他们在 EUS 操作中的职责和患者管理流程，就能确保他们对 EUS 操作提供适当的支持。诊断策略取决于操作类型，如果是筛查则不再进行进一步诊断检查的诊断性操作，如果是一项为辅助性研究进行取材的检查，该辅助性研究是为了强化患者管理决策。

下一个初步计划的步骤是考虑细胞学和诊断数据的数据库存档。结合病灶部位的 EUS 特征和其他临床信息，这些数据可以提供有价值的反馈，这些反馈包括诊断的准确率、个体操作者的能力、冰冻切片的有效性和其他质量保证措施。

专业工作人员应该进行适当的培训，并应了解他们的专业知识和技术的局限性。在美国，细胞实验相关的技术和解释服务都是在州和联邦的管理之下，主要涉及到的是 1988 年临床试验促进增补条款（CLIA 1988）和美国病理学家学院实验室授权程序（CAP）和其他相关条款，这种强制和自愿性标准确保实验室的高标准。

以下各节讨论可能会提高超声内镜活检手术诊断率的技术因素，包括穿刺针的类型和大小、吸入或"毛细管"吸入、穿刺的次数、穿刺途径的方向。这些因素见表21.2。

细针穿刺抽吸

细针穿刺抽吸应用广泛，不仅可用于可触及肿块的经皮活检术，还可用于 EUS、计算机断层扫描（CT）或其他影像学引导下的穿刺活检技术。细针内的取材通常涂在载玻片上，由此形成的单层细胞被固定、干燥、染色。从细针穿刺获得的材料一般是单个或一小群细胞分散体，而不是整的组织核心。因为制备过程中不需要切片，所以涂片上的细胞都是完整的，它们呈聚拢或摊开状态，这要看进一步的处理步骤中如何处理它们。从细针活检中获得的单层细胞涂片可以分辨细微结构，可以看到细胞核和细胞质，这些细节要优于许多其他的方法。

穿刺针的选择

细针活检定义为使用 22G 或更小的针进行活检。市场上现有各种大小的 EUS 配件和穿刺针，针的选择也可能影响细胞学结果。在获取样本时穿刺针的刃口发挥重要作用，例如，斜面边缘与圆形的边缘比较，需要的穿刺力度较小。同样，穿刺针的规格对组织样本的采集方式也有一定影响。EUS 穿刺针介于 19 ～ 25 G[9]。与主观意识上认为较粗的穿刺针在施行 FNA 时能取得更好的样本这一看法相反的是，有时细口径的穿刺针取得的样本反而更好。

表 21.1	
手术计划需要考虑到的细胞学因素	
因素	**细节**
活检类型	空针芯组织学或者细针穿刺细胞学
细针型号	25 G、22 G、19 G 或者其他
固定或核芯组织处理	福尔马林或者其他
FNA 穿刺细胞的制备类型	直接涂片，负责转运的媒介（专用培养基或者细胞培养基 [RPMI-1640]，福尔马林，以及其他）
涂片类型	空气干燥，乙醇固定或者同时使用这两种方法
人员	培训过的 GI 相关医师，实验室人员
术中即刻细胞学评估	细胞病理学家，细胞学技师，高年资的受训者，没有实施
细胞学信息数据库存档	诊断，取材次数，病理学家名称，准备涂片的类型，可用的细胞块大小，专项研究名称

FNA，细针穿刺；GI，胃肠道。

表 21.2

影响诊断率的相关技术

技术特点	优点	缺点
术前计划	优化的实验室支持	无
内镜医师的水平	更有可能获得充足的组织	无
病理学家的水平	几乎没有假阳性或者非典型诊断	无
空针芯组织学	组织学诊断 组织特殊染色 样品不需要实验室人员现场处理或评估	尽可能多的组织 没有现场评估充足能力
针吸活组织检查	更多的细胞	几乎没有缺点 某些损伤或者部位难以获取充足细胞
较小的穿刺针抽吸	较少的组织损伤 获取更多的细胞	相对少的细胞 增加组织内出血风险 可能损失某些细胞特征
多次取材	更多的细胞	组织损伤
细胞病理专家现场指导	指导获取足以建立诊断的取材	时间和花费多
空气干燥乙醇固定的涂片	互补的染色技术突显细胞核和细胞结构	需要不断地技术改进
细胞块	可以完成特殊染色	不是一个独立的准备，最好结合涂片

一些前瞻性的研究比较了在 EUS -FNA 中使用各种类型穿刺针获取的标本[9-12]。一些研究者认为，使用 25G 穿刺针抽吸出来的组织与使用 22G 穿刺针相比，前者抽吸出来的组织包含的细胞减少、没有细胞或者是血性标本的机会更少，因此诊断结果更好，而且其可能造成的组织损伤更少[10,12]。然而，另一项独立研究，表明 22G 和 25G 穿刺针在显示细胞结构和诊断决策方面没有差异[11]。

FNA 样品也被越来越多地用于辅助研究。一项研究设计，目的是选择出最合适的穿刺针及穿刺次数，来获得 RNA 定量测试所需的材料，该实验中获得了从各种型号的穿刺针中获得的细胞数量。用 25G 穿刺针对肿瘤进行了 10 次穿刺后，获得的细胞数是 32 000 个[13]。虽然大量的细胞对于某些实验，例如 RNA 提取来说是重要的，但是我们往往认为在少于 100 个细胞的细胞涂片上获得的诊断结果也是可以接受的。研究者认为较大的穿刺针（比如 22G 穿刺针）可用在穿刺后发生并发症的风险较小，或者可以选用于需要大量的细胞做分级诊断的实验。

使用大号穿刺针可取得更多的细胞但也可能造成更多的并发症，两方面权衡决策，穿刺针大小的选择应当取决于取材的部位和病变的类型。

适合使用较小的针头（如 25G）的情况包括：患有凝血疾病、脏器中有漏出的液体或空气、并发症会因组织创伤而增加的脏器（胰腺），以及富含血管的脏器或者病灶。较小的穿刺针可减少潜在的并发症，比如出血而导致血液进入组织或者血液稀释、混淆细胞学标本。较小的穿刺针导致的组织损伤也小，因此可能减少术后胰腺炎风险。

弹射切割活检术和细针穿刺抽吸术的比较

基于很多理性的或者非理性的原因，一些临床医生和病理学家认为，取材的组织芯能更好地提供诊断所需的取材。这个理念可能来源于某种概念，这种概念认为弹射切割活检组织芯技术用较少的进针次数就能获得足够的标本，这种技术不涉及标本的现场评估[14]，可以提供组织结构，并且应用这些标本可完成辅助研究[2]。同时，弹射切割针活检术（14 ~ 19G）作为获取组织标本的方式已经被使用很长时间[9,14,15]。这些弹射切割活检取材制备而成的切片非常薄，大约 3 ~ 5μm，当染色后通过显微镜观察，可以看到完整的组织基质内细胞或者细胞组分。许多组织病理学专家非常熟悉这种基于组织评估的病理学方式。

然而反过来，也应该注意对组织芯的分析并不总是能提供足够的诊断线索。弹射切割活检也比细针穿刺抽吸活检造成的组织损伤更重，更具侵入性。基于这种考虑我们应当阻止医生常规使用大孔径的弹射切割活检针。事实上，弹射切割活检术在诊断分化良好的胰腺癌方面和FNA取得的样本比较来说前者具有更大的挑战性。初步分析，超声内镜引导下FNA技术的成功导致经皮切割活检术和CT引导下FNA术的数量急剧下降。这种变化极大地改变了胰腺肿瘤的诊治决策。

使用弹射切割活检组织芯技术对病灶部位取样的失败，可能归咎于病变本身的特性，因为较大的穿刺针可能会从一个比较坚硬或者有弹性的组织表面滑脱移位。此外，弹射切割活检是一种单次进入组织取材的方式，不能多次进入组织就意味着不能较多地获取组织样本。使用较粗的穿刺针还会增加出血和并发症的风险，尽管这些风险发生概率非常低。此外，当前应用于EUS引导下弹射切割活检设备方面的技术限制了对某些解剖部位的探查，使得在这些部位不能成功地取材。

虽然在胰腺的研究中显示了相互矛盾的结果，但是在一项对肿大淋巴结的回顾性分析中，EUS引导下的弹射切割活检技术还是有相当的优势。弹射切割活检不仅用于确诊淋巴瘤，同时也能显示特征化细胞的结构，特别是在滤泡中心细胞淋巴瘤上这一点格外重要。在那些流式细胞仪检测结果可能为假阴性的病例中（例如大B淋巴瘤），弹射切割活检更有用。EUS引导的弹射切割活检也可能对诊断困难的霍奇金淋巴瘤有所帮助，这种淋巴瘤的细胞形态是多种多样的，而且常常难以识别。

应用弹射切割组织芯活检技术，还是应用细针穿刺抽吸活检技术，要在两者中做出选择取决于以下因素：可选用的设备和人员、病理学家和工作人员的经验和专业知识、内镜操作者的偏好等。每种类型的活检都有优点和缺点，必须考虑病灶或患者的个体情况。总体而言，FNA被认为是更敏感的诊断方法，组织芯活检术和细胞块活检术可以做为辅助手段。

是否应用抽吸

对于许多细针活检来说，施加负压抽吸是为了增加获取细胞的数量。这也是细针抽吸这一术语的起源，这一术语常常更普遍用于细针活检。抽吸的目的不是将组织吸入穿刺针，而是要在靠近针尖的组织挖一个洞。而且应该在撤针前停止抽吸。

还有一种技术，不通过抽吸来获得细胞，针尖直接穿过组织进行切割动作及毛细作用，针芯管腔内就可以充满细胞。一项对670例患者的研究中，进行了表面或者深层病灶的细针活检采样，而采样过程不使用抽吸方式，研究表明在超过90%的情况下不采用抽吸是可以得到诊断材料的[16]。特别是EUS-FNA[17]，Wallace等的一项研究发现，在淋巴结取样方面是否采用抽吸取材在总体诊断率方面无差异，但这些研究者指出使用抽吸方法将会有多余的血液标本被吸入。另一项研究表明，EUS-FNA采样中使用抽吸和不使用抽吸比较前者大大增加了需要准备的涂片的数量（使用抽吸需要17.8 ± 7.1张）（二者比较 $P < 0.0001$）[18]。

一般情况下，对穿刺针进行加压抽吸可以增加获得的细胞数量，但也会潜在地增加人为的液体和血液的量，这一点在血管较多的病变器官尤甚。但是抽吸方法还是常用的，因为权衡利弊之后增加细胞数量的标本还是更好一些。一些医师尝试通过至多3遍没有抽吸的穿刺获得标本，如果获得的细胞数量过少再通过更多的有抽吸的穿刺获得标本。

当抽吸到大量的血液，标本凝块就不是那么理想，但是仍然是可以使用，这种情况下就需要用小的手术刀刀尖或者另外的针尖去轻轻地捞取切割凝块或者碎片以做补救。从载玻片上捞取组织碎片并放到福尔马林溶液里为接下来的细胞固定做准备。为了分散细胞用力的涂抹凝块可能会引起严重的人为破碎，出现细胞不间断现象。

穿刺次数

只要针尖定位于病灶部位，一次穿刺通常包括10次或以上的针头来回往复运动。获得诊断材料所需的穿刺次数取决于多种因素，包括超声内镜医师的经验、病变部位、病变的类型、病变的细胞构成、并发症的风险等。许多研究者认为，经过一定数量的穿刺，操作可获得诊断细胞呈现递减状态。

在一项对超过 204 例病例的分析调查中，90% 以上的病例在 5 次穿刺后即可获得诊断所需的细胞量。在这项研究中还发现，在淋巴结穿刺中细胞数递减情况早期就可以出现，而在胰穿刺中则稍晚一些出现。对于胰实质病变，较小病灶（25mm）与较大病灶比较，进行较少的穿刺次数就可以获得足以确立诊断所需的细胞[19]。相反，研究者发现，淋巴结经过 5 次穿刺后，难以继续获得诊断所需细胞。也就是说，对于淋巴结诊断而言，平均只要 3 次穿刺就可以获得诊断所需细胞。LeBlanc 等[20] 的研究表明，胰腺病灶至少需要进行 7 次穿刺，获得的诊断敏感性为 83%，特异性为 100%，相反，在淋巴结抽吸过程中仅需要 5 次穿刺就可以达到敏感性和特异性分别为 77% 和 100% 的结果。Wallace 等[17] 则认为 2 ～ 3 次穿刺对淋巴结诊断就足够了。在一项 Erickson 等[21] 进行的研究中，一个细胞病理学家参与指导 FNA 情况下，穿刺次数的影响因素只有肿瘤位置和分化程度。

实时影像特别是 EUS 引导下的活检术，有一个众所周知的优势，就是能将针尖指向靶向病灶的一个点。选择确切定位可能影响细胞获取数量。肿瘤坏死中心活检可能不具有诊断性，而肿瘤的边缘可能含有存活的肿瘤细胞。相反，胰腺癌的边缘的活检，可能只显示慢性胰腺炎，这是一个常见的肿瘤周围胰腺组织的应激性变化。

因此，视解剖部位的情况，选择穿刺的靶点至关重要。淋巴结转移癌更易于在被膜下淋巴窦内表达特异的组织结构，但是在 EUS-FNA 抽吸的淋巴结评估来看，在淋巴结边缘进行抽吸并不能增加诊断正确率。尽管如此，由于 EUS 能够直视病灶部位，可避免对坏死区域的穿刺，并且正如我们之后讨论的那样，如果穿刺的第一个靶点是坏死组织，那么对该标本的评估可以对另一个穿刺部位提供指导意见。

FNA 技术的主要优点是可以通过在不同方向上操纵穿刺针进行往复运动对病变进行采样。小范围的移动针头可以形成一个扇形的采样区域，这样就可以在每次操作的时候都能够获取病灶部位新的采样。在同一个方向沿同一个进针通道重复进针可能导致抽吸到血液或者随血液充盈到这一局域的液体。

即时细胞学评估

从 FNA 操作中确保获取足够的取材的方法是使用即时细胞学评价（ICE）（视频 21.1）。ICE 的目的是对涂片的内容和质量提供实时反馈，减少不能确诊或不典型活检的数量，并最大限度地提高操作效率。ICE 还能得到一个高度可靠的的初步诊断[22,23]。调查证明，当细胞病理学家在内镜室做 ICE 指导时，标本合格率超过 90%[19,24,25]。当细胞病理学家不在内镜室做 ICE 指导时，标本合格率就会下降[24,26]。在两个机构中由同一内镜医师进行 EUS-FNA 操作，在操作过程中有病理学家指导和没有病理学家指导进行直接比较，ICE 更能明确诊断，并更能保证标本质量[24]。EUS 大多数假阴性结果是由于采样不足所造成，这可能需要第二次再操作。事实上，最有效的减少抽样误差的方法是 ICE。

一项回顾性研究，统计分析了 CT 引导下和 EUS 引导下，对胰腺进行 FNA，两种方式的过渡期间，产生的值得注意的变化，EUS-FNA 时，细胞病理学家在内镜室内完成 ICE，而这种做法不适用 CT 引导下穿刺。结果表明，EUS-FNA 所提供的诊断更明确，更少得出不满意或模棱两可的诊断，而且研究者还能够采集更多的样本进行辅助研究。在其他机构进行的类似研究中，标本合格率同样超过 90%，并减少模棱两可的诊断。当进行 ICE 时，在内镜室或相邻房间选定的干燥涂片经过染色，病理学家立即进行阅片，然后给内镜医师反馈意见，看看穿刺次数是否足够。如果已经取得诊断所需材料，则不需要继续穿刺，操作就可以终止。如果根据涂片不能做出病理诊断，就需要继续进行穿刺。如果涂片上没有细胞或者只有坏死组织，就需要对穿刺针进行重新定位，反复这一流程，直到获取了足够的用以诊断的材料为止。

除了减少为获得诊断性取材需要进行的穿刺次数外，ICE 的另一个优点就是可以按照具体的研究对涂片进行分类。当初始涂片提示为肿瘤时，可能需要通过免疫组织化学、原位杂交或其他辅助研究（例如淋巴瘤标本制备或细胞块制备）进行分类，以便进行更好的疾病管理。因此，为了获得充足的细胞块，建议做额外的直接穿刺。

虽然 ICE 能明显提高诊断率，但具体操作方法在各单位间可能是不同的。使用 ICE 受实验室和胃肠病房的位置、人员和成本问题影响。阻碍病理学家参与 EUS-FNA 的过程可能是缺乏时间以及对他们所花费时间给予的报酬感到不足。

Layfield 和他的同事们[27]研究了一系列 142 例非 EUS-FNA 操作，这些操作在各种临床环境下进行并且立即进行现场评估。该系列操作包括支气管镜、内镜、超声引导下、CT 引导下活检。研究人员研究了病理学家的参与时间并且与靶器官、指导技术、抽吸器的性质相比较。为了比较，细胞病理学家的薪酬按照全职临床副教授薪酬水平 80% 计算。用医疗保险税率表来计算补偿。在这项分析中，除了细胞病理专家在临床完成的 FNA 之外，时间成本在每项操作中补偿超过了约 40 ~ 50 美元。从这些数据看，细胞病理学家在 CT 引导下、在超声引导下、支气管镜或内镜手术中进行操作中的病理指导，根据目前的医疗补偿程序对即时评估病理这一工作的补偿是不够的。

最近，在一个大型学术中心进行了一些成本效益分析[28]。本研究假设没有 ICE 的非诊断性 FNA 的平均报告率为 20%。这个概率包括有图像引导的和无图像引导的活检。该研究也评估到如果每个没有获取诊断所需标本的患者都进行第二次 FNA，那么预计在美国这个直接的额外费用 5 年总计将会是 2 022 626 美元，或者每年 404 525 美元，这是在没有 ICE 的情况下估计的。尽管 ICE 可能需要一些额外的费用，但通过使用 ICE 提高标本合格率，这笔潜在的花费可以节省下来。然而不幸的是，由于使用该项服务的这部分消费者并没有做 ICE 的意愿，所以在美国现有报销政策无法改变当前的现状。相反，越来越多的报销率持续走高，使得成本变得更高昂。这一点在其他国家和地区的医疗保障机构是不同的，为给他们的病人提供最佳的医疗保健他们需要建立自己的成本效益策略。

为了将缺乏 ICE 的影响降到最低，由不同的研究者调查了其他的替代措施，其成功率不尽相同。这些替代措施包括：通过目测评估细胞结构、由超声内镜医师进行涂片并初步评估、细胞病理学方面的服务使用高年资细胞学技师或高级学员。在这种情况下，为了充分评估，远程可视细胞学会诊也在调查之列。

无论是否应用 ICE，充足的标本是诊断的基础。针尖必须定位于病灶部位，取材技术应当以获得评估所需细胞为目的进行优化，涂片必须是没有破碎、不干燥的、不染色的、没有其他人为干扰或者没有混入血液、没有炎症或者坏死。

与改进细胞学制备相关的因素

EUS 引导下的活检取材，可以用许多不同的方法进行制备，各有优缺点。一些制备工作是相辅相成的，两种或三种类型的制备方法通常应用于同一活检标本。下面的部分将讲述空气干燥和酒精固定的涂片制备、细胞块制备和为了强调各种细胞特征所使用的染色。

细胞涂片和细胞团块

由细针穿刺活检获取的细胞用细胞涂片的方式进行病理标本的制备是一种标准方法。正如制备血涂片那样，活检取材被分散或者涂抹到载玻片上，染色，然后就可以看到单个的细胞，对于 EUS-FNA 来说，当穿刺针从内镜中拔出后，将针尖放在被标记的载玻片靠近磨砂的一端，缓慢地将针芯推入针管内，将单一小滴的团块涂抹在载玻片上。如果组织滴落距离过远、喷洒或者喷溅到载玻片的一端可能会引起标本干燥或者带来不必要的人为误差。第二张图片，将组织滴进行涂片，是为了将组织变成单层的。这个技术需要练习。涂片过厚时，细胞就会因另外一层的背景细胞影响变得模糊不清。如果涂片过程施压过大，则会发生细胞微体系结构被破坏或细胞自身裂解。较差的涂片制备可能会降低诊断质量。

与涂片不同，细胞块是另一种制备方法，这种方法是将细胞放置到液体介质或固定剂中，运送到实验室，制成团块，福尔马林固定，石蜡包埋，并选择标准的苏木素 - 伊红（HE）染色。这种常规的福尔马林固定和石蜡包埋的方式不能最有效地维护正常细胞学详细结构。细胞块通常是用从穿刺针冲洗出的残留物制作而成。如果在操作临近结束时，进行一次额外的定向穿刺，那么细胞块作为诊断的价值就可以得到提高。强烈建议这种技术，特别是对于可能需要特殊染色的病变。

空气干燥或者乙醇固定的涂片

通常，FNA 取材获得的涂片既可以用空气干燥也可以用乙醇固定。空气干燥的涂片要迅速染色（用改良的 Romanowsky 染色，比如快速染色液）并且特别是要使用 ICE。一些机构使用 HE 染色或者快速的巴氏（Pap）染色来进行 ICE。

快速染色，空气干燥涂片的制备采用特别突出细胞浆内和细胞外物质的材料。乙醇固定导致细胞萎缩、聚拢，但保留了核的功能特征，后续将会进巴氏染色或 HE 染色。巴氏染色突出强调细胞核细节和核染质，以及清晰显示鳞状细胞的角质化。在巴氏染色切片中细胞质显得更加透明。做巴氏染色的切片可以通过浸泡或喷涂酒精固定。巴氏染色和快速染色液对显示细胞形态是互补的，当同时用乙醇和空气干燥涂片制备来自 FNA 的组织时可以呈现最优化的细胞细节。

转移培养基和液基准备

为了后续的准备，通常把标本收集到转移培养基中。有许多媒介可供选择，但 Hank 平衡盐溶液是最佳选择。这种介质可以制备细胞离心涂片和细胞块，如果后面需要观察淋巴结情况，这种介质也可以用于流式细胞仪分析。如果考虑到对淋巴瘤的全面评估，许多机构也把样品保存在 RPMI1640 培养液里。这种媒介不仅可用于细胞遗传学分析，还可用于基因重排研究。

液基细胞学正在成为研究热点。目前，有两种方法已通过美国食品和药物管理局批准：ThinPrep（Cytyc Co，Marlborough，MA）和 SurePath（TriPath Inc，Burlington，NC）。这两种方法之间有着细微的差别，但是都有着相同的单层细胞弥散，可以清除黏液和血液，符合没有任何人为干扰的细胞制备，正如涂片准备中提到的那样。

但是，这些技术增加了制备的成本并且不能用于 ICE。而且这种制备可能导致细胞分解（使细胞骨架缺失），并改变一些细胞学的细节，这些都增加了阅片难度。有些固定剂里含有甲醇，甲醇是一种促凝固的固定剂（而不是致蛋白质交联的固定剂，如福尔马林），对将要进行免疫组化分析的标本可作为次选方案。液基细胞学的费用高于直接涂片。然而，当不考虑做 ICE 的时候，液基细胞学不失为一种可选方式。从胰腺获取的样本用液基培养基进行细胞学制备后可显示更小的细胞簇，与空气干燥涂片检查相比可显示更小的细胞，更好的细胞核特性，更利于减少和清除黏液。此外，这些样本不能在稍后的时间用来进行流式细胞仪分析。在转移培养基的选择和准备中应考虑到这些因素。优化的 EUS-FNA 流程细节见表 21.3。

细胞学诠释

取材从针尖涂至载玻片或者滴入固定液开始，对活检的评估就开始了。当穿刺抽吸出的取材充分即更可能确立诊断这一点来说，必须包含细胞，当取材放置于载玻片并被涂片之后，应当清楚地分辨出明显的颗粒状物质。相反，在一个细胞比较少或者仅是血涂片，观察到材料稀疏且光泽柔和。当材料放置在固定液中时候，常常呈现可辨识的颗粒状物质或者云雾状物质。黏液、脓液和坏死物质也可从外观上初步分辨出来。

取材充足

在显微镜下观察时，应首先评价涂片的细胞数量是否充足。对于抽吸物来说，必须排除人为技术干扰并且应当包含足够的细胞量。通常靠细胞结构整体评价来判断细胞数量是否充足，但是应用于 FNA 方面可能会产生误导效果，因为细胞数量和损伤部位相关。比如，抽吸神经内分泌腺瘤常常会表现出质量比较好的细胞学涂片，然而胃肠道间质瘤（GIST）的抽吸物可能含有的细胞数非常少，但是这两者都能够确立诊断。

对于有诊断性意义的非妇科细胞学标本，用来解释临床情况或者靶点病灶时，一个样本就够了。穿刺抽吸针必须确定取材部位是靶病灶，并且病理学家必须有能力诠释这个涂片。"三重测试"概念也同样适用于 EUS-FNA。即临床、影像和 FNA 对病灶良恶性判断上应当三者相符。一些病灶部位有特征性的形态学表现，因此对于这种肿瘤不需要涉及细胞数目的评估。

涂片的诊断性评价

细胞学技师或病理学家无论在现场还是在实

表 21.3

最优化的 EUS 引导下 FNA 的规范技术

阶段	描述
准备	在计划手术时，要安排细胞学技术人员和病理专家在场。应当在操作开始时，要和病理专家讨论临床发现、术前其他影像学检查所发现的病灶部位或其他细节。采用静脉注射哌替啶和咪达唑仑的方式保持患者清醒镇痛。
针头准备	将针芯从 22G 的 EUS-FNA 穿刺针中完全拔出，针头用肝素冲洗。之后注入空气排出额外的肝素。重新放置针芯，穿刺针就准备好了。如果必要的话，针头在每次穿刺之间手工校直。
环扫 EUS	首先使用环扫超声内镜检查以明确解剖位置，标注病灶部位。
线阵 EUS-FNA	环扫超声内镜替代线阵超声内镜检查。使用环扫超声内镜能更清晰地显示感兴趣的病灶部位。如果病灶可视，并且如果中间有血管结构则考虑使用彩色多普勒。EUS-FNA 穿刺针插入活检孔道，并稍稍超出镜头至胃肠腔内，在此基础上，针芯可以回撤将近 1cm。针芯留置在穿刺针内以防止正常组织被吸入穿刺针内，当到达所需穿刺组织后完全撤出针芯，接入负压吸引的注射器，并开始抽吸取材。在病灶区域，穿刺针刺入靶组织的不同部位（"扇形"区域）以提高取材质量。穿刺并往复活动 20 次之后，停止抽吸，针头退回到导管内，在拔出全套装置。
制作取材涂片	细胞学技师仔细地手持导管的末端将其放到贴好标签的载玻片上。内镜技师将针头从导管内退出将近 1cm。然后将针芯缓慢插回针头里。使取材样本从针尖释放出来。细胞学技师可以将取材放到载玻片或者放到培养基内。最后，用几毫升的生理盐水冲洗穿刺针，注入空气，使得其余的取材物被注入液态基质中。
细胞学材料的制备和染色	根据取材的数量来制备载玻片。用清洁的玻片尽可能快地将在载玻片上的取材推开。一半的载玻片使用空气干燥，其余的立即用 95% 乙醇浸泡以备之后的巴氏染色。空气干燥的涂片用快速染色剂进行形态学染色后立即交给病理学专家评估。然后，还需再将其插入到培养介质中（比如 Hank 平衡盐溶液），送到实验室，细胞团块的制备就完成了。细胞悬浮状态的材料经离心制成颗粒，并添加凝血酶。使颗粒再次悬浮，清除产生的血凝块，用擦镜纸包起来，放到组织盒内，用福尔马林固定，然后常规石蜡包埋，HE 染色或者免疫组化染色。如果有指示，需要流式细胞免疫或其他研究，取材可以自培养基中取出用来制备细胞块。乙醇固定的载玻片则用标准巴氏染色法染色。
即刻细胞学评估	病理学家、高年资学员或有经验的细胞学技师在现场进行涂片、空气干燥和快速染色剂染色，并即刻评价样本量是否足够。根据这份报告，内镜医师可能选择继续使用原位置或者改变针头位置以便取得更多的组织。即刻细胞学评估也能帮助分拣标本或者指导为了特殊研究进行更多的穿刺。

FNA，细针穿刺抽吸；HE，苏木精伊红染色。

验室内开始进行涂片评价，都要先评估涂片上的细胞类型、细胞排列和细胞特征。细胞学诊断的核心是单个细胞的细胞核和细胞质的外观特点；这些显然和取材的靶病灶相关。无法单凭某个特征就确立恶性肿瘤的诊断，而是需要将细胞类型、细胞微架构、细胞核和细胞质的特点相结合才能确定诊断。了解常见的病理诊断和取样区域内正常组织特征是有很有用的（表 21.4 和图 21.1）。

正如组织切片中显示的那样，良性组织的细胞学涂片是有序且美观的。良性抽吸物的外观和组成反映的是在正常组织内的多种细胞群体。上皮细胞是圆形或椭圆形，胞浆丰富，有粘合性。良性上皮性的细胞有分化的证据。成熟的鳞状细胞会有角蛋白，核逐渐变小和深染（固缩）。从食管脱落的良性浅表性鳞状细胞是一个大的，多面体形的，并且有一个小的，均匀深染，被描述为"墨点"的细胞核（图 21.2）。依据角质堆积的程度细胞质呈现橙色、粉红色、蓝色。良性的成熟鳞状上皮细胞一般单独出现，除非它们来自较深的上皮细胞层，在这种情况下，它们可能会表现为胞质角质含量较少的一大群细胞成簇出现。来自胃（图 21.3）、肠、胰腺的良性腺泡上皮也根据器官不同的特点呈现出分化好的细胞有序排列。在涂片上，十二指肠上皮细胞由一层层叠的或者围绕成柱状细胞的构成，在细胞的空白区域内出现散在的杯状细胞（图 21.4）。腺细胞极化，在上皮层细胞的每个细胞内细胞核出现在细胞的一端。细胞质中充满黏蛋白液滴（杯状细胞），更小、更细碎的液泡；或其他诸如酶原颗粒的分泌产物。典型的良性柱状上皮是呈蜂窝状排列的。改变显

表 21.4	
一些特殊部位的常见 EUS 细胞学诊断	
位置	细胞学诊断
肺	腺癌
	鳞状细胞癌
	小细胞癌
	肉芽肿或感染
食管	鳞状细胞癌
	腺癌
	颗粒细胞瘤
	平滑肌瘤或其他梭形细胞肿瘤
	（GIST 或神经纤维瘤）
胃	癌
	类癌
	GIST
	MALT 淋巴瘤
胰腺	导管腺癌
	慢性胰腺炎
	自身免疫性胰腺炎
	胰腺内分泌肿瘤
	转移癌
	导管内乳头状粘液瘤
	黏液囊腺瘤
	实性假乳头肿瘤
直肠及其周围淋巴结	转移性腺癌或鳞癌
	GIST
肝	转移癌、黑色素瘤、肉瘤
	淋巴瘤
	原发性肝癌

GIST，胃肠道间质瘤；MALT，黏膜相关淋巴组织。

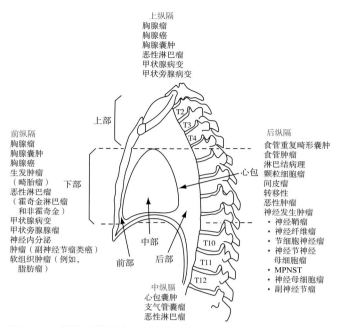

图 21.1　常见的纵隔病变。MPNST 恶性外周神经鞘瘤。

微镜的聚焦水平可以看到细胞质顶点的六边形边界和蜂窝层基底部位极化有序的细胞核。相比之下，良性间质细胞或间质细胞常有一个拉长核，通常含有丰富的胞浆。在良性组织的涂片上，偶尔可以看到小血管结构。

来自正常组织抽吸物中的细胞和它们在器官中的混合情况是相符的。例如，良性的胰腺组织多数是由腺泡组成的，伴有相对较少的导管结构（见图 21.5），并且在 FNA 涂片上常常呈现出小岛样结构。良性的应激性淋巴结（图 21.6）包含多种形态的细胞类型，有大大小小的淋巴细胞、巨噬细胞，并且有些时候可辨认出生发中心，相反恶性淋巴结常常是单一形态的。良性组织内在细胞排列表现为有序性，而恶性细胞往往不同于正常组织形态并且在结构排列上表现为无序性。

正常的表皮细胞呈现出凝聚特性，相反恶性表皮细胞呈现松散聚集或独个细胞状态。细胞黏着障碍的分级是相对而言的，可做为一条反映恶性程度的重要评价标准。与上皮细胞不同，一些组织类型的正常状态及表现为黏着障碍。我们注意到从非肿瘤组织和黑色素瘤中获取的 FNA 标本常常是单个细胞，而实体瘤表现为黏着的细胞集群和多个细胞。如果涂片技术不佳，可能因人为因素出现分散的上皮细胞，并因此过度估计细胞黏着障碍。

恶性细胞的排列丧失了正常的极性，表现为混乱状态。在柱状上皮病灶内极性的丧失是一个特殊的诊断要点。一个重要的例子是 EUS-FNA 对黏液性肿瘤的异型性和恶性程度的诊断。涂片要进行评估的方面包括：细胞类型、整体组织结构、黏附性、细胞核和细胞质的细节，通过以上方面判断细胞是良性还是恶性。特殊的细胞核特征可提示为恶性，但是细胞的分化程度是由细胞质特征和胞质内微结构决定的。

特殊部位 EUS–FNA

以下部分我们将讨论 EUS-FNA 在各种器官系统中的应用以及在诊断解释方面的相关误区。

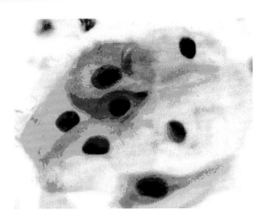

图 21.2 食管鳞状黏膜层取样显示多角形细胞，有丰富的胞质和浓染细胞核。从角化情况可以判断为成熟鳞状细胞。

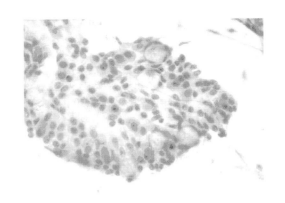

图 21.4 涂片显示一个紧密连接的二维上皮细胞团块，呈现蜂窝状排列。可见散在的杯状细胞（箭头所示），与十二指肠表面黏膜细胞形态一致（巴氏染色，放大 40 倍）。

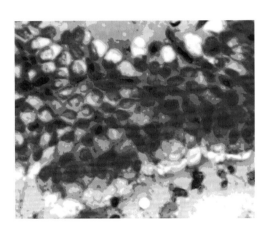

图 21.3 胃黏膜涂片显示紧密连接在一起或有少量重叠的小凹细胞团块。胞核排列在基底部的柱状细胞。部分细胞可看到圆形规则的核膜和不太清晰的细胞核（快速染色剂染色，放大 20 倍）。

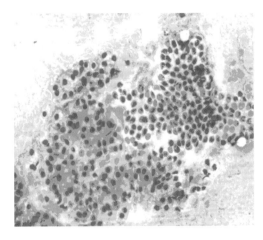

图 21.5 EUS-FNA 从胰腺获得的涂片显示许多腺泡和导管细胞。腺泡细胞呈现为中等颗粒状双染的细胞质，细胞核居中，并且有一个圆形规则的核膜。涂片也显示了导管上皮细胞。显示为一组平面聚集的蜂窝状导管上皮细胞。这些细胞呈现出清楚的，定界清晰的细胞质（Diff-Quik 染色，放大 20 倍）。

胰

在扫查胰腺肿瘤、确定分级、判定浸润深度方面，EUS 本身就是个很好的诊断工具。据报道，FNA 和冰冻切片的诊断一样准确，并且侵入性更小，更快捷，对于可切除的和不可切除的胰腺肿瘤来说诊断率都比较高。调查也显示 EUS-FNA 在获得准确的术前诊断方面比经皮穿刺活检要优越。对胰腺病灶进行 EUS-FNA，目的是为了对临床可疑的恶性肿瘤作出最初的诊断，从而避免为了获得诊断而进行外科手术取材，并在施行外科根治切除术或辅助化疗前确定组织学诊断。因此，这种方法作为获得组织诊断的首选技术，其应用价值已得到美国国家综合癌症网的认可。

全球性诊断方法

以 FNA 取材为基础的形态学诊断，可做为胰腺疾病诊断流程中的关键步骤，根据这项检查所得到的结果来判断是否进行附加的辅助性研究，来满足诊断需要（图 21.7）。参与治疗的临床医生最想要从一个细胞学专家那里知道病灶是良性的还是恶性的。这种诊断和相关的鉴别诊断常常取决于病灶的影像学特征（胰腺病灶是实性还是囊性）。

表 21.5 展示了胰腺实性病灶鉴别诊断的相关内容。高龄患者中发现实性胰腺肿块，最主要的鉴别诊断仍然是胰腺癌和慢性胰腺炎。

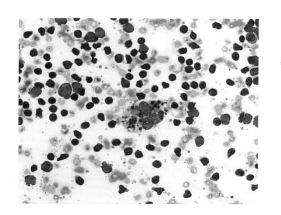

图 21.6　EUS-FNA 取自一个反应性纵隔淋巴结标本显示了多个不同大等的淋巴结。还可以观察到可染色的巨噬细胞（Diff Quik 染色，放大了 20 倍）。

胰腺癌和慢性胰腺炎

当细胞学特征明显时比较容易区分慢性胰腺炎和胰腺癌。对分化良好的胰腺腺癌进行穿刺活检，让病理学家将二者区分开具有挑战性。胰腺癌的诊断标准包括以下内容：细胞增多，单一类型的细胞占优势，三维结构的细胞团（重叠细胞），蜂窝样外观（图 21.8）；单个细胞多形性表现（图 21.9），大细胞核的高细胞（墓碑样细胞），核浆比例（N/C）增大的细胞，核膜不规则，粗大成簇的染色质，巨大的核仁以及异常的有丝分裂。在肿瘤相关坏死区域背景下发育不良的腺体是另一个肿瘤诊断特征而不是反应肠道上皮增生的特征。癌还有以下肿瘤特性：分泌黏蛋白、偶见印戒细胞、伴随黏蛋白空泡、异型细胞和鳞状细胞[30]。胰腺癌的细胞学特征还包括不同的病理亚型，包括腺鳞癌中的角化蛋白和巨细胞肿瘤中的巨细胞。

表 21.5	
常见的实质性胰腺病灶的鉴别诊断	
良性	**恶性**
慢性胰腺炎	胰腺癌
自身免疫性胰腺炎	腺泡细胞癌
胰腺内分泌肿瘤	胰腺内分泌肿瘤（分化良好的内分泌癌）
急性胰腺炎	转移癌
感染	非霍奇金淋巴瘤

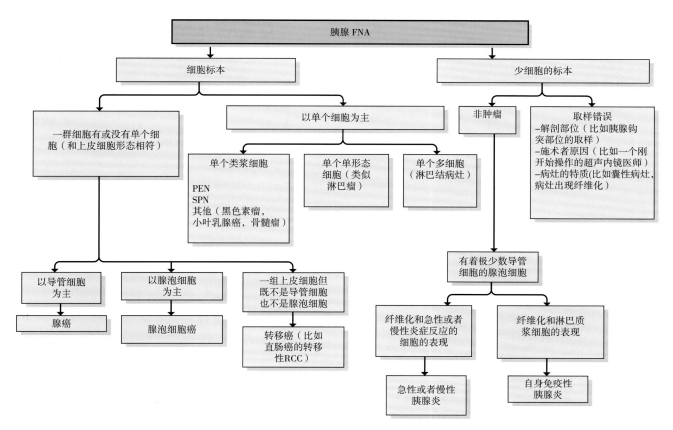

图 21-7　对于来自胰腺的 FNA 进行形态学基础上的实际推导性质的方法。PEN，胰腺内分泌肿瘤；RCC，肾细胞瘤；SPN，实质假乳头性肿瘤。

相反，反应性导管上皮增生显示出许多紧迫聚集在一个平面的导管细胞，如果细胞重叠，也是很小的重叠。反应性细胞显示为中等量细胞质，边界清楚，细胞核伴有圆形规则的核膜，核仁不明显。然而在某些情况下，可能有显著的细胞核增大，可能有更多的单个细胞和偶见的细胞学异常。慢性胰腺炎也可能具有致密的纤维结缔组织和一些慢性炎症细胞（图 21.10）。

误区 当评估胰腺恶性腺瘤标本的时候，相比于单种细胞为主的细胞群，多种形态细胞要引起重视。EUS-FNA 取材的时候可以通过胃肠道途径接近胰腺占位。使用 EUS 接近胰腺病灶的方法根据局部解剖的部位不同而不同。另外，像经皮FNA 一样，EUS-FNA 穿刺针在到达靶病灶之前要刺穿以慢性胰腺炎为背景的组织。这样在涂片上存在额外的细胞，并且可能对多形态细胞产生错误印象。内镜医师采用的穿刺胰腺不同部位的方法以及由细胞病理学家观察到的细胞表现（表21.6）。

细胞结构增多是鉴别分化良好的腺癌和慢性胰腺炎的一个标准。取材的细胞构成受多种因素影响，包括操作者的技术和肿瘤的解剖部位。训练有素的操作者常常能通过 EUS-FNA 获得优质的细胞学标本。一些通过 EUS-FNA 获得优质标本的技巧包括探头靠近病灶，使病灶扫查更清晰可视。在鉴别慢性胰腺炎和分化良好的腺癌时，如果将细胞结构作为诊断标准，特别是当样品是通过 EUS-FNA 取材时，判断要慎重。

假阴性诊断的原因 假阴性诊断可能由技术困难、取材误差或阅片错误造成的。对于一个细胞病理学家来说，在较少细胞标本的基础上完成诊断是假性诊断的常见原因。取材误差可能是由于从技术上来讲穿刺到肿瘤部位有困难导致的，比如肿瘤位于胰腺钩突位置，也可能是胰腺腺癌导致周围组织粘连，造成了取材不充分或者得出非结论性的诊断（不典型或者诊断为可疑恶性），

表 21.6		
经消化道腔内获取胰腺或胃肠道黏膜细胞		
EUS 方法	**胰腺病灶**	**污染样本的胃肠道黏膜细胞**
经胃	胰腺体尾部，极少情况下可以扫查到胰腺钩突	小凹细胞，壁细胞，主细胞，平滑肌细胞
经十二指肠	胰头和钩突部	绒毛，Bruner 腺体和平滑肌

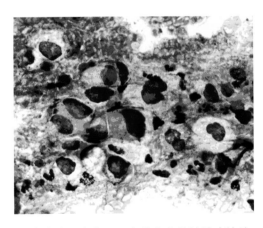

图 21.9　胰腺癌。来自于一个分化差的胰腺癌涂片，涂片显示许多单个的明显不典型增生的细胞，不典型增生包括增大的细胞核、显著不规则的核膜和背景中所显示的细胞凋亡（巴氏染色，放大 40 倍）。

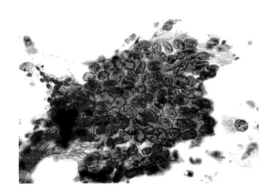

**图 21.8　**从分化良好的胰腺腺癌上取得的涂片显示一个紧凑的上皮细胞群体。细胞显示出轻度重叠，并且伴有细胞极性的缺失。核染色质粗大结块，核膜不规则，清晰的核仁（巴氏染色，放大 20 倍）。

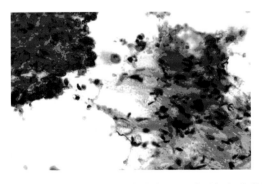

图 21.10　慢性胰腺炎。涂片涂片中可以看到紧密黏附的反应性导管细胞，少量炎症细胞，密集的纤维结缔组织（巴氏染色，放大 40 倍）。

无论上述那种情况都需要进一步的研究或者重复的 FNA。

阅片方面造成假阴性诊断的原因包括：肿瘤混有其他细胞形态、和少数肿瘤细胞同时出现的慢性胰腺炎的细胞。作出胰腺高分化腺癌的诊断同样具有挑战性，因为其形态学变化是很微妙的。在这种情况下，使用生物标志物可进一步帮助鉴别反应性导管上皮细胞和癌细胞。这种标记列表在不断增加。调查证明，在可疑细胞中缺乏 SMAD4 和凝聚素支持癌症的诊断。此外，间皮素、p53 和 MUC4 在可疑细胞的表达也可进一步帮助确定癌的诊断 [31]。

假阳性诊断的原因 慢性胰腺炎和自身免疫性胰腺炎诊断为恶性肿瘤是假阳性诊断的常见原因。慢性胰腺炎的细胞可能和恶性肿瘤细胞学特征类似，这些细胞是一些偶见的非典型细胞，包括细胞增大，伴随退行性空泡的核扩大，单个细胞，偶见有丝分裂。慢性胰腺炎可能也有坏死区域的特征，特别是在那些有早期假囊泡发生者。

自身免疫性胰腺炎是在细胞病理学领域认识时间不是很长。从这些病灶部位获得的抽吸物常常显示出明显的间质反应，伴随浸入其中小的上皮细胞族群。这些细胞可能表现为反应性非典型病变的特征。然而，如果患者有自身免疫性疾病，有特征性 EUS 影像和相关的淋巴细胞浆细胞浸润，就应当考虑自身免疫性胰腺炎。有疑问时，血清或者组织免疫球蛋白 Ig G4 的检测可能在诊断中会有进一步的帮助。当比较总 IgG 水平时，如果发现 IgG 水平升高，其价值则更有建设性。

许多早期胰腺癌细胞学特征和许多其他可以转移到胰腺的腺癌细胞学特征是相似的。因此，向超声内镜专家提供既往是否有恶性肿瘤疾病史的临床信息是非常重要的。在 EUS-FNA 标本获得之后，也可能发现既往就有恶性肿瘤的病史。在某些病例，找到原发病灶是很重要的。一些免疫组化染色能可靠地提供原发肿瘤的部位。因此，一些调查者认为应在必要情况下再做一个细致的穿刺来获取细胞块以便进行免疫组化染色。

胰腺内分泌肿瘤

胰腺内分泌肿瘤（PENs）出现在胰体尾部比较多见。通常表现为边界清楚的实性病变，而很少表现为囊性病变。这些肿瘤的细胞学特征包括涂片上细胞数量中高度增多 [32-34]。这些涂片主要为单个细胞伴随偶尔出现的结构松散的细胞群同时也能看到玫瑰花结形成（图 21.11A）。肿瘤细胞类似于没有核周 huff 小体的浆细胞，胞质内常可看到神经内分泌颗粒（见图 21.11B）。胞核有圆形，规则的核膜，虽然表现异常但是通常不会看到明显的核仁。细胞液可表现出异常的核增生。细胞学特征常常不能帮助区分良恶性肿瘤。然而，如果有越来越明显的增殖和细胞凋亡，那么就要考虑到恶性病灶的可能。

误区

1. 一个多中心调查显示，EUS-FNA 取材更易于将胰腺实性乳头状瘤（SPNs）诊断为 PENs [35]。这两种肿瘤都有着相同的形态学特点，包括中等量细胞、较低的核浆

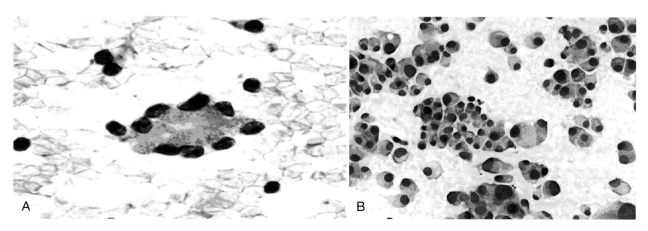

图 21.11 胰腺内分泌肿瘤。A，从胰腺内分泌肿瘤中取得的涂片细胞结构中度松散，常见玫瑰花结形成，和许多细胞核偏心分布的单个细胞（巴氏染色，放大 40 倍）。**B**，细胞核内染色质弥散，核仁不明显，含有粗大的神经内分泌颗粒（Diff-Quik 染色，放大 20 倍）。

比和类浆细胞。如果有以下特征则建议诊断为 SPN 而非 PEN，这些特征包括：假的乳头样细胞群，胞质透明小球，着色矩阵物质，以及咖啡豆样表现的细胞核（图 21.12）。研究者指出，SPNs 经常表现有大的胞浆液泡。这些大型胞浆液泡可做为鉴别 SPNs 和 PENs 的一个有价值的线索[36]。

2. 然而细胞特征并不总是那么可靠，在某些病例中，常常需要用免疫组化染色来鉴别 PEN 和 SPN。嗜铬粒蛋白、突触素和 CD56 染色在 PEN 中比较明显[37]。所有的这三种染色在 SPN 中也可以比较明显。调查认为当 FNA 取材在质量上特别受限时，慎重使用免疫组化对于鉴别 SPN 和 PEN 是有用的。据此，细胞膜表达 E 钙黏连蛋白和 β 黏连蛋白的要考虑 PEN。反之，缺少细胞膜表达和细胞核粘连蛋白表达的要考虑 SPN 诊断[38]。

胰腺囊性病变

有关对囊性病变施行 FNA 以及相关的形态学发现的指南一直在修改变化中，因此，并不是所有的囊性病变都应该进行穿刺活检[39]。细胞病理学家的作用也在不断地演变。

囊性病变的诊断需要多专业团队的密切协作[40]。病理学家主要针对的是胰腺 5 大主要囊性病灶的评估，这些囊性病变有特征性的人口统计学、EUS 表现和细胞特征。然而如果单纯考虑临床特征、EUS 表现和细胞学特征，诊断敏感性并不高。对囊液进行癌胚抗原（CEA）、转氨酶和脂肪酶的检测是一种非常有价值的辅助方法[41]。另外胰腺假性囊肿和胰腺表皮囊肿偶尔可能显示假性 CEA 增高。有高质量疾病管理情况下，似乎需要在肿瘤黏液性囊肿（导管内乳头状黏液瘤 IPMN、黏液性囊性肿瘤、黏液分泌腺癌）和非黏液囊肿（浆液性囊腺瘤和假性囊肿）之间做出区别。同样重要的是更深入的评估，以确定囊性病变的大小和主胰管的直径。

囊性病变的评估　在图 21.13 中强调的诊断程序对于鉴别常见的胰腺囊性病变是有用的。一些研究也证实了囊泡的分子分析有助于提高囊性病灶的诊断。这种分析曾经进行了 DNA 质量和数量的测定，K-ras 突变杂合子的缺失和扩增，以及其他 7 个位点的突变[42,43]。基于一组公式，囊肿可以分为肿瘤性和非肿瘤性。虽然最初的数据是令人鼓舞的，但是如果这个测试真的用以帮助管理胰腺囊肿性疾病，则需要高昂的花费。

导管内乳头状黏液瘤　IPMN 一般在男性患

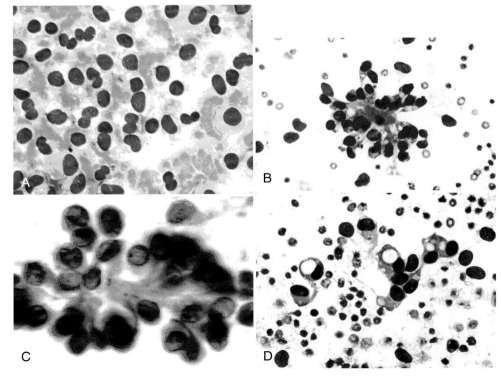

图 21.12　A 图到 D 图显示的是从胰腺实性乳头状肿瘤中获得的涂片，图片中可以看到极少的细胞质以及远离基质排列的细胞核。这些细胞也显示原来的核浆比，浆细胞样细胞（A，Diff-Quik 染色，放大 20 倍），嗜酸性粒细胞颗粒（A，Diff-Quik 染色，放大 20 倍），特异性染色体（B，Diff-Quik 染色，放大 20 倍），"咖啡豆"外观的细胞核（C，巴氏染色，放大 40 倍）和大型胞浆液泡（D，Diff-Quik 染色，放大 40 倍）。

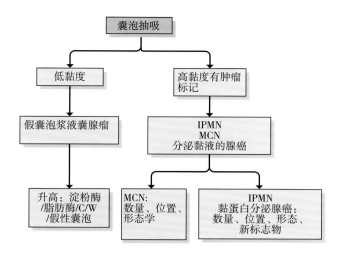

图 21.13　推导胰腺囊性病变的诊断方法。Ca，癌；C/W，符合；IPMN，导管内乳头状黏液瘤；MCN，黏液性囊性肿瘤。

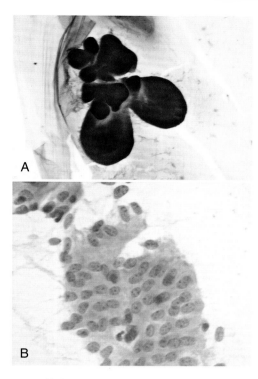

图 21.14　导管内乳头状黏液瘤。**A**，导管内乳头状黏液瘤涂片显示，黏液池中可见较大的乳头状上皮细胞群（巴氏染色，放大 10 倍）。**B**，更高放大倍数可以看到柱状细胞，有固定的核浆比。细胞核为圆形，核膜规则，核仁不明显（巴氏染色，放大 40 倍）。

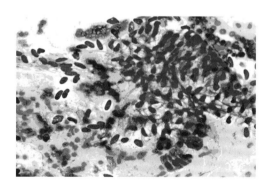

图 21.15　超声内镜细针穿刺胰腺黏液性囊腺瘤所示立方形肿瘤上皮细胞。这些细胞类似卵巢间质的梭形细胞（巴氏染色，放大 40 倍）。

者的胰头位置被发现[44]。EUS 和其他影像学方法发现和主胰管相通的囊肿，常伴有胰管扩张。二者相通的结果是，常可以看到黏液从十二指肠降段壶腹部渗出。对病灶进行穿刺活检，它们特征性地表现为较大的乳头上皮细胞群，并且在黏液中心伴有纤维血管核心（图 21.14）。肿瘤细胞是柱状细胞并且缺失细胞极性。可看到少数单个细胞。单个细胞可以表现为广泛的形态学改变。然而，IPMN 腺瘤通常显示一个固定的 N／C 比和规则的核膜。当发生恶变的时候，肿瘤细胞可能显示空泡状细胞质，明显的细胞大小不均，N／C 比增大，核膜不规则，核仁清晰。

误诊的原因　当穿刺针穿过胃或十二指肠时，获取的肿瘤细胞往往伴随各种类型的细胞，这些细胞包括胃小凹上皮细胞、结肠上皮细胞、胰胆管上皮细胞、含有嗜酸颗粒的嗜酸细胞。这样的操作提高了诊断的困难，特别是在细胞病理学家和超声内镜专家之间沟通不利时，情况变得更困难。同时还应注意到黏液的类型也是比较重要的诊断线索。当空气干燥后比较厚的黏液可以形成羊齿状结构，这对于诊断黏液瘤来说是一条重要的线索。这和当胃的黏液被抽吸之后的粘液情况正相反。

黏液性囊腺瘤　这些肿瘤几乎只出现在女性患者。大多数是年轻患者，主要位于胰尾。这些肿瘤不与主胰管相通。从囊肿的中心获取活检时，镜下显示的只有囊肿的内容物，正如之前提示的

有细胞碎片、巨噬细胞和晶体。囊肿壁处抽吸活检时，这些肿瘤可能会显示为立方形或柱状黏液上皮细胞，且该上皮细胞有固定的核浆比。这些肿瘤细胞的涂片显示了松散的间质细胞，这些间质细胞近似于柔和的立方形或者柱状上皮细胞。这些间质细胞大多数像卵巢间质。当囊肿有不典型增生或恶性成分时，细胞表现出异型性。异型性细胞的特点包括：有许多单个细胞和伴有细胞

多形性的深染和扩大的细胞核。细胞核最初看起来是皱缩的，也可能显示出明显的核仁。

误诊的原因

抽吸的细胞较少 这些囊泡内的抽吸常常显示细胞含量较少。在这种操作之下，就不能明确地诊断黏液性囊腺瘤。黏液性囊腺瘤也经常显示黏膜脱落。在这样的情况下实行的抽吸活检只能看到无细胞碎片或者伴有炎症细胞的坏死碎片，常误诊为胰腺假性囊肿。

内衬细胞 当抽吸物中可看到杯状细胞时，将这些细胞和十二指肠的细胞区分开是困难的。了解到这一点，对于在阅片时避免做出假阴性结论是非常重要的。

淋巴结

许多研究证实对纵隔和腹腔的肿大淋巴结进行 EUS-FNA 是很有必要的 [45]。许多研究评估了 EUS-FNA 在恶性肿瘤中分级的价值，这些恶性肿瘤的病灶部位包括肺、胃肠道和胰腺。用 EUS-FNA 的方法判断淋巴结转移在术前分级诊断中是一种方法上的转变，如此减少了不必要的手术，并且对于那些早期肺、胃肠道和胰腺恶性肿瘤的疾病管理策略来讲也是一种改变。深部的淋巴结肿大也可以用 EUS-FNA 的方法，它可以提供包括肉芽肿、感染、淋巴瘤（非霍奇金淋巴瘤，霍奇金淋巴瘤）的原发病灶的鉴别诊断。

标本的收集

如果临床信息或即刻现场细胞学分析提示是恶性非霍奇金淋巴瘤，内镜医师应该为流式细胞仪、基因重排、细胞遗传学的检查提供一个额外的样品。一般来说，这些细胞在 RPMI1640 溶液中收集以便来做流式细胞分析或分子遗传分析。经验表明，单纯的 Hank 平衡盐溶液也可以用来作为进行流式细胞仪评估的一种转移培养基。如果标本没有被收集做流式细胞分析，采集的样品可以做成细胞块，这些团块用来做免疫组化染色以便获取表型情况。这些标本也可以做基因重排研究。

解释淋巴结抽吸物的推导方法

使用一种有序的方法对淋巴结抽吸物进行分析，可以提高诊断准确性 [46]（图 21.16）。此前有

报道认为 FNA 在诊断恶性非霍奇金淋巴瘤方面未必是有用的。然而许多文献改变了这一看法 [45,47]。在 EUS 引导下进行组织取样的能力正在毫无意外的提高中。同时使用抽吸和弹射切割活检可以提高诸如霍奇金淋巴瘤这类困难诊断病灶的诊断率。

如何确定一个淋巴结

在淋巴结的抽吸活检中可以看到许多单个的非黏附细胞，这些细胞由各种大小的多形细胞细胞组成。这些细胞可能有包含巨噬细胞碎片（着色体）的生发中心。Diff Quik 染色也能凸显诸如淋巴腺体的细胞质碎片。

误诊

当一名老年患者发生不明原因的淋巴结肿大时，在淋巴结抽吸活检中会看到一系列小的、大的、中等大小的淋巴节细胞，这种情况下应当注意有没有诸如生发中心淋巴结和其他小的淋巴性淋巴瘤的可能。多形细胞类型，类似于浆细胞和嗜酸细胞，应高度考虑诊断霍奇金淋巴瘤。在这种情况下，应得到更多的样本进行流式细胞仪、细胞遗传学、细胞块的分析。细胞块分析是比较有用的，特别是对于霍奇金淋巴瘤的诊断，其中额外的免疫组化染色比流式细胞技术更能提供一个明确的答案。

同样，如果淋巴结抽吸显示多个多边形细胞，并有肾形细胞核，核仁不明显，应该考虑肉芽肿的诊断。肉芽肿显示聚集的上皮组织细胞（图 21.17），偶见多核巨细胞。在这种情况下，应该进行更进一步的研究，以确定可能的原因。

单形性淋巴群

一个淋巴结穿刺显示很多的单形性淋巴细胞群（小、中、大都有），那么淋巴瘤诊断的可能性较大，应予以考虑，为了获得进一步辅助研究应当再次取样。

误区 弥漫性大 B 细胞非霍奇金淋巴瘤有着碎片样胞质，因此常常可以看到大的胞质剥脱的细胞核。这些细胞也可以显示明显的细胞核，这些能支持对黑色素瘤的鉴别诊断。被 B 细胞标记的细胞质在通过流式细胞仪狭窄的毛细管时可能会被挤碎。因此，流式细胞仪可具有假阴性的结果，这种情况并不少见。对细胞块进行免疫组化

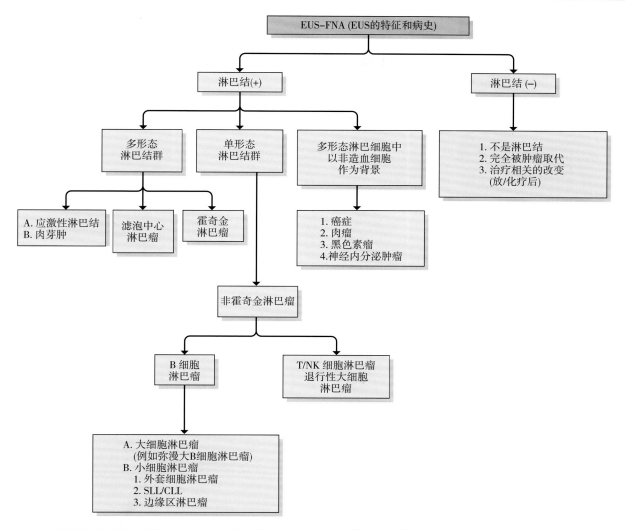

图 21.16 对淋巴结抽吸物分析的方法。 LN，淋巴结；SLL/CLL，小淋巴细胞淋巴瘤/慢性淋巴细胞性淋巴瘤。

染色或基因重排的研究可能对确立这个困难的诊断有所帮助。

小淋巴细胞淋巴瘤是另外一种类型。涂片可能只显示小的，成熟的淋巴细胞。这些病灶和成熟淋巴细胞不易区分，淋巴细胞为主型霍奇金淋巴瘤或其他小淋巴细胞形态的淋巴瘤（例如套细胞或边缘区淋巴瘤）。因此，在多组淋巴结肿大的患者，最好是获得一个额外取样以便进行辅助研究。

淋巴细胞背景中的非造血细胞

在淋巴结抽吸活检中出现非造血细胞，除非另有证明，否则应当诊断为转移性恶性肿瘤。这些转移可能来自癌、黑色素瘤、神经内分泌肿瘤。各种病灶都有着特征性的多形性特点，可以鉴别这些肿瘤。

误区

1. 尽管通常意义上来讲区别转移性恶性肿瘤不是一件难事，但是小细胞癌症的诊断可能仍然是诊断的挑战。小细胞癌的肿瘤细胞例核浆比是增加的，细胞核浓染并且细胞核也可能是核成型的。这些细胞易碎，并且可以看到拉伸的 DNA。常常可以看到核凋亡、固缩、溶解。尽管这些特征很好识别，但如果取自淋巴结的材料做的涂片准备不佳的话，也可能看到过度弥散的涂片。它们可能表现为松动聚集的细胞，说明低 N/C 比，核深染，核仁不明显。在这样的情况下，染色质结构的特点可能有助于鉴别这两种情况。在小细胞癌中可以

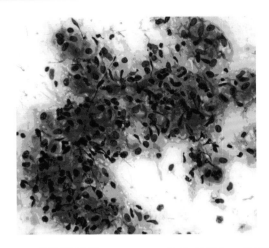

图 21.17　纵隔淋巴结 EUS-FNA。涂片表现为：以肉芽肿为特征上皮组织的聚集（Diff-Quik 染色，放大 40 倍）。

看到细小、分布均匀的染色质，而淋巴细胞可能有边集的染色质部分。

2. 注意，对于淋巴结抽吸活检中出现的良性胃肠道上皮细胞不应过度评价为转移性恶性病变的诊断。当这些抽吸物被仔细的评估的时候，多于 60% 的情况可能会显示一定程度上的胃肠道污染物。

不以淋巴样细胞为背景的非造血细胞

在极少数情况下，在 EUS 图像上看起来像淋巴结的病灶结果证明为肿瘤结节。当多次穿刺活检只看到一些肿瘤细胞而没有找到淋巴细胞成分时，这种可能性就应当被考虑到[46]。肿瘤细胞常常被分为 4 类：①癌症：细胞以紧密黏附连接的单形态细胞群体的形式存在。②黑色素瘤：细胞大多是单个的，有少量到中等量的细胞质，可能有也可能没有色素，细胞核也能看到包涵体和明显的核仁，这种肿瘤不常有双镜像影像的细胞核；③类癌：是分化良好的神经内分泌瘤，可看到许多有异型细胞增多的单浆细胞；在胞质中可能会看到神经内分泌颗粒，偶尔，这些肿瘤也可能有梭形外观，逐渐演变成双向细胞的模式，这些肿瘤可能也能形成花环样结构。④肉瘤。在少数的情况下，在那些接受化疗或者放疗患者体内可以看到淋巴结的转变性改变；在这些病例中，他们可能只是表现出黏液性或者伴有少量炎症细胞的黏液性改变[2]，并且这些病灶往往仍然未定。

脾

脾的 FNA 已经被证实在恶性的非霍奇金淋巴瘤、转移癌、肉瘤样变、感染和髓外造血诊断中是有用的[48]。经皮脾 FNA 具有高度特异性（100%）并且穿刺抽吸术总的准确率达到 84.9% ~ 88%。调查认为脾的 FNA 如果用流式细胞仪来做，那么诊断的准确性将会提高[49]。然而，一些调查认为如果不使用脾的 FNA 就增加流血的潜在风险。初步经验表明，明智地使用 EUS-FNA 可能会有检测到意料之外的肿瘤，脾病变的术前诊断应测定这两种情况，或两者兼而有之。然而，为确定这种方式在检测脾病变的安全性和有效性还需要进一步研究。

胃肠道

对于细胞诊断来说，内镜下刷取组织是一种检测表面病灶的有效方法。然而，这种方法对于黏膜下病灶的诊断是没有作用的。伴有 FNA 的 EUS 可以提供的好处有：直接看到黏膜的表面，并且准确判断黏膜下病灶的程度和大小。因此，EUS 可以完成术前肿瘤浸润深度的判定，以及 T 分级以及 N 分级，因此给予胃肠道恶性肿瘤的 TNM 分级提供有用的信息。EUS 也用来判定浸润程度和胃黏膜相关淋巴组织淋巴瘤（MALT）对于治疗的反应。特别的是，EUS-FNA 在以下的细胞诊断领域显示出价值。

检测前肠囊肿

对于病灶位于后纵隔的患者（主要症状是吞咽困难），其中一个重要的鉴别诊断就是前肠重复性囊肿[50]。这个类别包括食管重叠和支气管囊肿。这些囊肿由完整的肌层外观、内衬上皮细胞的类型和影像研究的结果来分类。食管重叠囊肿是一种罕见的发育异常，在临床上和影像学上都可以与肿瘤类似。

囊肿的细胞学特征包括退化的细胞碎片和含铁血黄素的巨噬细胞（图 21.18）。此外，这些吸出物也可含有脱落纤毛细胞碎片，这些可以在光学显微镜和电子显微镜下看到。如果能看到许多鳞状细胞，那么就支持食管重复囊肿这一诊断。如果有许多杯状细胞但是缺乏鳞状细胞则支持支气管囊肿的诊断。只有细胞学特征一个条件尚不

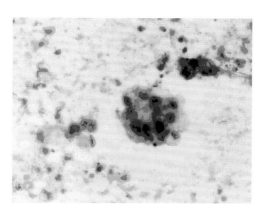

图 21.18　食管重叠囊肿的超声内镜下细针穿刺。抽吸物中可以看到巨噬细胞、巨细胞和与囊肿内容物一致的细胞碎片（巴氏染色，放大 40 倍）。

足以对前肠囊肿进行特异性诊断，可以用来排除恶性肿瘤，当联合使用细胞学检查和包括 EUS 发现在内的影像学检查时，可以对前肠囊肿的诊断予以支持[51]。

胃肠道间质瘤

　　胃肠道间质瘤常位于黏膜下，并且不能被刷检取样或者钳夹活检。FNA 在 GIST 诊断中的使用越来越多。EUS 有助于判断病灶的位置、大小、程度以及肿瘤潜在的有助于决定恶性程度的特征[52]。从 GIST 标本中完成的 FNA 取样可以看到梭形细胞增多的细胞群（图 21.19A）并且极少数情况下可以看到上皮细胞。梭型细胞上可以看到钝圆末端的细胞核，而且这个细胞核可能有核倾角。使用 EUS FNA 探查 GIST 的主要缺点就是对来自胃肠道壁或者平滑肌肿瘤的肌细胞的抽吸。由于将

GIST 的梭型细胞和来自其他病灶的梭型性细胞最终鉴别开，以免影响后续治疗，因此应当尝试各种方法去鉴别这些病灶。一组包括抗 c-KIT 初级抗体（CD117）（图 21.19B），CD34，平滑肌抗原，肌特异性肌动蛋白，S-100 的免疫组化染色被用来鉴别 GIST、肌细胞，平滑肌肿瘤、胃肠道孤立性纤维瘤、少见肿瘤。另外的 C-kit 突变分析做为一个 GIST 肿瘤中管理的预测性工具，用来研究判断 EUS-FNA 的使用价值。

肝胆管系统

肝

　　CT 和超声扫描已经被用来扫查病灶，并且引导从肝肿块中获取 FNA 标本。一些研究发现 EUS 在肝病灶诊断中的意义[53]，并且认为 EUS 有能力去促进早期的介入。调查认为 EUS 有能力去确定一个 CT 扫描不能确定的病灶。FNA 一般用于确立转移性肿瘤的诊断或诊断诸如肝癌、胆管癌之类的原发肿瘤。从肝细胞癌中得到的抽吸物显示细胞样品充足。肿瘤的肝细胞可成组或单细胞出现。有两种形态特征是有特点的：①在肝窦周围排列的重叠的成组肝细胞（网篮状图案）（图 21.20A）以及②重叠的细胞团块，伴随血管穿过这些肿瘤细胞。肝肿瘤细胞可能有一系列的基于细胞分化和病理亚型的形态学特征。将分化良好的肝细胞癌和肝细胞腺瘤、局灶性结节性增生或巨大的再生结节分辨出来是很困难的。在这种情况下，改变构造强调模式，通过网状蛋白染色凸显细胞团块的方法可能是一种有意义的辅助

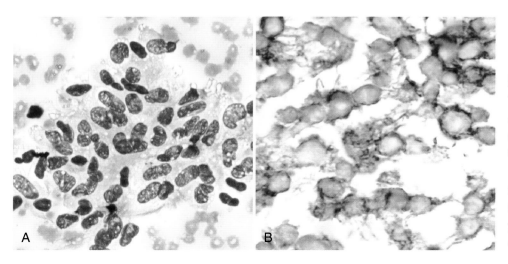

图 21.19　A，B，胃黏膜下肿瘤的超声内镜细针穿刺显示了伴随虚体提示许多梭形细胞 DE 少细胞的分泌物。这些细胞也被 CD117（C-KIT）染色，这证实了 GIST 肿瘤的诊断（A，Diff-Quik 染色，放大 40 倍，B，免疫组织化学染色，放大 40 倍）。

方式 [54]。中分化或分化更低的肿瘤可能会显示许多单一形态的不典型肝细胞、胆汁、胞质稀少的细胞核。这些细胞也可能清晰地显示象征脂肪肝的胞浆空泡。在恶性细胞上可以看到 N／C 比增大，核膜不规则，有丝分裂异常，核仁明显（见图 21.20B）。同样，EUS-FNA 在胆道和胆囊癌的诊断上也有其应用价值 [55,56]。这种方式在检测这些恶性病变方面也已经确定比胆道刷检标本的方式更具敏感性和特异性 [56,57]。

肾上腺

EUS 可以检测肾上腺病变，并能有效地从左片面和一些右路病灶上获取活检样本 [58,59]。用于检测转移性肾上腺恶性肿瘤，特别是从肺上转移过来的恶性肿瘤来说这一方式是有用的 [60]。从正常肾上腺取得的标本可以看到单个细胞或稍有聚集的细胞群。这些细胞通常是均匀的，但是，有

时可以注意到红细胞大小不均。胞核一般有规则的核膜。有些细胞可以看到清晰的核仁。胞浆可能是嗜酸性的，泡沫状或含有丰富的脂类。由于细胞质经常被打乱，常常可以看到清晰的裸核细胞，以及在背景中明显的脂质空泡。

小结

EUS 是一种有力的检测手段，它永远地改变了比较深部位的恶性肿瘤的检测情况 [61]。在未来的几年里，这种技术的进步将会继续挑战传统的智慧。然而如何在疾病管理上有效地使用这种技术，需要有病理专家参与，形成一个完整的疾病管理小组。虽然大多数病灶的诊断标准并没有受到影响，但是超声内镜医师和细胞病理专家应当意识到通过 EUS-FNA 获得标本进行评估的优缺点和误区。

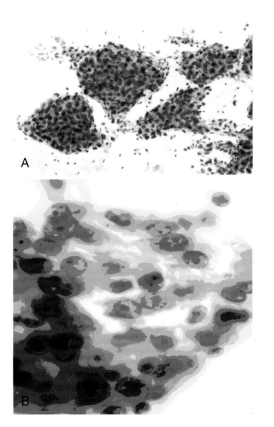

图 21.20　肝癌。**A**，肝细胞癌的抽吸活检中可看到增加的细胞结构并且体现了肝窦周围的细胞团的情况（网篮图案）（巴氏染色，放大 20 倍）。**B**，单个肿瘤细胞显示没有或仅有很少细胞质，核质比增加。细胞核表现为不规则核膜和明显的核仁（巴氏染色，放大 40 倍）。

参考文献

1. Jhala N, Jhala D. Gastrointestinal tract cytology: advancing horizons. *Adv Anat Pathol.* 2003;10(5):261–277.
2. Jhala NC, Jhala DN, Chhieng DC, et al. Endoscopic ultrasound-guided fine-needle aspiration: a cytopathologist's perspective. *Am J Clin Pathol.* 2003;120(3):351–367.
3. Gress FG, Hawes RH, Savides TJ, et al. Endoscopic ultrasound-guided fine-needle aspiration biopsy using linear array and radial scanning endosonography. *Gastrointest Endosc.* 1997;45(3):243–250.
4. Fisher L, Segarajasingam DS, Stewart C, et al. Endoscopic ultrasound guided fine needle aspiration of solid pancreatic lesions: performance and outcomes. *J Gastroenterol Hepatol.* 2009;24(1):90–96.
5. Bardales RH, Stelow EB, Mallery S, et al. Review of endoscopic ultrasound-guided fine-needle aspiration cytology. *Diagn Cytopathol.* 2006;34(2):140–175.
6. Wiersema MJ, Hawes RH, Tao LC, et al. Endoscopic ultrasonography as an adjunct to fine needle aspiration cytology of the upper and lower gastrointestinal tract. *Gastrointest Endosc.* 1992;38(1):35–39.
7. Vilmann P, Hancke S. A new biopsy handle instrument for endoscopic ultrasound-guided fine-needle aspiration biopsy. *Gastrointest Endosc.* 1996;43(3):238–242.
8. Eltoum IA, Chhieng DC, Jhala D, et al. Cumulative sum procedure in evaluation of EUS-guided FNA cytology: the learning curve and diagnostic performance beyond sensitivity and specificity. *Cytopathology.* 2007;18(3):143–150.
9. Binmoeller KF, Thul R, Rathod V, et al. Endoscopic ultrasound-guided, 18-gauge, fine needle aspiration biopsy of the pancreas using a 2.8 mm channel convex array echoendoscope. *Gastrointest Endosc.* 1998;47(2):121–127.
10. Sakamoto H, Kitano M, Komaki T, et al. Prospective comparative study of the EUS guided 25-gauge FNA needle with the 19-gauge Trucut needle and 22-gauge FNA needle in patients with solid pancreatic masses. *J Gastroenterol Hepatol.* 2009;24(3):384–390.
11. Lee JH, Stewart J, Ross WA, et al. Blinded prospective comparison of the performance of 22-gauge and 25-gauge needles in endoscopic ultrasound-guided fine needle aspiration of the pancreas and peri-pancreatic lesions. *Dig Dis Sci.* 2009;54(10):2274–2281.
12. Siddiqui UD, Rossi F, Rosenthal LS, et al. EUS-guided FNA of solid pancreatic masses: a prospective, randomized trial comparing 22-gauge and 25-gauge needles. *Gastrointest Endosc.* 2009;70(6):1093–1097.
13. Centeno BA, Enkemann SA, Coppola D, et al. Classification of human tumors using gene expression profiles obtained after microarray analysis of fine-needle aspiration biopsy samples. *Cancer.* 2005;105(2):101–109.
14. Storch I, Jorda M, Thurer R, et al. Advantage of EUS Trucut biopsy combined with fine-needle aspiration without immediate on-site cytopathologic examination. *Gastrointest Endosc.* 2006;64(4):505–511.
15. Varadarajulu S, Fraig M, Schmulewitz N, et al. Comparison of EUS-guided 19-gauge Trucut needle biopsy with EUS-guided fine-needle aspiration. *Endoscopy.* 2004;36(5):397–401.
16. Kate MS, Kamal MM, Bobhate SK, Kher AV. Evaluation of fine needle capillary sampling in superficial and deep-seated lesions: an analysis of 670

cases. *Acta Cytol.* 1998;42(3):679–684.

17. Wallace MB, Kennedy T, Durkalski V, et al. Randomized controlled trial of EUS-guided fine needle aspiration techniques for the detection of malignant lymphadenopathy. *Gastrointest Endosc.* 2001;54(4):441–447.

18. Puri R, Vilmann P, Saftoiu A, et al. Randomized controlled trial of endoscopic ultrasound-guided fine-needle sampling with or without suction for better cytological diagnosis. *Scand J Gastroenterol.* 2009;44(4):499–504.

19. Jhala NC, Jhala D, Eltoum I, et al. Endoscopic ultrasound-guided fine-needle aspiration biopsy: a powerful tool to obtain samples from small lesions. *Cancer.* 2004;102(4):239–246.

20. LeBlanc JK, Ciaccia D, Al-Assi MT, et al. Optimal number of EUS-guided fine needle passes needed to obtain a correct diagnosis. *Gastrointest Endosc.* 2004;59(4):475–481.

21. Erickson RA, Sayage-Rabie L, Beissner RS. Factors predicting the number of EUS-guided fine-needle passes for diagnosis of pancreatic malignancies. *Gastrointest Endosc.* 2000;51(2):184–190.

22. Eloubeidi MA, Tamhane A, Jhala N, et al. Agreement between rapid onsite and final cytologic interpretations of EUS-guided FNA specimens: implications for the endosonographer and patient management. *Am J Gastroenterol.* 2006;101(12):2841–2847.

23. Jhala NC, Eltoum IA, Eloubeidi MA, et al. Providing on-site diagnosis of malignancy on endoscopic-ultrasound-guided fine-needle aspirates: should it be done? *Ann Diagn Pathol.* 2007;11(3):176–181.

24. Klapman JB, Logrono R, Dye CE, Waxman I. Clinical impact of on-site cytopathology interpretation on endoscopic ultrasound-guided fine needle aspiration. *Am J Gastroenterol.* 2003;98(6):1289–1294.

25. Wiersema MJ, Vilmann P, Giovannini M, et al. Endosonography-guided fine-needle aspiration biopsy: diagnostic accuracy and complication assessment. *Gastroenterology.* 1997;112(4):1087–1095.

26. Shin HJ, Lahoti S, Sneige N. Endoscopic ultrasound-guided fine-needle aspiration in 179 cases: the M. D. Anderson Cancer Center experience. *Cancer.* 2002;96(3):174–180.

27. Layfield LJ, Bentz JS, Gopez EV. Immediate on-site interpretation of fine-needle aspiration smears: a cost and compensation analysis. *Cancer.* 2001;93(5):319–322.

28. Nasuti JF, Gupta PK, Baloch ZW. Diagnostic value and cost-effectiveness of on-site evaluation of fine-needle aspiration specimens: review of 5,688 cases. *Diagn Cytopathol.* 2002;27(1):1–4.

29. Ylagan LR, Edmundowicz S, Kasal K, et al. Endoscopic ultrasound guided fine-needle aspiration cytology of pancreatic carcinoma: a 3-year experience and review of the literature. *Cancer.* 2002;96(6):362–369.

30. Bellizzi AM, Stelow EB. Pancreatic cytopathology: a practical approach and review. *Arch Pathol Lab Med.* 2009;133(3):388–404.

31. Jhala N, Jhala D, Vickers SM, et al. Biomarkers in diagnosis of pancreatic carcinoma in fine-needle aspirates. *Am J Clin Pathol.* 2006;126(4):572–579.

32. Gu M, Ghafari S, Lin F, Ramzy I. Cytological diagnosis of endocrine tumors of the pancreas by endoscopic ultrasound-guided fine-needle aspiration biopsy. *Diagn Cytopathol.* 2005;32(4):204–210.

33. Jhala D, Eloubeidi M, Chhieng DC, et al. Fine needle aspiration biopsy of the islet cell tumor of pancreas: a comparison between computerized axial tomography and endoscopic ultrasound-guided fine needle aspiration biopsy. *Ann Diagn Pathol.* 2002;6(2):106–112.

34. Labate AM, Klimstra DL, Zakowski MF. Comparative cytologic features of pancreatic acinar cell carcinoma and islet cell tumor. *Diagn Cytopathol.* 1997;16(2):112–116.

35. Bardales RH, Centeno B, Mallery JS, et al. Endoscopic ultrasound-guided fine-needle aspiration cytology diagnosis of solid-pseudopapillary tumor of the pancreas: a rare neoplasm of elusive origin but characteristic cytomorphologic features. *Am J Clin Pathol.* 2004;121(5):654–662.

36. Jhala N, Siegal GP, Jhala D. Large, clear cytoplasmic vacuolation: an under-recognized cytologic clue to distinguish solid pseudopapillary neoplasms of the pancreas from pancreatic endocrine neoplasms on fine-needle aspiration. *Cancer.* 2008;114(4):249–254.

37. Notohara K, Hamazaki S, Tsukayama C, et al. Solid-pseudopapillary tumor of the pancreas: immunohistochemical localization of neuroendocrine markers and CD10. *Am J Surg Pathol.* 2000;24(10):1361–1371.

38. Burford H, Baloch Z, Liu X, et al. E-cadherin/beta-catenin and CD10: a limited immunohistochemical panel to distinguish pancreatic endocrine neoplasm from solid pseudopapillary neoplasm of the pancreas on endoscopic ultrasound-guided fine-needle aspirates of the pancreas. *Am J Clin Pathol.* 2009;132(6):831–839.

39. Tanaka M, Chari S, Adsay V, et al. International consensus guidelines for management of intraductal papillary mucinous neoplasms and mucinous cystic neoplasms of the pancreas. *Pancreatology.* 2006;6(1–2):17–32.

40. Pitman MB, Lewandrowski K, Shen J, et al. Pancreatic cysts: preoperative diagnosis and clinical management. *Cancer Cytopathol.* 2010;118(1):1–13.

41. Pitman MB, Michaels PJ, Deshpande V, et al. Cytological and cyst fluid analysis of small (≤3 cm) branch duct intraductal papillary mucinous neoplasms adds value to patient management decisions. *Pancreatology.* 2008;8(3):277–284.

42. Shen J, Brugge WR, Dimaio CJ, Pitman MB. Molecular analysis of pancreatic cyst fluid: a comparative analysis with current practice of diagnosis. *Cancer Cytopathol.* 2009;117(3):217–227.

43. Khalid A, Zahid M, Finkelstein SD, et al. Pancreatic cyst fluid DNA analysis in evaluating pancreatic cysts: a report of the PANDA study. *Gastrointest Endosc.* 2009;69(6):1095–1102.

44. Stelow EB, Shami VM, Abbott TE, et al. The use of fine needle aspiration cytology for the distinction of pancreatic mucinous neoplasia. *Am J Clin Pathol.* 2008;129(1):67–74.

45. Pugh JL, Jhala NC, Eloubeidi MA, et al. Diagnosis of deep-seated lymphoma and leukemia by endoscopic ultrasound-guided fine-needle aspiration biopsy. *Am J Clin Pathol.* 2006;125(5):703–709.

46. Bakdounes K, Jhala N, Jhala D. Diagnostic usefulness and challenges in the diagnosis of mesothelioma by endoscopic ultrasound guided fine needle aspiration. *Diagn Cytopathol.* 2008;36(7):503–507.

47. Al-Haddad M, Savabi MS, Sherman S, et al. Role of endoscopic ultrasound-guided fine-needle aspiration with flow cytometry to diagnose lymphoma: a single center experience. *J Gastroenterol Hepatol.* 2009;24(12):1826–1833.

48. Iwashita T, Yasuda I, Tsurumi H, et al. Endoscopic ultrasound-guided fine needle aspiration biopsy for splenic tumor: a case series. *Endoscopy.* 2009;41(2):179–182.

49. Eloubeidi MA, Varadarajulu S, Eltoum I, et al. Transgastric endoscopic ultrasound-guided fine-needle aspiration biopsy and flow cytometry of suspected lymphoma of the spleen. *Endoscopy.* 2006;38(6):617–620.

50. Faigel DO, Burke A, Ginsberg GG, et al. The role of endoscopic ultrasound in the evaluation and management of foregut duplications. *Gastrointest Endosc.* 1997;45(1):99–103.

51. Fazel A, Moezardalan K, Varadarajulu S, et al. The utility and the safety of EUS-guided FNA in the evaluation of duplication cysts. *Gastrointest Endosc.* 2005;62(4):575–580.

52. Yoshida S, Yamashita K, Yokozawa M, et al. Diagnostic findings of ultrasound-guided fine-needle aspiration cytology for gastrointestinal stromal tumors: proposal of a combined cytology with newly defined features and histology diagnosis. *Pathol Int.* 2009;59(10):712–719.

53. Crowe DR, Eloubeidi MA, Chhieng DC, et al. Fine-needle aspiration biopsy of hepatic lesions: computerized tomographic-guided versus endoscopic ultrasound-guided FNA. *Cancer.* 2006;108(3):180–185.

54. Bergman S, Graeme-Cook F, Pitman MB. The usefulness of the reticulin stain in the differential diagnosis of liver nodules on fine-needle aspiration biopsy cell block preparations. *Mod Pathol.* 1997;10(12):1258–1264.

55. Fritscher-Ravens A, Sriram PV, Schroder S, et al. Stromal tumor as a pitfall in EUS-guided fine-needle aspiration cytology. *Gastrointest Endosc.* 2000;51(6):746–749.

56. Meara RS, Jhala D, Eloubeidi MA, et al. Endoscopic ultrasound-guided FNA biopsy of bile duct and gallbladder: analysis of 53 cases. *Cytopathology.* 2006;17(1):42–49.

57. Jacobson BC, Pitman MB, Brugge WR. EUS-guided FNA for the diagnosis of gallbladder masses. *Gastrointest Endosc.* 2003;57(2):251–254.

58. Stelow EB, Debol SM, Stanley MW, et al. Sampling of the adrenal glands by endoscopic ultrasound-guided fine-needle aspiration. *Diagn Cytopathol.* 2005;33(1):26–30.

59. Jhala NC, Jhala D, Eloubeidi MA, et al. Endoscopic ultrasound-guided fine-needle aspiration biopsy of the adrenal glands: analysis of 24 patients. *Cancer.* 2004;102(5):308–314.

60. Bodtger U, Vilmann P, Clementsen P, et al. Clinical impact of endoscopic ultrasound-fine needle aspiration of left adrenal masses in established or suspected lung cancer. *J Thorac Oncol.* 2009;4(12):1485–1489.

61. Shah JN, Ahmad NA, Beilstein MC, et al. Clinical impact of endoscopic ultrasonography on the management of malignancies. *Clin Gastroenterol Hepatol.* 2004;2(12):1069–1073.

第七篇

介入 EUS

Hans Seifert · Shyam Varadarajulu

（王树森 译 李 文 校）

内容要点

· 在 EUS 可以显示的范围内，可以在 EUS 引导下安全地引流近胃肠道的胰腺假性囊肿。

· 随机试验显示，EUS 引导的胰腺假性囊肿引流术的成功率和安全性均高于胃镜引导的胰腺假性囊肿引流。EUS 通过在 5%~10% 的患者中建立一种替代性的诊断来影响对患者的治疗方案。

· 经胃壁引流术，既可在 EUS 定位后再利用胃镜完成，也可以直接在 EUS 引导下一次性完成。

· 基于 EUS 设备的便携性，引流术可以在患者床旁或手术室里进行。此外如果患者存在多个囊肿，也可以同时有效地引流多个假性囊肿。

· 引流术需要的设备包括 X 线透视机，超声内镜，配件有：19G 的穿刺针，ERCP 套管或者针装刀导管，0.035 英寸的导丝，扩张气囊，双猪尾型支架或胆道引流管。

· 此引流术是非常安全的，技术成功率和治疗成功率分别高于 90% 和 85%。

概述

急性或慢性胰腺炎、外科手术、创伤、肿瘤形成都会造成胰腺积液。囊性肿瘤却是个例外，积液形成于胰管损坏后的渗漏或者胰腺组织坏死化脓。积液引流的适应证包括疼痛、胃出口梗阻、胆道梗阻、感染等。当前可行的治疗包括手术，内镜治疗，经皮穿刺引流。自 1980 年首次报道内镜下引流胰腺积液以来，随着经验的不断积累，已经取得了令人瞩目的疗效。急慢性胰腺炎伴胰腺积液可以分为以下三类：①急性胰腺积液，②假性囊肿，③胰腺透壁性坏死。急性胰腺积液通常不需引流，其在疾病的初期就已经产生，无明显囊壁，并且在急性胰腺炎发病的几周之内就可以被重新吸收。胰腺透壁性坏死是以胰液和碎片聚集为特征的病变，可能是无菌性，也可能是发生了感染。当通过内镜检查处理时，需要清除坏死胰腺组织，而不是单纯引流囊肿内容物。急性或慢性胰腺炎引发的胰腺假性囊肿存在容易辨

认的囊壁，内含积液，而没有组织碎片。出现症状的囊肿如果位于邻近胃肠道的地方，便可以通过 EUS 进行有效地处理。

本章将介绍 EUS 处理假性囊肿的方法、优点、技术局限及其疗效分析结果。本章将不会涉及胰腺透壁性坏死的处理方法，因为它的治疗包括 EUS 引导下坏死胰腺切除手术，并不只是 EUS 引导下的引流。

目前治疗方法和局限

胃囊肿造瘘术

胃囊肿造瘘术或肠囊肿造瘘术可通过开放的外科手术实施，也可以通过腹腔镜完成。此方法需要以胃前壁造瘘术作为途径，通过胃后壁或通过小网膜囊后路来完成[1]。手术也可以通过小网膜囊途径来实施，这样可以减少术中出血[2]。对于不靠近胃的胰腺假性囊肿则需要空肠囊肿吻合引流术[3]。这个手术有时可以在空肠 Roux 肠袢上

实施。尽管手术和治疗成功率很高，但仍伴随着 10%~30% 的因技术因素导致的并发症和 1% ～ 5% 的死亡率[4]。此方法具侵袭性，会延长患者住院时间并导致比其他方法花费增多（表 22.1）。

经皮穿刺引流术

经皮穿刺引流术在放射线引导下进行，相比外科手术来说，其侵害性较小。这项技术的主要缺点包括：无法清除 50% ～ 60% 患者体内的固体残留物（需要通过手术清除）、穿刺到邻近器脏的风险、感染、外引流的时间加长、形成胰腺皮瘘（管）[6]。然而，经皮穿刺引流术是一种很重要的辅助性治疗，特别是当积液是多病灶，并且扩散到内镜引流到达不了的地方，或者缺乏一个成熟的壁时。对于胰管正常和有着体内管道狭窄但管道和假性囊肿之间不相通的患者，经皮引流术的成功率要比那些体内管道狭窄而且胆管与囊肿相通的患者或管道完全被中止的患者高得多。这些因素使患者容易形成长期的胰腺皮瘘（管）[7]。

无 EUS 引导的内镜下引流术

无 EUS 引导下的内镜引流必须在假性囊肿和胃腔或者十二指肠之间造瘘，将一个 BD 管或者腔内支架置于假性囊肿内以便引流。这个方法的技术成功率在 50% ～ 60%，大多数的治疗失败是由于胃腔压迫内镜下视野不足[8,9]。当看不到腔时，穿孔的风险很高[10-12]。另一个主要的并发症是出血，发生率约 6%[10-15]。也有把恶性囊性肿瘤或坏死性液体聚集误诊为假性囊肿而放置支架的不适当治疗[9,16,17]。

EUS 引导下假性囊肿引流术

通过 EUS 检查可以看到胃、肠腔的外面。据文献报道，EUS 引导下胰腺假性囊肿引流术的成功率高于 90%，并发症发生率低于 5%[9,18-20]。除了治疗方式和安全性上的优势外，在胃镜引导下囊肿穿刺前常规利用 EUS 定位可以在 5% ～ 37% 的程度上改善疗效[9,21,22]。其原因是 EUS 建立了一种替代诊断措施，在 3% ～ 5% 的患者中，通过 CT 检查，错误地将囊性肿瘤诊断为假性囊肿[9,20,23]（表 22.2）。从治疗的角度来说，将胰腺透壁性坏死同假性囊肿区别开来是非常关键的。在这一点上，EUS 检查就比 CT 更加敏感。况且，如果近期没有进行 CT 扫描，EUS 检查可以为引流提供便利，

表 22.1

治疗假性囊肿的外科手术，经皮穿刺引流的和内镜下穿刺引流的方法的比较

治疗方式	优点	缺点
外科引流术	1. 有效治疗 2. 可用于内镜引流和经皮穿刺引流失败后的抢救治疗	1. 侵害性大 2. 并发症发生率高，死亡率在 1% ～ 5% 3. 住院时间长 4. 花费高
经皮穿刺引流术	1. 低侵害性 2. 当假性囊肿无法通过内镜下穿刺，可作为辅助方案。 3. 适用于无法承受外科引流手术和内镜检查引流的患者	1. 皮肤感染和出血等局部并发症 2. 存在碎片时治疗不充分 3. 容易形成胰腺皮瘘管
无 EUS 引导的内镜下引流	1. 比外科手术和保护器官性介入侵害性更小 2. 可作为手术后胰腺积液的补救治疗	1. 只有在假性囊肿靠近胃肠道时才可行，并且造成胃、肠腔压迫 2. 需要外科矫治相关解剖性缺陷时，只能作为暂时的措施 3. 无法看见间隙间血管，可能造成大出血 4. 可能造成穿孔 5. 有可能会把囊性肿瘤和坏死积液误诊为假性囊肿 6. 感染
EUS 引导下假性囊肿引流	1. 可以到达假性囊肿而不造成腔压迫 2. 能明显区分假性囊肿和囊性肿瘤与坏死积液 3. 实时穿刺能最大化减少出血和穿孔的风险	1. 使用受限以及缺乏专用配件 2. 感染 3. 可能需要进行矫正不适用内镜治疗的解剖缺陷

表 2.2

EUS 引导下假性囊肿引流对患者的影响评估的相关研究

作者	治疗过程中的 变化（%）	替代诊断 （%）	在做 CT 和 EUS 期间假性 囊肿大小的差异（%）	其他影响 （%）
Fockens 等[21]（1997）	37.5	6	9	22.5[*]
Varadarajulu 等[9]（2007）	16	8	8	-

[*] 期间的血管，正常的胰腺实质，假性囊肿和肠腔之间的距离都会阻碍经皮引流。

在这个研究中，所有的引流术都是在 EUS 对胰腺积液评估之后，通食管、胃、十二指肠镜检查来完成的。

CT，计算机断层扫描

因为假性囊肿会随着时间消除或者变小[9,21,22]。

在某些中心，先让内镜医生行 EUS 检查来诊断和定位，随后完成镜下的经皮引流术（EUS 辅助经皮引流）。而其他中心则直接在 EUS 引导下行假性囊肿引流手术。这种治疗方案的不同可能基于以下几个方面的原因：

- 超声内镜诊断医生在治疗方面不专业，只负责诊断和定位，后续引流手术由内镜治疗专家来完成。

- 大多数中心，虽然 ERCP 操作间配备 X 线透视设备，但 EUS 操作间却没有配备。这种情况下需将患者从 EUS 操作间转移至 ERCP 操作间，因为像更换导丝和放置支架这样的技术需在 X 线下完成。另外，如果患者未经 ERCP 来评估胰管解剖结构，大多数的内镜医生在假性囊肿引流之前会行胰造影检查。

- 因为大多数的介入手术需要放置一个 7F 或 10F 的透壁支架，这就需用大的活检孔道（≥ 3.7mm）治疗性超声内镜来完成。在没有 EUS 的中心，则需侧视十二指肠镜或双通道的胃镜来完成引流。

EUS 辅助的透壁引流

对于需进行假性囊肿引流的患者，最好选用可曲式超声内镜。该手术可以抽吸囊液送检，并且可以直接在 EUS 引导下直接引流，或为后续内镜下引流定位。定位标记可用文身法或者其他任何方便的方法。首先通过 EUS 来确诊假性囊肿，评估其大小以及囊肿壁的成熟程度，排除囊内有血管存在。如有需要，留取囊肿抽吸的标本用作肿瘤标记物（癌胚抗原）的分析，以及检测淀粉酶、脂肪酶的水平。对于那些怀疑存在感染的患者，吸取物还需进行革兰染色和细菌培养学检查。术前所有患者均给以抗生素治疗。根据内镜下所见，可将囊肿分为三种类型：①出现明显的腔外压迫，②黏膜下突起，无明显腔外压迫，③无腔外压迫。

明显腔外压迫

绝大多数（> 90%）出现明显的腔外压迫患者，都可以在 EUS 检查之后，由胃镜成功完成囊肿引流[1,2]。只有当患者出现门静脉高压，胃或十二指肠静脉曲张，才需要在 EUS 引导下确定并标记一个安全的位置，用于随后的引流手术[24]。

黏膜下突起（无明显腔外压迫）

对于存在多房囊肿的患者，内镜检查至少可以看到一个明显的腔外压迫，但只有最大的假性囊肿或者发生感染的假性囊肿需引流。另外，一些壁外器官如扩张的胆囊也可能引起腔外压迫，类似假性囊肿压迫改变。发生严重低蛋白血症的患者，胃黏膜层弥漫性水肿可以引起类似腔外压迫，从而掩饰假性囊肿。这些患者，与囊肿壁毗邻的胃肠道内的区域可以由 EUS 确认并且做出标记。这个标记非常重要，因为该患者需在 EUS 定位的地方行囊肿引流。特别是在经胃壁引流时，由于患者体位的变化，在 EUS 下的定位穿刺点很可能无法穿到假性囊肿[25]。这种情况通常会发生在假性囊肿的大小在 4 ~ 6cm 或者假性囊肿和胃壁之间的接触空隙比较小的时候。患者的体位变化对于经十二指肠引流来说并不是一个主要因素，因为其腔外压迫是更为明显。EUS 检查下，假性囊肿内放置导丝可以避免由于患者体位所引起的问题。

腔外压迫消失

对于在内镜检查下未发现明显腔外压迫的患者，其假性囊肿最好是在 EUS 引导下或者在替代性治疗下引流。当假性囊肿太小或在胰腺尾部或者位于非典型的位置如右上腹时，腔外压迫可能不太明显 [9]。在这些患者中，即使通过 EUS 标记一个位置，也不一定能够穿到假性囊肿。这种情况下，在进行 EUS 检查时把一根 0.035 英寸的导丝盘绕进假性囊肿内，就可以确定路径来进行内镜引流。通常，假性囊肿和超声内镜转换器的距离不大于 1.5cm。为避免穿孔和泄漏，大于 1.5cm 的距离就被认为是一个相对的禁忌证。

优点　首先，如先前所述，EUS 能够建立一种替代性的诊断，可以影响治疗方法。其次，如果超声内镜医生未经过治疗性 EUS 培训，可以在 EUS 检查时确定一个安全的位置，以便其他内镜医生来完成透壁引流。在活检孔道的直径过小（3.7mm）时，放置 10F 的支架以及使用可曲式内镜往往有一定的技术难度。在 EUS 检查时放置导丝可使通过十二指肠镜或双腔胃镜来放置 10F 的支架变得更加容易。另外，若积液为坏死性质，通过 EUS 放置导丝可以为随后双腔胃镜清创手术提供路径。最后，因为 MRCP 的质量取决于所在中心的不同，大多的内镜医生更习惯用 ERCP 来评估主要胰管的完整性。在这种情况下，ERCP 和透壁引流都可在 EUS 对假性囊肿评估后再实施。

缺点　将超声内镜更换成十二指肠镜或者双腔胃镜会延长手术时间，增加患者的不适感，且需要更多的镇静剂。再者，若在 EUS 检查时放置导丝，导丝很有可能在更换内镜时候意外脱落。在少数存在中等大小假性囊肿（4 ~ 6cm）的患者中，尽管在 EUS 检查下仍不能明确腔外压迫。当患者体位发生变化时，胃镜下可能无法成功实施经胃壁穿刺到囊肿的手术。

EUS 引导下的透壁引流：

一步到位技术

当有治疗性的 EUS 并可以做 X 线透视检查时，胰腺假性囊肿引流可以直接在 EUS 引导下完成。这项技术相对来说比较简单，但需要由掌握导丝交换、支架放置等技术的专家来完成。本部分将介绍 EUS 引导下假性囊肿引流术的基本技术

和关键因素。整个手术必备的工具包括：

- 带有 3.7mm 或者更大的活检孔道的超声内镜
- 19G 的 FNA（22G 针的针腔无法通过直径为 0.035 英寸的导丝）
- 0.035 英寸的导丝
- 4.5F 或者 5F 的 ERCP 导管或者带导丝的针状刀导管
- 带导丝的扩张球囊
- 7F 或者 10F 的双猪尾型塑料支架

EUS 引导下胰腺假性囊肿引流术分级扩张

彩色多普勒超声检查排除了路径中存在血管可能性之后，在 EUS 引导下用一根 19G 的 FNA 穿刺针穿刺假性囊肿（图 22.1A）。将一根 0.035 英寸的导丝穿入针孔，在 X 线引导下将导丝置入假性囊肿内（图 22.1B）。将 4.5F 或 5F 的 ERCP 导管在 X 线引导下（图 22.1C）通过导丝扩张通道（图 22.1D）。然后用一个 6 ~ 15mm 的球囊扩张导管进一步扩张（图 22.1E）。扩张之后，在 X 线引导下将两个 7F 或 10F 的双猪尾型支架放置在假性囊肿内（图 22.1F）。必须要将多个支架和一个 7F 或 10F 的鼻囊肿引流管留置在所有发生胰腺脓肿或坏死的患者体内，用来定期冲洗以及排除囊肿的内容物。

技术提示

分级扩张技术最大的优点在于，不是每一个步骤都需要电刀。最近的大宗病例报道显示，上述的 EUS 引导下的胰腺假性囊肿穿刺术后，患者无明显穿孔或出血等并发症 [26]。对于假性囊肿壁特别厚的患者来说，ERCP 导管如果偏离导丝方向，可能会被"弹开"。穿刺时，导管必须和导丝方向一致，垂直地穿入假性囊肿（图 22.1C，D）。一旦进入假性囊肿了，导管撤回到内镜活检孔道内，且需重复地穿过假性囊肿来进一步扩张透壁通道。

假性囊肿引流的针状刀技术（视频 22.2）

利用一个 19G 的 FNA 穿刺针留置导丝于假性囊肿内盘曲之后，将针状刀导管（而不是用 ERCP 导管来扩张）扩张透壁通道。到达假性囊肿之后，按前面所述步骤来扩张，放置支架就可以了。

另外的选择是应用膀胱刀。膀胱刀是一种改

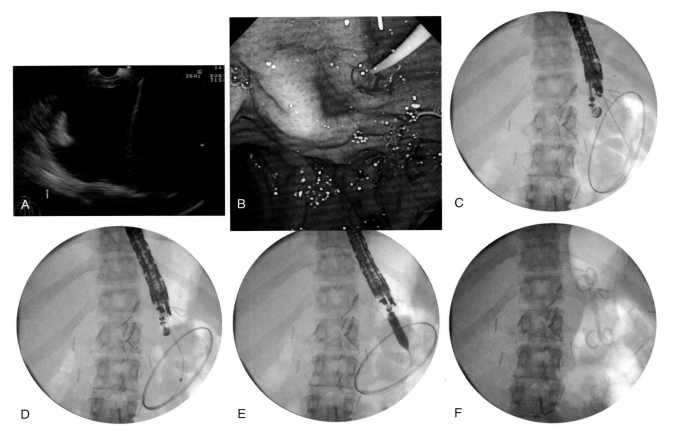

图 22.1　A，19G 细针穿刺针穿刺假性囊肿。B，将 0.035 英寸导丝穿入囊肿，当患者出现严重低蛋白血症时应注意胃黏膜水肿。C，X 线透视下将 0.035 英寸导丝穿入囊肿。D，5F 内镜逆行胰胆管造影导管扩张通道。E，球囊扩张通道。F，放置两个透壁支架。

良的针状乳头切开刀，是由一个带有针状刀尖的 5F 内导管和一个末端带有环状电刀的 10F 外套管组成的。首先利用内导管内的膀胱刀尖刺穿囊肿，然后通过电刀扩张穿刺点后与内导管一并进入囊腔内，然后撤出内导管的金属部分，将导丝通过内导管留在囊肿腔内。扩张透壁通道然后放置支架。

　　技术提示　针状刀技术的优点在于刺穿假性囊肿壁时相对容易。主要的缺陷就是可导致严重的穿孔[8,20,27-29]。通常来说，EUS 引导下假性囊肿引流术适用于无腔外压迫的患者。无腔外压迫的假性囊肿通常位于胰尾，或者位于右上腹等典型的位置[9]。这些部位的假性囊肿可以通过贲门、胃底的位置实施引流。在这些位置放置导管时，由于内镜翻转，导致针状刀成切线地指向囊壁，可能导致不良切口。让导丝适度地绷紧能够将针状刀导管和导丝保持在一个平面上，这样可以尽可能地减小穿孔风险。

　　目前针对放置支架后再次插入导管的方法已经有了一些技术改进。首先在 EUS 引导下行针状刀穿刺后，再将导丝通过膀胱刀 5.5F 的导管置入假性囊肿内，膀胱刀 10F 的外套管经导丝置入到假性囊肿内。拔出内导管后经外导管将第二根导丝置入到囊肿腔内。

　　另外一种方法就是运用扩张技术。首先将导线经 19G 穿刺针置入假性囊肿内，然后针状刀扩张刺穿点。将一个 10F 的 Soehendra 扩张器经导丝置入到腔内（视频 22.3），第二根导丝可以通过扩张器进入到囊腔内[31]。这种操作方法可以通过多根导丝放置多个支架。

技术成功的关键以及其他注意事项

支架的放置

　　当假性囊肿引流是通过胃贲门或者胃底以及

十二指肠进行时，内镜头端呈锐角，将 10F 的支架放置于这些位置是有难度的（图 22.2）。这种问题可以通过放置多个 7F 的双猪尾型支架来克服。但如果囊肿内发生感染时，应首选放置 10F 支架。治疗性超声内镜活检孔道只有 3.7mm，当放置 10F 的支架时，活检孔道内一定不能有另外的导线，否则会增加摩擦，也使得支架的放置非常困难。

用小通道的超声内镜来引流假性囊肿

如果没有治疗性超声内镜，仍然可以使用小通道的超声内镜来实施假性囊肿引流术，经 19G 穿刺针留置导丝于假性囊肿内，然后将超声内镜更换为一个双腔胃镜或者十二指肠镜，假性囊肿的引流依然可顺利完成。

假性囊肿的床旁引流

在对 ICU 中患者行 EUS 引导下假性囊肿引流时，患者病情较危重，无法将患者转运至内镜中

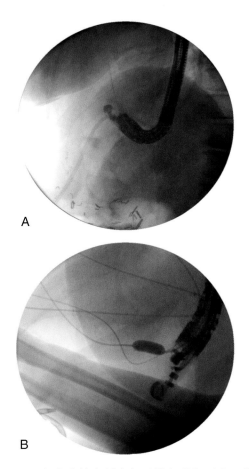

图 22.2 **A**，超声内镜在胃底部呈锐角进行引流。背景可见跨乳头胰管支架。**B**，放置导丝后，超声内镜头端拉直后进一步行内镜下治疗。

心进行。但如果有一个床旁 X 线透视机，引流可在床旁完成。通过对 6 位 ICU 患者床旁 EUS 引导下囊肿引流的研究证实了这种治疗方案的可行性 [32]。其中 2 位患者分别成功地接受了胰腺假性囊肿和纵隔脓肿床旁 EUS 引导下引流术。从便捷角度上看，如果超声内镜设备足够小，可以放置于医用手推车上，将使这项治疗手段更加容易实施。

多发胰腺假性囊肿

大约 10% 的患者会存在不同部位的假性囊肿，临床治疗这些囊肿比较困难 26。这些患者一般需要外科手术或者穿刺引流。2008 年的一项研究报告指出，60 位患有胰腺积液的患者中，有 6 位患者存在多发性积液（≥ 6 cm），胰管造影术显示所有 6 例病患中出现胰管中断 26。在 EUS 引导下，这 6 位患者中的 15 处胰腺积液成功地被引流，并对 3 位胰腺假性囊肿的患者取得了成功的临床效果（图 22.3）。3 位患者中每人都在 3 个不同位置成功引流了假性囊肿。通常，最大的假性囊肿按标准方法引流。如果患者持续出现类似于积液不连通症状，必须对其他的假性囊肿反复的刺穿来引流。

解剖结构变异的患者

对于患者术后解剖结构变异，EUS 下很难明确其紊乱的结构。然而，胰腺假性囊肿在 EUS 引导下引流在技术上是可行的，因为带有症状的假性囊肿通常较大而且常常和小网膜囊的其他区域相同或者扩散。在手术开始之前，要研究 CT 扫描结果，明确标记和进入假性囊肿的最佳位置。EUS 通过不同肠袢时应格外小心，组织粘连可能会增加穿孔的风险。在评价 EUS 引导下胰腺积液引流术的治疗效果的研究中发现，一例患者通过 Roux-en-Y 肠袢安全地引流了假性囊肿 [26]。

有症状的小型假性囊肿处理

把透壁支架放在 4cm 或更小的假性囊肿内，在技术上是不可行的。因此，有症状、4cm 以下并和主胰管相通的假性囊肿需经十二指肠乳头放置胰管支架。放置支架后，假性囊肿可以在 EUS 引导下行 FNA 术。尽管缺少文献支持，经验上这些患者可以很快得到恢复。

优点 当配件齐全和经验丰富专家在场时，无论是否存在腔外压迫，都可以一步到位地在

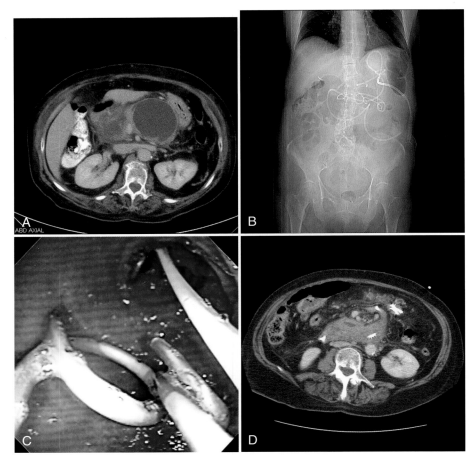

图 22.3　A，腹部 CT 显示患者存在多个胰腺假性囊肿。B，CT 图像显示共有 5 个透壁支架引流 3 个大规模胰腺假性囊肿，一个支架位于十二指肠内，3 个位于胃内，一个位于食管内。C，内镜图像显示多个经胃支架。D，6 周后随访，CT 显示所有胰腺假性囊肿都已治愈。

EUS 引导下完成假性囊肿引流。由于这是一次性治疗措施，手术可以尽快完成，最小化患者的不适感，减少额外的麻醉剂。确诊和治疗能在同时进行。在实时超声的引导下地引流假性囊肿可以使并发症的风险降至最低。手术过程中很少出现出血，但在对胰腺囊性病变行 FNA 的过程中可能会出现严重的并发症。在 EUS 治疗的过程中出血表现为假性囊肿内强回声灶[33]。EUS 确定早期出血有助于及时治疗，将严重并发症的风险最小化。在没有 EUS 经内镜进行引流时，若透壁通道的球囊扩张器放入之后偶然移动了导丝，则导丝难以再次进入假性囊肿内，因为腔外压迫会消失。对于在 EUS 引导下引流来说，这就不是什么大问题了，因为假性囊肿一直在视野内，再次进入囊肿也很容易。

　　缺点　EUS 引导下的引流术没有明显缺点，但放置 10F 支架有时会遇到困难，尤其是在内镜的头端呈锐角时。这时可在 X 线帮助下拉直内镜头端或放置 7F 支架来解决这个问题。

EUS 引导下引流术的临床效果

　　临床上单独引流假性囊肿的数据非常匮乏，大多数的研究都集中在对伴有坏死和脓肿的胰腺积液的患者进行评估（表 22.3）。假性脓肿引流的成功率比感染坏死引流要高，后者需要附加治疗措施，如在内镜下清除坏死和失活的组织。当评测效果时，需要把技术性成功和清除积液区分开来。技术成功是指到达满意的位置并引流积液，然而胰腺积液的清除属于完全清除和恢复。这个概念很关键，是因为给一个感染性透壁性坏死放置透壁支架可以获得技术上的成功。然而手术并不一定能够完全清楚积液，还需要像内镜下清创术以及坏死清除这样的继续治疗。另外一点就是，将有 EUS 引导下和无 EUS 引导下的引流比较时，唯一的区别就是穿刺和进入积液的最初阶段方法不同。接下来的所有步骤基本相似。

假性囊肿和脓肿

　　对于假性囊肿来说，即便是很严重的病例，

表 22.3

从大量病例中得来的 EUS 引导下的引流的结果

作者	数量	积液类型（n）	技术成功率（%）	治疗成功率（%）	并发症的发生率（% 或 [n]）
Pfaffenbach et al（1998）	11	假性囊肿	91	82	0%
Giovannini et al（2001）	35	假性囊肿（15） 脓肿（20）	100 90	100 80	3%（气腹：1）
Seewald et al（2005）	13	脓肿（8） 坏死（5）	100	85	31%（少量出血：4）
Kahaleh et al（2006）	46	假性囊肿	100	短期：93 长期：84	20%（出血：2；支架迁移：1；感染：4；气腹：2）
Hookey et al（2006）	51/116	假性囊肿（94） 脓肿（9） 坏死（8） 急性积液（5）	96	93	有 EUS：10.8% 有 EUS：10.8% 总计：11.2%（出血：6；气腹：4；全身性感染：1；ERCP 后的胰腺炎：1；十二指肠/胃引流交通：1）
Antillon et al（2006）	33	假性囊肿	94	完全去除：82 部分去除：12	多数：6%（穿孔：1；出血：1） 少数：9%（穿孔：1；大量出血：1） 多数：9%（少量出血：2；无症状性气腹：1）
Azar et al（2006）	23	假性囊肿	91	82	4%（气腹：1）
Kruger et al（2006）	35	假性囊肿（30） 脓肿（5）	94	88	立即的：0% 延迟的感染：31%（支架闭塞：4；无效引流：3；二次感染：4）
Ahlawat et al（2006）	11	假性囊肿	100	82	18%（支架迁移：2）
Charnley et al（2006）	13	坏死	100	92	0%（2 例成功引流并去除囊肿后的无关死亡）
Lopes et al（2007）	51	假性囊肿（36） 脓肿（26；51 个患者带有 62 种液体集聚）	100	94	立即的：3%（气腹：1；支架迁移：1） 延迟的：18%（支架闭塞：3；支架迁移：8）
Voermans et al（2007）	25	坏死	100	93	严重的：7%（穿孔：1；大量出血：1） 轻微的：30%（少量出血：8）
Seifert et al（2007）	60	坏死	100	73	13%（穿孔：2；出血：5；气腹：1，一个死亡）
Varadarajulu et al（2008）	60	假性囊肿（36） 脓肿（15） 坏死（9）	95	93	0%

在 EUS 引导下引流也获得了高达 82% ～ 100% 的成功率 [28,34-37]。胰腺脓肿引流的临床数据更加局限。然而，也有报告称可获得 80% ～ 90% 的较高成功率 [19,28,30]。

发生感染的胰腺透壁性坏死

由于需要去除坏死的固体碎片，内镜下引流感染的透壁性坏死通常要比假性囊肿少。Baron 等 [38] 的研究显示，假性囊肿引流的成功率是 92%，但如果发生坏死，成功率则降至 72%。尽管这个研究中只应用内镜引流而无 EUS 引导，但也说明了内镜引流假性囊肿的结果优于发生感染的坏死。其实，在另外一项研究中成功率只有 25% [35]。

EUS 引导下引流术和替代性引流技术比较

外科手术引流、经皮引流及内镜下引流的比较

Vosoghi 等 [39] 回顾和比较 3 种引流假性囊肿的方法。外科手术引流、经皮引流，无 EUS 引导

的透壁引流及 EUS 引导下引流术的成功率分别是 100%、84%、90% 和 94%。外科手术引流并发症发生率高达 28% ~ 34%，并有 1% ~ 8.5% 的死亡率，而经皮引流的并发症率为 18%，死亡率为 2%，无 EUS 引导下引流术并发症率和死亡率分别是 15% 和 0%，EUS 引导下的引流术并发症率是 1.5% 和 0 死亡率。

EUS 引导下的胰囊肿胃吻合引流术与外科胰囊肿胃吻合引流术

回顾性的研究比较了 EUS 引导下的胰囊肿胃吻合引流术和外科手术方式的胰囊肿胃吻合引流术处理患有无合并胰腺假性囊肿患者时，获得了每种治疗方式的分析结果[5]。调查显示，EUS 引导下引流和外科手术在治疗成功率上很相近（100% vs. 95%），但前者住院时间更短（2.7 天 vs. 6.5 天），且花费更小。

在比较上述两种方式的随机试验报告中也得出了相似的结果[40]。在这个包含 36 位随机挑选的患者试验中，没有发现明显的技术（均为 100%）、治疗成功率（94.4% vs. 100%）以及并发症率（均未发生）的差别。在接下来的 18 个月里，EUS 和手术治疗的假性囊肿的复发率（0% vs.5.8%）和重复治疗率（5.2% vs.0%）也没有明显区别。即便如此，虽然无长期疗效的报道，但在治疗后第一周内，应用 EUS 引导下治疗的患者的疼痛范围、活动干预以及心情在要好得多。在手术完成后的 3 个月内，接受 EUS 引导下治疗的患者在活动范围、一般健康状况和身体功能明显更好。三个月之后这两种方式治疗下的患者生活质量相当。与外科手术相比，接受 EUS 引导下引流的患者住院时间的中位数和平均花费也少了很多。因此，对于患有无合并症但出现症状的胰腺假性囊肿的患者来说，EUS 引导下的胰囊肿胃吻合引流术要优先考虑，因为此方法花费低，疼痛少，住院时间少，并有着长期的临床疗效以及生活质量较好。

EUS 引导下和无 EUS 引导的内镜引流

已有报道对二者的区别进行了直接对比。有研究对无 EUS 引导的透壁引流和 EUS 下的引流做了比较，其中患者患有假性囊肿并且膨出，无明显的门静脉高压，接受了传统的透壁引流下，剩下所有的患者都采取 EUS 引导下引流[8]。两组无

论是在效果还是安全性上都没有明显区别。这个研究显示 EUS 引导下引流更好，它能引流假性囊肿，但不是顺从传统的透壁引流，没有增加任何风险。

在另一个研究中对 EUS 引导下的和无 EUS 引导下的引流胰腺假性囊肿进行直接的对比（表 22.4）[23]。所有被随机被分到 EUS 引导下引流组的患者都成功进行了引流（n = 14），相反，随机分到无 EUS 引导下引流组的患者只有 33% 得到成功引流（n = 14）。技术失败是因为在 9 个患者体内看不到腔外压迫，一个患者在刺穿假性囊肿的过程中严重出血。所有 10 位患者随后在 EUS 引导下都成功地进行了引流。在另一个相似的研究中，对患者采取 EUS 引导下的引流术成功率明显高于采取无 EUS 引导下引流的患者（94% vs. 72%）[41]。几例研究对于运用 EUS 引导下进行胰腺积液食管引流术的可操作性以及安全性做了报告（图 22.4），甚至在食管上看不到腔外压迫的情况下（表 22.5）[42-45]。

技术能力

目前在北美和亚洲的大多数地区，还没有商品化的用于 EUS 引导下引流的精密设备。不用 ERCP 但又想进行内镜下假性囊肿引流的医生必须非常熟练地使用像 0.035 英寸的导丝、针状刀导管、球型扩张器、双猪尾型支架这样的工具。在对 EUS 医生技术的评估研究中显示，EUS 引导下行假性囊肿引流的技术在 25 例手术之后得到明显

表 22.4

EUS 和非 EUS 内镜技术下假性囊肿穿刺随机试验对比

作者（年份）	EUS（%）	EGD（%）	P
技术成功			
Varadarajulu 等 23（2008）	100	33.3	< 0.01
Park 等 41（2009）		7	
	94	2	0.03
治疗成功			
Varadarajulu 等 23（2008）	100	87	0.48
Park 等 41（2009）	89	86	0.6
并发症			
Varadarajulu 等 23（2008）	0	13	0.48
Park 等 41（2009）	7	10	0.6

EGD，食管、胃、十二指肠镜检查

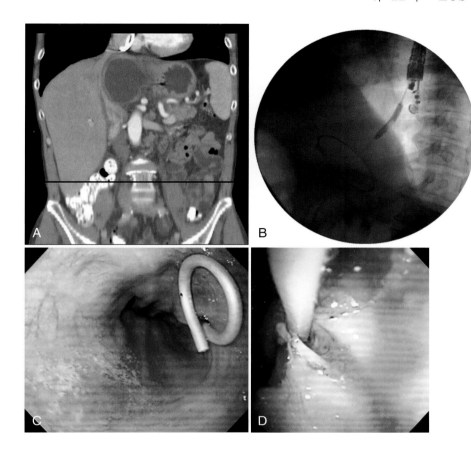

图 22.4　**A**，腹部横断面 CT 显示肝门处胰周积液（PFC）。**B**，从食管远端用 19G 穿刺针穿入 PFC，利用球囊将通道扩张至 6mm。**C**，经食管支架放置鼻囊肿引流管。**D**，经食管引流术，建议只将扩张至 6mm 并放置 7F 支架，防止增加操作相关的风险如诱发纵隔炎。

表 22.5

超声内镜引导下经食管引流胰周积液（PFC）

作者（年份）	病因及 PFC 类型	引流方式	并发症	疗效	随访（月）
Gupta 等[42]（2007）	乙醇，假性囊肿	只行吸引	无	成功	3
Saftouia 等[43]（2006）	乙醇，假性囊肿	10F 支架	无	成功	3
Baron 等[44]（2000）	乙醇，假性囊肿	7F 支架	CT 显示纵隔上游离空气	成功	2
Trevino 等[45]（2009）	乙醇，手术后	7F 支架，引流导管	无	成功	24

CT，计算机断层扫描；PFC，胰周积液

提高[23]。在进行了 25 例手术之后，整个操作时间中位数从 70 分钟降低到 25 分钟。

技术局限

　　虽然 EUS 引导下的引流术相比传统引流方法有诸多优点。然而，EUS 局限性还是会增加手术困难。最大的局限就是，治疗性线阵超声内镜，工作孔道是 3.7～3.8mm，比十二指肠镜的要小（4.2mm）。这个尺寸就限制了抽吸能力，尤其是当大量的液体在假性囊肿被刺穿后需要引流时。另外，即使通过线阵超声内镜放置 10F 支架没有问题，但可能需要放置多个支架或者用鼻胰囊肿导管来冲洗。在这种情况下用双导丝技术会方便。然而，EUS 较小的工作管道限制了双导丝技术的使用，第一个嵌入的透壁支架必须是 8.5F 或者更小，因为 3.7mm 的工作孔道内带有两根导丝会形成过度的阻力。因此第一个放置的支架最好不要大于 10F。

　　另外一个技术局限性就是当前 EUS 的斜视成像。其构造限制了内镜图像，可能造成一个切线的穿刺轴。在转角位置上穿刺可能会阻碍手术成功完成，这是因为当配件从工作孔道被引入时，力量不会完全直接作用于穿刺位置上。这个切线轴的存在成为妨碍假性囊肿插管的因素，但如果事先就在穿刺位置上放置球型扩张器或者运用双导丝技术可能有所帮助。

Olympus 公司设计了一个前视型治疗性超声内镜的样机，借助这个样机，我们可以借助插入附件，直线方向穿刺，并于扫描轴保持平行。这个设备的优点在于，在插入部件、支架和导管时可以有利于向前传递力量。初步研究发现，所有的假性囊肿都可以得到成功引流并且无并发症发生，其中一些囊肿只能应用前视内镜进行穿刺[46]。这种前视内镜也有不足之处，例如其工作管道只有 3.7mm，没有抬钳器以及没有 90° 超声视图等。

内镜下引流只有在胰腺积液位于毗邻胃和十二指肠时才可行。当积液覆盖如结肠区域这样更远离的位置时，内镜则达不到。此时可以考虑经皮引流和外科手术引流。

小结

当前证据显示，EUS 作为引流胰腺假性囊肿的治疗方式，增加了技术成功率，减少了并发症，并通过在一小群患者中建立一种替代性的诊断影响患者的治疗方案。尽管也有其自身的局限性，但是当前的数据显示，如果患有毗邻胃或者十二指肠的无并发症发生的假性囊肿，EUS 的技术和治疗结果与外科手术治疗相当。而且其花费也低，住院时间短，相比外科手术，患者生活质量更高。

参考文献

1. Park AE, Heniford BT. Therapeutic laparoscopy of the pancreas. *Ann Surg.* 2002;236:149–158.
2. Davila-Cervantes A, Gomez F, Chan C, et al. Laparoscopic drainage of pancreatic pseudocysts. *Surg Endosc.* 2004;18:1420–1426.
3. Kohler H, Schafmayer A, Ludtke FE, et al. Surgical treatment of pancreatic pseudocysts. *Br J Surg.* 1987;74:813–815.
4. Bhattacharya D, Ammori BJ. Minimally invasive approaches to the management of pancreatic pseudocysts. *Surg Laparosc Endosc Percutan Tech.* 2003;13:141–148.
5. Varadarajulu S, Lopes TL, Wilcox CM. EUS versus surgical cyst-gastrostomy for management of pancreatic pseudocysts. *Gastrointest Endosc.* 2008;68:649–655.
6. Bradley 3rd EL, Howard TJ, van Sonnenberg E, et al. Intervention in necrotizing pancreatitis: an evidence based review of surgical and percutaneous alternatives. *J Gastrointest Surg.* 2008;12:634–639.
7. Adams DB, Anderson MC. Percutaneous catheter drainage compared with internal drainage in the management of pancreatic pseudocyst. *Ann Surg.* 1992;215:571–576.
8. Kahaleh M, Shami VM, Conaway MR, et al. Endoscopic ultrasound drainage of pancreatic pseudocyst: a prospective comparison with conventional endoscopic drainage. *Endoscopy.* 2006;38:355–359.
9. Varadarajulu S, Wilcox CM, Tamhane A, et al. Role of EUS in drainage of peripancreatic fluid collections not amenable for endoscopic transmural drainage. *Gastrointest Endosc.* 2007;66:1107–1119.
10. Bejanin H, Liquory C, Ink O, et al. Endoscopic drainage of pseudocysts of the pancreas: study of 26 cases. *Gastroenterol Clin Biol.* 1993;17(11):804–810.
11. Smits ME, Rauws EA, Tytgat GN, et al. The efficacy of endoscopic treatment of pancreatic pseudocysts. *Gastrointest Endosc.* 1995;42(3):202–207.
12. Sharma SS, Bhargawa N, Govil A. Endoscopic management of pancreatic pseudocyst: a long-term follow-up. *Endoscopy.* 2002;34(3):203–207.
13. Sahel J, Bastid C, Pellat B, et al. Endoscopic cystoduodenostomy of cysts of chronic calcifying pancreatitis: a report of 20 cases. *Pancreas.* 1987;2:447–453.
14. Cremer M, Deviere J, Engelholm L. Endoscopic management of cysts and pseudocysts in chronic pancreatitis: long-term follow-up after 7 years of experience. *Gastrointest Endosc.* 1989;35:1–9.
15. Monkemuller KE, Baron TH, Morgan DE. Transmural drainage of pancreatic fluid collections without electrocautery using the Seldinger technique. *Gastrointest Endosc.* 1998;48:195–200.
16. Baron TH, Thaggard WG, Morgan DE, et al. Endoscopic therapy for organized pancreatic necrosis. *Gastroenterology.* 1996;111:755–764.
17. Papachristou GI, Takahashi N, Chahal P, et al. Per oral endoscopic drainage/debridement of walled-off pancreatic necrosis. *Ann Surg.* 2007;245:943–951.
18. Kruger M, Schneider AS, Manns MP, et al. Endoscopic management of pancreatic pseudocysts or abscesses after an EUS-guided 1-step procedure for initial access. *Gastrointest Endosc.* 2006;63(3):409–416.
19. Lopes CV, Pesenti C, Bories E, et al. Endoscopic-ultrasound–guided endoscopic transmural drainage of pancreatic pseudocysts and abscesses. *Scand J Gastroenterol.* 2007;42:524–529.
20. Antillon MR, Shah RJ, Stiegmann G, et al. Single-step EUS-guided transmural drainage of simple and complicated pancreatic pseudocysts. *Gastrointest Endosc.* 2006;63(6):797–803.
21. Fockens P, Johnson TG, van Dullemen HM, et al. Endosonographic imaging of pancreatic pseudocysts before endoscopic transmural drainage. *Gastrointest Endosc.* 1997;46:412–416.
22. Norton ID, Clain JE, Wiersema MJ, et al. Utility of endoscopic ultrasonography in endoscopic drainage of pancreatic pseudocysts in selected patients. *Mayo Clin Proc.* 2001;76:794–798.
23. Varadarajulu S, Christein JD, Tamhane A, et al. Prospective randomized trial comparing EUS and conventional endoscopy for transmural drainage of pancreatic pseudocysts. *Gastrointest Endosc.* 2008;68:1102–1111.
24. Sriram PV, Kaffes AJ, Rao GV, et al. Endoscopic ultrasound-guided drainage of pancreatic pseudocysts complicated by portal hypertension or by intervening vessels. *Endoscopy.* 2005;37:231–235.
25. Bhasin DK, Rana SS, Nagi B, et al. Movement of the pancreas associated with change of posture. *JOP.* 2007;8:458–459.
26. Varadarajulu S, Tamhane A, Blakely J. Graded dilation technique for EUS-guided drainage of peripancreatic fluid collections: an assessment of outcomes, complications and technical proficiency. *Gastrointest Endosc.* 2008;68:656–666.
27. Azar RR, Oh YS, Janec EM, et al. Wire-guided pancreatic pseudocyst drainage by using a modified needle knife and therapeutic echoendoscope. *Gastrointest Endosc.* 2006;63:688–692.
28. Giovannini M, Pesenti CH, Rolland AL, et al. Endoscopic ultrasound guided drainage of pancreatic pseudo-cyst and pancreatic abscess using a therapeutic echoendoscope. *Endoscopy.* 2001;33:473–477.
29. Will U, Wegener C, Graf KI, et al. Differential treatment and early outcome in the interventional endoscopic management of pancreatic pseudocysts in 27 patients. *World J Gastroenterol.* 2006;12:4175–4178.
30. Jansen JM, Hanrath A, Rauws EA, et al. Intracystic wire exchange facilitating insertion of multiple stents during the endoscopic drainage of pancreatic pseudocysts. *Gastrointest Endosc.* 2007;66:157–161.
31. Ang TL, Teo EK, Fock KM, et al. EUS-guided drainage of infected pancreatic pseudocyst: use of a 20F Soehendra dilator to facilitate a double-wire technique for initial transgastric access (with videos). *Gastrointest Endosc.* 2008;68:192–194.
32. Varadarajulu S, Eloubeidi MA, Wilcox CM. The concept of bedside EUS. *Gastrointest Endosc.* 2008;67:1180–1184.
33. Varadarajulu S, Eloubeidi MA. Frequency and significance of acute intracystic hemorrhage during EUS-FNA of cystic lesions of the pancreas. *Gastrointest Endosc.* 2004;60:631–635.
34. Ahlawat SK, Charabaty-Pishvaian A, Jackson PG, Haddad NG. Single-step EUS-guided pancreatic pseudocyst drainage using a large channel linear array echoendoscope and cystotome: results in 11 patients. *JOP.* 2006;7:616–624.
35. Hookey LC, Debroux S, Delhaye M, et al. Endoscopic drainage of pancreatic-fluid collections in 116 patients: a comparison of etiologies, drainage techniques, and outcomes. *Gastrointest Endosc.* 2006;63:635–643.
36. Weckman L, Kylanpaa ML, Puolakkainen P, et al. Endoscopic treatment of pancreatic pseudocysts. *Surg Endosc.* 2006;20:603–607.
37. Lopes CV, Pesenti C, Bories E, et al. Endoscopic ultrasound-guided endoscopic transmural drainage of pancreatic pseudocysts. *Arq Gastroenterol.* 2008;45:17–21.
38. Baron TH, Harewood GC, Morgan DE, et al. Outcome differences after endoscopic drainage of pancreatic necrosis, acute pancreatic pseudocysts, and chronic pancreatic pseudocysts. *Gastrointest Endosc.* 2002;56:7–17.
39. Vosoghi M, Sial S, Garrett B, et al. EUS-guided pancreatic pseudocyst drainage: review and experience at Harbor-UCLA Medical Center. *MedGenMed.* 2002;4:2.
40. Varadarajulu S, Trevino JM, Wilcox CM, et al. Randomized trial comparing EUS and surgery for pancreatic pseudocyst drainage [abstract]. *Gastrointest Endosc.* 2010;71, AB116 [abstract].
41. Park DH, Lee SS, Moon SH, et al. Endoscopic ultrasound-guided versus conventional transmural drainage for pancreatic pseudocysts: a prospective randomized trial. *Endoscopy.* 2009;41:842–848.
42. Gupta R, Munoz JC, Garg P, et al. Mediastinal pancreatic pseudocyst: a case report and review of the literature. *MedGenMed.* 2007;9:8–13.

43. Saftouia A, Cuirea T, Dumitrescu D, et al. Endoscopic ultrasound-guided transesophageal drainage of a mediastinal pancreatic pseudocyst. *Endoscopy.* 2006;38:538–539.

44. Baron TH, Wiersema MJ. EUS-guided transesophageal pancreatic pseudocyst drainage. *Gastrointest Endosc.* 2000;52:545–549.

45. Trevino JM, Christein JD, Varadarajulu S. EUS-guided transesophageal drainage of peripancreatic fluid collections. *Gastrointest Endosc.* 2009;70:793–797.

46. Voermans RP, Eisendrath P, Bruno MJ, et al. Initial evaluation of a novel prototype forward-viewing ES endoscope in transmural drainage of pancreatic pseudocysts (with videos). *Gastrointest Endosc.* 2007;66:1013–1017.

47. Pfaffenbach B, Langer M, Stabenow-Lohbauer U, et al. Endosonography controlled transgastric drainage of pancreatic pseudocysts [in German with English abstract]. *Dtsch Med Wochenschr.* 1998;123:1439–1442.

48. Seewald S, Groth S, Omar S, et al. Aggressive endoscopic therapy for pancreatic necrosis and pancreatic abscess: a new safe and effective treatment algorithm. *Gastrointest Endosc.* 2005;62:92–100.

49. Charnley RM, Lochan R, Gray H, et al. Endoscopic necrosectomy as primary therapy in the management of infected pancreatic necrosis. *Endoscopy.* 2006;38:925–928.

50. Seifert H, Biermer M, Schmitt W, et al. Long-term outcome of endoscopic pancreatic necrosectomy: final results of the first German multi-center trial [abstract]. *Gastrointest Endosc.* 2007;65:AB360.

第 23 章 EUS 引导胆胰管系统引流术

Michael J. Levy

（钱晶瑶 译 李 文 校）

内容要点

· 由于 EUS 引导下胆胰管系统介入治疗的创伤更小，因此正发展成为一种替代外科手术和放射介入治疗的新型治疗方式。目前，更多的数据显示其应用于胆管的效果较胰管更好。

· EUS 引导下胆胰管引流有两种方式：直接 EUS 引导下放置腔内支架；EUS 引导下通过旁路引导导丝从十二指肠主乳头引出，然后使用会师的方式进行 EUS 联合 ERCP 治疗。

· 尽管 EUS 引导下管腔引流的技术成功率超过 85%，但是并发症发生率超过 15%，而且常常是严重的并发症。因此，该术式具有较大技术挑战性，需要大量的时间和人员来完成。

· 为了更精确地了解这些术式的风险和远期疗效，仍需要进行深入的研究。要求有专用于 EUS 的特殊装置，以提高技术安全性和方便临床应用。

概述

自 1980 年起，超声内镜应用于临床，这一时期该技术仅限于对上皮下病变的评价和胃肠道腔内肿瘤的分期。随着线阵式超声设备的开发应用，可以通过细针穿刺活检术（fine-needle aspiration，FNA）来获取细胞学评价；通过穿刺枪活组织检查（Tru-Cut biopsy，TCB）来获取组织学评价，这些细胞组织学检查更扩展了 EUS 的应用价值[1,2]。同样，EUS 应用于引导介入技术，包括腹腔神经丛和神经节阻滞术、神经松解术[3-5]，胰液引流[6-9]，胆囊小肠造瘘术[10]，还可以用来向病灶内注入细胞毒性药物：比如靶向化疗、放射粒子置入和基因治疗[11,12]。在 20 世纪 90 年代中期，EUS 和内镜逆行胰胆管造影术（endoscopic retrograde cholangiopancreatography，ERCP）联合，被称为内镜放射超声胰胆管造影术（endoradiosonographic cholangiopancreatography，ERSCP）[13]。

由于有减少手术和介入治疗损伤方面的需求，因此 EUS 引导下胆胰管介入技术得到了长足发展。本章节的目的是回顾现有资料，主要关注焦点是：运用 EUS 技术来获取引流通道，并实现胆胰管引流。

主要作用

ERCP 是用于进入胆管和主胰管（main pancreatic duct，MPD）的一种主要术式，并且可以做为获得诊断信息和治疗的常规方法。ERCP 的适应证包括：对良性疾病（例如：炎性狭窄、结石、先天性异常）或者恶性疾病（胆管癌、胰腺癌）的评价。不能从 ERCP 获益的患者，采用经皮的或者外科途径来治疗[14,15]。鉴于这些术式损伤较大并有潜在风险，因此 EUS 引导下建立引流通路实现引流成为一种新兴的替代术式。因原发疾病（例如：胃或十二指肠梗阻、管腔截断），或解剖变异（例如：Billroth II 切除术或胰十二指肠切除术），导致上述患者首选 ERCP 技术失败后，EUS 引导技术作为第二位选择的治疗方式是非常合适的。不能耐受手术或因手术创伤而不愿手术的患者，也可以选择 EUS。

患者准备

尽管 EUS 可以在门诊进行，但是大多数介入性 EUS 检查通常需要住院，在放射监视和麻醉监测或全身麻醉下进行。对于诊断性 EUS 检查，需要进行的术前评价包括：病史、体格检查、用药史，以便确认手术必要性、风险、疗效、替代方案和 EUS 时机，并应签订知情同意书。术前有必要进行实验室检查和放射学检查，以便对潜在的疾病进行处理，有时还需了解解剖情况，来帮助制订干预计划。在术前，常规应用抗生素（例如，左氧氟沙星或环丙沙星）。

设备和技术因素

因为治疗时需要较大的配件，比如 10F 支架等，因此，EUS 通常需要使用较大钳道的超声内镜，以便 25G、22G 或 19G 的穿刺针能通过钳道，并引导相应导丝到达目标管腔。在使用穿刺针前，选择 FNA 穿刺针型号以便能使相应导丝通过很重要。不能想当然地认为同样规格的穿刺针和直径的导丝能相互替代，因为不同公司生产的配件存在微小的差别[16,17]。使用大口径穿刺针就可以允许较粗的导丝通过，而较粗的导丝可以更便捷地穿过狭窄段，并且更便于其他配件的交换。但是，如果最初就使用较大型号和较硬的穿刺针，可能会使寻找管腔的步骤变得更困难。

手术目的明确有助于配件器械的选择。比如，预期目标如果仅是获得胆管造影或胰管造影，就可以选用 25G 穿刺针。一些超声内镜操作者喜欢选用小型号的穿刺针，用以判定造影剂是否可通畅地排空到肠腔，来发现严重狭窄，通过这种观察，可以有助于判断是否应该进行介入性治疗（例如，吻合口扩张术和支架置入术）。

导丝的选择更依赖于穿刺针的选择。使用 0.035 英寸的导丝需要选择 19G 穿刺针。这些硬导丝可能难于进入胆管或胰管，但是使用这些导丝可能有助于通过狭窄段，并方便配件交换。因此，在这种背景下，常规选用这些导丝。0.018 英寸的导丝需要选择 19G 或 22G 穿刺针，这些导丝柔韧性更好，更便于进入管腔，有利于穿过狭窄段，但是其柔软的特性使得后续的介入步骤变得困难。同样，选择表面附有特氟龙亲水涂层的导丝或者弯头导丝，可以便捷地穿过狭窄

或迂曲段。选择导丝以顺行的方式通过狭窄段、乳头或吻合口，然后到达小肠内盘曲。这些步骤都应在放射线监视下实施。

有多种配件可以用于在消化道管腔（胃、十二指肠或空肠）和胰胆管之间造瘘，方便各种其他配件的通过，或者用于扩张狭窄的吻合口。各种标准胆胰管造影导管和扩张球囊的选择取决于患者的解剖特点。没有正式的对比试验来明确各种配件的相应价值。对于内镜医师使用的各种配件，即便是应用于同一个患者，往往也需要反复试验。

EUS 引导下胆管系统诊断和治疗（视频 23.1 和 23.2）

Wiersema 等[18]在一次 ERCP 失败后进行了 EUS 引导下的胆管造影，后被证实能在 10 名患者中的 7 名成功地运用该技术进行胆管系统显影。随后在猪实验模型中证实，EUS 引导下肝胃造瘘术可减轻梗阻性黄疸[19]。从那时起，开始了更多的医疗实践，报道了许多技术改进。大体上说，EUS 引导下胆管引流术包括：从胃或十二指肠腔内经过管腔系统进行的肝内引流（即：肝胃造瘘术）或肝外引流（即：胆总管十二指肠造瘘术）。

适应证

通常在 ERC 失败后，采取 EUS 引导下胆管穿刺诊断和治疗技术，用来评价和处理以下情况：

1. 恶性胆管梗阻（例如：胰腺癌或胆管癌）
2. 良性胆管梗阻（例如：炎性狭窄、结石、先天胆管异常）

技术

经肝途径（肝胃造瘘术）

尽管 EUS 引导下胆管引流术仍在修订阶段，但是许多适用于其他路径和形式的引流术的技术规范和原则也适用于 EUS。要进入肝内胆管通路，首先，超声内镜必须插入到胃近端（贲门、胃底或胃体近端）的位置，而且前端贴近小弯侧和后壁（图 23.1）。在这里，可以扫查到肝，并能清楚地辨认扩张的肝内胆管，从这个平面可以理想地

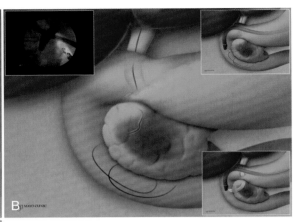

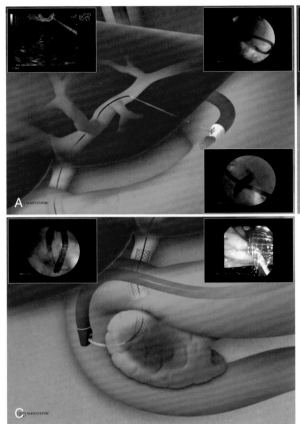

图 23.1 会师法，经肝内胆管和经乳头逆行支架放置技术。A，图片显示，超声内镜引导定位下穿刺针和导丝由左肝内胆管进入胆管系统，EUS 扫描显示了经典的穿刺所需的理想肝内胆管图像，放射图像显示了最初导丝插入路径及随后的胆管造影所见。B，如图片和 X 线片所示，导丝通过狭窄段进入十二指肠，在小肠内盘曲，会师方式是使用活检钳或圈套器收住导丝，由内镜钳道引出。C，使用传统技术逆行放置支架。

展示穿刺径线，并方便配件的进入。

选择一个超声探头和左肝内胆管分支之间距离最近的位置作为穿刺路径，方便后续治疗。这样也是为了避开包括血管和非理想的胆管的中间结构，这一点尤其重要。当抽吸出胆汁，证实插入胆管后，注射造影剂进行胆管显影。在放射监视下，导丝在 FNA 穿刺针引导下通过顺行的方式，穿过梗阻部位进入十二指肠。使导丝先端在十二指肠腔内盘曲，这样，无论是在退出超声内镜过程中，还是在插入侧视内镜过程中，都可有效地减少导丝退出移位的风险。穿过狭窄段进入小肠的导丝，可以提供一个通路，通过这一通路可完成后续的经乳头或经吻合口支架置入术。

一旦确认导丝位于小肠内，即可退出超声内镜，同时留置导丝。其后，可经由侧视或前视内镜来完成经乳头或吻合口的会师。用圈套器或活检钳抓持住肠腔内的导丝，导丝沿内镜钳道撤出，将导丝先端留置在所需胆管内，尾端由口引出。或者，可以通过导丝插入十二指肠镜，这种方式可以不需要沿钳道抓持和退出导丝。但是，一些超声内镜操作者发现后一种方式具有一定的技术

难度，并且认为这种方式不可避免地导致导丝过度拉紧，有可能造成肝组织、胆管或十二指肠的损伤。在不存在胃十二指肠解剖结构改变的患者中，操作中的内镜逆行胆管造影（ERC）部分，可以通过常规的侧视十二指肠镜来完成。有空肠吻合支或胰十二指肠切除术后 RouX-en-Y 重建术的患者，常常采用直视内镜比如结肠镜来完成操作。

一旦备选配件到位，导丝调控合理，就可以通过标准的方式来进行胆管支架置入和其他介入性治疗。在进行过初始的胆管扩张后，就可通过导丝进行后续的操作。使用扩张导管或球囊对梗阻段进行扩张后，就可以经导丝或不经导丝（如果有必要）进行后续的介入治疗，因此，安全的导丝置管很重要。胆管扩张后，可以经导丝置入套管，在胆管内单独留置导丝，并经输送装置放置支架，达到胆管引流目的。

相比而言，经十二指肠乳头途径的胆管引流，可以单独使用超声内镜，而无需会师法完成全部的检查，包括支架置入术（图 23.2）。

这种技术需要进行通路的扩张，包括胃壁、

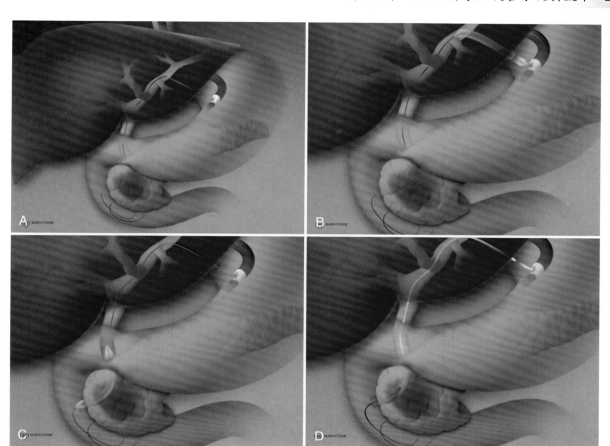

图 23.2　顺行方式进行支架置入，经肝内胆管、乳头顺行插入小肠的引流技术，单独使用超声内镜即可完成。**A**，EUS 介导下 FNA 穿刺进入左肝内胆管，然后导丝经由肝内胆管进入十二指肠。**B**，进行包括胃壁、肝实质和肝内胆管壁的扩张。**C**，充分扩张狭窄段，以利于放置支架。**D**，通过顺行的方向放置塑料或金属支架。以上操作通过超声内镜，在超声和放射引导下完成。

肝实质、肝内胆管壁。有许多方式可以完成通路的扩张，但是最常用的是扩张球囊，标准导管或者锥头导管。充分的扩张可能需要使用几种配件。尽管一些超声内镜医师常规使用囊肿切开刀或针状刀，但是当其他术式失败，做为补救技术应用时，因为其烧灼损伤可引起附加风险，因此操作时需要格外慎重。只要技术上可行，就应当放置较长的支架，远端在小肠内，近端在胃内，以达到最好的胆管引流效果，并减少因不合适的放置所导致支架移位的风险。但是，有时导丝难以通过狭窄段或乳头（或吻合口）。这种情况下，需要放置较短的支架，其远端位于胆管内，近端在胃腔内，有时需要进行经腔的或透壁的引流（图23.3），有各种口径和长度的支架可以选用。尽管医生们更偏爱猪尾形支架，但是直形支架也经常被选用。支架的管内部分可以修改出较多额外的侧孔以利于引流。

肝外途径（胆总管十二指肠造瘘术）

Giovannini 等[20] 报道了临床上第一例 EUS 引导下，通过肝外胆管—十二指肠途径放置塑料支架进行的胆管引流术，该患者是一名胰腺癌患者。其他研究者在他们的经验基础上进行了技术改进[17,21,25]。这种术式要求超声内镜插入十二指肠，在那里，可穿刺进入肝外胆管（胰腺段或是胰腺上段）。FNA 细针穿刺进入肝外胆管，导丝通过顺行途径留置在十二指肠（图 23.4）。该术式类似于经皮经肝穿刺技术，支架先行通过狭窄段并经过十二指肠乳头引流入十二指肠。该技术有赖于超声内镜医师对胆管的解剖定位，从这个位置进行导丝的插入是由近端肝内胆管插入，而非自乳头进行远端插管。通过调整内镜或抬钳器位置可以解决这一问题。另外，导丝进入肝内胆管系统后，沿乳头的方向以打圈的方式前进。支架的置

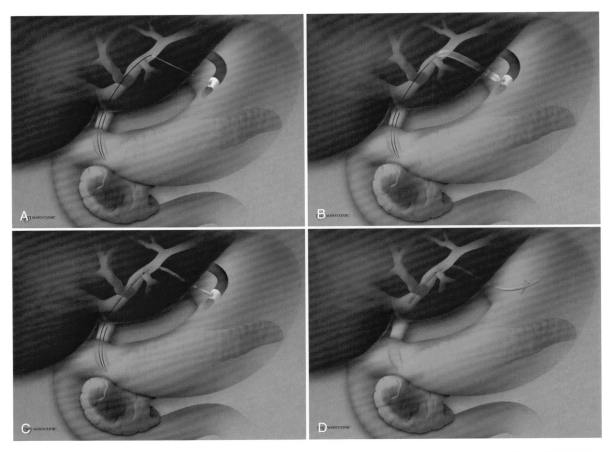

图 23.3 由肝内胆管系统至胃通路的顺行支架置入术，仅单独使用超声内镜即可完成。**A**，EUS 引导下由胃穿刺进入左肝内胆管，并引导导丝插入。**B**，进行包括胃壁、肝实质和肝内胆管壁的扩张。**C 和 D**，支架置入后，远端胆管旷置，近端胆管内胆汁由支架引流至胃内。

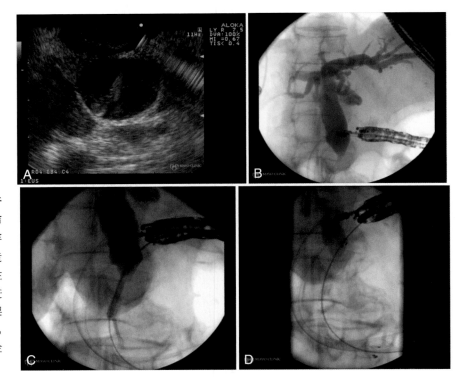

图 23.4 经肝外胆管途径进行的顺行性支架置入胆管引流术，单独由超声内镜引导完成。**A**，EUS 引导下，穿刺针进入肝外胆管，并进行胆管造影。**B**，放射摄影显示远端胆管恶性梗阻，该患者同时因胃出口梗阻进行了十二指肠支架的置入。**C**，支架置入前，行全通道扩张的过程。**D**，EUS 及放射线引导下，顺行自膨式金属支架置入术。

入保持了瘘管的通畅，其结果是通过腔内支架置入完成了胆管十二指肠吻合术，无需通过导致梗阻的肿物或乳头，达到近端胆管减压的目的（图23.5）。

技术成功、结果和并发症

虽然这些术式在临床上可看做是技术成功的，但是从迄今报道的数据中尚很难说明临床成功、治疗结果和并发症。数据、研究方面的异质性，整体方法论的缺乏，限制了从这些技术得出有效的结论。关于内镜手术的精确性所需进行的研究极其多样，治疗目的、技术和临床终点、手术成功的定义、随访的持续时间和程度以及手术涉及的整个范围和文书细节方面尚有待完善。

尽管在这一章节中，并未进行严格的试验设计，缺乏随机、对照、对比数据，缺乏盲法对照，限制了我们对于这些技术有效性和作用的理解。最终，可能因存在报道或描述偏倚，会影响这些数据的价值。尽管有上述的局限性，这些研究还是为我们提供了初步的数据，展示了 EUS 引导下胆管穿刺和引流术的相对有效性，当然，这些手术的风险也引起了广泛关注。

我们收集了 2003 年至 2009 年的报道（$n = 56$），显示 EUS 引导的经肝内途径引流术成功率为 77%（$n = 43$），排除了支架导致的并发症后，并发症发生率为 16%（$n = 9$）（见表 23.1）。并发症包括：气腹（$n = 3$），胆管炎（$n = 2$），出血（$n = 1$），胆汁瘤（$n = 1$），肠梗阻（$n = 1$），吸入性肺炎（$n = 1$）。

我们汇总了从 1996 年至 2009 年，共 71 名患者，接受了 EUS 引导下肝外胆管途径的分组数据，成功率 87%（$n = 62$），并发症发生率 15%（$n = 11$）（表 23.2）。并发症包括：腹膜炎（$n = 5$），气腹（$n = 3$），胆囊炎（$n = 1$），腹痛（$n = 1$）和心肺功能衰竭（$n = 1$）。

由于研究的局限性，目前发表的报道中，对于需要接受再次介入治疗的次数和长期临床效果均不能明确。但是，Yamao 等[26] 指出支架在 4 周至 4 个月堵塞。最近，Bories 等[27] 报道 EUS 引导下置入塑料或覆膜金属支架，进行左肝胃造瘘术，成功 10/11，覆膜金属支架可以延长支架通畅期。

在近期一项最大宗的报告中，Maranki 等[28] 回顾了他们的经验，对梗阻性黄疸的患者，在 ERC 失败后，进行了 EUS 引导下胆管显影和治疗。只要内镜能到达十二指肠降段，EUS 引导的肝外途径引流就可以进行。如果导丝不能通过狭窄段，可以先造一个经肠的瘘管。这些研究者在40 名患者初步尝试了肝内途径，但是，有 5 名患者进入了肝外组，其中 4 名是因为导丝不能进入管腔，1 名因为穿刺通道失败地进入到了外周肝管。

在最后的分析中，35 名患者接受了肝内介入通路，15 名接受了肝外介入通路，并进行了引流尝试。总成功率是 84%（41/49），总并发症概率是 16%（8/49）。在进行肝内介入通路的 35 名患者中，支架经过主乳头置入的有 23 例，经过肝内胆管 1 例，经过肝外胆管 3 例。83%（29/35）的胆管梗阻得到了减轻，但是有 6 名患者梗阻的情况未得到减轻，其中 5 名是因为导丝经过较严重的梗阻段或胆管严重扭曲，1 例是因为发生了假道。以治疗意向分析为基础，肝内途径的 EUS 引

表 23.1

EUS 引导的胆管途径（肝胃造瘘术）

作者（年）	途径	病例数（n）	技术成功（n）	并发症
Burmester et al[21]（2003）	经腔	1	1/1	无
Puspok et al[41]（2005）	经腔	1	1/1	无
Kahaleh et al[16,22,23]（2004，2005，2006）Maranki et al[28]（2009）	经腔	35	24/35	气腹（n=3）出血（n=1）吸入性肺炎（n=1）
Bories et al[27]（2007）	经腔	11	10/11	肠梗阻（n=1）胆管炎（n=1）胆汁瘤（n=1）
Will et al[42]（2007）	经腔	8	7/8	胆管炎（n=1）

表 23.2

EUS 介导胆管通路（胆总管十二指肠造瘘术）

作者（年）	途径	病例数（n）	技术成功（n）	并发症
Wiersema et al[18]（1996）	单纯造影	10	7/10	胰腺炎（n =1）
Giovannini et al[20]（2001）	经腔	1	1/1	无
Burmester et al[21]（2003）	经腔	3	2/3	胆汁性腹膜炎（n =1）
Mallery et al[17]（2004）	会师	2	2/2	无
Puspok et al[41]（2005）	经腔	5	4/5	亚急性蜂窝织性胆囊炎（n =1）
Lai et al[25]（2005）	会师	1	1/1	无
Kahaleh et al[16,22,23]（2004，2005，2006）	经腔	14	8/14	气腹（n=1）
Maranki et al[28]（2009）				胆汁性腹膜炎（n =1）
				腹痛（n =1）
Ang et al[24]（2007）	经腔	2	2/2	气腹（n =1）
Fujita et al[43]（2007）	经腔	1	1/1	无
Yamao et al[26,44]（2006，2008）	会师	5	5/5	气腹（n =1）
Tarantino et al[45]（2008）	经腔和会师	9	9/9	无
Itoi et al[46]（2008）	经腔	4	4/4	胆汁性腹膜炎（n =1）
Mangiavillano et al[47]（2008）	会师	1	1/1	无
Larghi et al[48]（2008）	会师	1	1/1	无
Brauer et al[49]（2009）	经腔和会师	12	11/12	腹膜炎（n=1）
				心肺功能衰竭（n=1）

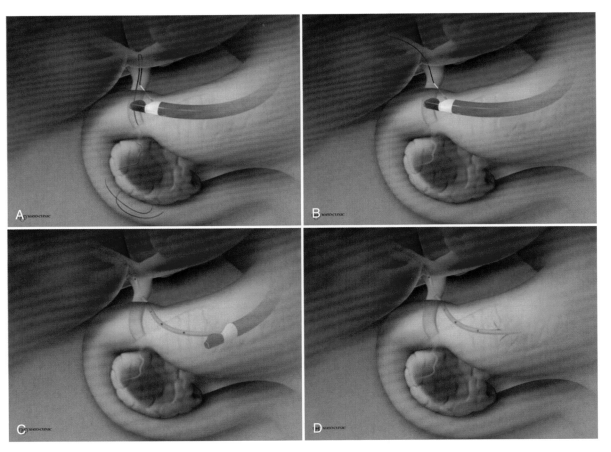

图 23.5 经肝外胆管途径的顺行性支架置入腔内胆管引流术，单独由超声内镜引导完成。**A**，EUS 引导穿刺针进入肝外胆管并进行随后的胆管造影。**B**，导丝进入肝内胆管，提供一个平直的支架放置及引流通道。**C 和 D**，支架置入术后，远端位于胆管树内，近端位于胃或十二指肠。

导技术,临床成功率达 73%(29/40)。35 名患者中,有 5 人发生了轻至中度并发症,并得以慎重的处理。并发症包括:气腹($n = 3$)、出血($n = 1$)和吸入性肺炎($n = 1$)。14 名患者接受了肝外介入通路,12 名(86%)患者的胆道梗阻得以减轻,其中有 8 例通过主乳头放置支架,4 例通过肠壁放置支架。以治疗意向分析为基础,临床成功 7 例(78%),并发症 3 例(21%),包括胆管腹膜炎(需要经皮引流术)、腹痛和气腹。所有的并发症都得到了慎重的处理。

患者随访平均为 9 个月(1~51 个月)。良性疾病的患者,重复进行了 1~7 次十二指肠镜,用以更换塑料支架,最终,有 3 名患者胆管狭窄得以解除,脱离支架。即使没有支架堵塞的发生,也应选择定期进行支架更换。所有恶性疾病的患者的症状都得以缓解直至死亡,仅有 1 名患者接受了传统 ERC 方式金属支架置入术。所有 30 名患者都死于肿瘤性疾病的自然进展。

EUS 引导下胰管系统穿刺和治疗(视频 23.3)

EUS 引导的胰管造影术最先由 Harada 等[29]在 1995 年报道,1 名接受过胰十二指肠切除术的患者,用该技术,取出了主胰管内的结石。随后,其他病例也有报道[18,30]。

适应证

EUS 介导的胰管穿刺和治疗大多数发生在下列疾病 ERP 技术失败后:

1. 需要减压的慢性胰腺炎(继发于狭窄或结石)
2. 既往有胰十二指肠切除术史,怀疑存在胰空肠吻合口狭窄(表现为复发性胰腺炎、腹痛、脂肪泻或有肿瘤复发证据)
3. 内镜下圈套法壶腹部切除术(当预防性支架置入失败时)
4. 主胰管(MPD)破坏

技术

上述 EUS 引导胆管穿刺和治疗技术中,大多数都可以应用到胰腺的介入治疗。最佳的主胰管穿刺位置取决于胰管梗阻的部位,视情况选择从胃贲门到十二指肠降段之间的任何位置。由于穿刺通路要通过胰管侧枝,所以 EUS 介导的主胰管穿刺比胆管穿刺困难。另外,类似于胆管穿刺,主胰管穿刺也是在 EUS 引导下进行。MPD 通路可由造影剂和顺行胰管造影所证实。然后,通过 EUS-FNA 细针穿刺顺次进入 MPD 和十二指肠,随后可以引导导丝插入。与胆管通路一样,要使用 X 线透视以调整超声内镜位置、完成胰管显影、便于导丝通过。后续步骤包括扩张瘘管和置入支架,具体方式和建立胆管通路一样。

支架的放置可以通过会师法、逆行法(图 23.6)、仅适用超声内镜的顺行法(图 23.7),或者放置从胰管到胃腔的支架引流(图 23.8)。

这一技术特别强调,曾行壶腹部圈套器切除术者,往往难以进入胰管,给支架置入增加了难度[31]。Tessier 等[32]建议,MPD 直径最小不能 < 6mm,方可实现胰管插管。尽管大的管腔直径便于插管,但是 Papachristou 等[33]报道了 < 1mm 的主胰管插管。报道描述了几种不同的主胰管引流技术。最初由 Bataille 等[34]报道,他们先做了个胰腺小肠造瘘,然后通过一个顺行的导丝到达肠腔,再以会师法,实现逆行支架置入。随后,其他研究者报道了另外的引流方式:胰腺胃造瘘并行顺行性支架置入(13 ~ 15 mm)[35-38]。

无论是急性或是慢性胰腺炎的患者,EUS 引导下胰管十二指肠引流术是常用引流术式,引流通路是从主胰管到十二指肠球。Săftoiu 等[39]报道:EUS 辅助会师法进行主胰管支架置入术,随后联合进行经乳头胆总管支架置入术,用以解决胰液引流。其他可替代的方式包括经主乳头引流[40]。

技术成功、结果和并发症

尽管这些研究结果是鼓舞人心的,但是由于方法学上的缺陷,限制了结论的重要性。在一个 91 例报道中,EUS 引导的主胰管介入技术成功率为 81%(74 例),并发症有 8 例(9%)(见表 23.3)。并发症包括:出血($n = 3$)和穿孔($n = 2$),1 名患者发生持续性发热、血肿需内镜引流,胰腺炎伴假性囊肿形成,需超声内镜下引流。

同 EUS 引导的胆管介入技术一样,目前已发表的数据尚不能明确远期临床疗效,因此需要进

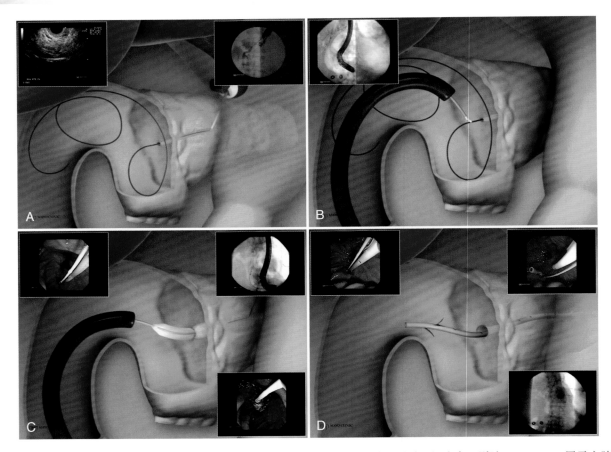

图 23.6　胰管通路建立技术和通过会师法来进行逆行胰管支架置入，以完成经乳头／经吻合口引流。A，EUS 展示主胰管，使用穿刺针穿刺、放置导丝和胰管造影。B，直视或侧视内镜通过小肠，将小肠内的导丝由内镜钳道引出。C，使用常规技术来完成逆行胰管插管和扩张。D，使用常规技术来完成胰管支架置入。

行长时间的随访观察。但是，Will 等[50] 注意到，在术后 4 周到 3 年的时间跨度内，有 29% 的患者需要进行手术干预。Tessier 等[32] 报道，55%（20/26）患者支架引流无效，需要进行总数为 29 例次的重复超声内镜治疗。在 2 份独立研究中，Francois 报道，75% 胰管功能失调或慢性胰腺炎的患者，在平均为 10 个月的随访期间，可获得腹痛缓解和瘘管闭合[35]。

在最近的大样本报告中，Tessier 等[32] 回顾了他们的经验，他们尝试通过 EUS 引导下胰管引流的方式来治疗以下疾病：20 例慢性胰腺炎同时合并复杂胰管完全梗阻（继发于狭窄、结石或胰管断裂），1 例无法经乳头途径完成插管，12 例胰十二指肠切除术后胰管空肠吻合口狭窄，4 例继发于急性胰腺炎或肿瘤导致的主胰管完全破坏。33 例（92%）获得技术成功。有 2 例发生主要并发症，包括血肿和急性重症胰腺炎。其余有 3 例未指明的并发症，总并发症率是 14%。中位随访时

间是 14.5 个月（范围：4 ～ 55 个月），包括 1 名失随访。以一项治疗意向分析为基础，据报道，疼痛完全缓解（n = 18，50%），疼痛部分缓解（n = 7，19%），无缓解（n = 11，31%）。对于最初有完全反应的患者而言，平均在初始治疗后 210 天（95% 可信区间，42 ～ 377 天）时疼痛复发，在没有获得任何疼痛缓解的患者（n = 11，31%），缺乏治疗效果原因有：原发病是恶性疾病（n = 4）、错误的支架放置导致支架移位（n = 1）、继发于假性囊肿形成的胰腺切除术（n = 1）和支架放置失败（n = 1）。20 例（55%）支架失效，需要重复进行总共 29 例次的超声内镜，第一次更换支架的平均时间是 195 天（范围，10 ～ 780 天）。

技术挑战和技巧

在进行 EUS 引导的胰胆管穿刺引流术时，可能会遇到特殊的技术挑战，通过训练能帮助内镜医师克服这些困难。造影剂无意中注入胰腺实质

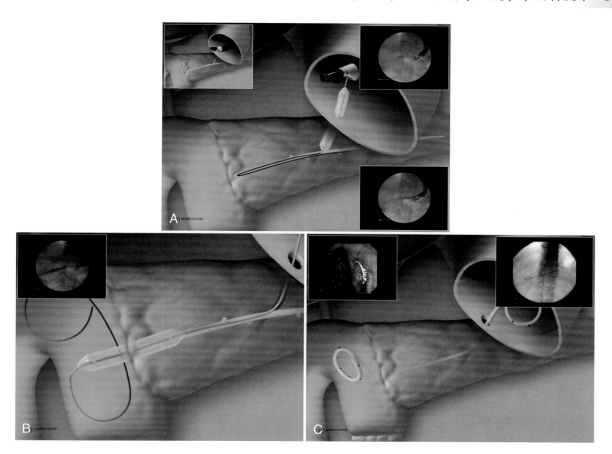

图 23.7　胰管通路建立、随之进行逆行支架置入，完成经乳头 / 经吻合口引流。该技术仅使用超声内镜即可完成。**A**，EUS 扫描，找到可以进行穿刺、放置导丝的主胰管，使用球囊扩张胃壁、胰腺实质和胰管壁，进行胰管造影。**B**，球囊扩张后，导丝穿过狭窄段或吻合口。**C**，顺行性支架置入：由胃经狭窄段置入胰管。

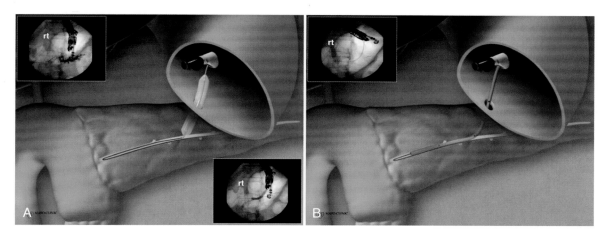

图 23.8　胰管通路建议、随之进行顺行支架置入，完成经胰管至胃的引流；该技术仅单独使用超声内镜即可完成。**A**，EUS 扫描胰腺和能进行穿刺、导丝置入的主胰管，球囊扩张胃壁、胰腺实质和胰管壁，进行胰管显影。**B**，通过超声内镜进行顺行性支架置入。

或血管，可能导致轻微的或者严重的潜在危险，从而妨碍随后的介入治疗。在保证需要显影部位的可视性的同时，为减少风险，应小心地控制造影剂的剂量和浓度。

导丝经常会误入侧支，尽量使超声内镜到目的管腔的径线保持垂直可减少误入侧支的机会。这一问题可通过调整穿刺针入口角度或选择备用导丝，比如超滑导丝或弯头导丝。这些训练，加上仔细进行导丝的操作，通常可以到达目标位置。

导丝通过乳头、吻合口或其他梗阻部位可能比较困难，导致导丝屈曲、误入非目标管道或实质。尽管小幅度反复地进退导丝可能奏效，但有时，可能在重复努力后，导丝仍不能通过狭窄段。透视技术比如放大技术可能便于导丝通过。此外，因为 C 型臂能够从各个方向多角度地展现吻合口，所以如果可能，就使用 C 型臂进行透视。也可以将导管或球囊插入到贴近梗阻部位的位置。这样，导管或球囊可能会约束导丝的方向，并提供更大的径向插入力量，从而使导丝容易通过狭窄段。选用其他导丝也可能有助于导丝插入。

即便在导丝放置后，导管或球囊也可能难以通过胃壁或十二指肠壁、狭窄段或其他梗阻段。

持续施压可能导致配件突然通过。通过针鞘进行最初的扩张可能有助于配件通过。当其他配件不能通过狭窄段时可考虑选用其他配件。

当导丝以锐角的角度进入穿刺针时，必须时刻警惕导丝折断的风险。在导丝回撤时应避免形成锐角，并轻轻地回撤导丝。当感到阻力的时候不要移动导丝，同步撤出导丝和穿刺针是较安全的撤出措施。

在进行通路扩张时，球囊可能会在不经意间通过胃肠壁和目标器官。这种情况可能是由于错误地插入后续器械造成的。EUS 和放射透视监视下进行仔细的观察能减少这一危险。

建立胆管通路时，当试图从左肝内胆管到达肝外胆管时，导丝可能比较容易进入对侧的右肝内胆管。在放射透视下仔细观察导丝的走向。同样，使用替代导丝可能会方便胆管的选择，应选用方便调整角度、利于左肝管插管的导丝。

最后，当进行肝胃造瘘术时，在胃和肝之间选择的通路错误时，会导致胆漏。放置长的猪尾型导管能减少这一风险，如果可能则放置一个经乳头的支架，无论何时都能避免上述情况的发生。

医生经验和培训

在所有 ERCP 和 EUS 术式中，EUS 引导的胰胆管穿刺和引流术在技术上是最复杂和最具挑战性的。应该为内镜医生提供一套完整的技术培训，

表 23.3				
EUS 引导的胰管引流				
作者（年）	途径	例数（n）	技术成功（n）	并发症
Harada et al[29]（1995）	单纯造影	1	1/1	无
Gress et al[30]（1996）	单纯造影	1	1/1	无
François et al[35]（2002）	会师法	4	4/4	无
Bataille et al[34]（2002）	会师法	1	1/1	无
Mallery et al[17]（2004）	会师法	4	1/4	发热（$n=1$）
Kahaleh et al[37*]（2007）	经腔法	13	11/13	出血（$n=1$）
				穿孔（$n=1$）
Will et al[50]（2007）	会师法或经腔法	12	9/12	出血（$n=1$）
				穿孔（$n=1$）
Tessier et al[32]（2007）	经腔法	36	33/36	重症胰腺炎（$n=1$）
				未指明的轻微并发症（$n=3$）
Keenan et al[31]（2007）	会师法	1	1/1	无
Săftoiu et al[39]（2007）	会师法	1	1/1	无
Kinney et al[51]（2009）	会师法	9	4/9	发热（$n=1$）
Brauer et al[49]（2009）	会师法或经腔法	8	7/8	无

* 前瞻性研究

包括先进的 ERCP 和 EUS 技术，因为从历史上看，该介入技术都与 ERCP 和 EUS 息息相关。因此，理想状况下，操作医师应当接受这两方面的内镜训练。这些手术也可以由 2 名各自有 EUS 经验和 ERCP 经验的医生合作完成，但是这样做会使人员调配更复杂，并减少房间使用率和收益率。由于越来越多的先进训练项目的实施，为上述技术提供了双重训练，通过有效和充分的训练可以逐步提高医师技术。明尼苏达州罗切斯特市 Mayo 医院的高级研究员在第一个为期半年的培训中，接受了上述技术的讲解，一旦精通了理论知识，熟知所需技术后，就会在第二个为期半年的培训期内，接受手把手培训。由于延迟暴露、术式复杂和相关病例的缺乏，很少有培训学员在结业时能掌握足够进行上述技术的技巧。我们鼓励学习者在高级术者的指导下，通过他们的特殊技能、实践背景和所需的非内镜方面的专业知识，提高他们的实践技能，这也可满足患者和临床需要。

小结

在 ERCP 操作失败后，可选择 EUS 引导完成胰胆管的插入和引流，这样能避免经皮介入和外科手术。由于这些术式的复杂性，需要进行技术改进和器材改进。这些手术需要抗剪切力的导丝来辅助完成，并且，需要逐级的、联合的装置来辅助完成穿刺、扩张和支架置入。

这些技术具有技术挑战性，并需要大量的时间和人员准备。此外，必须注意的是，并发症比较常见而且可能是严重并发症。并且，因数据不足，当前的报道因为存在方法学上的局限性，限制了我们对这些技术的效果和作用的理解。尚需进一步研究来完善数据，以便明确这些术式的风险和长期效应，然后才能明确技术应用前景。在此之前，不推荐广泛开展 EUS 引导的介入技术，必须仔细地选择患者，并尽量由多学科成员组成的医疗小组来完成。

参考文献

1. Kulesza P, Eltoum IA. Endoscopic ultrasound-guided fine-needle aspiration: sampling, pitfalls, and quality management. *Clin Gastroenterol Hepatol*. 2007;5(11):1248–1254.
2. Levy MJ, Wiersema MJ. EUS-guided trucut biopsy. *Gastrointest Endosc*. 2005;62(3):417–426.
3. Wiersema MJ, Wiersema LM. Endosonography-guided celiac plexus neurolysis. *Gastrointest Endosc*. 1996;44(6):656–662.
4. Levy MJ, Wiersema MJ. Endoscopic ultrasound-guided pain control for intra-abdominal cancer. *Gastroenterol Clin North Am*. 2006;35(1):153–165.
5. Levy MJ, Topazian MD, Wiersema MJ, et al. Initial evaluation of the efficacy and safety of endoscopic ultrasound-guided direct ganglia neurolysis and block. *Am J Gastroenterol*. 2008;103(1):98–103.
6. Lopes CV, Pesenti C, Bories E, et al. Endoscopic ultrasound-guided endoscopic transmural drainage of pancreatic pseudocysts. *Arq Gastroenterol*. 2008;45(1):17–21.
7. Norton ID, Clain JE, Wiersema MJ, et al. Utility of endoscopic ultrasonography in endoscopic drainage of pancreatic pseudocysts in selected patients. *Mayo Clin Proc*. 2001;76(8):794–798.
8. Kruger M, Schneider AS, Manns MP, et al. Endoscopic management of pancreatic pseudocysts or abscesses after an EUS-guided 1-step procedure for initial access. *Gastrointest Endosc*. 2006;63(3):409–416.
9. Seifert H, Dietrich C, Schmitt T, et al. Endoscopic ultrasound-guided one-step transmural drainage of cystic abdominal lesions with a large-channel echo endoscope. *Endoscopy*. 2000;32(3):255–259.
10. Kwan V, Elsendrath P, Antaki F, et al. EUS-guided cholecystenterostomy: a new technique (with videos). *Gastrointest Endosc*. 2007;66(3):582–586.
11. Chang KJ, Nguyen PT, Thompson JA, et al. Phase I clinical trial of allogeneic mixed lymphocyte culture (cytoimplant) delivered by endoscopic ultrasound-guided fine-needle injection in patients with advanced pancreatic carcinoma. *Cancer*. 2000;88(6):1325–1335.
12. Chang KJ. EUS-guided fine needle injection (FNI) and anti-tumor therapy. *Endoscopy*. 2006;38(suppl 1):S88–S93.
13. Erickson RA. EUS-guided pancreaticogastrostomy: invasive endosonography coming of age. *Gastrointest Endosc*. 2007;65(2):231–232.
14. Voegeli DR, Crummy AB, Weese JL. Percutaneous transhepatic cholangiography, drainage, and biopsy in patients with malignant biliary obstruction: an alternative to surgery. *Am J Surg*. 1985;150(2):243–247.
15. Oh HC, Lee SK, Lee TY, et al. Analysis of percutaneous transhepatic cholangioscopy-related complications and the risk factors for those complications. *Endoscopy*. 2007;39(8):731–736.
16. Kahaleh M, Hernandez AJ, Tokar J, et al. Interventional EUS-guided cholangiography: evaluation of a technique in evolution. *Gastrointest Endosc*. 2006;64(1):52–59.
17. Mallery S, Matlock J, Freeman ML. EUS-guided rendezvous drainage of obstructed biliary and pancreatic ducts: report of 6 cases. *Gastrointest Endosc*. 2004;59(1):100–107.
18. Wiersema MJ, Sandusky D, Carr R, et al. Endosonography-guided cholangiopancreatography. *Gastrointest Endosc*. 1996;43(2):102–106.
19. Sahai AV, Hoffman BJ, Hawes RH. Endoscopic ultrasound-guided hepaticogastrostomy to palliate obstructive jaundice: preliminary results in pigs [abstract]. *Gastrointest Endosc*. 1998;47:AB37.
20. Giovannini M, Moutardier V, Pesenti C, et al. Endoscopic ultrasound-guided bilioduodenal anastomosis: a new technique for biliary drainage. *Endoscopy*. 2001;33(10):898–900.
21. Burmester E, Niehaus J, Leineweber T, Huetteroth T. EUS-cholangiodrainage of the bile duct: report of 4 cases. *Gastrointest Endosc*. 2003;57(2):246–251.
22. Kahaleh M, Yoshida C, Kane L, Yeaton P. Interventional EUS cholangiography: a report of five cases. *Gastrointest Endosc*. 2004;60(1):138–142.
23. Kahaleh M, Wang P, Shami VM, et al. EUS-guided transhepatic cholangiography: report of 6 cases. *Gastrointest Endosc*. 2005;61(2):307–313.
24. Ang TL, Teo EK, Fock KM. EUS-guided transduodenal biliary drainage in unresectable pancreatic cancer with obstructive jaundice. *JOP*. 2007;8(4):438–443.
25. Lai R, Freeman ML. Endoscopic ultrasound-guided bile duct access for rendezvous ERCP drainage in the setting of intradiverticular papilla. *Endoscopy*. 2005;37(5):487–489.
26. Yamao K, Sawaki A, Takahashi K, et al. EUS-guided choledochoduodenostomy for palliative biliary drainage in case of papillary obstruction: report of 2 cases. *Gastrointest Endosc*. 2006;64(4):663–667.
27. Bories E, Pesenti C, Caillol F, et al. Transgastric endoscopic ultrasonography-guided biliary drainage: results of a pilot study. *Endoscopy*. 2007;39(4):287–291.
28. Maranki J, Hernandez AJ, Arslan B, et al. Interventional endoscopic ultrasound-guided cholangiography: long-term experience of an emerging alternative to percutaneous transhepatic cholangiography. *Endoscopy*. 2009;41(6):532–538.
29. Harada N, Kouzu T, Arima M, et al. Endoscopic ultrasound-guided pancreatography: a case report. *Endoscopy*. 1995;27(8):612–615.
30. Gress F, Ikenberry S, Sherman S, Lehman G. Endoscopic ultrasound-directed pancreatography. *Gastrointest Endosc*. 1996;44(6):736–739.
31. Keenan J, Mallery S, Freeman ML. EUS rendezvous for pancreatic stent placement during endoscopic snare ampullectomy. *Gastrointest Endosc*. 2007;66(4):850–853.
32. Tessier G, Bories E, Arvanitakis M, et al. EUS-guided pancreatogastrostomy and pancreatobulbostomy for the treatment of pain in patients with pancreatic ductal dilatation inaccessible for transpapillary endoscopic therapy. *Gastrointest Endosc*. 2007;65(2):233–241.
33. Papachristou GI, Gleeson FC, Petersen BT, Levy MJ. Pancreatic endoscopic ultrasound-assisted rendezvous procedure to facilitate drainage of nondilated pancreatic ducts. *Endoscopy*. 2007;39(suppl 1):E324–E325.
34. Bataille L, Deprez P. A new application for therapeutic EUS: main pancreatic duct drainage with a "pancreatic rendezvous technique." *Gastrointest Endosc*. 2002;55(6):740–743.
35. François E, Kahaleh M, Giovannini M, et al. EUS-guided pancreaticogastrostomy. *Gastrointest Endosc*. 2002;56(1):128–133.
36. Kahaleh M, Yoshida C, Yeaton P. EUS antegrade pancreatography with gastropancreatic duct stent placement: review of two cases. *Gastrointest*

Endosc. 2003;58(6):919–923.

37. Kahaleh M, Hernandez AJ, Tokar J, et al. EUS-guided pancreaticogastrostomy: analysis of its efficacy to drain inaccessible pancreatic ducts. *Gastrointest Endosc.* 2007;65(2):224–230.

38. Will U, Meyer F, Manger T, Wanzar I. Endoscopic ultrasound-assisted rendezvous maneuver to achieve pancreatic duct drainage in obstructive chronic pancreatitis. *Endoscopy.* 2005;37(2):171–173.

39. Săftoiu A, Dumitresco D, Stoica M, et al. EUS-assisted rendezvous stenting of the pancreatic duct for chronic calcifying pancreatitis with multiple pseudocysts. *Pancreatology.* 2007;7(1):74–79.

40. Gleeson FC, Pelaez MC, Petersen BT, Levy MJ. Drainage of an inaccessible main pancreatic duct via EUS-guided transgastric stenting through the minor papilla. *Endoscopy.* 2007;39(suppl 1):E313–E314.

41. Puspok A, Lomoschitz F, Dejaco C, et al. Endoscopic ultrasound guided therapy of benign and malignant biliary obstruction: a case series. *Am J Gastroenterol.* 2005;100(8):1743–1747.

42. Will U, Thieme A, Fueldner F, et al. Treatment of biliary obstruction in selected patients by endoscopic ultrasonography (EUS)-guided transluminal biliary drainage. *Endoscopy.* 2007;39(4):292–295.

43. Fujita N, Noda Y, Kobayashi G, et al. Histological changes at an endosonography-guided biliary drainage site: a case report. *World J Gastroenterol.* 2007;13(41):5512–5515.

44. Yamao K, Bhatia V, Mizuno N, et al. EUS-guided choledochoduodenostomy for palliative biliary drainage in patients with malignant biliary obstruction: results of long-term follow-up. *Endoscopy.* 2008;40(4): 340–342.

45. Tarantino I, Barresi L, Repici A, Traina M. EUS-guided biliary drainage: a case series. *Endoscopy.* 2008;40(4):336–339.

46. Itoi T, Itokawa F, Sofuni A, et al. Endoscopic ultrasound-guided choledochoduodenostomy in patients with failed endoscopic retrograde cholangiopancreatography. *World J Gastroenterol.* 2008;14(39):6078–6082.

47. Mangiavillano B, Arcidiancono PG, Carrara S, et al. EUS-guided rendezvous technique for difficult cannulation of an intradiverticular papilla. *Endoscopy.* 2008;40(suppl 2):E87–E88.

48. Larghi A, Lecca PG, Mutignani M, Costamagna G. EUS-directed transpapillary self-expandable metallic stent placement after successful interventional EUS-guided cholangiography. *Gastrointest Endosc.* 2008;67(6): 996–998.

49. Brauer BC, Chen YK, Fukami N, Shah RJ. Single-operator EUS-guided cholangiopancreatography for difficult pancreaticobiliary access (with video). *Gastrointest Endosc.* 2009;70(3):471–479.

50. Will U, Fueldner F, Thieme AK, et al. Transgastric pancreatography and EUS-guided drainage of the pancreatic duct. *J Hepatobiliary Pancreat Surg.* 2007;14(4):377–382.

51. Kinney TP, Li R, Gupta K, et al. Therapeutic pancreatic endoscopy after Whipple resection requires rendezvous access. *Endoscopy.* 2009;41(10): 898–901.

第24章 EUS 引导消融治疗和腹腔神经丛阻滞术

William R. Brugge

（钱晶瑶 译 李 文 校）

内容要点

- *EUS 引导的消融术包括向囊腔内或神经节内注射细胞毒性药物来治疗癌前病变或麻痹神经，是 EUS 介导治疗最简单的形式。*
- *目前，腹腔神经丛阻断术和神经松解术是 EUS 介导治疗的最常见术式。在胰腺癌部位注射无水乙醇能明显缓解疼痛。这项技术越来越多地应用于慢性胰腺炎导致的腹痛。*
- *除此之外，尚有包括光动力治疗、短距离放射治疗、高频消融术在内的许多先进技术。尽管初步的数据认证了这些技术的价值，但这些术式中大多还处于试验阶段。*
- *尽管设计了许多以 EUS 为基础的技术，用以缓解或控制胰腺恶性肿瘤，但因治疗需要接受的放射暴露也可能导致肿瘤性疾病的发生。*

概述

从 1990 年开始，在内镜技术方面，EUS 有了重大的发展。EUS 最初是设计用来帮助内镜医生扫查胃肠道恶性疾病的，但是技术进步使得其可以实现从胃肠道或临近脏器获取组织。使用细针穿刺（fine-needle aspiration，FNA）附件，介入性 EUS 常常基于细针注射术（fine-needle injection，FNI）来完成治疗任务。在 FNI 基础上，发展创新了许多 EUS 介入技术，包括组织消融和肿瘤治疗。

器材

治疗性 EUS 常使用线阵式超声内镜，因为线阵式超声内镜可以指导穿刺针进入结构毗邻的胃肠道。几种 EUS 配件使 EUS 介入治疗成为可能[1]。

随着设备质量的提高，超声图像处理质量、灵活性和轴直径也得以改善。有 3.2mm 钳道的超声内镜扩大了可使用配件的范围。色彩灵敏度增强和多普勒的实时成像技术提高了分辨小病变的能力，并且在穿刺过程中可更有效地避开血管。

射频消融和近距离放疗

射频消融（radiofrequency ablation，RFA）的原理是通过电磁能量的感应热损伤破坏靶组织。单极 RFA：患者、射频发生器、电极针和一个大的分散电极（接地电极）形成一个回路。电磁能量在组织中传递的结果是导致组织内离子的快速运动，在电极附近的离子被激活，产生摩擦，转换为热能。组织损伤程度取决于组织所达到的温度以及高温持续的时间。当温度达到 60 ~ 100℃，会导致蛋白质即刻凝固。在随后的数天里，经历了这种程度热损伤的细胞将发生凝固性坏死。

这种技术之所以能够在 RFA 中应用，其基础是在 EUS 引导下，穿刺针导管能够进入目标病变。在肝和胰腺疾病中运用 RFA 时，需要使穿刺针穿刺经过胃和十二指肠壁。相反，传统的 RFA 是在超声或计算机成像（CT）引导下，经皮刺入肝。由于 RF 导管必须精确地定位穿刺至目标病灶内，因此病变必须是在超声或 CT 下可见的。一旦穿刺针成功地刺入肿块组织，就可以实行射频消融。在热凝固组织过程中，超声必须要在穿刺针头端位置探测到一个高回声的"云雾状"影像。

随着商业化设备的研发，能够在 EUS 引导下定位传递消融能量达到恶性肿瘤。最初，EUS 引导下射频消融是使用改进的 EUS 穿刺针和一个商品化的射频导管完成的。RFA 可使 RF 导管附近 1～3cm 的组织坏死（表 24.1）。使用一个 19G 的 RFA 穿刺针定位于正常胰腺，导致位于靶点位置的组织消融 [2]。一个较大的多尖端的穿刺针装置用于使一个球形部位发生完全凝固坏死（图 24.1 和图 24.2）。一个 200W 的发生器和一个以电阻抗为基础的反馈系统，能将传导到肝组织的能量控制在安全范围 [3]。

Cryotherm 公司设计了一种带自冷却尖端（cool-tipped）的装置，在动物模型中用来测试胰腺消融 [4]（图 24.3）。该装置联合了 RF 和冷沉淀技术使用的柔软灵活的双极射频探头，可以诱导靶点附近的胰腺病灶完全消融。可以同时使用同步低温二氧化碳（650 psi）使高温的探头尖端降温。EUS 介入用 Cryotherm-RFA 也可成功应用于肝和脾 [5]。组织消融的范围依赖于异常组织的回声特性。在一项针对胰腺癌患者的临床试验中，其早期结果表明，在较大的恶性胰腺肿瘤中，使用该装置是安全的。超声介导的微波和高频超声也被用来消融胰腺组织，但是尚未有这些技术与超声内镜联合应用方面的报道。

以一种小放射粒子进行短距离放疗的技术被用于治疗恶性疾病。致密的胃肠道恶性肿瘤经常对放射治疗敏感，而且复发风险较低 [6]。传统上，放疗仅用来辅助手术治疗，但是难以进行精确地

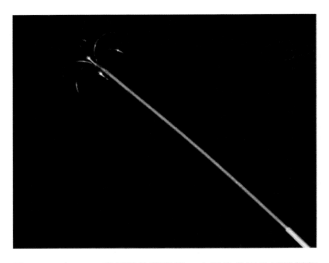

图 24.1 在 EUS 穿刺针先端伸出一支带多分叉头端的射频消融导管。

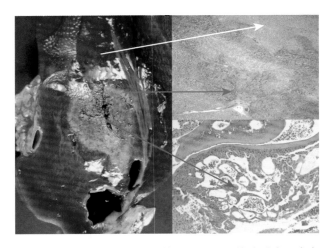

图 24.2 使用多分叉头端的管进行肝组织的消融术。白色箭头所示为：在原图上难以辨认的肝实质组织。在这一难以辨认的肝实质临近部位可见一个明显的充血带。青色箭头所示：组织学上，邻近受压肝实质的血窦也被挤压。绿色箭头所示：肝实质内部明显的凝固坏死。

表 24.1

EUS 引导的肿瘤消融技术

	光动力治疗	射频消融	载体	Cryotherm（RFA 自冷却头端）	无水酒精注射	短距离放疗	紫杉醇
需使用的配件	光纤	多头针	FNA 针	消融导管	FNA 针	FNA 针	19G
动物模型	猪	猪	N/A	猪	猪	猪	猪
作用机制	释放活性氧	热凝固	放射致敏剂	热凝固	蛋白变性	DNA 破坏	细胞毒
靶器官	胰腺癌	肝	胰腺癌	胰，肝，脾	神经内分泌瘤，IPMN，腹腔神经节		
人群研究	非 EUS 研究	是	否	IRB 协议	是	是	是
有效性	调查	调查	调查	临床试验	开放式	是	开放式

FNA：细针抽吸；IPMN：腔内乳头状黏液瘤；IRB：机构审查委员会；N/A：没提供；RFA：射频消融

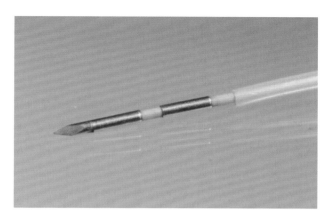

图 24.3　设计用于 EUS 的前段自冷却射频消融导管。

定位。CT 引导的放射性粒子植入术治疗毗邻的胃肠道肿瘤是安全和部分有效的[7]。有报道胰腺癌的动物模型，进行了 EUS 介导的放疗[8]。胰腺靶向位置的组织发生凝固坏死和纤维化，没有发生严重并发症。多个小放射粒子能够通过 18G 的穿刺针，被放置进入胰腺组织来实现近距离放疗。

TABL 有一项实验性研究，对 Ⅲ 期和 Ⅳ 期的不可切除的胰腺腺癌患者使用了该技术，平均每名患者置入了 22 枚粒子，结果证明该技术是可行和安全的[9]。

尽管肿瘤组织对近距离放疗的反应是适度的（33% 的肿瘤治疗反应稳定），但是，有 30% 的患者获得的腹痛减轻的临床效果仅仅是暂时的。平均植入活性是 20mCi，最小组织吸收剂量是 14,000 cGy，平均植入物体积是 52 cm³。EUS 介导的胰腺肿瘤内 I¹²⁵ 放射粒子植入可以即刻减轻腹部疼痛[10]。这项试验共纳入了 22 名患者，所有患者均成功地在 EUS 引导下植入了 I¹²⁵，平均植入 10 个粒子，最多植入了 30 个粒子。中位生存时间是 9 个月。在近距离放疗后 1 周，疼痛评分从 5.1 降至 1.7（$P < 0.01$），但是在 3 个月后，再次增高到 3.5（与基线相比 $P < 0.05$）。

另外一个有应用前景的肿瘤消融技术是光动力治疗（photodynamic therapy，PDT）。这种以光学为基础的肿瘤消融技术比 RFA 和近距离放疗选择性要强（见表 24.1）。PDT 的基础是使用静脉内注射用肿瘤增敏剂，这种肿瘤增敏剂会被肿瘤选择性摄取，在肿瘤部位高度浓集。我们有大量的潜在光敏剂，但只有少数能应用于治疗胰腺癌[11]。动物实验证明，在静脉注射 5- 氨基乙酰丙酸后，恶性肿瘤在暴露于 630nm 波长的激光时，会发生凝固坏死。EUS 引导的 PDT 可以通过一个大口径的 EUS 穿刺针将一个小口径的柔软的光纤导管放置进入目标处。当穿刺针定位于目标组织后，后撤穿刺针，光纤导管头端向靶组织发出 5 ～ 15 分钟的激光[12]。使用卟吩姆钠（porfimer sodium）作为感光增敏剂，可以使猪正常胰腺组织内小的靶向组织消融[13]。近期的一些研究证明，光剂量和组织坏死呈剂量相关。可以造成最大直径超过 3cm 的胰腺组织坏死[14]。在异种移植小鼠胰腺癌模型的试验证明，PDT 联合静脉吉西他滨可显著叠加 PDT 的效应[15]。

细针注射疗法

应用同样的技术，EUS 引导的乙醇注射已经用于消融胰腺组织[16]。在动物试验中，向胰腺实质内注射乙醇的浓度和组织消融的范围呈线性相关。当注射的乙醇的浓度低于 40% 时，象注射盐水一样，不会发生组织消融[17]。另外的一个研究通过血管低灌注也证明，在严格控制下，进行胰腺组织的乙醇消融术是非常安全的[18]。乙醇注射消融疗法的作用机制是乙醇导致定位组织的缺血，因而造成后续的坏死，但不导致广泛的胰腺炎症。向胰腺内注射热生理盐水也会得到类似的结果[19]。

目前，只有有限的几个研究报道了，恶性肿瘤患者接受 EUS 引导的乙醇注射治疗（见表 24.1）。例如，1 名胰岛素瘤患者接受了 EUS 引导的乙醇注射[20]。尽管患者术后出现腹痛，需要住院治疗，但有证据表明，胰岛素瘤发生了持久的消融。1 例胃肠道间质瘤通过 EUS 引导的经胃注射乙醇的治疗，获得了成功的肿瘤组织消融[21]。1 例肺原发的肾上腺转移瘤局部注射乙醇消融术获得成功[22]。

现有证据说明，对于胰腺癌的局部控制，EUS 治疗目前还存在重大挑战。最初的报道称，向胰腺恶性肿瘤注射光敏感的淋巴细胞是可行和安全的[23]。在 Ⅰ 期临床试验中显示，8 名不可切除腺癌的患者接受了 EUS 引导的细胞色素氧化酶移植物 FNI 术，4 名患者为 Ⅱ 期，3 名为 Ⅲ 期，1 名为 Ⅳ 期。在 EUS 引导下使用了逐步增加剂量的细胞色素移植物（30、60 或 90 亿细胞）。中位生存期是 13.2 个月，2 名患者有部分反应，1 名反应轻微。可能发生的主要并发症包括：骨髓毒性、出血、感染、肾毒性、心肺毒性。8 名患者中有 7 名发生低热，使用对乙酰氨基酚就可得到控制。尽管研究表明注射治疗是安全的，但没有进行大规模试验来证实。

EUS 介导的 FNI 技术也被用于抗肿瘤病毒治疗[24]。ONYX-015（dl 1520）是一种携带 E1B-55-kDa 基因片段，可选择性复制腺病毒基因，优先地在肿瘤细胞复制，导致细胞死亡。21 名局部胰腺进展期腺癌、虽有转移但转移灶较小或没有肝转移的患者，在 EUS 引导下进行了原发胰腺肿瘤局灶的 ONYX-015 注射，在 8 周时间内共进行了 8 次。最后 4 次联合了静脉注射吉西他滨（1000 mg/m²）。在联合治疗后，2 名患者的肿瘤注射处有部分回缩，6 名病情稳定，11 名病情加重。没有临床胰腺炎发生，仅有脂肪酶短暂轻微的升高。2 名患者在口服预防性抗菌素前发生了败血症。术后即刻内镜检查提示有 2 名患者发生十二指肠穿孔。在治疗策略修订为经胃注射后，穿孔事件没有再次发生。没有进行额外的试验。

最新的 EUS 引导的抗肿瘤治疗涉及创新的基因注射——TNFerade。这种方式的引人之处在于，在其发挥潜在的最大局部抗肿瘤作用同时，系统毒性最小。TNFerade 设计携带了第二代人肿瘤坏死因子 -α 基因的腺病毒载体（E1-，部分 E3-，E4- 被删除），其表达了人类肿瘤坏死因子（TNF）的 cDNA 编码。为了进一步使局灶治疗作用最优化、系统毒性最小化，诱导产生放疗敏感的 Egr-1（早期生长反应，early growth response）启动子放置在人类 TNF cDNA 的上游转录起始点处。设计这个载体用以基因表达的最大化和随后的通过放疗诱发的定点定时的 TNF 分泌。因此，据论证，该疗法有"三倍打击"的协作效应：5-FU 导致肿瘤细胞的直接毒性反应，同时也是一种化疗增敏剂；外部放射疗法杀伤肿瘤细胞，同时上调 TNF 的分泌；TNFerade 导致肿瘤细胞死亡，并且它本身就是一种放疗增敏剂。

目前 TNFerade 联合放疗已在进行临床前期研究和早期临床（I 期）试验，并且有望获得令人鼓舞的结果[26,27]。这一研究由 5 周治疗组成，每周都会向肿瘤内注射 TNFerade（每 2ml 有 4×10⁹、4×10¹⁰、4×10¹¹ 个粒子单位）。EUS 引导的 FNI 是通过经皮途径进行的（CT 或超声引导下）。TNFerade 和连续的静脉内注射 5-FU（200 mg/m²/d5/w）、放疗（50.4 Gy）相联合。TNFerade 通过经皮的途径（PTAs），经过单枚注射针注入肿瘤组织，此外，有 4 个病例是通过 EUS 引导的方式进行的。对 50 名患者的长期随访显示与 TNFerade 潜在相关的毒性是轻微和可耐受的。与低剂量组（n = 30）相比，高剂量组（n = 11），有更高的肿瘤控制率，更长的无进展生存期，更多的 CA199 水平稳定或降低，更高的肿瘤切除率，延长的中位生存期（在 4×10⁹、4×10¹⁰、4×10¹¹ 或 1×10¹² 粒子单位组）分别达 6.6、8.8、11.2 和 10.9 个月。在 4×10¹¹ 剂量组，5 名患者中的 4 名，肿瘤组织缩小，可进行手术切除，病理学组织边界阴性，3 名患者生存期长达 24 个月以上。

EUS 引导下，向胰腺固态恶性肿瘤内部进行化疗注射的试验，使用可缓慢释放的化疗用凝胶[28]。最近，在一项动物实验中，EUS 引导下向猪正常胰腺组织内注射温度敏感凝胶，凝胶内含有紫杉醇（Taxol）（见图 24.4）。测定胰腺组织内治疗区域的紫杉醇含量，该区域范围是注射部位周边 3 ~ 5cm。紫杉醇向胰腺组织内扩散没证实与胰腺炎或其他毒性反应相关。另一个类似的报道也证实了 EUS 介导的肿瘤内部注射含有 5-FU 的可生物降解的多聚合物是安全的[8]。

EUS 引导的标记置入

放疗的进展提供了这样一个机会，即使用三

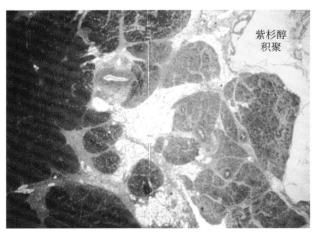

图 24.4　EUS 介导的胰腺内注射化疗药物（紫杉醇 [Taxol]）的组织病理学。

维映射和不透放射性标记的方式进行实时放疗监测。呼吸运动导致目标区域的移动经常造成周边组织不适合的放射暴露。尽管存在呼吸运动导致的位置偏移，但是已被标记的肿瘤灶可以实现精确定位。

尽管 CT 可以用来引导在胰腺恶性肿瘤区域进行定位，但是 EUS 引导也许更精确[29]。这些小的不透放射线的标记物放置在恶性病灶的周边，使得放疗能更好地进行靶组织定位。

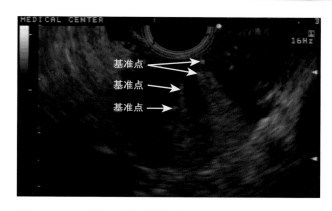

图 24.6　EUS 展示胰腺肿块内基准点位置。

技术流程（视频 24.1）

排除肿瘤和脉管系统疾病后，EUS 引导下使用 19G 的 FNA 穿刺针进行基准点放置。商业用 3mm 长、0.8mm 直径的已灭菌的黄金基准标记，预先装入穿刺针，可以手动抽回针芯到针尖位置的针孔内。穿刺针的头端使用骨蜡密封以防止基准点意外移动。还设计了能通过 22GFNA 穿刺针使用的较小的基准点。在确认定位于目标病变后，进行肿瘤的穿刺，通过推进内鞘基准点进入靶组织。如果在基准点定位到靶器官的过程中遇到阻力，则意味着内镜位置不当。移动针芯或通过抽满了无菌水的注射器提供一个液体静压力可能会克服上述阻力，以便使标记点进入肿瘤组织。根据肿瘤大小，在肿瘤内部选择距离、角度和平面等层面都有合适充分距离的 4 或 6 个基准点。透视和超声可以指引肿瘤块内部的基准点的正确位置（见图 24.5 和 24.6）。

尽管初步的研究主要聚焦在 EUS 引导的胰腺癌基准点植入上，但是可以通过 EUS 途径进行壁内或壁外恶性肿瘤的基准点植入。2006 年报道的一个研究中提出，13 个患有纵隔或腹腔内肿瘤的患者接受了 EUS 引导的基准点植入。在植入基准点后，原计划所有患者都接受射波刀定位放射外科手术。EUS 技术成功率为 84%（11/13）。失败病例中，1 例由于胃出口梗阻，内镜不能插入至十二指肠；另 1 例是由于存在干扰血管。研究者使用的是长度为 3mm 或 5mm 的基准点，据报道，当超声内镜前端成角时，5mm 长的基准点难以植入。在进行基准点植入时拉直超声内镜先端或者使用 3mm 基准点能够克服这一技术难点。透视时，基准点表现为靶组织内一个小的不透放射线的亮点（图 24.7）。该研究中的 1 名患者在术后 25 天时发生胆管炎。在这一手术中预防性使用抗菌素以及 EUS 介导的基准点植入对于病人生存或生活质量的影响尚未确定。

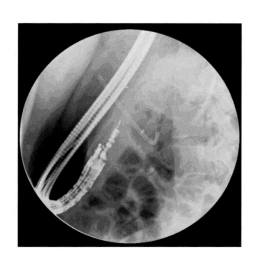

图 24.5　透视展示胰腺肿瘤内部基准点的位置。

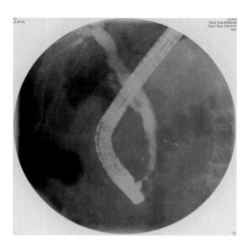

图 24.7　完成放置后，在肿瘤块内部可以看到多个基准点（透视监测下内镜逆行胰胆管造影术）。

EUS 引导的胰腺囊肿消融术

EUS 引导胰腺囊肿消融术，其原理是：向胰腺囊肿病灶内注射细胞毒性药物，导致囊肿上皮细胞消融。注射的药物和上皮细胞密切接触，导致组织即刻或延迟坏死。细胞毒性药物保留在囊肿腔内，而不能溢出至实质组织内。

手术技术（视频 24.2）

EUS 引导的胰腺囊肿乙醇灌洗需要以胰腺组织内 FNA 技术为基础。在预防性使用抗菌素后，一个线性超声内镜插入至十二指肠、胃体或胃底，以分别提供 FNA 到胰头、胰体或胰尾的穿刺通路。向囊肿内部注射消融药物前，需要完全或部分抽吸囊肿内的液体。尽管抽吸囊肿内的富含粘蛋白的粘滞液体非常困难，但是必须如此，以便为消融药物注射提供足够的空间。囊肿注射疗法的这一原则，结合穿刺针大约有 0.8ml 的内部容积，导致所选进行治疗的囊肿直径要 > 10mm。一旦穿刺针刺入囊肿腔内，就可以在超声监测下进行消融药物的注射。在手术过程中，漩涡状的充气液体在超声下能清晰地显示，易于观测到流体进入的过程。在许多情况下，消融治疗前需要进行几分钟的液体（比如乙醇）灌洗程序。直径 1 ~ 2cm 的单腔囊肿经过 1 ~ 2 次操作即可非常容易治疗。大的和多房腔的病变需要多次的灌洗。灌洗的目的是为了清除囊肿内的液体，这一点可通过横断面图像来证实。

临床效果

EUS 引导的胰腺囊肿内乙醇注射最初使用的是低浓度的乙醇[31]（表 24.2）。在最初的研究中，为确定囊肿注射疗法的安全性，首次注射生理盐水溶液，随后注射高度稀释的乙醇。使用高达 80% 以上浓度的乙醇进行注射，未发现临床胰腺炎的发生。少部分病例在进行了囊肿灌洗后，进行了手术切除，没有上皮消融的同时发生胰腺炎的证据[31]。在一项随机前瞻多中心试验中显示，乙醇灌洗与盐水灌洗相比，有更高的完全消融率[32]。总的经 CT 证实的胰腺囊肿完全消融率是 33.3%。4 例囊肿切除患者的组织学证明，上皮消融范围从 0%（生理盐水）到 50% ~ 100%（1 或 2 次乙醇灌洗）。

尽管 1 名患者发生了一过性胰腺炎，2 组患者（乙醇和盐水）中大约 20% 患者在灌洗术后次日发生过不同程度的腹痛。

乙醇灌洗联合紫杉醇注射[33]，用于小部分有多个囊肿病变的患者，CT 扫描证实，乙醇和紫杉醇联合注射可使接近 80% 的囊肿得以消除（图 23.8）。但是紫杉醇具有的黏滞性，使囊肿内注射变得困难。相反，乙醇易于反复地在囊肿内进行注射或抽吸，降低囊液的黏性，有助于囊肿的排空。乙醇和紫杉醇联合还可以用于消融 EUS 注射疗法中难以定位的有分隔的囊肿病灶[34]。大约有分隔的囊肿的表面积非常大，注射进去的细胞毒性药物难以与所有囊肿上皮接触。

表 24.2

EUS 介导的胰腺囊肿消融术

作者（年份）	药剂	目标	结果	并发症
Gan et al[31]（2005）	5% ~ 80% 乙醇（用生理盐水稀释）	胰腺囊肿性疾病（EUS 引导）	8/23 胰腺囊性病变；切除患者已经损伤的病灶	无
Oh et al[33]（2008）	80% ~ 90% 乙醇 紫杉醇	胰腺囊肿性疾病（EUS 引导）	11/14 患者囊肿病灶解决	进行囊液收集时发作胰腺炎
DeWitt et al[45]（2009）	80% 乙醇和盐水对比	胰腺囊肿性疾病（EUS 引导）	12/36 患者囊肿病灶解决	腹痛．胰腺炎罕见
Oh et al[34]（2009）	80% ~ 90% 乙醇 紫杉醇	胰腺单房囊肿	6/10 患者囊肿病灶解决	1 例轻度胰腺炎发作

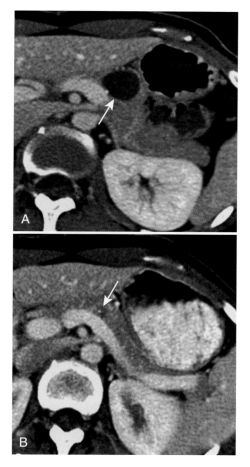

图 24.8　胰腺囊肿灌洗，CT 扫描。（A）灌洗前。（B）乙醇 - 紫杉醇灌洗后。

腹腔神经丛介入治疗

腹腔注射疗法的原理是，EUS 可引导穿刺针向胃后部空间内包括腹腔神经丛内注射细胞毒性药物（图 24.9）。所注射的药物，比如乙醇，与神经丛接触，破坏传入交感神经节，组织结构学上，神经内注射乙醇会导致神经细胞液泡化[35]。由于胰腺的传出神经和交感干并行，中断腹腔神经丛可降低胰腺内的痛觉。在一组胰腺癌患者中，有证据表明感觉神经增生，这一结果会导致慢性腹痛。

操作技术（视频 24.3）

EUS 引导的腹腔神经丛松解术或阻滞术的技术上是相同的，不同的是所注入的物质。线阵式超声内镜，可以扫查到腹腔神经丛所在位置，通过较少由胃覆盖的部分，以主动脉为标示找到腹

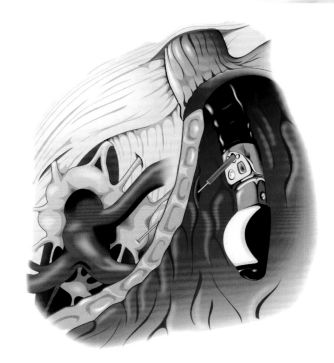

图 24.9　EUS 引导的腹腔神经节注射术图示。

腔干，逆时针转动内镜，找到脾动脉和肝动脉的交叉点，如果需要可用 Doppler 彩超（图 24.10）使用轻微的旋转动作，通过仔细检查常可顺利找到，甚至可以直接找到腹腔神经丛（图 24.11）。

通常使用 22G 或 19G 的 EUS-FNA 穿刺针，但是在一些国家，专用的 20G 多侧孔喷射针也可选用，并且这种针可以使溶液在较大范围内播散。针头放置在前端，稍微朝向腹腔动脉的头侧方向，如果显示组织结构较松散也可直接刺入神经丛。穿刺后先抽吸以确认没有误入血管。首先注射丁

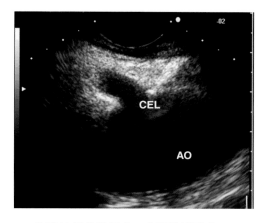

图 24.10　腹腔神经丛松解术，在腹腔动脉（celiac artery，CEL）。周围的空间进行，注意：在腹腔动脉底部的穿刺针。

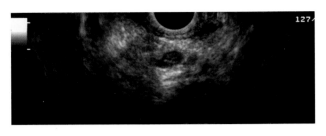

图 24.11　EUS 展示的靶点区域，低回声的腹腔神经节。

哌卡因，然后注入乙醇（或是阻断术用的曲安西龙）。可以使用以下 2 种策略中的一种：向腹腔干头侧注射全部的药物；或者在腹腔动脉的左侧和右侧分别注射。术后，患者应当密切观察 2 ~ 4 小时，监测脉搏、血压、体温和疼痛评分。

临床效果

EUS 引导注射治疗在 21 世纪初即应用于临床，用于治疗胰腺疾病患者的疼痛。传统上，EUS 引导的注射治疗基于乙醇诱导腹腔神经节神经松解术，由此胰腺癌患者的疼痛得以减轻[36]。

最初的前瞻性试验证明，EUS 引导的腹腔神经丛注射术后 2 周，疼痛评分有明显下降，这种效果持续了 24 周，随后调整吗啡的使用量和辅助治疗[37]（表 24.3）。58 名患者中的 45 名（78%）在 EUS 引导腹腔神经丛阻滞术后，获得了疼痛评分下降。使用化疗和放疗也有助于减轻疼痛。一项 Meta 分析报告，EUS 引导的腹腔神经丛松解术控制胰腺癌疼痛的有效率为 72.54%，并且是放宽麻醉镇痛药物应用后患者合理的选择[38]。

一项大型回顾性研究证明，双侧腹腔神经松解术在减轻疼痛方面较中央注射法有效[39]，超过 70.4% 的患者报告在 7 天内疼痛减轻，45.9% 患者仅需接受 1 次注射治疗。腹腔神经丛松解术最常见的并发症是术后低血压，发生率为 3.2%[40]。偶尔，患者在神经丛注射后疼痛加剧和疼痛持续[40]。最严重的并发症是肾上腺动脉损伤。

对于慢性胰腺炎患者应用注射治疗来解决腹痛问题，在报道中没有获得类似于控制胰腺癌性疼痛同样的成效[41]。整体反应率约有 50%，并且仅是暂时缓解[38]，在慢性胰腺炎疼痛控制方面，使用局部麻醉剂进行神经节阻断比永久性化学性神经松解术效果好。LeBlanc 等[42]，在一项前瞻性研究中，证实平均神经节阻断效应持续时间是 1 个月，丁哌卡因和曲安西龙注射效果相同。许多研究者认为在慢性胰腺炎患者长期治疗方面，短期的疼痛缓解没有显示其临床重要性。

研究进展主要聚焦在 EUS 引导下使用穿刺针进行注射治疗时腹腔神经节的靶向定位上[43]。在一个回顾性研究中，33 名患者进行了 36 例次的直接腹腔神经节注射，其中不可切除胰腺癌 17 例，慢性胰腺炎 13 例，使用丁哌卡因（0.25%）和乙醇（99%）进行神经松解术或甲泼尼龙（Depo-Medrol），80 mg/2 ml 进行神经阻断术。几乎所有的癌症患者（94%）报告疼痛减轻。相反，慢性胰腺炎患者中缓解率明显较低（乙醇注射组为 80%，类固醇激素组为 38%）。

一项大型前瞻性随机对照试验表明，腹腔神经松解术对于胰腺癌患者有明显改善（40% 患者），剧烈腹痛得以减轻（持续 6 周），需要口服阿片类药物的概率是 14%[44]。尽管该试验证实了注射疗法的高效性，但未能证明对胰腺癌患者的生存期和生活质量有改善。

小结

EUS 引导的注射治疗，首先借助于通过不同

表 24.3

已发表的 EUS 介导的腹腔注射治疗的临床试验

作者（年份）	患者（n）	临床诊断	松解术或阻断术	疼痛评分的变化	主要并发症
Gunaratnam et al[37]（2001）	58	胰腺癌	松解术	78% 改善	无
Gress et al[46]（1999）	18	慢性胰腺炎	松解术	50% 改善（EUS）	无
Gress et al[47]（2001）	90	慢性胰腺炎	阻断术	55% 改善	1.1% 脓肿形成
Levy et al[43]（2008）	33	胰腺癌和慢性胰腺炎	阻断术和松解术	94% 改善（癌）；50% 改善（慢性胰腺炎）	无

的胃肠道组织准确地定位到腹腔神经节，并向其注射消融药物。能够在胰腺、胰腺囊性病变和神经节获得有效的组织消融。在患有胰腺癌的患者中，EUS 引导的腹腔神经松解术可获得显著的疼痛控制率。在将来，恶性肿瘤的局部控制也可借助于注射治疗。

参考文献

1. Yusuf TE, Tsutaki S, Wagh MS, et al. The EUS hardware store: state of the art technical review of instruments and equipment (with videos). *Gastrointest Endosc.* 2007;66:131–143.
2. Goldberg SN, Mallery S, Gazelle GS, Brugge WR. EUS-guided radiofrequency ablation in the pancreas: results in a porcine model. *Gastrointest Endosc.* 1999;50:392–401.
3. Varadarajulu S, Jhala NC, Drelichman ER. EUS-guided radiofrequency ablation with a prototype electrode array system in an animal model (with video). *Gastrointest Endosc.* 2009;70:372–376.
4. Carrara S, Arcidiacono PG, Albarello L, et al. Endoscopic ultrasound-guided application of a new hybrid cryotherm probe in porcine pancreas: a preliminary study. *Endoscopy.* 2008;40:321–326.
5. Carrara S, Arcidiacono PG, Albarello L, et al. Endoscopic ultrasound-guided application of a new internally gas-cooled radiofrequency ablation probe in the liver and spleen of an animal model: a preliminary study. *Endoscopy.* 2008;40:759–763.
6. Skandarajah AR, Lynch AC, Mackay JR, et al. The role of intraoperative radiotherapy in solid tumors. *Ann Surg Oncol.* 2009;16:735–744.
7. Calvo FA, Meirino RM, Orecchia R. Intraoperative radiation therapy. Part 2: clinical results. *Crit Rev Oncol Hematol.* 2006;59:116–127.
8. Sun S, Wang S, Ge N, et al. Endoscopic ultrasound-guided interstitial chemotherapy in the pancreas: results in a canine model. *Endoscopy.* 2007;39:530–534.
9. Sun S, Xu H, Xin J, et al. Endoscopic ultrasound-guided interstitial brachytherapy of unresectable pancreatic cancer: results of a pilot trial. *Endoscopy.* 2006;38:399–403.
10. Jin Z, Du Y, Li Z, et al. Endoscopic ultrasonography-guided interstitial implantation of iodine 125-seeds combined with chemotherapy in the treatment of unresectable pancreatic carcinoma: a prospective pilot study. *Endoscopy.* 2008;40:314–320.
11. Fan BG, Andren-Sandberg A. Photodynamic therapy for pancreatic cancer. *Pancreas.* 2007;34:385–389.
12. Regula J, Ravi B, Bedwell J, et al. Photodynamic therapy using 5-aminolaevulinic acid for experimental pancreatic cancer: prolonged animal survival. *Br J Cancer.* 1994;70:248–254.
13. Chan HH, Nishioka NS, Mino M, et al. EUS-guided photodynamic therapy of the pancreas: a pilot study. *Gastrointest Endosc.* 2004;59:95–99.
14. Yusuf TE, Matthes K, Brugge WR. EUS-guided photodynamic therapy with verteporfin for ablation of normal pancreatic tissue: a pilot study in a porcine model (with video). *Gastrointest Endosc.* 2008;67:957–961.
15. Xie Q, Jia L, Liu YH, Wei CG. Synergetic anticancer effect of combined gemcitabine and photodynamic therapy on pancreatic cancer in vivo. *World J Gastroenterol.* 2009;15:737–741.
16. Aslanian H, Salem RR, Marginean C, et al. EUS-guided ethanol injection of normal porcine pancreas: a pilot study. *Gastrointest Endosc.* 2005;62:723–727.
17. Matthes K, Mino-Kenudson M, Sahani DV, et al. Concentration-dependent ablation of pancreatic tissue by EUS-guided ethanol injection. *Gastrointest Endosc.* 2007;65:272–277.
18. Giday SA, Magno P, Gabrielson KL, et al. The utility of contrast-enhanced endoscopic ultrasound in monitoring ethanol-induced pancreatic tissue ablation: a pilot study in a porcine model. *Endoscopy.* 2007;39:525–529.
19. Imazu H, Sumiyama K, Ikeda K, et al. A pilot study of EUS-guided hot saline injection for induction of pancreatic tissue necrosis. *Endoscopy.* 2009;41:598–602.
20. Jurgensen C, Schuppan D, Neser F, et al. EUS-guided alcohol ablation of an insulinoma. *Gastrointest Endosc.* 2006;63:1059–1062.
21. Gunter E, Lingenfelser T, Eitelbach F, et al. EUS-guided ethanol injection for treatment of a GI stromal tumor. *Gastrointest Endosc.* 2003;57:113–115.
22. Artifon EL, Lucon AM, Sakai P, et al. EUS-guided alcohol ablation of left adrenal metastasis from non–small-cell lung carcinoma. *Gastrointest Endosc.* 2007;66:1201–1205.
23. Chang KJ, Nguyen PT, Thompson JA, et al. Phase I clinical trial of allogeneic mixed lymphocyte culture (cytoimplant) delivered by endoscopic ultrasound-guided fine-needle injection in patients with advanced pancreatic carcinoma. *Cancer.* 2000;88:1325–1335.
24. Hecht JR, Bedford R, Abbruzzese JL, et al. A phase I/II trial of intratumoral endoscopic ultrasound injection of ONYX-015 with intravenous gemcitabine in unresectable pancreatic carcinoma. *Clin Cancer Res.* 2003;9:555–561.
25. Chang KJ, Lee JG, Holcombe RF, et al. Endoscopic ultrasound delivery of an antitumor agent to treat a case of pancreatic cancer. *Nat Clin Pract Gastroenterol Hepatol.* 2008;5:107–111.
26. Mundt AJ, Vijayakumar S, Nemunaitis J, et al. A Phase I trial of TNFerade biologic in patients with soft tissue sarcoma in the extremities. *Clin Cancer Res.* 2004;10:5747–5753.
27. McLoughlin JM, McCarty TM, Cunningham C, et al. TNFerade, an adenovector carrying the transgene for human tumor necrosis factor alpha, for patients with advanced solid tumors: surgical experience and long-term follow-up. *Ann Surg Oncol.* 2005;12:825–830.
28. Matthes K, Mino-Kenudson M, Sahani DV, et al. EUS-guided injection of paclitaxel (OncoGel) provides therapeutic drug concentrations in the porcine pancreas (with video). *Gastrointest Endosc.* 2007;65:448–453.
29. Pishvaian AC, Collins B, Gagnon G, et al. EUS-guided fiducial placement for CyberKnife radiotherapy of mediastinal and abdominal malignancies. *Gastrointest Endosc.* 2006;64:412–417.
30. Yang J, Abdel-Wahab M, Ribeiro A. EUS-guided fiducial placement before targeted radiation therapy for prostate cancer. *Gastrointest Endosc.* 2009;70:579–583.
31. Gan SI, Thompson CC, Lauwers GY, et al. Ethanol lavage of pancreatic cystic lesions: initial pilot study. *Gastrointest Endosc.* 2005;61:746–752.
32. DeWitt J, Al-Haddad M, Fogel E, et al. Endoscopic transduodenal drainage of an abscess arising after EUS-FNA of a duodenal GI stromal tumor. *Gastrointest Endosc.* 2009;70:185–188.
33. Oh HC, Seo DW, Lee TY, et al. New treatment for cystic tumors of the pancreas: EUS-guided ethanol lavage with paclitaxel injection. *Gastrointest Endosc.* 2008;67:636–642.
34. Oh HC, Seo DW, Kim SC, et al. Septated cystic tumors of the pancreas: is it possible to treat them by endoscopic ultrasonography-guided intervention? *Scand J Gastroenterol.* 2009;44:242–247.
35. Vranken JH, Zuurmond WW, Van Kemenade FJ, Dzoljic M. Neurohistopathologic findings after a neurolytic celiac plexus block with alcohol in patients with pancreatic cancer pain. *Acta Anaesthesiol Scand.* 2002;46:827–830.
36. Wiersema MJ, Wiersema LM. Endosonography-guided celiac plexus neurolysis. *Gastrointest Endosc.* 1996;44:656–662.
37. Gunaratnam NT, Sarma AV, Norton ID, Wiersema MJ. A prospective study of EUS-guided celiac plexus neurolysis for pancreatic cancer pain. *Gastrointest Endosc.* 2001;54:316–324.
38. Kaufman M, Singh G, Das S, et al. Efficacy of endoscopic ultrasound-guided celiac plexus block and celiac plexus neurolysis for managing abdominal pain associated with chronic pancreatitis and pancreatic cancer. *J Clin Gastroenterol.* 2010;44:127–134.
39. Sahai AV, Lemelin V, Lam E, Paquin SC. Central vs. bilateral endoscopic ultrasound-guided celiac plexus block or neurolysis: a comparative study of short-term effectiveness. *Am J Gastroenterol.* 2009;104:326–329.
40. O'Toole TM, Schmulewitz N. Complication rates of EUS-guided celiac plexus blockade and neurolysis: results of a large case series. *Endoscopy.* 2009;41:593–597.
41. Puli SR, Reddy JB, Bechtold ML, et al. EUS-guided celiac plexus neurolysis for pain due to chronic pancreatitis or pancreatic cancer pain: a meta-analysis and systematic review. *Dig Dis Sci.* 2009;54:2330–2337.
42. LeBlanc JK, DeWitt J, Johnson C, et al. A prospective randomized trial of 1 versus 2 injections during EUS-guided celiac plexus block for chronic pancreatitis pain. *Gastrointest Endosc.* 2009;69:835–842.
43. Levy MJ, Topazian MD, Wiersema MJ, et al. Initial evaluation of the efficacy and safety of endoscopic ultrasound-guided direct ganglia neurolysis and block. *Am J Gastroenterol.* 2008;103:98–103.
44. Wong GY, Schroeder DR, Carns PE, et al. Effect of neurolytic celiac plexus block on pain relief, quality of life, and survival in patients with unresectable pancreatic cancer: a randomized controlled trial. *JAMA.* 2004;291:1092–1099.
45. DeWitt J, McGreevy K, Schmidt CM, Brugge WR. EUS-guided ethanol versus saline solution lavage for pancreatic cysts: a randomized, double-blind study. *Gastrointest Endosc.* 2009;70:710–723.

第 25 章　EUS 引导盆腔脓肿引流术

Shyam Varadarajulu

（钱晶瑶 译　李　文 校）

内容要点

· 超声内镜能够插入的直肠或结肠临近的盆腔积液能够通过 EUS 引导引流。该术式的理想对象是超过 4cm 的单腔积液。

· 手术所必须的设备和器械包括：放射线透视装置、治疗用超声内镜、附件（比如 19G 穿刺针、ERCP 插管或针状刀、0.035 英寸导丝、扩张球囊、双猪尾支架或胆管引流管等）。

· 可以用 EUS 放置腔内支架或引流导管，这样积液得以快速引流。许多患者在 EUS 引导引流术后的 2~3 天可出院回家。

· 术式非常安全，成功率超过 75%。

概述

　　盆腔脓肿的病因有：外科手术后或继发于其他疾病，比如：克罗恩病、憩室炎、缺血性肠炎、性传播疾病或心内膜来源的细菌栓子。因为骨盆腔、肠袢、膀胱、女性生殖系统、男性前列腺、直肠和其他神经血管结构的影响，盆腔脓肿的治疗具有技术挑战性。以往，这些治疗需要外科手术、超声引导的经直肠或经阴道介入或 CT 引导下经皮介入来完成。随着介入超声内镜学领域的进展，找到了一个治疗盆腔脓肿的新方法。这一章重点介绍 EUS 引导的盆腔脓肿引流术的技术和效果。

当前治疗方案

超声引导的引流术

　　超声引导的经阴道或经直肠引流是经典术式[1-6]。由于阴道穹隆部紧邻盆腔脓肿，因此通过经阴道途径引流非常有效。在这一技术中，引流导管连接在经腔内超声探针上，通过这根导管可以实现直接引流。但是这一技术仅适用于那些超声探头可以扫查到脓肿所在位置的病例。此外，经阴道途径引流非常疼痛，需要行利多卡因局部浸润麻醉。超声引导的经直肠引流术也是有效术式[7]，但是它的应用也同样受限于探头的长度和

直肠与积液的位置关系。上述技术都需要长时间留置引流导管。这些导管会导致身体不适并往往使患者的行动受限。

CT 引导的引流术

　　CT 引导下盆腔脓肿引流术：如果脓肿位置位于后部，则使用经臀肌的路径；如果位于前部，则使用经腹壁路径[2]。小于 3cm 的积液，单纯吸引术就能达到目的的，无需经皮引流。前部经腹壁的手术路径在技术上较容易，是首选模式，但是因为积液上覆肠袢的存在，导致这一术式并不常用。如果不能从前部或侧壁引流积液，那么就有必要采用经臀肌穿过坐骨大孔的路径[8]。因为不同的临床情况、脓肿位置、脓肿形态、是否有瘘存在等特点，成功率 27% ~ 93%[8]。

　　这个手术过程伴随疼痛，并有 20% 的患者活动受限，只能卧床，或者引流管从臀肌的其他位置穿出[9]。其他局限性包括 ① 发生臀动脉次级血管损伤，导致出血或假动脉瘤形成，发生率为 2%；② 在一些患者进行引流导管放置时，无法确定 CT 引导下合适的分辨窗位[10,11]。

外科手术

　　许多脓肿是术后并发症导致的。因为这样的

原因，最小的侵入性操作是最佳的治疗选择。因此，外科手术探查或引流常常不能用于临床情况不稳定的或者存在致命性感染的患者。一项研究分析了 500 名因直肠周围脓肿而接受手术引流的患者[12]。在这 500 名患者中，9.6% 需要再次干预治疗，4 例在最初引流后，仍需再次干预治疗。需要重复干预治疗的最常见的原因是切开口不充分或过早地封闭脓肿腔。

为何需要 EUS 引导引流术？

如果盆腔脓肿位于结肠脾曲附近，那么超声内镜对这一区域的可视性使其成为了理想的治疗途径。最近，有证据显示，该技术是简便、安全、疗效突出的[10,11,13,14]。

术前评估

所有患者必须进行 CT 或磁共振检查，确认盆腔的解剖和脓肿的位置。如果脓肿是多房的，或与超声内镜探头距离 > 2cm，则不适于应用该技术。推荐进行术前预防性抗生素应用。术前患者还需要灌肠器进行局部肠道准备，以便加强超声图像可视性并减少感染的机会。需要进行实验室检查，确保患者没有凝血障碍或血小板减少方面的问题。至关重要的是，这个手术必须在放射线透视设备下进行，以便监测引导留置支架和脓肿引流情况。

手术技术

以下是具体手术步骤

1. 首先，脓肿的位置必须是使用线阵式超声内镜能够定位的（视频 25.1）。定位完成后，用彩色多普勒技术来避开血管。在 EUS 引导下，使用一枚 19G FNA 细针刺穿脓肿壁（图 25.1 A）。拔除针芯，用生理盐水来冲洗抽吸稀释脓液。脓液标本送检细菌革兰染色和培养。

2. 一根 0.035 英寸的导丝通过穿刺针置入脓肿腔内（图 25.1B）。然后顺着导丝拔除穿刺针，一个 5F 的 ERCP 用造影管或一个针状刀导管用来扩张直肠至脓肿壁之间的通路（图 25.1C），然后使用 8mm 的扩张导管或胆管扩张球囊进行更进一步的扩张（图 25.1D）。

3. 路径扩张后，放置 1 ~ 2 枚 7F4cm 长的双猪尾透壁支架（图 25.1E）。放置单个或多根支架是由脓肿内容物的黏度决定的：如果流动性强则放置 1 枚，如果黏稠则放置多枚。

4. 在脓肿 > 8cm 患者，即使放置透壁支架仍不能很好引流，可放置一个额外附加的透壁引流管（图 25.1F）。通过 5F-ERCP 导管在脓肿腔内放置另外一根 0.035 英寸导丝。通过导丝置入一个 10F- 80cm 长的单猪尾引流管，这根引流管从患者肛门退出固定在臀部。每 4 小时进行冲洗，每次使用 30 ~ 50ml 的无菌生理盐水，直至冲洗液清亮。

5. 术后 36 ~ 48 小时复查 CT，来确认脓肿的体积是否缩小（图 25.2）。如果脓肿体积缩小了 50%，就可以拔除引流导管，出院回家。

6. 保留的支架可以继续协助引流，如果 2 周后复查 CT 扫描显示盆腔脓肿完全清除，可行乙状结肠镜拔除支架。

技术和治疗效果

4 项研究（表 25.1）评价了 EUS 治疗盆腔脓肿的效果[10,11,13,14]。第一个是来自欧洲的研究，纳入了 12 名患者，接受 EUS 引导的经直肠支架术[13]。该研究中，经直肠支架置入术置入一个 8.5F 或 10F 支架，保留了 3 ~ 6 个月，在 75%（8/12）患者获得临床成功。超过 8cm 巨大脓肿的患者中，此种治疗通常不成功。经直肠支架置入术的局限性在于支架较易堵塞，部分是被粪便或脓液堵塞。当长期留置时，这些支架可能导致直肠周围疼痛或支架自行移位。在第二项研究中，4 名患者采用了经直肠引流导管留置术，使得上述局限性得以解决[10]。尽管技术和治疗效果是成功的，但引流导管也有潜在的移位的可能性。此外，引流导管需要定期地冲洗和抽吸，对大多数患者而言，会延长住院天数（中位数是 4 天）。因此，为了克服以上局限性，对技术进行了改进，将 EUS 引导的经肛引流导管置入术和盆腔引流支架置入术相

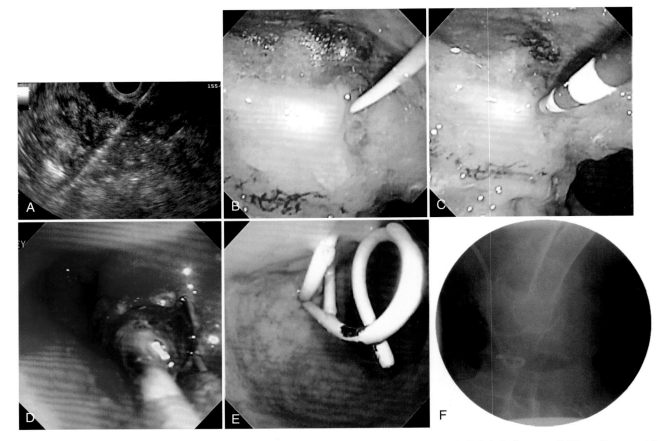

图 25.1　**A**，在 EUS 引导下 1 根细穿刺针刺入盆腔脓肿。　**B**，0.035 英寸导丝进入脓肿腔内盘曲。**C**，使用 5F 的 ERCP 插管进行经直肠途径的扩张。**D**，使用 8mm 的扩张导管进行经直肠途径的扩张。**E**，2 枚双猪尾经直肠支架置入脓肿腔内。**F**，透视下可见 1 根经直肠导管置入盆腔脓肿内。

表 25.1

评价 EUS 引导盆腔脓肿引流术效果的研究

作者（年份）	患者数（n）	平均大小（mm）	引流方式	技术成功（%）	治疗成功（%）
Giovannini et al[13]（2003）	12	48.9 × 43.4	支架	100	88
Varadarajulu and Drelichman[10]（2007）	4	68 × 72	引流管	100	75*
Trevino et al[11]（2008）	4	93 × 61	引流管和支架	100	100
Varadarajulu and Drelichman[14]（2009）	25	68.5 × 52.4	引流管和支架	100	96

*1 名患者因与手术无关的因素死亡

联合[11]。短时间（36 ～ 48 小时）置入引流导管，先使脓肿得以持续的稀释抽吸，同时，一个中期（2 周）的经直肠支架置入，进一步地完成脓肿的排清。这一联合治疗证明在所有患者中排空脓肿的效果良好，并平均缩短住院天数 2 天。

上述联合治疗的有效性被一个前瞻性的纳入了 25 名患者的长期随访所验证。68% 的患者是术后脓肿，20% 源于憩室炎或阑尾炎穿孔，其余的 12% 是由于缺血性肠炎、感染性心内膜炎或创伤。在 25 名患者中有 2 例在 EUS 治疗前使用了经皮放置导管的方式进行引流，但经皮引流未获成功，改行 EUS 治疗。平均脓肿大小是 68.5 mm（范围：40 ～ 96 mm）。研究者在所有患者均施行了经直肠引流支架置入术，在 10 例脓肿超过 8cm 的患者中联合进行了引流导管置入术。所有患者均获得技术成功，治疗成功率是 96%，没有并发症。76% 的脓肿通过经直肠途径得以引流，其他病例通过左半结肠途径得到引流。该研究中，2/25 患者病情危重，在 ICU 接受了床旁 EUS 引导下的引流。平均手术时间是 23 分钟，中位手术时间 14 分钟。

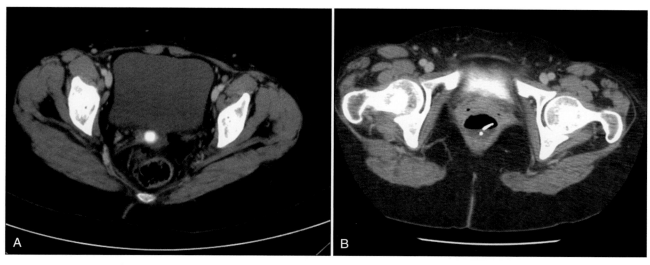

图 25.2　**A**，CT 显示盆腔脓肿大小 80×60mm。**B**，EUS 引导引流术后 36 小时，CT 证实脓肿几乎被完全引流。

中位术后住院天数仅为 2 天。

EUS 引导引流术的优势

近期数据表明，经皮穿刺治疗盆腔脓肿，完全清除时间接近 8 天。超声、CT 或 EUS 引导下进行经腔支架置入，可以缩短患者住院时间，大约 2～3 天，而且不影响患者行动。此外，完成手术大约需要 30 分钟，在大多数患者可以获得最佳的临床效果。经皮导管置入易于形成瘘管，而经腔支架置入没有上述不良反应及远期并发症。该技术不仅对于外科术后脓肿引流有效，而且对于继发于其他疾病的积液也有效。并且，大多数经皮手术需要在放射科进行，而如果患者病情危重，EUS 引导的引流术可以在床旁完成。另外，尽管大多数盆腔积液是炎性的或者是感染性，但有些病例是其他原因导致积液，例如直肠旁囊肿。在上述患者 EUS 能提供一个精确的诊断定位，并且能提供合适的治疗[14]。小于 4cm 的小脓肿不能放置支架。这些液体可以使用 19GFNA 穿刺针完全抽吸出来，脓肿腔内的感染性内容物可以完全清除。

技术局限性

EUS 引导引流技术的局限性包括：

1．EUS 不能很好地完成多房腔的引流

2．如果脓肿距离胃肠道腔壁超过 2cm，则无法完成透壁的支架放置。

3．就目前线阵超声内镜有限的可操作性而言，无法实现脓肿近端的定向。

小结

对于盆腔脓肿的患者而言，EUS 引导的引流术安全、有效、创伤最小。需要进行成本费用率研究来对比这项技术和由 CT、超声引导的引流术。对于继发于肠道炎症疾病的盆腔脓肿病例，EUS 引导引流术的作用仍不清楚，尚需进一步研究。

参考文献

1. Sudakoff GS, Lundeen SJ, Otterson MF. Transrectal and transvaginal sonographic intervention of infected pelvic fluid collections. *Ultrasound Q.* 2005;21:175–185.
2. Jaffe TA, Nelson RC, Delong DM, et al. Practice patterns in percutaneous image-guided intraabdominal abscess drainage: survey of academic and private practice centers. *Radiology.* 2004;233:750–756.
3. Wroblicka JT, Kuligowska E. One-step needle aspiration and lavage for the treatment of abdominal and pelvic abscesses. *AJR Am J Roentgenol.* 1998;170(5):1197–1203.
4. Kuligowska E, Keller E, Ferrucci JT. Treatment of pelvic abscesses: value of one-step sonographically guided transrectal needle aspiration and lavage. *AJR Am J Roentgenol.* 1995;164:201–206.
5. Ryan RS, McGrath FP, Haslam PJ, et al. Ultrasound-guided endocavitary drainage of pelvic abscesses: technique, results and complications. *Clin Radiol.* 2003;58:75–79.
6. Varadarajulu S. EUS-guided drainage of pelvic abscess. *Tech Gastrointest Endosc.* 2007;9:51–54.
7. Nelson AL, Sinow RM, Olaik D. Transrectal ultrasonographically guided drainage of gynecologic pelvic abscesses. *Am J Obstet Gynecol.* 2000;6:1382–1388.
8. Golfieri R, Cappelli A. Computed tomography-guided percutaneous abscess drainage in coloproctology: review of the literature. *Tech Coloproctol.* 2007;11(3):197–208.
9. Harisinghani MG, Gervais DA, Maher MM, et al. Transgluteal approach for percutaneous drainage of deep pelvic abscesses: 154 cases. *Radiology.* 2003;228:701–705.
10. Varadarajulu S, Drelichman ER. EUS-guided drainage of pelvic abscess. *Gastrointest Endosc.* 2007;66:372–376.
11. Trevino J, Drelichman ER, Varadarajulu S. Modified technique for EUS-guided drainage of pelvic abscess (with video). *Gastrointest Endosc.* 2008;68(6):1215–1219.
12. Onaca N, Hirshberg A, Adar R. Early reoperation for perirectal abscess. *Dis Colon Rectum.* 2001;44:1469–1473.
13. Giovannini M, Bories E, Moutardier V, et al. Drainage of deep pelvic abscesses using therapeutic echo endoscopy. *Endoscopy.* 2003;35:511–514.
14. Varadarajulu S, Drelichman ER. Effectiveness of EUS in drainage of pelvic abscesses in 25 consecutive patients. *Gastrointest Endosc.* 2009;70:1121–1127.

附录：视频

视频 13.3：视频片段显示胰腺分裂和 EUS 对其评估。

第 14 章

视频 14.1：56 岁无症状的男性患者，肾细胞癌切除术后 3 年，胰尾部发现大小约 2cm 的低回声肿块。行 EUS-FNA，细胞学检查确诊为转移性肾细胞癌。

第 15 章

视频 15.1：EUS 诊断胰腺囊肿病变视频，一个较大、单房的无回声区为假性囊肿。

视频 15.2：EUS 检查胰腺囊性病变视频，表现为具有多个小分隔、病变性质相同的浆液性囊腺瘤。

视频 15.3：胰腺囊腺癌检查视频，胰腺囊性病变内含有实性部分。

视频 15.4：EUS 对胰腺的检查视频。在胰腺颈部可见一较大囊肿，与主胰管相通。此外，主胰管内如见乳头状突起，则考虑导管内乳头状黏液瘤。而后抽吸乳头状突起组织，排除癌症的可能性。

视频 15.5：视频显示内含实性成分的胰腺囊性病变，EUS-FNA 实性成分显示为腺癌。

第 16 章

视频 16.1：环扫超声内镜检查显示胆总管结石。

视频 16.2：环扫超声内镜检查胆囊结石。

视频 16.3：环扫超声内镜检查显示胆管癌并发胆管狭窄。胆管内可见支架。

视频 16.4：EUS 引导下行 T1 期肝外胆管肿瘤 FNA。

视频 16.5：环扫超声内镜下对壶腹部肿瘤分期。

第 17 章

视频 17.1：视频显示直肠环扫超声内镜检查技术。

第 18 章

视频 18.1：直肠环扫超声内镜检查。

视频 18.2：直肠癌 EUS 检查分期（T3N1）。

第 20 章

视频 20.1：视频演示经十二指肠 EUS-FNA 的技术难点及克服这一挑战的技巧。

第 21 章

视频 21.1：EUS 引导下胰腺肿块 FNA 视频演示。此视频中细胞病理学家在现场给予分析诊断。超声内镜医生和细胞病理学家间的配合积极推动此项技术的发展。

第 22 章

视频 22.1：逐级扩张技术对胰性液体进行引流视频演示。

视频 22.2：针型刀技术对胰性液体进行引流视频演示。

视频 22.3：为放置支架同时放置多个导丝技术对胰性液体进行引流视频演示。

第 23 章

视频 23.1：视频演示胆总管十二指肠吻合术。

视频 23.2：视频演示肝管胃吻合术。

视频 23.2：视频演示胰胃吻合术。

第 24 章

视频 24.1：视频演示胰腺癌患者 EUS 引导下基准点放置定位技术。

视频 24.2：视频演示 EUS 引导下使用乙醇胰腺囊肿消融术。

视频 24.3：视频演示 EUS 引导下腹腔神经丛阻滞术。

第 25 章

视频 25.1：视频演示 EUS 引导下盆腔脓肿引流技术。